공중보건학

PUBLIC HEALTH

머리말

집필 배경

식품영양학, 보건학, 간호학 분야에서 전공 교재로 사용할 수 있도록 융합학문 접근방식의 전공도서를 집필해 보자는 취지에서 식품영양학과 보건학 전공 교수가 모여 「공중보건학」을 논의한 지 1년 6개월 만에 책을 발간하게 되어 매우 기쁩니다. 식품영양학, 보건학, 간호학 관점에서 지역사회 주민의 건강을 확보하기 위하여 포함되어야 할 주제를 추출하고 최신 정보로 폭넓은 인사이트를 제공하기 위하여 저자들은 끊임없이 논의하여 본 도서를 완성하였습니다. 그 속에서 공유했던 시간은 즐겁고, 귀중한 경험이었습니다.

책의 구성

공중보건학은 개인의 차원을 넘어 공적인 차원에서 지역사회 구성원의 정신적, 신체적, 사회적 건강을 확보하고 안녕을 유지하며 살아가도록 도와주는 학문입니다. 지역사회 주민들의 질병 예방과 수명의 연장, 삶의 질의 향상을 도모하는 데 목적을 두고 있습니다. 이 책은 공중보건학의 기본 개념과 인간을 둘러싸고 있는 삶의 현장에서 지역주민들의 건강한 삶을 확보하기 위한 보건행정 조직과 관련 기관, 지역주민들의 통합적 노력에 관한 내용을 담았습니다.

이 책은 크게 3개 영역으로 구성하였습니다. 첫 번째 영역은 공중보건학의 개요와 기본적으로 갖추어야 할 체계, 즉 환경위생, 보건행정에 관한 내용을 다룹니다. 두 번째 영역은 공중보건을 확보하기 위한 세부 영역으로 식품안전 확보와 감염병 예방을 위한 것으로 식품위생, 역학, 감염병관리, 기생충과 위생해충으로 구성하였습니다. 세 번째 영역은 생애주기에 따른 보건관리, 영양관리, 보건통계를 아우르는 내용으로 보건영양, 인구보건·모자보건·보건통계, 보건교육과 학교보건, 정신보건, 산업보건, 노인보건으로 구성하였습니다.

다른 도서와의 차별점

이 책의 주요 특징은 다음과 같습니다. ① 기존의 공중보건학 교재들이 식품영양학, 보건학, 간호학 전공별 독립된 관점에서 접근했다면, 이 책은 지역주민의 건강 증진과 삶의 질을 향상시킬 수 있는 통섭적 관점에서 집필하였습니다. 따라서 기존의 공중보건학 교재에서 각 전공별로 부족했던 콘텐츠를 보완하여 내용상 완성도를 높였습니다. ② 공중보건학의 발달과 현대 건강증진의 단편적인 개념보다는 역사적 순서에 따라 체계적으로 소개하였으며, 환경위생과 보건행정 측면에서 통합적 차원에서의 지역사회 주민의 건강 확보 방안을 제시하였습니다. ③ 식품위생, 감염병관리, 기생충과 위생해충 등 식품 섭취를 통해 발생가능한 위해정보를 체계적으로 제시하였습니다. 특히 공중보건 행정분야의 공무원 시험을 준비하는 예비공무원, 식품위생사 시험을 준비하는 수험생에게 중요한 핵심 내용이 모두 포함될 수 있도록 내용을 구성하였습니다. ④ 보건통계, 역학에 관한 내용을 사례 중심으로 제시하여 독자가 쉽게 이해하고 활용할 수 있도록 하였습니다. ⑤ 생애주기별 모자, 학생, 근로자, 노인의 신체적 건강뿐 아니라, 정신적 건강을 확보할 수 있도록 그 구체적인 방안을 제시하였으며, 최근의 법적 환경, 사회문화적 환경을 반영한 최신 정보를 수록하였습니다.

따라서 이 책은 식품영양학, 보건학, 간호학에서 통용될 수 있는 공중보건학 교재로 활용될 수 있으며, 식품위생직 공무원 시험을 대비하는 수험생, 식품위생사 자격을 획득하려는 수험생에게 유용한 도서로 활용될 것으로 기대됩니다.

이 책을 출간하기까지 매 단계마다 아낌없이 도움을 주신 김재원 전무님을 포함하여 파워북 관계자들께 깊은 감사를 드립니다.

2025년 8월

저자 일동

차례

10 보건교육과 학교보건

11 정신보건

CHAPTER 1

공중보건학 개요

1. 공중보건학의 개념 | 2. 공중보건학의 발전사 |
3. 국제보건기구 | 4. 건강증진

학습목표

1. 공중보건학의 정의를 설명할 수 있다.
2. 공중보건학의 발전사에 대해 설명할 수 있다.
3. 국제보건기구에 대해 설명할 수 있다.
4. 건강증진 사업에 대해 설명할 수 있다.

최근 이슈 불평등한 보건의료 디지털 전환

세계보건기구(World Health Organization, WHO) 관계자는 보건의료의 디지털 전환이 코로나바이러스 감염증-19 유행 이후로 급속하게 진행되고 있으나, 경제적 능력이 있는 사람 중심으로 불평등하게 진행되고 있다고 분석했다. 디지털 헬스는 보건의료와 정보통신 및 디지털 기술이 융합한 것으로 보건의료의 디지털 전환을 포함하며, 이는 보건의료 분야에서 최대 이슈이다. 보건의료의 디지털 변환이 효과적으로 진행되는지 여부가 기관의 존폐에 영향을 미칠 것이라고 예측되고 있다.

미국 호르헤 파스쿠알 메이요 클리닉 인터내셔널 원장은 원격의료와 네트워크 시스템 확보로 병원을 집으로 옮기는 것이 현실이 됐다고 밝혔다. 또한, WHO 관계자는 보건의료의 디지털 전환으로 인해 양질의 보건의료 서비스 활용이 쉬워지게 될 것이라고 하였으며, 의료진이 의무기록 작성 시 부담이 감소되어 임상서비스에 중점을 둘 수 있게 될 것이라고 하였다.

그러나 디지털 전환은 소득이 많은 계층에 국한되어 있어 소득이 적은 계층이 소외되는 현상이 나타날 수 있다. 2023년 WHO의 추적보고서에서는 필수 의료서비스를 받지 못하는 비율이 전 세계 인구 중 26%에 이른다고 하였다. 빈곤층은 경제적으로 어렵기 때문에 필수 의료서비스를 활용하지 못하고 있는 것으로 나타났다. 디지털 전환이 기부자나 경제적 능력이 있는 사람 중심으로 불평등하게 진행되고 있으므로 보건의료의 디지털 전환에서 불평등은 극복해야 할 문제이다. 모든 국민이 보건의료 서비스의 혜택을 받을 수 있는 방향으로 인프라를 구축해야 할 것이다.

자료: 현대건강신문 (2024)

1. 공중보건학의 개념

1) 공중보건학의 정의

공중보건학public health은 공중public, 즉 대중의 건강health에 관심을 갖는 학문으로 여러 학자들에 의해 정의되었다. 윈슬로우Winslow는 "공중보건학이란 조직화된 지역사회 노력에 의해 질병을 예방하고 수명을 연장시키며 신체적·정신적 건강과 효율을 증진시키는 기술 및 과학이다."라고 정의하였다. 핸런Hanlon은 "공중보건학이란 제한된 시간과 환경에서 지식과 자원을 활용하여 신체적·정신적·사회적 안녕과 장수에 이르도록 노력하는 학문이다."라고 정의하였으며, 미국 의학한림원National Academy of Medicine은 "공중보건학이란 국민이 건강할 수 있는 여건을 보장하기 위한 사회의 집단적 노력이다."라고 정의하였다. 또한, 스마일Smile은 "공중보건학은 지역사회가 책임져야 하는 질병 예방과 건강증진을 위한 사업이다."라고 하였다. 이러한 정의에서 나타난 공중보건학 개념은 지역사회 전체 주민의 단위를 대상으로 하고, 질병 예방, 수명 연장, 신체적·정신적 건강 및 효율 증진을 목적으로 하며, 목적 달성을 위해 조직화된 지역사회의 노력을 통한 접근이 필요하다는 것을 강조하고 있다.

2) 공중보건학의 범위

공중보건학은 의학, 통계학, 행정학, 경영학, 경제학, 생물학, 화학 등 다양한 학문을 활용하는 종합적인 응용학문이다. 공중보건학의 범위는 환경보건 분야, 질병관리 분야, 보건관리 분야로 분류할 수 있다표 1-1.

표 1-1 공중보건학의 범위

구분	내용
환경보건 분야	환경위생, 식품위생, 산업보건
질병관리 분야	역학, 감염병 관리, 기생충 관리, 위생해충 관리
보건관리 분야	보건행정, 보건영양, 인구보건, 모자보건, 보건교육, 학교보건, 정신보건, 노인보건

공중보건학은 의학이 사회화한 것으로 공중보건학과 의학은 대상과 목적에서 차이가 있다. 공중보건학의 대상은 지역사회 집단이지만 의학의 대상은 환자 개인이다. 또한, 공중보건학의 목적은 질병 예방, 생명 연장, 신체적·정신적 건강 및 효율 증진이지만 의학의 목적은 질병 치료이다표 1-2.

표 1-2 공중보건학과 의학의 차이

구분	공중보건학	의학
대상	지역사회 집단	환자 개인
목적	질병 예방, 생명 연장, 신체적· 정신적 건강 및 효율 증진	질병 치료
진단	보건통계자료	임상 진단
질병관리	환경위생, 보건교육, 영양관리	투약 치료

3) 건강과 질병 예방

20세기 중반까지만 하여도 건강은 생의학적 관점에서 질병의 반대되는 속성으로 인식되어 질병 예방을 위한 개인의 위생관리 등을 설명하는 개념이었다. 2차 세계대전 직후인 1946년 세계보건기구World Health Organization, WHO 헌장에서 건강에 대한 정의를 다음과 같이 명시하면서 건강 개념의 전환기를 맞이하게 되었다.

> "건강은 단순히 질병 또는 병약이 존재하지 않는 것이 아니라 완전한 육체적, 정신적 및 사회적 웰빙의 상태이다Health is a state of complete physical, mental and social well-being and not merely the absence of disease or infirmity."

WHO 헌장의 건강에 대한 정의는 건강을 이상적 상태로 설정하여 모든 사람을 건강하지 못한 상태로 간주하고, 불명확한 웰빙 개념을 사용했다는 비판을 받았다. 그러나 건강을 신체에 초점을 둔 생의학적 관점에서 벗어나 '전체성wholeness'을 반영한 생물심리사회적 관점을 선언한 데 의의가 있다. 특히, 헌장 서문의 첫 구절은 건강의 상위 이념으로 '모든 사람의 행복, 조화로운 관계 및 안전한 삶'을 제시하면서 건강의 전체성을 언급하고 있다.

생명은 세포, 조직, 기관들이 고유의 기능을 하고, 상호 협력작용을 함으로써 유지된다. 그러나 이러한 기능 및 작용에 장애가 생겨 항상성이 파괴되면 질병 상태가 된다. 질병의 자연사에 따른 예방 단계는 표 1-3과 같다. 질병은 질병에 걸리지 않은 비병원성기, 질병에 노출된 초기 병원성기, 감염 후 증상이 없는 불현성 감염기, 감염으로 증상이 나타나는 발현성 질환기, 신체가 회복되는 회복기를 거친다.

표 1-3 질병 자연사에 따른 예방 단계

질병 자연사		예방 단계	예방 활동
1단계	비병원성기	1차 예방 (질병발생 억제)	환경위생 및 생활습관 개선, 건강증진, 보건교육(적극적 예방)
2단계	초기 병원성기		예방접종(소극적 예방)
3단계	불현성 감염기	2차 예방 (조기발견 및 조기치료)	질병 고통 감소, 중증 악화 예방, 집단검진
4단계	발현성 질환기		정확한 진단 및 치료
5단계	회복기	3차 예방 (재활 및 사회복귀)	재발 방지, 후유증 최소화, 직업 재활

자료: Leavell & Clark (1965)

질병을 피하고 건강을 유지하기 위해 비병원성기, 초기 비병원성기에는 1차 예방 단계로 질병발생 억제 활동을 한다. 숙주의 적응능력을 높이기 위한 환경위생 및 생활습관 개선, 건강증진활동, 보건교육, 예방접종 등이 해당된다. 불현성 감염기, 발현성 질환기는 2차 예방 단계로 질병을 조기에 발견하고 조기에 치료한다. 조기발견 및 조기치료를 통해 질병 고통을 감소시키고, 중증 악화를 예방한다. 집단검진을 실시하고, 증상이 발현되면 정확한 진단과 치료를 실시한다. 회복기는 재활 및 사회복귀 활동을 하는 3차 예방 단계로 질병 재발 방지, 후유증 최소화, 직업 재활 등이 해당된다.

보건의료사업

과거에는 보건의료사업이 예방 활동을 하는 보건사업과 치료를 하는 치료사업으로 구분되었다. 현대에는 개념이 변화하여 1차 보건의료사업, 2차 보건의료사업, 3차 보건의료사업으로 구분된다.

1차 보건의료는 전 세계적으로 보건의료 전략의 핵심이라 할 수 있으며, 지역사회 주민들에게 가장 기본적이고 필수적인 보건의료이다. 조기에 질병을 예방하고 치료하는 것이며, 문제 해결이 쉽고 경제적 부담이 경감된다는 특성이 있다. 1차 보건의료 접근의 기본 원칙으로 접근 용이성, 수용 가능성, 지역사회 참여, 지역사회 자금조달, 부문간 협조, 지속성, 균등성, 포괄성, 유용성이 있다.

2차 보건의료는 1차 보건의료에서 해결하기 어려운 응급처치를 요하는 질병, 급성질환관리, 전문병원 입원환자의 관리 등의 치료가 해당된다. 2차 보건의료에서는 의료인의 역할이 중요하다 할 수 있다.

3차 보건의료는 2차 보건의료에서 해결할 수 없는 건강문제가 해당된다. 회복기 · 재기치료 환자, 만성 · 요양환자 등의 재활과 노인질병관리가 해당된다. 3차 보건의료는 적은 대상자에게 많은 비용이 들어간다는 특성이 있다.

최근에는 지역사회 모든 주민을 대상으로 전 생애의 건강관리를 목적으로 하는 포괄적 보건의료의 개념이 대두되었다. 보건의료 활동에 사회과학적 방법을 가미하여 질병의 조기발견과 조기치료, 무능화의 예방, 재활 및 건강증진 등 건강 확보를 위한 포괄적 접근을 의미한다.

자료: 강병우 (2022)

2. 공중보건학의 발전사

1) 고대(기원전~500년)

고대에는 위생과 전염병 관리에 관한 노력이 주를 이루었다. 기원전 2500년경 인도 인더스 문명의 유적지에서는 우물, 화장실, 공공 목욕장 등의 위생시설이 발견되었다. 기원전 약 1500~1000년 미노인들이나 크레타인들은 화장실, 배수시설을 갖추고 있었으며, 기원전 약 2000~1500년 이집트 고대도시에서도 공동하수구, 목욕장을 갖추고 있었다. 기원전 1500년경 모세에 의해 기록된 '레위기Leviticus'는 최초의 위생법전이다. 레위기에는 전염병 예방을 위한 악성피부병 및 한센병 환자의 조기진단과 격리, 산모 관리, 그릇된 성관계 금지 규정 등 지켜야 할 위생에 대한 내용이 기록되어 있다. 그리스에는 아스티노미Astinomi라는 급수와 하수를 관장하는 공무원이 있었고, 로마에는 애델Aedele이라는 수도, 도로, 목욕장을 관장하는 공무원이 있었다.

그리스의 의성 히포크라테스Hipocrates는 위생 및 보건에 관한 여러 저서들을 남겼다. 저서에는 감기, 폐렴, 말라리아, 안질 등의 질환, 중증 인후염의 합병증, 환경요인과 질병과의 관련성에 대한 기록이 있다. 또한, 오염된 공기로 질병이 발생한다는 장기설miasma theory에 대한 기록과 혈액, 점액, 황담, 흑담의 4가지 체액 균형에 의해 건강이 유지된다는 4체액설에 대한 기록이 있다. 로마의 갈레누스Galenus는 히포크라테스의 장기설과 4체액설을 계승 및 발전시켰으며, 위생이라는 용어를 최초로 사용하였다.

2) 중세(500~1500년)

중세 초기 서유럽에서는 위생이나 보건을 종교 활동으로 간주하였다. 기독교 사상에 의해 육체를 경시하였고, 금욕을 규범으로 삼았다. 이에 목욕을 하지 않았고 더러운 옷을 입었으며 냄새를 가리기 위해 향수를 사용하였다. 중세기는 암흑기로 표현되는데 한센병, 결핵, 탄저, 발진티푸스, 천연두, 페스트, 콜레라 등 많은 전염병이 유행하였다. 14세기에는 페스트가 유행하여 유럽 인구의 1/3이 사망하였다. 1383년 마르세이유에서는 최초로 검역법이 제정되었고, 검역소가 설치 및 운영되었다.

3) 근세(1500~1850년)

중세의 침체기가 끝나고 근세에 들어 문예부흥이 일어났으며, 이 시기를 여명기라고도 한다. 프랑스 혁명과 영국의 산업혁명이 가속화되면서 공중보건 사상이 시작되었다.

라마찌니Ramazzini, 1633~1714는 산업보건의 시조인 직업병에 관한 저서를 출간하였다. 제너Jenner, 1749~1823는 천연두 종두법을 개발하여 예방접종의 대중화와 두창 근절의 계기를 마련하였다. 독일의 프랭크Frank, 1756~1821는 최초의 보건학 저서인 12권의 위생행정에 관한 의사 경찰체계를 출간하였다. 채드윅Chadwick, 1800~1875은 열병환자를 조사하여 보고서를 작성하였으며, 그 결과 1848년 최초로 영국에서 공중보건법이 제정되었으며, 현대에는 세계 최초로 보건부가 설립되는 계기가 되었다.

4) 근대(1850~1900년)

질병 발생에 대한 예방의학적 사상이 확립된 시기이다. 근대에는 세균학 및 면역학이 발전되어 전염병의 차단이나 치료 및 예방이 가능해졌다.

1833년 독일의 수상 비스마르크Bismark, 1815~1898는 세계 최초의 사회보장제도인 질병보험법을 제정하였다. 영국의 존 스노우John Snow, 1813~1858는 콜레라에 관한 역학조사 보고서를 발표하여 전염병 감염설을 입증하였다. 독일의 페턴코프Pettenkofer, 1818~1901는 뮌헨대학에 최초로 위생학 교실을 창립하여 산업위생학의 기초를 마련하였다. 프랑스의 파스퇴르Pasteur, 1827~1912는 질병이 미생물에 기인한다는 미생물설을 주장하였고, 닭 콜레라 백신, 광견병 백신 등을 개발하여 질병 예방의 기틀을 마련하였다. 영국의 리스터Lister, 1827~1912는 석탄산 살균법을 발견하여 무균 수술법의 효시가 되었다. 독일의 코흐Koch, 1843~1910는 결핵균, 콜레라균, 탄저균 등을 발견하였다. 래스본Rathborne, 1787~1868은 1862년 영국 리버풀시에서 방문간호사업을 시작하였으며, 이는 현대 보건소의 효시가 되었다.

5) 현대(1900년~)

1900년 이후는 포괄적 보건의료가 대두되어 치료의학과 공중보건학이 조화를 이루고, 보건학이 세분화되었다. 또한, 사회보장제도와 보건소 및 국제보건 관련 기구가 발전되었다. 1978년 러시아 알마아타 회의에서는 인류의 건강 실현을 위한 방법으로 제1차 보건의료를 주장하였다. 이후 건강증진 개념이 대두되었으며, 생명과학이 발전하게 되었다.

3. 국제보건기구

1) 세계보건기구

WHO는 유엔United Nations, UN 산하 보건전문기관으로 1948년 발족하였으며, 본부는 스위스 제네바에 위치하고 있다. WHO의 설립 목적은 전 세계인이 가능한 최고의 건강 수준에 도달할 수 있도록 국제보건사업을 지도하고 조정하는 데 있다. 2023년 기준 194개국이 가입하였고, 동지중해 지역, 동남아시아 지역, 서태평양 지역, 남북아메리카 지역, 유럽 지역, 아프리카 지역의 6개 지역 사무처와 150여 개의 국가 사무소를 두고 있다. 우리나라는 1949년에 65번째 회원국으로 가입하였고, 서태평양 지역에 속한다. 주요 사업은 본부 사무국을 중심으로 한 국제 보건사업의 지도 및 조정과 각 지역 사무국을 중심으로 한 각국에 대한 기술 원조이다.

세계보건기구헌장 제2조에서 명시한 세계보건기구의 임무

① 국제보건사업에 있어서 지도적, 조정적 기구로서 활동하는 것
② 국제연합, 전문기구, 정부의 보건행정기구, 전문가 단체 및 적당하다고 생각되는 타 기관과의 효율적인 협력을 수립하고 유지하는 것
③ 요청이 있을 경우에 보건사업의 강화에 관하여 각국 정부를 원조하는 것
④ 각국 정부의 요청 또는 수락이 있을 경우에 적당한 기술적 원조 및 긴급한 때에는 필요한 조력을 제공하는 것
⑤ 국제연합의 요청이 있을 경우에 신탁통치지역의 주민과 같은 특수한 집단에 대하여 보건상의 서비스 및 편익을 제공하거나 그 제공을 원조하는 것
⑥ 역학 및 통계 서비스를 포함하여 필요한 행정적 및 기술적 서비스를 확립하고 유지하는 것
⑦ 전염병, 풍토병 및 다른 질병을 퇴치하기 위한 사업을 장려하고 촉진하는 것
⑧ 필요한 경우에는 다른 전문기구와 협력하여 불의의 상해를 방지하기 위해 노력하는 것
⑨ 필요한 경우에는 다른 전문기구와 협력하여 영양, 주택, 위생, 오락, 경제상 또는 노무상의 조건 및 환경 위생의 여러 측면에 대한 개선을 촉진하는 것
⑩ 건강의 증진에 공헌하는 과학적 및 전문적 단체 상호간의 협력을 촉진하는 것
⑪ 국제적으로 보건과 관련된 사항에 대해 조약, 협정 및 규칙을 제안하고 권고를 행하며 이러한 조약, 협정, 규칙 및 권고 등으로 인하여 본 기구에 대하여 부과되는 의무 및 본 기구의 목적에 합치되는 의무를 수행하는 것
⑫ 모자의 건강과 복리를 증진하고 전반적으로 변화하는 환경 속에서 조화롭게 생활하는 능력을 육성하는 것
⑬ 정신건강 분야에 있어서의 활동, 특히 인간 상호 간의 조화에 영향을 미치는 활동을 육성하는 것
⑭ 보건 분야에 있어서 연구를 촉진하고 지도하는 것
⑮ 보건, 의료 및 관련 직업에 대한 교육 및 훈련 기준의 개선을 촉진하는 것
⑯ 필요한 경우에는 다른 전문기구와 협력하여 병원업무 및 사회보장을 포함하여 예방 및 치료적 견지에서 공중보건 및 의료에 영향을 미치는 행정적 및 사회적 기술을 연구하고 보고하는 것
⑰ 보건 분야에 있어서 정보, 조언 및 원조를 제공하는 것
⑱ 보건 관련 사항에 관하여 전국민이 정보를 제공받고 그에 따라 의견을 발전시킬 수 있도록 원조하는 것
⑲ 필요에 따라 질병, 사인 및 공중위생업무에 관한 국제용어표를 작성하고 개정하는 것
⑳ 필요에 따라 진단방법을 표준화하는 것
㉑ 식품과 생물학적, 약학적 및 이와 유사한 제품에 관한 국제적 기준을 발전 · 확립하고 향상시키는 것
㉒ 일반적으로 본 기구의 목적을 달성하기 위하여 필요한 모든 행동을 취하는 것

2) 국제식품규격위원회

국제식품규격위원회Codex Alimentarius Commission, CAC는 세계보건기구와 유엔식량농업기구가 협력하여 1962년 설립하였다. 국제식품규격위원회의 설립 목적은 소비자의 건강보호와 식품의 공정한 무역을 보장하는 데 있다. 1963년 제1회 총회를 개최하였으며, 2023년 기준 회원국은 150개국으로 본부는 이탈리아 로마에 위치해 있다. 주요 업무는 국제식품규격 설정, 오염물질에 대한 규격 및 식품표시이며, 국제식품규격 작성으로 동 위원회의 잔류 농약 등 규격이 범세계적인 공통규격으로 활용되고 있다.

3) 유엔식량농업기구

유엔식량농업기구Food and Agriculture Organization of the United Nations, FAO는 1945년 캐나다 퀘벡에서 소집된 제1회 총회에서 34개국의 서명으로 발족되었다. 유엔식량농업기구 설립 목적은 인류의 영양상태 개선, 농촌지역의 빈곤 해소 및 생활수준 향상, 농산물의 생산 및 분배, 능률 증진, 세계 식량안보 및 농촌 개발 지원 등이다. 2020년 기준 회원국은 194개국으로 우리나라는 1949년에 가입하였다. 본부는 이탈리아 로마에 위치해 있으며, 주요 업무는 세계식량계획World Food Programme, WFP과 함께 식량원조 및 긴급구호 활동을 전개하고, 국제연합개발계획United Nations Development Programme, UNDP과 함께 기술을 원조하는 것이다.

4) 세계무역기구

세계무역기구World Trade Organization, WTO는 세계무역질서를 수립하고 UR 협정Uruguay Round of Multinational Trade Negotiation의 이행을 감시하는 것을 목적으로 1995년 설립되었다. 2024년 기준 회원국은 166개국으로 본부는 스위스 제네바에 위치해 있다. 국제법 지위의 20개 이상의 협정을 보유하고 있으며, 국가 간 경제 분쟁이나 마찰 조정, 위생검역, 위생 및 식물위생조치에 관한 협정의 집행, 무역협상의 타결, 무역 분쟁의 해경, 개발도상국의 기술 원조 및 훈련 등의 업무를 수행하고 있다.

표 1-4 국제보건기구의 설립 목적 및 주요 활동

구분	설립목적	설립연도	위치	주요 활동
세계보건기구 (World Health Organization, WHO)	전 세계 사람들이 가능한 한 최고의 건강 수준에 도달하도록 국제 보건사업 지도 및 조정	1948년	스위스 제네바	국제보건의제 설정, 보건의료의 규범 및 기준 수립, 전 세계 보건의료 동향 모니터링, 질병 퇴치 및 건강증진을 위한 정책 제시 및 기술 지원, 개발도상국의 보건 시스템 강화를 위한 지원
국제식품규격위원회 (Codex Alimentarius Commission, CAC)	소비자의 건강보호와 식품의 공정한 무역 보장	1962년	이탈리아 로마	국제 식품 규격 설정, 오염물질에 대한 규격 및 식품표시
유엔식량농업기구 (Food and Agriculture Organization of the United Nations, FAO)	인류의 영양상태 개선, 농촌지역의 빈곤 해소 및 생활수준 향상, 농산물의 생산 및 분배, 능률 증진, 세계 식량안보 및 농촌 개발 지원	1945년	이탈리아 로마	세계식량계획(WFP)과 함께 식량원조와 긴급구호 활동 전개, 국제연합개발계획(UNDP)과 함께 기술 원조
세계무역기구 (World Trade Organization, WTO)	세계무역질서를 수립하고 UR 협정(Uruguay Round of Multinational Trade Negotiation)의 이행 감시	1995년	스위스 제네바	국가 간 경제 분쟁이나 마찰 조정, 위생검역, 위생 및 식물위생 조치에 관한 협정 집행, 무역협상 타결, 무역 분쟁의 해결, 개발도상국의 기술 원조 및 훈련

21세기 국제보건

2000년 유엔 정상회의에서는 국제사회 목표로 '새천년개발목표(Millennium Development Goals, MDGs)'를 제시하였다. 새천년개발목표는 ① 절대빈곤과 기아퇴치, ② 보편적 초등교육 달성, ③ 양성평등과 여성 능력 향상, ④ 유아사망률 감소, ⑤ 모성건강증진, ⑥ HIV/AIDS, 말라리아 등 질병퇴치, ⑦ 지속가능한 환경 보장, ⑧ 개발을 위한 전 세계적 협력으로 건강과 관련된 목표의 비중이 높다.

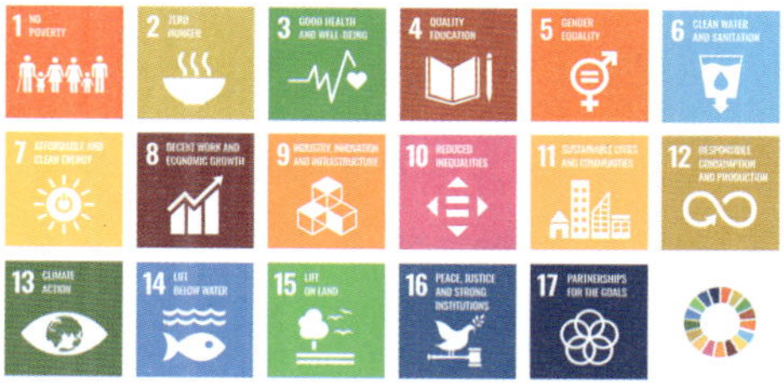

그림 1-1 유엔(UN)에서 제시한 지속가능한 개발목표

자료: United Nations (2015).

2015년 새천년개발목표가 종료된 후, 유엔은 2030년까지 달성할 '지속가능한 개발목표(Sustainable Development Goals, SDGs)'를 제시하였다. 지속가능한 개발목표는 사람, 지구, 번영, 평화, 협력의 5가지 의제와 17개의 목표로 구성된다. 17개의 목표는 ① 빈곤 종식, ② 기아 종식, ③ 건강한 삶과 안녕 증진, ④ 양질의 교육 보장, ⑤ 양성평등 달성, ⑥ 깨끗한 물과 위생 이용 보장, ⑦ 부담가능한 가격의 깨끗한 에너지에 접근성 보장, ⑧ 양질의 일자리와 경제성장, ⑨ 지속가능한 산업화와 혁신촉진, 탄력적인 사회기반시설 구축, ⑩ 국가 간 및 국내 불평등 감소, ⑪ 지속가능한 도시와 지역사회, ⑫ 지속가능한 소비와 생산 보장, ⑬ 기후 변화에 대응, ⑭ 해양자원 보존, ⑮ 육지 생태계 보존, ⑯ 평화롭고 포용적인 사회, 정의와 포용적 제도 구축, ⑰ 목표달성을 위한 전 세계적 협력 활성화이다. 지속가능한 발전을 위한 경제성장, 사회발전, 환경 지속성 측면의 인프라 정립에 중점을 두고 있으며, 보편적 의료보장이 전제조건임을 강조하고 있다.

21세기의 새로운 국제보건 문제로 신종 감염병 대응, 기후 변화 대응, 원헬스(One Health) 등이 등장하였다. 국제화 시대가 되면서 앞으로 COVID-19와 같이 한 국가의 신종 감염병이 세계적으로 유행할 가능성이 높으며, 기후 변화와 같은 문제는 한 국가가 아닌 전 세계의 공동 대응이 필요하다. 또한, 인간과 동물 그리고 환경의 건강을 하나로 묶어 앞으로 다가올 감염병을 통제하는 새로운 시각도 필요할 것이다.

자료: 대한예방의학회 (2021)

4. 건강증진

1) 건강증진의 정의

WHO 헌장에 의하면, 건강이란 단순히 질병 또는 병약이 존재하지 않는 것이 아니라 완전한 육체적, 정신적 및 사회적 웰빙의 상태를 말한다. 전통적으로는 질병 치료가 건강에 중요한 영향을 미치는 요인이었으나, 최근에는 보다 포괄적으로 보건의료체계, 생물학적 요인, 환경, 생활습관이 건강에 중요한 영향을 미치는 요인이라는 인식으로 변화되었다. 19세기에는 질병 예방과 관리에 중점을 두었고, 20세기에는 윈슬로우Winslow가 지역사회의 노력을 강조하였으며, 1970년 건강증진의 시대가 시작되었다. 20세기 중반에는 만성 퇴행성 질환을 인식하게 되었다. 이러한 변화는 건강을 질병 예방 및 건강 수준 향상이라는 건강증진 중심의 개념으로 이끌었다.

WHO에서는 "건강증진은 사람들이 스스로 자신들의 건강을 관리 또는 통제할 수 있어 건강수준을 향상시키는 것이 가능하도록 하는 과정이다."라고 정의하였으며, 그린Green과 크로이터Kreuter는 "건강증진은 건강에 이로운 삶의 조건과 실천 행동을 위한 교육적 지원과 환경적 지원을 조합한 것이다."라고 정의하였다.

2) 건강증진의 이론적 토대

20세기 중후반에는 WHO의 생물심리사회적 건강모델에 기반하면서도 건강은 일상생활 속에서 스스로 만드는 것으로 변화과정에 초점을 두는 새로운 관점이 제시되었다. 안토노브스키Aron Antonovsky, 1976는 '살루토제너시스salutogenesis'로 명명한 새로운 건강증진 패러다임을 열었다. 'saluto'는 건강을 의미하며, 'genesis'는 기원을 뜻하며 '건강생성'으로 번역되기도 한다. 건강생성론은 사람이란 모두 삶이라는 강에 떨어져 고개만 쳐든 채 허우적거리고 있는 것과 유사하며 사람들은 삶에서 직면하는 스트레스를 어떻게 관리하고 건강한 상태를 유지하는가에 대한 근원을 탐구하는 이론으로 건강증진에 대한 이론적 토대로 재정립되었다.

그림 1-2는 안토노브스키의 건강생성론을 기초로 린드스톰과 에릭슨이 사용한 강에 대한

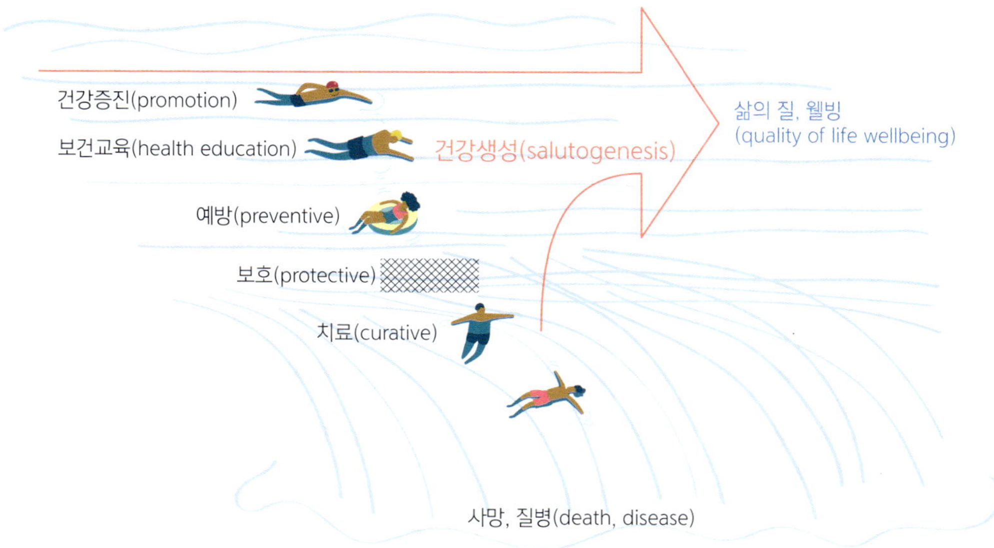

그림 1-2 삶이라는 강에서의 건강(health in the river of life)
자료: Lindström & Eriksson (2011)

은유로 건강증진을 위한 공중보건의 발달단계를 설명하고 있다. 공중보건의 역사적 발전단계는 질병의 치료, 건강보호와 질병예방, 보건교육과 건강증진, 건강인식을 통한 웰빙, 삶의 질 개선이다. 질병의 치료적 관점은 사람들을 익사로부터 구하는 것이고, 건강보호와 예방적 단계는 강의 은유를 통해 울타리를 쌓아 사람들이 강에 빠지는 것을 예방하는 것이며, 사람들은 구명조끼를 제공받아 질병의 부정적 영향과 위험을 줄이는 것이다. 다음 단계는 보건교육과 건강증진으로 사람들에게 수영하는 방법을 가르치는 것을 목표로 한다. 마지막 단계는 건강인식과 삶의 질에 관한 것으로 건강증진 활동의 궁극적인 목적은 좋은 삶을 위한 전제 조건을 만드는 것이다. 최적의 건강 결과를 얻기 위해서는 치료, 보호, 예방, 증진이 서로 협력하여 시너지 효과를 내고 지원해야 함을 나타내고 있다. 건강에 대한 새로운 접근은 건강과 질병으로 이원화하여 해석하는 병리학athogenesis 관점과 달리 건강을 '연속선continuum'으로 설명하고 있다. 건강이란 스스로 지속해서 변화시켜 만들 수 있는 것으로 건강증진은 개인이 편안함을 위해 한 단계 높은 수준으로 나아갈 수 있는 개인의 힘을 강조한다. 보건교육은 '환경을 잘 이해하고', '의미 있는 일을 찾아서', '개인이 가지고 있는 자원을 효율적으로 활용'할 수 있는 힘을 길러주어야 한다.

3) 세계건강증진대회

건강증진의 개념은 1974년 캐나다에서 발표한 라론드 보고서Lalonde Report에서 처음으로 도입되었다. 1978년 알마아타 선언Alma-Ata Declaration에서는 '모든 사람을 위한 건강Health for All'을 목표로 건강증진에 대한 국제적 논의가 필요하다는 의견이 제기되었다.

건강증진을 위한 국제적인 노력은 계속되어 왔다. WHO는 전 세계적으로 건강증진 원칙에 대한 이해와 합의, 실행을 촉진하는 것을 목표로 세계건강증진대회Global Conference on Health Promotion를 개최하였다. 세계건강증진대회는 1986년 제1회 캐나다 오타와에서 개최를 시작으로 2~6년 간격으로 개최되었으며, 최근 2021년에는 스위스 제네바에서 제10차 세계건강증진대회가 개최되었다표 1-5.

표 1-5 세계건강증진대회 역사

구분	연도	장소	주제	성과
제1차	1986년	캐나다 오타와	건강증진을 위한 오타와 헌장 (The Ottawa Charter for Health Promotion)	오타와 헌장
제2차	1988년	호주 애들레이드	건강한 공공정책을 위한 애들레이드 권고 (Adelaide recommendations on Healthy Public Policy)	애들레이드 권고
제3차	1991년	스웨덴 순스발	건강을 위한 환경 조성 (Supportive Environments for Health)	순스발 성명서
제4차	1997년	인도네시아 자카르타	새로운 시대를 위한 새로운 플레이어들 (New Players for a New Era)	자카르타 선언
제5차	2000년	멕시코 멕시코시티	형평성 격차 해소(Bridging the Equity Gap)	멕시코 장관 성명
제6차	2005년	태국 방콕	행동을 위한 정책 및 파트너십 : 건강 결정 요인 대응 (Policy and Partnership for Action: Addressing the Determinants of Health)	방콕 헌장
제7차	2009년	케냐 나이로비	건강증진과 개발 : 실행 격차 해소 (Promoting health and development: closing the implementation gap)	나이로비 행동 촉구
제8차	2013년	핀란드 헬싱키	모든 정책에서의 건강(Health in All Policies, HiAP)	헬싱키 선언문
제9차	2016년	중국 상하이	SDGs에서의 건강증진: 모두를 위한 건강, 건강을 위한 모든 것(Promoting health in the Sustainable Development Goals: Health for all and all for health)	상하이 선언, 상하이 컨센선스
제10차	2021년	스위스 제네바 (온라인)	웰빙, 형평성, 지속가능발전을 위한 건강증진 (Health Promotion for Well-being, Equity and Sustainable Development)	제네바 헌장

자료: 한국건강증진개발원 (2024)

(1) 오타와 헌장

세계건강증진대회는 국제적 우수사례를 공유하고, 전략을 개발하여 국제협력을 촉진하는 플랫폼 역할을 해왔다. 캐나다 오타와에서 1986년 개최된 제1차 세계건강증진대회에서는 건강증진 개념을 "건강은 삶의 목적이 아닌 일상생활을 위한 자원이며, 건강증진은 사람들이 자신의 건강에 대한 통제력을 증가시키고 건강을 향상시키는 능력을 갖도록 하는 과정이다."라고 하였다.

살루토제너시스 관점이 WHO 정책으로 반영된 최초의 시도는 1986년 오타와 헌장이었다. 오타와 헌장은 건강을 일상생활의 자원으로 '산출'이 아닌 '투입'의 관점에서 접근하였다. 나아가 건강하지 못한 행동의 주된 원인이 개인을 둘러싼 환경에 있다는 '생태론적' 접근을 공식적으로 채택하였다. 건강은 건강생성론의 복합 요인에 의해 결정되므로 반드시 가정, 사회 등 통합적 맥락을 반영할 것을 제안함으로써 현대 건강증진의 기초를 제공하였다.

건강의 생태론적 접근은 삶의 주된 장소에서 건강교육과 함께 환경의 지지를 수반해야 효과적이라는 '생활터setting 접근'으로 연결된다. 생활터 접근은 WHO '건강증진학교health promoting school'로 반영되어 학교가 학생 건강증진 활동을 전개하는 생활터로서 역할을 해야 한다고 강조한다. 오타와 헌장의 생태론적 접근은 '건강 필수조건'의 개념에 초점을 두고, 평화, 주거, 교육, 식량, 수입, 안정적인 생태계, 지속가능한 자원, 사회적 정의와 형평성 등의 요소가 충족되어야 건강증진이 실현할 수 있음을 밝히고 있다.

(2) 애들레이드 권고

1988년 호주 애들레이드에서 개최된 제2차 세계건강증진대회에서는 '건강한 공공정책'을 발전시키는 데 중점을 두고 건강한 공공정책을 수립하여 사회적 형평성과 건강증진을 도모하고자 하였다.

(3) 순스발 성명서

1991년 스웨덴 순스발에서 개최된 제3차 세계건강증진대회는 전 세계 사람들이 건강에 더욱 도움이 되는 환경을 만드는 것에 대한 적극적인 참여를 촉구하고, 건강증진을 위한 지속가능한 환경을 조성하는 것의 중요성을 강조하였다.

(4) 자카르타 선언

1997년 인도네시아 자카르타에서 개최된 제4차 세계건강증진대회에서는 '새로운 시대를 위한 새로운 플레이어들'을 주제로 21세기 건강증진의 방향성과 전략을 제시하였다. 21세기 건강증진을 위한 우선 과제로 건강에 대한 사회적 책임 강화, 건강 투자 확대, 파트너십 구축, 지역사회 및 개인 역량 강화, 건강증진 인프라 확보를 제안하였다.

(5) 멕시코 장관 성명

2000년 멕시코 멕시코시티에서 개최된 제5차 세계건강증진대회에서는 국가 내부와 국가 간의 격차를 줄이는 건강 형평성 달성을 위한 전략을 논의하였다.

(6) 방콕 헌장

제6차 세계건강증진대회는 2005년 태국 방콕에서 '행동을 위한 정책 및 파트너십: 건강 결정 요인 대응'을 주제로 개최되었다. 방콕 헌장은 건강증진을 '사람들이 자신의 건강과 결정요소에 대한 관리를 증대시켜 자신들의 건강을 개선하게 하는 과정'으로 정의하여 '건강의 결정요소'를 명확히 추가하였다. 이러한 과정을 거쳐 건강 결정요소는 '건강자산assets for health'이론으로 발전함으로써 건강은 역량으로 자리매김하게 되었다.

(7) 나이로비 행동 촉구

2009년 케냐 나이로비에서 개최된 제7차 세계건강증진대회에서는 '건강증진과 개발: 실행 격차 해소'를 주제로 건강 프로그램의 격차, 정책 결정 및 부문 간의 파트너십 격차, 건강 시스템 간의 격차를 건강증진을 위해 해결해야 할 3가지 주요 격차로 규명하고, 건강 격차를 해소하기 위한 주요 전략을 제시하였다.

(8) 헬싱키 선언문

2013년 제8차 핀란드 헬싱키에서 개최된 세계건강증진대회에서는 '모든 정책에서 건강Health in All Policies, HiAP'이란 비전을 채택하였다. HiAP는 국민의 건강증진과 형평을 위한 다양한 공공정책의 결정에 있어 건강의 함의를 체계적으로 고려하고, 영역 간 시너지를 창출하며, 건강에 미치는 부정적 영향을 피하기 위하여 지켜야 할 접근이다. HiAP는 정부 주체들의 건강증진 공동인식을 바탕으로 하는 '범정부적 접근방법a whole of government approach'으로 법률, 규범, 주요 전략, 프로그램, 자원의 수집과 분배 등 결정에 있어 긴밀한 협력을 강조한다. 실천적인 전략으로 사회적 정의 실현과 동원 가능한 자원의 현실적 맥락을 고려하여 가장 효과적이고 가능한 건강 과제를 먼저 시행하여 그 효과를 높이자는데 있다. HiAP는 국가의 각종 공공정책의 원칙으로 활용되고 있다. 선진 각국의 건강증진 정책은 HiAP의 취지를 충분히 고려하여 결정에 앞서 다양한 관련부처 간의 긴밀한 연계 협력을 요구하는 체계로 변화하고 있다.

(9) 상하이 선언 및 컨센서스

HiAP 이후 건강증진 거버넌스와 관련한 주체들의 협력과 부문 간 협력을 위한 많은 노력들이 전개되었다. 2016년 중국 상하이에서 개최된 제9차 세계건강증진대회에서는 'SDGsSustainable Development Goals에서의 건강증진: 모두를 위한 건강, 건강을 위한 모든 것'을 주제로 지속가능 발전을 위한 정부의 건강증진 역할을 강조하고, 입법과 예산확보가 가장 중요한 수단이며, 흡연 규제 및 예방에 앞장서고, 가당음료에 대한 세금 도입을 적극 검토할 것에 합의하였다.

(10) 제네바 헌장

최근 2021년 스위스 제네바에서 개최된 제10차 세계건강증진대회에서는 '웰빙, 형평성, 지속가능 발전을 위한 건강증진'을 주제로 건강증진의 범위를 확장하여 웰빙과 형평성을 증진하고 더 건강한 사회를 만드는 방안을 논의하였다. 건강과 웰빙을 위한 5가지 핵심 과제로 지구 환경을 고려하며 발전을 위한 공정한 경제 설계, 공익을 위한 공공정책 수립, 보편적 건강 보장Universal health coverage, UHC 달성, 디지털 전환 대응: 악영향과 권한 박탈 방지 및 혜택 강화, 지구의 가치 증진과 보존을 제안하였다. 모든 이해관계자가 협력하여 '건강과 웰빙을 위한 전략'을 실행하고, 특히 소외된 인구를 중심으로 웰빙 사회로 전환할 것을 촉구하였다.

건강 격차 및 질병 부담 측정

건강 격차는 현재의 건강수준과 이상적인 건강수준 간 차이를 측정하는 방법이다. 이상적인 건강수준에서 질병 이환이나 조기사망으로 인한 건강 손실을 빼는 방식으로 산출할 수 있다. 건강 격차를 측정하는 방법으로 장애보정생존년수(disability adjusted life year, DALY) 산출이 있으며, 주로 국가 간 건강수준 비교에 사용되고 있다.

DALY는 질병의 이환 및 장애로 손실되는 부담(years lost due to disability, YLD)과 조기사망으로 인해 손실되는 부담(years of life lost, YLL)의 합으로 계산한다. 예를 들어 홍역 0.1년, 독감 0.1년, 관절염 10.8년으로 YLD가 11년이고, 77세 사망(평균수명 80세)으로 YLL이 3년이면, DALY는 14년으로 계산된다.

$$DALY = YLD + YLL = (0.1+0.1+10.8) + (80-77) = 11 + 3 = 14$$

1 DALY는 질병 이환이나 조기사망으로 인해 상실되는 건강년수가 1년이라는 의미이다. DALY가 증가하면 건강 격차가 크고 질병 부담이 증가하는 것으로 해석할 수 있다. DALY를 활용한 질병 부담 측정은 국가 간, 국가 내 지역, 계층 간 비교가 가능하다. 또한, 보건의료 지원이 필요한 국가의 우선순위나 질환의 우선순위를 결정하는 데 이용된다.

자료: 대한예방의학회 (2021)

4) 건강증진 사업

각국에서는 인구집단 전체의 생활환경 개선을 통한 총체적 건강증진total health promotion에 중점을 두고 건강증진 계획을 수립하였다.

(1) 미국

미국에서는 1981년 건강계획으로 'Healthy People 1990(1981~1990)'을 수립하였다. Healthy People은 10년 단위 건강 목표이며, 건강과 웰빙 개선을 위해 개인, 조직, 지역사회에서 공중보건 분야 우선 과제에 대응할 수 있도록 지원한다. 이후 'Healthy People 2000(1991~2000)', 'Healthy People 2010(2001~2010)', 'Healthy People 2020(2011~2020)'를 거쳐 현재는 다섯 번째 계획인 'Healthy People 2030(2021~2030)'을 추진하고 있다.

Healthy People 2030(2021~2030)의 총괄 목표는 ① 예방가능한 질병, 장애, 손상 및 조기사망 없이 건강하고 풍요로운 삶과 웰빙 달성, ② 모든 사람의 건강과 웰빙을 향상시키기 위한 건강 격차 해소, 건강 형평성 달성, 헬스 리터러시 제고, ③ 모든 사람의 건강과 웰빙에 대한 잠재력을 최대한 발휘할 수 있도록 사회적, 물리적, 경제적 환경 조성, ④ 전 생애주기에 걸쳐 건강한 발달, 건강한 행동 및 웰빙 증진, ⑤ 모든 사람의 건강과 웰빙 향상을 위한 조치 및 정책 설계를 위해 다분야의 리더, 주요 구성원 및 대중을 참여시키는 것이다.

(2) 일본

일본에서는 1978년부터 여러 차례 '국민건강증진계획'을 시행하고 있다. 1978년 '제1차 국민건강증진계획(1978~1987)'을 시작하였으며, '제2차 국민건강증진계획Active 80 Health Plan(1988~1999)', '21세기 국민건강증진운동Health Japan 21(2000~2012)', '제2차 21세기 국민건강증진운동Health Japan 21(the 2nd term)(2013~2023)'을 거쳐 현재는 '제3차 21세기 국민건강증진운동Health Japan 21(the 3rd term)(2024~2035)'을 추진하고 있다. 제3차 21세기 국민건강증진운동(2024~2035)에서는 '모든 국민이 건강하고 풍요로운 삶을 영위할 수 있는 지속가능한 사회의 실현'을 비전으로 설정하였다. 비전 달성을 위해 누구도 소외되지 않는 건강증진의 전개와 보다 실효성 있는 대책의 추진을 기본 원칙으로 하고 있다.

(3) 한국

우리나라에서는 1995년 국민건강증진법이 제정되었고, 1997년 국민건강증진기금이 조성되었다. 2002년 '제1차 국민건강증진종합계획Health Plan 2010, HP2010'을 수립하였으며(2002~2005), '제2차 국민건강증진종합계획HP2010, 2006~2010', '제3차 국민건강증진종합계획HP2020, 2011~2015', '제4차 국민건강증진종합계획HP2020, 2016~2020'을 거쳐 현재 '제5차 국민건강증진종합계획HP2030, 2021~2030'을 진행 중이다.

제5차 국민건강증진종합계획HP2030, 2021~2030의 비전은 '모든 사람이 평생 건강을 누리는 사회'로 건강수명 연장, 건강 형평성 제고를 목표로 하고 있다그림 1-3. 건강수명 연장은 2030년까지 건강수명 73.3세를 달성하는 것이 목표이며, 건강 형평성 제고는 건강수명의 소득 간, 지역 간 형평성을 확보하는 것이 목표이다. 제5차 국민건강증진종합계획에서는 6가지 기본원칙과 6가지 실천 분야를 설정하였다. 기본원칙은 ① 국가와 지역사회의 모든 정책 수립에 건강을 우선적으로 반영, ② 보편적인 건강수준의 향상과 건강형평성 제고를 함께 추진, ③ 모든 생애과정과 생활터에 적용, ④ 건강친화적인 환경을 구축, ⑤ 누구나 참여하여 함께 만들고 누릴 수 있도록 함, ⑥ 관련된 모든 부문이 연계하고 협력하는 것이다. 또한, 건강생활 실천, 정신건강 관리, 비감염성 질환 예방관리, 감염 및 기후 변화성 질환 예방관리, 인구집단별 건강관리, 건강친화적 환경 구축과 같은 6개 실천 분야의 28개 중점 과제를 마련하였다.

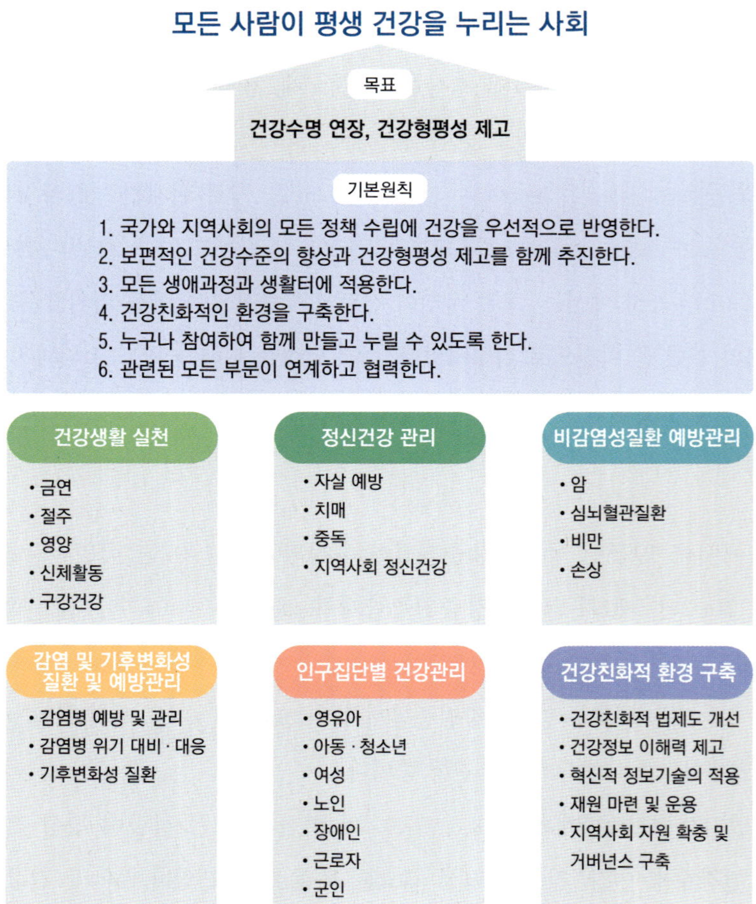

그림 1-3 제5차 건강증진종합계획(HP2030) 기본틀

자료: 한국건강증진개발원 (2020)

생각해 보기

1. 공중보건과 의학의 차이를 설명하시오.

2. 국제보건기구별 설립 목적, 주요 활동을 설명하시오.

3. 우리나라 제5차 건강증진종합계획에 대해 설명하시오.

CHAPTER

2

환경위생

1. 환경위생의 개요 | 2. 기후 | 3. 공기 | 4. 대기 | 5. 물 |
6. 수질 | 7. 하수 | 8. 토양 | 9. 분뇨 및 폐기물 처리

학습목표

1. 환경위생의 정의와 범위를 설명할 수 있다.
2. 기후의 정의와 기후 변화로 인한 건강 영향에 대해 설명할 수 있다.
3. 대기오염의 정의와 주요 오염물질의 영향을 설명할 수 있다.
4. 수질오염의 정의와 원인을 설명할 수 있다.

최근 이슈 전지구 기후 변화 전망보고서

국립기상과학원의 분석에 따르면, 21세기말(2081~2100년) 전지구 평균기온은 온실가스 배출 정도에 따라 현재(1995~2014년) 대비 +1.9~5.2℃ 상승하고, 전지구 평균강수량은 +5~10% 증가할 것으로 전망되었다.

해양의 경우, 21세기말(2081~2100년) 전지구 평균 해수면 온도는 현재(1995~2014년) 대비 +1.4~3.7℃ 상승하고, 해수면 고도는 +52~91 cm 정도 상승할 것으로 전망되었다. 또한, 극지역 해빙면적도 크게 감소하여 여름철 북극 해빙은 온실가스를 감축한다하여도 21세기 중반 이후에는 거의 사라질 것으로 전망되었다.

해양의 해수면 상승은 해안가 및 저지대 지역에 큰 영향을 미치고 있다. 해수면이 상승함에 따라 이러한 지역들은 빈번한 침수에 직면하게 되며, 이는 주거 환경의 파괴로 이어진다. 주거 환경의 파괴는 이재민을 발생시키고, 장기적인 주거 불안정은 거주민들의 정신 건강 문제를 유발할 수 있다. 또한, 침수 지역에서는 물과 관련된 감염병이 확산될 위험이 높아진다. 침수된 지역의 정체된 물은 콜레라나 장티푸스 같은 질병을 유발할 수 있는 병원체의 번식지가 되며, 이는 모기와 같은 매개체를 통해 말라리아나 뎅기열과 같은 다른 질병을 전파할 수 있다.

전지구적인 기온 상승 역시 여러 건강 문제를 야기한다. 기온이 상승하면, 특히 도시 지역에서는 열섬 현상으로 인해 열사병이나 열실신과 같은 열 관련 질환의 위험이 증가한다. 기온 상승은 또한 대기 중 오존 및 미세먼지 농도를 증가시켜, 호흡기 질환을 악화시킬 수 있다. 천식이나 만성 폐질환 환자는 이러한 변화로 인해 더욱 심각한 건강 문제에 직면할 수 있다.

극지역에서의 해빙 면적 감소는 이러한 문제를 더욱 심화시킨다. 해빙이 감소하면 햇빛 반사율이 낮아지고, 이는 지구 온난화를 가속화시켜 전 세계적인 기후 변화를 더욱 심화시킬 수 있다. 이러한 기후 변화는 더 많은 건강 문제를 발생시킬 뿐만 아니라, 사회적 및 경제적 구조에도 광범위한 영향을 미칠 수 있다. 따라서 기후 변화에 대응하기 위해서는 각 국가와 국제 사회가 적극적으로 나서서 대응책을 마련하고 실행하는 것이 필수적이다.

자료: 국립기상과학원 (2021)

1. 환경위생의 개요

1) 환경위생의 정의

세계보건기구World Health Organization, WHO에서 환경위생은 "인간의 신체발육, 건강, 생존에 유해한 영향을 미치거나 미칠 가능성이 있는 인간의 모든 환경 요소를 통제하는 것"이라고 하였다. 이는 인간과 환경과의 관계를 과학적으로 파악하고 개선하여 인간이 건강하고 쾌적하게 생활할 수 있도록 연구하는 학문이다.

2) 환경위생의 범위

환경위생environmental hygiene의 범위는 인간의 건강과 환경 사이의 상호작용을 분석하고 이를 개선하기 위한 다양한 법적, 정책적 관리 영역으로 구분할 수 있다. 우리나라의 「환경정책기본법」에서는 환경을 자연환경과 생활환경으로 나누며, 자연환경은 생물환경과 무생물환경으로 구분한다.

환경 종류와 구성 요소에는 자연 환경과 사회 환경으로 나뉘며 자연 환경으로는 기온, 기습, 소음, 수질, 대기, 토양, 방사선 등의 이화학 환경과 미생물, 곤충(모기, 파리), 설치류 등의 생물학 환경으로 분류한다. 사회 환경은 의복, 식생활, 주거, 위생시설, 폐기물 및 분뇨 처리의 인위 환경과 정치, 경제, 종교, 교육, 법률 등의 사회 요소로 구분한다표 2-1.

표 2-1 환경 종류와 구성 요소

환경	세부 범주	구성 요소
자연 환경	이화학 환경	기온, 기습, 소음, 수질, 대기, 토양, 방사선 등
	생물학 환경	미생물, 곤충(모기, 파리), 설치류 등
사회 환경	인위 환경	의복, 식생활, 주거, 위생시설, 폐기물 및 분뇨 처리
	사회 요소	정치, 경제, 종교, 교육, 법률 등

이 장에서는 환경위생의 이화학 환경과 인위 환경을 모두 다룬다.

3) 환경위생 사업

환경위생 사업은 인간의 건강을 증진시키고 삶의 질을 개선하기 위해 생활환경 요소를 체계적으로 파악하고 관리하는 중요한 공중보건 활동이다. 이 사업은 기후, 공기, 수질, 폐기물, 위생관리 등 다양한 분야를 포괄하며, 구체적인 내용은 다음 표 2-2와 같다.

표 2-2 환경위생 사업 분야

환경위생 사업 분야	설명
기후 및 온열 환경 관리	쾌적한 생활환경을 조성하기 위해 기온과 일광, 습도 등의 조절이 이루어짐. 적절한 온열 환경을 유지함으로써 인체의 생리적 기능을 보호하고, 기후 변화로 인한 건강 위험을 예방함
공기와 대기 관리	대기 중 오염 물질의 배출을 규제하고 실내 공기 질을 관리하는 활동이 포함. 이는 미세먼지와 같은 유해 물질을 줄여 호흡기 질환을 예방하고, 깨끗한 대기 환경을 제공하는 것을 목표로 함
상수도 및 하수 관리	안전한 음용수를 공급하고 하수를 적절히 처리하여 수인성 질병을 예방하는 데 기여함. 이 과정에서 지하수 및 수생태계 보호와 함께 수질 오염 방지를 위한 조치가 이루어짐
폐기물과 분뇨 처리	생활폐기물, 산업폐기물, 의료폐기물 등을 적절하게 처리하고 자원 재활용을 촉진하는 활동을 포함. 이를 통해 환경오염을 최소화하고, 지속 가능한 자원 관리 체계를 구축함
구충·구서 및 소독 관리	모기, 파리, 설치류 등의 해충과 질병 매개체를 방제하는 한편, 감염병 확산을 막기 위해 소독 작업을 실시. 이러한 활동은 주민의 건강 보호와 쾌적한 생활환경 유지에 중요한 역할을 함

기후 및 온열 환경 관리 분야에서는 쾌적한 생활환경을 조성하기 위해 기온과 일광, 습도 등의 조절이 이루어진다. 적절한 온열 환경을 유지함으로써 인체의 생리적 기능을 보호하고, 기후 변화로 인한 건강 위험을 예방하는 데 중점을 둔다.

다음으로, 공기와 대기 관리에서는 대기 중 오염 물질의 배출을 규제하고 실내 공기 질을 관리하는 활동이 포함된다. 이는 미세먼지와 같은 유해 물질을 줄여 호흡기계 질환을 예방하고, 깨끗한 대기 환경을 제공하는 것을 목표로 한다.

상수도 및 하수 관리 또한 중요한 사업 중 하나로, 안전한 음용수를 공급하고 하수를 적절히 처리하여 수인성 질병을 예방하는 데 기여한다. 이 과정에서 지하수 및 수생태계 보호와 함께 수질오염 방지를 위한 조치가 이루어진다.

폐기물과 분뇨 처리는 생활폐기물, 산업폐기물, 의료폐기물 등을 적절하게 처리하고 자원 재활용을 촉진하는 활동을 포함한다. 이를 통해 환경오염을 최소화하고, 지속 가능한 자원 관리 체계를 구축한다.

마지막으로, 구충·구서 및 소독 관리 분야에서는 모기, 파리, 설치류 등의 해충과 질병 매개체를 방제하는 한편, 감염병 확산을 막기 위해 소독 작업을 실시한다. 이러한 활동은 주민의 건강 보호와 쾌적한 생활환경 유지에 중요한 역할을 한다.

환경위생의 법적 관리 영역은 대기오염 관리, 방사선 관리, 폐기물 처리, 수질 관리, 소음 및 진동 관리 등으로 구성된다. 「대기환경보전법」은 미세먼지, 이산화탄소CO_2, 이산화황SO_2 등 주요 오염물질 배출을 규제하여 호흡기 및 심혈관계 질환 예방을 목표로 한다. 「방사선법」은 방사성 물질의 사용과 폐기를 관리하여 방사선 노출로 인한 건강 피해를 최소화하고, 「폐기물관리법」은 생활폐기물, 산업폐기물, 의료폐기물 등의 적정 처리를 통해 환경오염을 방지하고 자원 재활용을 촉진한다. 「수질 및 수생태계 보전법」은 하천, 호수, 지하수 등의 오염을 방지하여 수인성 질병과 중금속 중독을 예방하며, 「소음진동관리법」은 공사장, 도로 등에서 발생하는 소음과 진동을 규제하여 청력 손실 및 스트레스와 같은 건강 문제를 줄인다. 이러한 법적 규제와 정책은 인간의 건강 보호와 환경 보존을 목표로 하며, 정부, 기업, 개인이 협력하여 지속 가능한 환경 조성에 기여하고 있다.

결론적으로 환경위생 사업은 다양한 생활환경 요소를 과학적으로 분석하고 관리하여 공중보건을 향상시키고, 궁극적으로 인간의 건강을 증진시키기 위한 포괄적이고 지속 가능한 관리 체계를 구축하는 데 목적을 두고 있다.

2. 기후

1) 기후 정의

기후climate는 특정 지역에서 장기간 나타나는 평균적인 대기 상태를 의미한다. 이는 온도, 습도, 강수량, 바람, 일사량 등 다양한 기상 요소들이 일정한 주기로 반복되면서 형성되는 패턴에 따라 정의된다. 이러한 기후는 하루나 며칠 동안의 단기적인 날씨와는 구별되며,

특정 지역에서 수십 년 이상 지속된 대기 조건을 포괄하는 개념이다. 따라서 기후를 이해하기 위해서는 계절의 변화나 지역별 기상 조건이 장기간에 걸쳐 어떻게 나타나는지를 분석하는 것이 중요하다.

기후를 구성하는 주요 요소로는 기온, 습도, 강수량, 바람, 일조량이 있다. 먼저, 기온은 특정 지역의 연평균 기온과 계절 변화에 따른 기온의 변동 폭을 의미한다. 습도는 공기 중에 포함된 수증기의 양을 나타내며, 습도의 변화는 기상 상태와 인간 생활에 큰 영향을 미친다. 강수량은 비, 눈, 우박 등 다양한 형태로 대기 중에서 지표로 떨어지는 물의 양을 의미하며, 지역의 식생과 물 순환에 중요한 역할을 한다. 바람은 대기의 이동 현상으로, 바람의 속도와 방향은 지역별로 평균적인 패턴을 형성하게 된다. 마지막으로, 일조량은 특정 지역이 태양으로부터 받는 태양 에너지의 양을 나타내며, 이는 지역의 온도와 기후 조건에 직접적인 영향을 미친다. 이처럼 기후는 여러 요소들이 복합적으로 작용하여 형성되며, 인간의 생활 환경과 자연 생태계에 중요한 영향을 미친다.

기후요소와 기후인자는 어떻게 다를까?

기후요소
기후를 구성하는 요소로 기온, 기습, 기류, 강우, 강설, 복사량, 일조량 등이 있다. 기후의 3요소는 기온, 기습, 기류이다.

기후인자
기후요소에 영향을 주어서 기후 변화를 일으키는 인자이다. 고도, 지형, 해류, 위도, 수륙 분포 등이 기후인자에 속한다.

2) 기후 순화

기후 순화climate acclimatization는 생물이 새로운 기후나 환경에 적응하는 과정을 의미한다. 이는 우리 몸이 새로운 온도나 기후 조건에 맞춰 기능적, 생리적으로 변화하는 현상이다. 기후 순화는 크게 3가지 방식으로 이루어진다.

첫째, 세포나 기관이 새로운 환경에 적응하는 것을 의미한다. 이 순응 방식은 환경 변화에 대한 몸의 반응을 통해 이루어지며, 환경 변화의 한계를 넘어서면 질병이 발생할 수 있다.

둘째, 환경적 자극에 의해 저하된 기능이 다시 정상 상태로 회복되면서 적응하는 과정이다. 예를 들어, 찬 기후에서 따뜻한 기후로 이동했을 때 몸이 새로운 환경에 맞춰 기능을 회복하는 것을 말한다.

셋째, 신체적으로 약한 사람들이 새로운 환경에 노출될 때, 자신에게 가장 적합한 기능을 찾아서 순응하는 것이다. 이 경우, 새 환경에 적응하는 데 어려움을 겪는 사람들이 많다. 예를 들어, 온대 지역에서 열대 지역으로 이동하는 경우, 비만이거나 위장이 약한 사람, 신경과민증을 가진 사람들은 기후 적응이 더 어려울 수 있다.

3) 기후와 건강

기후는 건강과 밀접한 관계가 있다. 기후에 따라서 사람의 기분이나 건강상태가 달라진다. 기후에 대한 질환은 다양하게 나타날 수 있으며 특히 극단적인 온도, 습도의 변화는 호흡기 질환, 심혈관 질환, 알레르기 반응 등을 유발할 수 있다.

우리나라 기후에서는 여름철에 이질, 장티푸스, 파라티푸스, 뇌염 등의 질환이 빈발하며, 가을이나 겨울에는 성홍열, 디프테리아 같은 호흡기질환이 많이 나타난다. 풍토병은 특정한 기후대에서만 발병하는 질환이다. 열대 지역에서는 말라리아, 수면병, 콜레라 등이 풍토병에 속한다. 계절병은 사계절이 뚜렷한 온대 지역에서 나타나는 특성이다. 여름철에 소화기계 전염병, 겨울철에 호흡기계 질병, 봄철에 결핵 등이 많이 나타난다.

⌛ 기후 변화로 인한 건강 영향

기후 변화는 인간의 건강에 다양한 방식으로 영향을 미친다. 기온 상승, 강수량 변화, 자연재해 증가 등으로 인해 열사병, 심혈관계 질환, 호흡기 질환, 수인성 질병 등이 증가하고 있으며, 극단적인 기후 현상은 정신 건강에도 부정적인 영향을 미친다.

기후 변화로 인한 주요 건강 영향은 다음과 같다.

- 열 관련 질환: 기온이 상승하면서 열사병, 열탈진, 열경련 등의 위험이 높아진다. 특히 고령자와 만성 질환자는 더위에 취약하다.
- 심혈관계 질환: 높은 기온은 혈압과 심박수에 부정적인 영향을 미쳐 심장마비와 뇌졸중의 발생 위험을 증가시킨다.

- 호흡기계 질환: 대기 오염 악화로 천식, 만성폐쇄성폐질환(COPD) 등이 악화되며, 미세먼지와 오존 농도의 증가로 아토피 피부염과 같은 알레르기 질환 발생이 늘어날 수 있다.
- 수인성 질병: 홍수와 강우량 변화로 인해 수질이 오염되면서 콜레라, 이질, 대기오염, 장티푸스와 같은 수인성 전염병의 확산 위험이 높아진다.
- 영양 부족과 식량 안보: 기후 변화로 인한 가뭄과 홍수는 농작물 생산에 부정적인 영향을 미쳐 식량 부족 문제를 일으키고, 영양 결핍을 악화시킬 수 있다.
- 정신건강: 자연재해와 기후 불안정성은 불안, 우울증, 외상 후 스트레스 장애(PTSD)와 같은 정신 건강 문제를 유발할 수 있다.
- 감염병의 확산: 기후 변화로 인해 모기, 진드기, 설치류 등의 병원체 매개체가 확산되면서 말라리아, 뎅기열, 라임병 등의 발생 위험이 증가한다.

4) 온열환경

인체는 항상 36.5℃를 유지하려는 특성을 가진다. 이러한 인체의 항온 유지 메커니즘은 인체의 항상성이라 하며, 이를 조절하는 외부 조건을 온열환경이라 한다. 항온을 유지하는 방법에는 여러 가지가 있는데, 주로 근육에서 열을 생성하여 체내의 열을 외부로 방출하며 피부를 통한 복사, 전도, 증발 또는 호흡을 통해 이루어진다. 온열환경을 유지하는 데 영향을 주는 4대 온열인자로는 기온, 기습, 기류, 복사열이 있다. 이들 인자는 모두 인체의 온도 조절 시스템에 중요한 역할을 하며, 환경의 미세한 변화에도 인체가 적절히 반응할 수 있도록 돕는다.

(1) 기온

기온은 공기의 온도를 말한다. 기온은 측정 장소 중앙에 백엽상을 설치하고 그 속에 온도계와 습도계를 지면으로부터 1.5 m 높이에 설치하여 관측한다. 건구온도계, 최고온도계(수은온도계), 최저온도계(알코올온도계)를 넣어서 기온을 측정한다. 건구온도계와 최고온도계는 수은을 이용한 온도계이다. 최저온도계는 -38.9℃에서 수은이 얼기 때문에 수은 대신에 알코올을 이용한 알코올온도계를 사용한다. 건강에 유익한 적정 실내온도는 18±2℃이며, 침실온도는 15℃, 병실온도는 21℃가 바람직하다. 하루 중에서 최저기온은 일출 30분 전, 최고 기온은 오후 2시경이다.

기온 측정

온도계의 종류

- 봉상온도계: 막대온도계를 말하며, 수은온도계는 고온을 측정, 알코올온도계는 저온을 측정한다. 정확도가 높다.
- 자기온도계: 전류에 의해 온도기록을 자동적으로 측정한다.
- 아스만통풍온도계: 기온과 기습을 동시에 측정하는 온도계이다.

습도계의 종류

- 건습구 습도계: 건구온도계와 습구온도계를 사용하여 공기의 상대습도를 측정하는 장치이며, 건구온도와 습구온도 간 차이를 통해 습도를 계산한다.
- 전자식 습도계: 전기적 센서를 통해 공기 중 수증기 함량을 디지털 방식으로 측정하는 장치로, 실내 및 실외 습도 측정에 사용한다.

(2) 기습

기습은 대기 중에 수증기를 함유한 정도를 말한다. 보통 상대습도를 의미하는데 이는 대기가 최대로 함유할 수 있는 수증기량과 실제로 함유하고 있는 수증기량의 비율로 계산된다. 기습의 측정은 일정온도에서 현재 공기 1 m^3가 포화상태에서 함유할 수 있는 수증기량과 실제 그 속에 함유하고 있는 수증기량과의 비를 %로 표시한다.

(3) 기류

기류는 공기의 움직임 또는 흐름으로 기온과 기압의 차이에 의해 생성된다. 기류의 강도는 풍속으로 나타낸다. 불감기류의 정의는 사람이 느끼지 못하는 기류인데, 최저한계는 0.5 m/sec이다. 이는 인체의 신진대사를 촉진하고 신체의 방열을 돕는 역할을 한다. 따라서 실내 기류는 인체와 의복 사이에도 형성되어 신진대사를 돕는다.

(4) 복사열

복사열은 적외선에 의한 열이다. 태양에너지의 50%는 적외선인데 복사열은 온도 차이에 물체로부터 방출되는 열이다. 난로나 모래사장에 직사광선이 내리쬐면, 실제 기온보다 더 높은 온도감을 느끼는데, 모래사장에서 방출되는 복사열에 의한 것이다.

5) 온열지수

온열지수는 기온, 습도, 복사열, 기류 등을 주요 지표로 이용하여 인체에 온열환경이 잘 유지되는지를 파악하고, 이에 대해 안전, 주의, 경계, 위험, 매우 위험 5단계로 구분하여 운동 및 야외활동의 지침을 알려주는 지표이다표 2-3.

표 2-3 운동 및 야외 활동 지표

지수단계	색	온열지수	열사병 예방 정보 및 운동지침
안전		21 미만	수분 공급 필요
주의		21 이상 25 미만	운동 자제
경계		25 이상 28 미만	심한 운동 30분 이하, 수분 섭취
위험		28 이상 31 미만	심한 운동 자제, 휴식 및 수분 섭취
매우 위험		31 이상	모든 운동 자제

(1) 불쾌지수

불쾌지수discomfortable index, DI는 1957년 미국의 톰Ernest C. Thom 박사가 처음 제안한 지표로, 본래 공장이나 사무실에서 기온 변화에 따른 전력 사용량을 분석하기 위해 개발된 것이다. 이 지수는 기온과 습도를 바탕으로 사람이 더위를 느끼며 불쾌감을 경험하는 정도를 수치화한 것이다. 그러나 불쾌지수는 바람이나 복사열과 같은 환경요소를 고려하지 않기 때문에 그 적용 범위에는 한계가 있다. 따라서 주로 실내 환경에서 활용되며, 특히 여름철 고온다습한 실내에서 사람들이 느끼는 더위와 불쾌감을 평가하는 기준으로 사용되고 있다. 불쾌지수는 보통 오후의 건구온도와 습구온도에서 산출된다.

$$\begin{aligned} DI &= (\text{건구온도 }℃ + \text{습구온도 }℃) \times 0.72 + 40.6 \\ &= (\text{건구온도 }°F + \text{습구온도 }°F) \times 0.4 + 15 \end{aligned}$$

불쾌지수는 온도보다 습도의 영향을 크게 받기 때문에, 장마철에는 기온이 크게 오르지 않더라도 높은 습도로 인해 강한 불쾌감을 느끼기 쉽다. 이는 땀이 쉽게 증발하지 않아 체온을 낮추는 효과가 떨어지기 때문이다. 불쾌감을 완화하려면 기온과 습도를 동시에 낮추는 것이 중요하며, 실내외 온도 차이는 5~7℃ 이하로 유지하고, 실내 온도는 23~25℃로 설정하는 것이 적절하다. 또한, 한두 시간마다 창문을 열어 환기를 시키는 것이 바람직하다. 만약 실내외 온도 차이가 10℃ 이상일 경우, 냉방병이 발생할 우려가 있다.

불쾌지수로 인한 신체 증상은 다음과 같다표 2-4.

표 2-4 단계별 불쾌감을 느끼는 정도

단계	지수 범위	불쾌감을 느끼는 정도
매우 높음	80 이상	전원 불쾌감을 느낌
높음	75~80 미만	50% 정도 불쾌감을 느낌
보통	68~75 미만	불쾌감을 나타내기 시작함
낮음	0~68 미만	전원 쾌적함을 느낌

(2) 온열평가지수

온열평가지수heat stress index, HSI는 고온 환경에서 인체가 받는 열 스트레스의 정도를 평가하는 지표로, 기온, 습도, 복사열, 기류 등의 요소를 종합하여 측정한다. 이 지수는 열사병 예방과 고온 환경에서 작업 시 건강 보호를 위해 중요하다.

– **주요 온열평가지수**

- 습구흑구온도지수wet bulb globe temperature, WBGT: 작업장에서 열 스트레스 평가 시 가장 널리 사용되는 지수로, 기온, 습도, 복사열을 고려하여 측정한다. WBGT가 높을수록 열사병 위험이 증가한다.
- 열지수heat index, HI: 기온과 습도를 결합하여 체감 온도를 나타내는 지수로, 일반적으로 날씨 예보에서 사용된다.

– **습구흑구온도지수 기준과 작업 권고사항**

- 26℃ 이하: 안전한 작업 가능
- 27~31℃ : 주기적인 휴식 필요
- 32℃ 이상: 위험하며, 작업 시간 단축 및 적절한 보호조치 필요

(3) 체감온도(감각온도)

체감온도는 Yaglou와 Houghton이 고안한 개념으로, 유효온도 또는 실효온도로도 불린다. 이는 단순히 기온만을 고려하는 것이 아니라 기온, 기습, 기류의 기후 3인자가 인체에 종합적으로 영향을 미치는 온도이다.

$$\text{체감온도} = 13.12 + 0.6215 \times T - 11.37 \times V^2(0.16) + 0.3965 \times V^2(0.16) \times T$$

T: 기온, V: 풍속

체감온도는 무풍 상태(기류속도 0.1 m/s 이하)에서 상대습도가 100%일 때의 기온을 기준으로 한다. 즉, 특정 실내 환경의 감각온도가 20℃라고 하면, 이는 바람이 거의 없는 상태에서 습도가 100%이고 기온이 20℃일 때 느껴지는 온도와 동일한 체감 상태를 의미한다.

최적의 체감온도는 사람의 피복 상태, 계절, 성별, 연령 등 다양한 요인에 따라 차이가 나타난다. 계절에 따라 최적의 체감온도가 다르게 설정되며, 특히 겨울철 체적의 체감온도가 여름철보다 낮은 이유는 인체가 기후에 적응하는 과정에서 나타나는 순화 현상으로 설명할 수 있다. 계절별 최적의 체감온도는 겨울은 약 66°F(19℃)이며, 여름은 약 71°F(21.7℃)이다.

외부에 있는 사람이 바람과 한기에 노출되어 있을 때 체감온도는 노출된 피부로부터 열을 빼앗길 때 느끼는 추운 정도를 가늠할 수 있게 한다. 표 2-5는 체감온도에 따라 예상되는 신체증상을 나타낸 것이다.

표 2-5 체감온도와 신체증상

체감온도(℃)	추운 정도	신체 증상
10~-10℃	낮음	추위를 느끼는 불편함 증가
-10~-25℃	보통	노출된 피부에 매우 찬 기운이 느껴짐
-25~-45℃	추움	10~15분 이내 동상 위험이 있음
-45~-59℃	주의	노출된 피부는 몇 분 내에 얼게 됨
-60℃ 이하	위험	노출된 피부는 2분 내 동상

3. 공기

1) 공기 개요

공기는 지구 대기를 이루는 무색·무취의 혼합 기체로, 생명체가 살아가는 데 꼭 필요한 자원이다. 대기의 주요 구성 성분은 질소와 산소로, 질소가 약 78%, 산소가 약 21%를 차지하며, 나머지는 이산화탄소, 수증기, 아르곤 등의 기체로 이루어져 있다그림 2-1. 특히 공기 중 산소는 생물체가 호흡을 통해 체내로 흡수하여 생명활동을 유지하는 데 필수적이며, 이산화탄소는 탄소 순환 과정에서 중요한 역할을 한다.

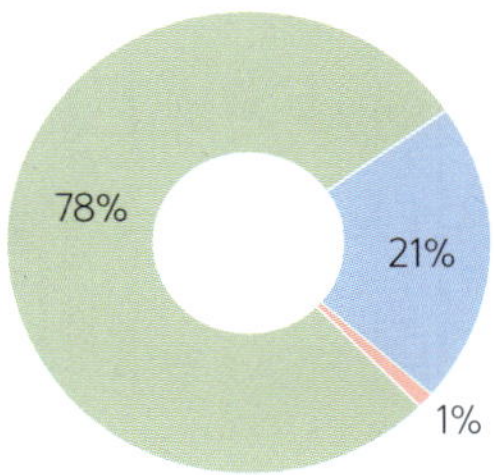

그림 2-1 공기의 구성요소

공기는 단순한 혼합 기체 이상의 역할을 한다. 모든 생물은 호흡을 통해 공기 중 산소를 공급받고 이산화탄소를 배출하며, 이를 통해 생리적 기능을 유지한다. 또한 대기는 지구의 온도를 일정하게 유지하는 데 기여한다. 대기 중 온실기체들은 태양으로부터 받은 열을 저장하고 방출하며, 이 과정에서 기온 변화와 기상 현상이 발생한다. 바람, 강수와 같은 자연 현상도 대기의 순환 과정에서 일어난다.

2) 공기와 건강

(1) 호흡의 기전

호흡은 산소O_2를 흡수하고 이산화탄소CO_2 및 수증기를 배출하는 과정으로 이루어지며, 호흡의 기능은 몸 안의 가스 교환을 통해 이루어진다. 동맥혈은 산소가 풍부하여 산소를 세포에 공급하는 역할을 하고, 반면에 정맥혈은 이산화탄소가 많이 포함되어 있어 사용된 가스를 폐로 운반하는 역할을 한다.

일반적으로 공기의 구성은 산소 21%, 이산화탄소 0.03% 정도이지만, 흡입 후 호기 시에는 이 구성비가 변한다. 호기 공기에서는 산소의 농도가 약 17%로 감소하고, 이산화탄소의 농도는 약 4%로 증가한다. 이러한 변화는 세포에서의 대사 과정과 산소의 사용, 이산화탄소의 생성과 밀접하게 연관되어 있다.

(2) 산소

성인은 안정 상태에서 약 13 kL의 공기를 흡입하며, 이 중 45%를 산소O_2로 소비한다. 하루 산소 소비량은 약 0.52~0.65 kL이다. 산소 농도가 10% 이하로 감소하면 호흡곤란이 발생하며, 7% 이하에서는 질식사가 일어난다. 반대로 고농도의 산소는 산소중독을 유발하며, 3기압 이상의 고압 상태에서 장시간 노출 시 문제가 발생할 수 있다.

(3) 이산화탄소

이산화탄소CO_2는 무색, 무취의 비독성 가스로, 실내 공기오염의 지표로 사용되며 기준 농도는 0.1%(1,000 ppm)로, 이 수준을 초과하면 호흡곤란 및 질식의 위험이 있다.

(4) 일산화탄소

일산화탄소CO는 무색, 무취, 독성이 강하며, 불완전 연소 시 주로 발생한다. 이는 혈액 내 헤모글로빈과 결합하여 산소 운반을 방해하며, 중독 시 신경 손상 및 심각한 생리적 이상을 초래할 수 있다. 또한 고농도 일산화탄소에 노출되었을 경우 고압산소요법으로 치료가 필요하다.

(5) 질소

질소N_2는 공기의 약 78%를 구성하며, 정상 기압에서는 인체에 영향을 미치지 않는다. 하지만 4기압 이상에서는 마취 효과를 나타내고, 급격한 감압 시 잠함병(감압병)이 발생할 수 있다. 이는 혈액 내 질소가 기포를 형성하여 모세혈관을 막아 전신 동통 및 신경 손상을 유발한다.

3) 공기의 자정작용

공기에는 환경을 스스로 정화하는 기능도 있다. 대기 중에 포함된 오염물질은 바람과 강수 등을 통해 희석되거나 제거될 수 있다. 이러한 자정작용 덕분에 대기는 일정 수준의 오염을 스스로 정화할 수 있지만, 인위적인 대기오염이 지속되면 자연적인 정화 능력이 한계에 도달할 수 있다.

공기는 스스로 정화작용을 통해 오염물질을 제거할 수 있다. 주요 작용은 다음과 같다.

- 기류를 통한 희석작용
- 강우 및 강설로 인한 분진 및 용해성 가스 제거
- 산소O_2, 오존O_3, 과산화수소H_2O_2에 의한 산화작용
- 자외선에 의한 살균작용
- 식물의 광합성 과정에서 이산화탄소CO_2와 산소O_2의 교환

4) 공기 질과 건강 관리

공기의 화학적·물리적 조성 변화는 인체 건강에 직접적인 영향을 미친다. 인간이 생활하는 공간에서 공기 질이 악화되면 호흡기 질환을 비롯한 다양한 건강문제가 발생할 수 있으며, 이를 예방하기 위해서는 실내 공기 환경 관리가 필수적이다. 특히 실내 공기의 오염물질을 줄이고, 적절한 환기와 산소 농도를 유지하는 것이 건강 보호의 핵심적인 요소로 강조된다. 실내 환기가 부족할 경우 공기 중 오염물질 농도가 높아지면서 사람들에게 신체적 불쾌감과 생리적 이상을 유발할 수 있기 때문에 정기적인 환기와 공기정화 장치의 활용이 필요하다.

이와 관련된 대표적인 건강 문제로는 군집독 현상이 있다. 군집독은 다수의 사람들이 밀집한 실내 공간에서 공기의 화학적·물리적 성분이 변화하면서 발생하는 생리적 이상 증상으로, 두통, 권태, 현기증, 불쾌감 등의 증상을 동반한다. 이러한 현상은 주로 여름철 밀폐된 극장이나 겨울철 난방을 위해 환기가 이루어지지 않는 실내 공간에서 자주 발생한다. 군집독을 유발하는 주요 인자로는 실내 온도와 습도의 불균형, 공기 순환 부족, 연소가스(CO, CO_2) 농도 증가, 공기 중 이온 및 분진의 축적 등이 있다. 특히 이산화탄소 농도가 높

아지거나 산소 부족 현상이 발생하면 사람들은 피로감과 집중력 저하를 겪게 되며, 이러한 상태가 지속되면 만성적인 건강 문제로 이어질 수 있다.

따라서 건강을 보호하기 위해서는 실내 공기 질 관리가 매우 중요하다. 적절한 환기와 함께 오염물질의 발생을 줄이고, 온도와 습도를 쾌적하게 유지하는 것이 군집독 예방의 핵심적인 대책이다. 이를 통해 실내 환경의 쾌적성을 높이고, 인체에 미치는 부정적인 영향을 최소화할 수 있다.

실내 환기, 꼭! 이것만 기억하세요

실내 환기는 군집독, 감염병 예방을 위하여 필수 요소이다. 질병관리청은 공기 전파 위험도 평가를 실시한 결과 일과시간 중 '2시간 간격으로 매회 10분 이상 창문과 출입문을 열어 자연환기를 실시할 것'을 권고하였다.

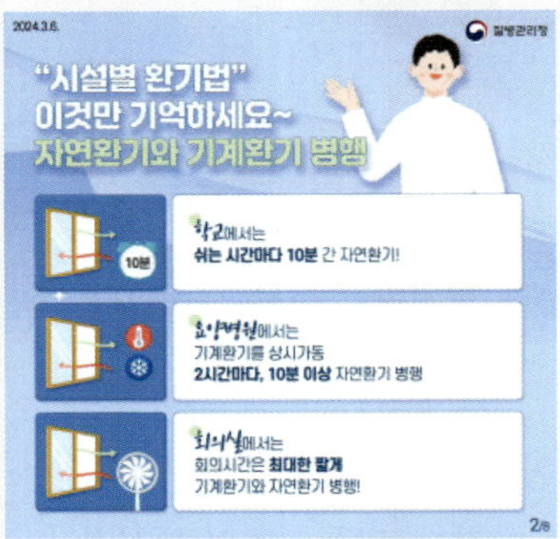

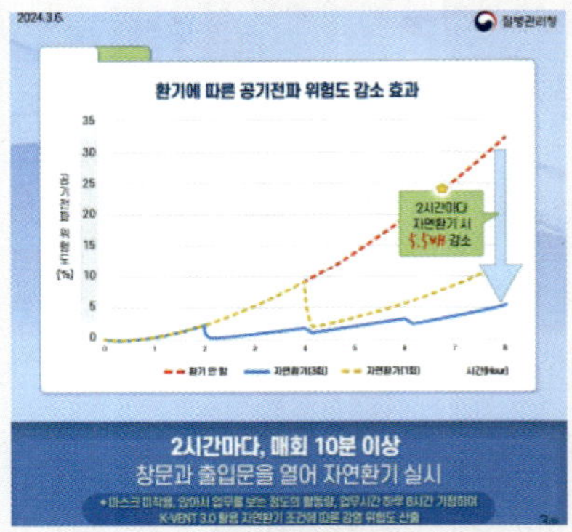

빌딩증후군

빌딩증후군(sick building syndrome, SBS)은 밀폐된 건물이나 실내 공간에서 장시간 생활하거나 근무하는 사람들에게서 두통, 피로, 호흡기 질환, 피부 문제 등 다양한 증상이 나타나는 현상을 말한다. 이러한 증상은 건물 내부의 공기 질이 나쁠 때 발생하며, 건물을 떠나면 증상이 완화되거나 사라지는 것이 특징이다.

빌딩증후군은 밀폐된 실내 공간에서 공기오염과 환기 부족으로 발생하는 건강 문제로, 두통, 피로, 호흡기 질환 등의 증상을 유발한다. 예방을 위해 정기 환기, 공기질 관리, 청결 유지 및 법적 규제 강화가 필요하다.

자료: 질병관리청 (2024)

4. 대기

1) 태양광선

태양광선, 즉 햇빛은 파장에 따라 다양한 스펙트럼의 복사선을 방출한다. 광선은 우주선, 감마선, X선, 자외선, 가시광선, 적외선, 헬츠파 등이 있다. 약 99%에 달하는 대부분의 파장이 자외선, 가시광선, 적외선이며, 이중에 50%가 가시광선이다.

(1) 자외선

자외선은 100~3970 Å 파장을 지닌 전자파이다. 이 중에서 Dorno Arla는 인체에 유인한 자외선을 발견했다. 2800 Å 파장은 비타민 D 합성, 3300 Å은 혈액 재생기능, 2600~2800 Å은 살균소독 효과를 지닌다고 밝혔다. 그의 이름을 따서 2800~3150 Å 파장을 Dorno선 또는 생명선vital ray으로 명명하였다. 그러나 자외선은 유익한 기능도 있지만, 인체에 해로운 역기능도 갖는다. 부정적 효과는 홍반 색소 침착, 결막염, 피부염 부종 수포 등이 나타난다. 특히 7, 8월에 자외선량이 크게 늘어나는 데 구름이 높고 맑은 날씨에 더 증가한다. 이러한 역기능에 대비하기 위하여 자외선지수가 개발되었다. 자외선지수는 10단계로 구분되며, 자외선지수가 7 이상이면 외출 시 선글라스나 모자, 양산을 이용하여 자외선을 차단해야 한다.

① 자외선 A

자외선 Aultraviolet A, UVA는 315~400 nm 파장의 자외선으로 오존층에 흡수되지 않고 대부분(90% 이상) 지표에 도달하며 생물에 큰 영향은 없으나 파장이 길어 유리창을 통과하고 장기간 노출 시 주름과 피부 노화에 영향을 준다.

② 자외선 B

자외선 Bultraviolet B, UVB는 280~320 nm 파장 영역으로 10% 미만이 지표에 도달한다. 오존층 농도에 따라 지표에 도달하는 복사량은 차이가 있지만, 주로 햇볕이 강한 남중 시간에 많이 통과하나 자외선 B의 대부분은 유리창에 의해 차단된다. 에너지가 강해 장기간 노출 시 일광 화상, 피부암, 광노화, 색소 침착, 백내장 등을 유발한다. 자외선 B의 효과는

자외선 차단제

자외선차단제에서 SPF(sun protection factor)의 의미

- 자외선 차단제의 일광화상 방지 효과를 측정, 높은 SPF일수록 더 강한 보호 기능 제공
  - 예시: SPF 30 제품은 평소보다 30배 더 오래 햇빛에 노출될 수 있음을 의미
- SPF가 높을수록 자외선으로부터 피부를 더 오래 보호할 수 있지만, 완벽한 차단은 불가능하므로 적절한 사용과 주기적인 재도포가 중요함

브로드 스펙트럼 의미

- UVA와 UVB 모두를 차단하는 능력
- 태양의 자외선은 자외선 A(UVA), 자외선 B(UVB), 자외선 C(UVC)로 분류
- 햇빛이 대기를 통과할 때 모든 UVC와 UVB의 약 90%는 오존, 수증기, 산소 및 이산화탄소에 흡수되며, UVA은 대기의 영향을 덜 받음. 따라서 지표면에 도달하는 자외선은 주로 UVA와 UVB 일부로 구성
- 370 nm 이상의 임계 파장을 가진 제품이 해당

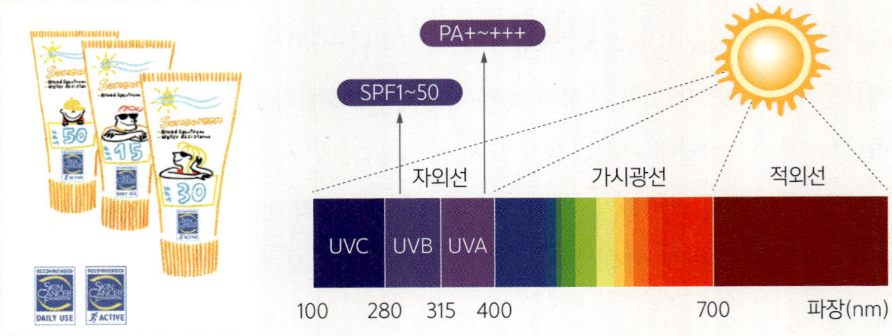

자외선 차단제 '+'의 의미

- 자외선 차단제의 PA 등급에서 +의 개수는 자외선A(UVA) 차단 효과를 나타냄. +가 많을수록 UVA에 대한 차단 효과가 더 높음. 단순히 +가 많다고 해서 항상 더 좋은 것은 아님
- 개인의 피부 타입과 상황에 맞는 제품 선택이 중요함
- 일상생활에서는 SPF 30 이상, PA++ 정도면 충분함
- 야외 활동이 많거나 자외선 노출이 심한 경우에는 SPF 50 이상, PA+++가 적당함
- 높은 SPF나 PA 등급이 피부 자극을 유발할 수 있으므로, 필요 이상으로 높은 수치의 제품을 사용할 필요는 없음
- 자외선 차단제의 효과는 바르는 양과 바르는 방법, 그리고 얼마나 자주 덧바르는지에 따라 크게 달라짐
- 따라서 +의 개수만으로 자외선 차단제의 효과를 판단하기보다는, 개인의 피부 상태와 활동 환경을 고려하여 적절한 제품을 선택하고 올바르게 사용하는 것이 중요함

자료: 대한화장품협회 (2025)

프로비타민 D를 활성화시켜 인체에 꼭 필요한 비타민 D로 전환하는 중요한 역할을 한다.

③ 자외선 C

자외선 Cultraviolet C, UVC는 100~280 nm 파장의 자외선이다. 자외선 살균기에 있는 자외선 램프에서도 나온다. 자외선 C는 오존층에 의해 거의 차단되므로 지표면에는 도달하지 않으나, 파장이 가장 짧아 자외선 중 에너지가 가장 높기에 건강에 매우 해롭다. 265 nm 부근의 파장이 바이러스나 박테리아를 살균하는 데 효과적이지만, 인체에 많은 양이 노출되면 화상, 피부암, 백내장을 일으킨다. 또한, 공기 중 산소를 여기exitation시켜 호흡기에 해로운 오존 가스가 발생되므로 살균 등에 사용할 때는 피부나 눈에 쪼이지 않도록 하며 환기에 주의해야 한다.

(2) 가시광선

가시광선visible ray는 3900~7700 Å에 해당하는 파장이다. 최대광도는 4800 Å이다. 이 파장에서는 물체 확인과 색채를 구별하는 능력을 갖는다.

(3) 적외선

적외선infra red ray은 7800 Å 파장의 복사선이다. 적외선은 진통작용이 있어서 관절염증 치료에 사용된다. 적외선을 많이 쬐면 일사병, 열경련과 같은 질환이 나타나므로 주의한다.

2) 대기환경

대기환경은 대류권, 성층권, 중간권, 열권으로 분류된다. 대류권은 0~11 km으로 대기오염 발생권이며, 고도가 올라갈수록 온도가 낮아지며 기온역전층이 나타난다. 성층권은 11~50 km로 성층권에서는 고도가 높아질수록 온도가 올라간다. 중간권은 50~80 km로 대기권 중에서 가장 온도가 낮은 층으로 -90~-130℃의 온도로 고도가 올라갈수록 온도는 더 낮아진다. 열권은 80~1000 km로 태양열을 흡수하여 고도가 올라갈수록 온도가 높아진다그림 2-2.

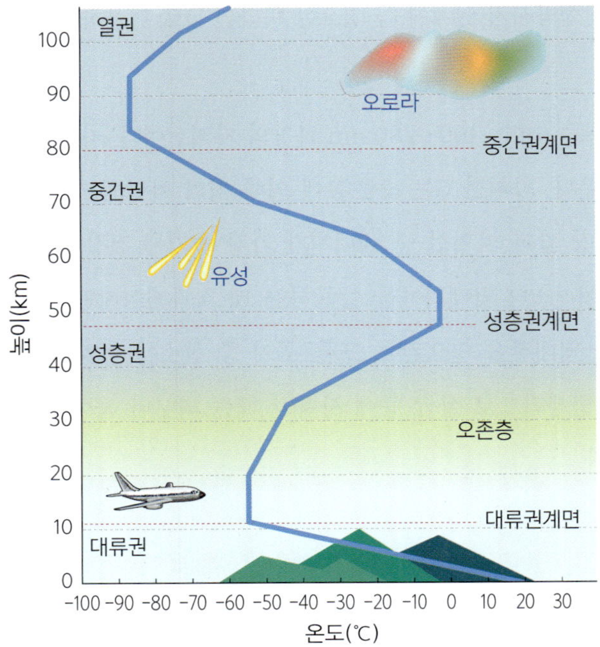

그림 2-2 고도에 따른 오존의 농도 분포

(1) 대기오염의 정의

대기오염은 인위적으로 배출된 오염물질로 인하여 불특정 다수인에게 불쾌감, 공중보건상 위해, 재산권의 침해를 주는 상태이다. 대기오염의 주요 원인은 산업활동, 폐기물 소각, 자동차 배출가스, 가정용 난방 등이 있다. 자동차의 배출가스, 화석연료의 사용으로 다량의 질소화합물이 배출되고 미세먼지, 분진, 매연 등이 발생된다.

우리나라는 전국적으로 수백 개의 대기오염 측정소를 운영하고 있는데, 기준성 오염물질에 대해서는 매시간 환경부와 지자체의 홈페이지를 통하여 공개되고 있다. 이러한 기준성 오염물질과 더불어, 최근에는 발암성 혹은 돌연변이원성에 관련된 환경과학적 증거가 늘어감에 따라 유해대기오염물질에 많은 관심을 가지고 있다. 유해대기오염물질은 대기환경 기준 항목에 설정되지 않은 독성물질을 의미한다.

한편, 최근 지구기후 변화와 오존층 파괴 등과 같은 지구 규모의 대기오염 문제에서 볼 수 있듯이, 대기오염 물질에는 비록 인간과 동식물에 직접적인 피해를 당장 주지 않더라도 먼 훗날 인간과 지구 생태계에 나쁜 영향을 줄 수 있는 것도 있다. 그 대표적인 물질이 이산화탄소, 메탄, 프레온과 같은 가스상 물질들이다. 이들 물질들은 예전에는 대기오염 물질에 포함되지 않았으나 최근 지구기후 변화와 관련되어 논란이 일면서 대기오염 물질에 포함되었다.

유해 대기오염 물질의 특징

- 환경에서 낮은 농도에서도 장기간 노출될 경우 심각한 건강 피해를 유발할 수 있는 물질
- 인간에게 암, 기형, 신경장애 혹은 유전적 돌연변이 등을 유발할 수 있는 물질
- 환경 잔류성이 강하고 생체 농축성이 강한 물질

① 미세먼지

미세먼지particle matter의 크기는 0.001~10 ㎛이다. 미세먼지가 10 ㎛ 이하이면 PM10으로 표현한다. 주로 차량을 운행하는 과정에 고체물질의 연삭, 붕괴 등으로 발생된다. PM2.5는 초미세먼지로 2.5 ㎛ 이하의 크기가 폐포로 흡수되어 건강상의 위험성 높다. PM2.5는 숨 쉴 때 코 점막을 통해서 걸러지지 않고 인체 내부까지 폐포로 직접 침투된다. 단시간 흡입으로 신체가 급작스럽게 변화하지는 않지만, 지속적으로 노출 시 천식과 폐질환, 심혈관질환 등을 동반한다그림 2-3. 미세먼지 예보등급은 좋음, 보통, 나쁨, 매우 나쁨으로 구분된다표 2-6.

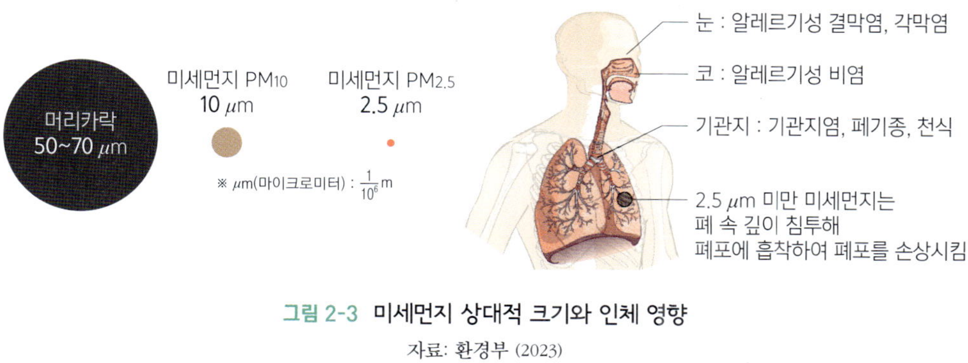

그림 2-3 미세먼지 상대적 크기와 인체 영향
자료: 환경부 (2023)

표 2-6 미세먼지 예보 등급

예보 내용		미세먼지 농도별 예보 등급(㎍/m³)			
		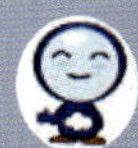 좋음	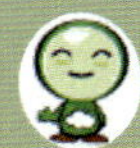 보통	 나쁨	 매우 나쁨
예보 물질	미세먼지(PM10)	0~30	31~80	81~150	151 이상
	미세먼지(PM2.5)	0~15	16~50	51~100	101 이상
행동 요령	민감군	-	몸 상태에 따라 유의해 활동	무리한 실외활동 자제 (특히 호흡기, 심질환자, 노약자)	되도록 실내활동
	일반인	-		장시간 무리한 실외활동 자제	장시간 실외활동 자제

자료: 환경부 (2024)

② 매연

대기오염의 다른 입자상은 매연이다. 매연은 연소 시 발생하는 유리탄소가 주가 되는 미세입자이다. 배출원은 디젤 엔진, 석탄, 교통기관 등이 있으며 매연 배출을 방지하기 위한 연소시설에 집진시설을 설치한다. 자동차의 경우, 매연 배출량을 측정함으로써 매연 강도를 표시한 것이 링겔만 비탁도이며, 링겔만 스모크 차트법라고도 하며 6단계로 분류된다. 자동차에서 배출되는 매연에 의해서 흰 부분이 검은색으로 변화되는 범위가 얼마인지를 측정한다. 매연 농도가 0%이면 0도, 20% 이하는 1도, 40% 미만은 2도이다. 대한민국의 「대기환경보전법 시행규칙」에 따르면, 모든 배출시설에서 발생하는 매연은 링겔만 매연 농도표 기준 2도 이하 또는 불투명도 40% 이하로 규정되어 있다표 2-7.

표 2-7 링겔만(Ringelmann) 비탁도

비탁도	매연농도
0도	0%
1도	20%
2도	40%
3도	60%
4도	80%
5도	100%

③ 대기오염에 의한 환경 변화

대기오염은 산성비, 오존층 파괴, 이상 고온·저온, 기온역전, 열섬 현상 등을 유발한다. 대기오염에 의한 환경 변화는 인간의 활동과 밀접하게 연관되어 있으며, 이를 완화하기 위한 노력이 필요하다.

대기오염에 의한 환경 변화 예

산성비

- 대기 중 이산화황 SO_2 과 질소산화물 NO_x 이 물과 결합하여 황산 및 질산으로 변하며 산성비를 유발한다.
- 산성비는 토양의 산성화를 촉진하고, 수질 오염 및 식물 생태계에 해로운 영향을 미친다.

오존층 파괴

- 염화플루오르화탄소CFCs와 같은 오존층 파괴 물질이 대기로 방출되어 오존층을 감소시킨다.
- 오존층의 감소로 인해 자외선UV-B의 지표면 도달량이 증가하며, 이는 피부암, 백내장, 생태계 파괴를 초래한다.

이상 고온 및 이상 저온 현상

- 지구온난화로 인해 대기 중 온실가스 농도가 증가하면서 이상 고온 현상이 빈번하게 나타난다.
- 또한 극단적인 저온 현상이 발생하여 기상 패턴의 불안정을 초래한다.

기온 역전 현상

- 대기의 상층이 하층보다 따뜻해지는 현상으로, 대기오염 물질이 지표면 부근에 축적되어 공기 질을 악화시킨다.
- 이는 특히 도시 지역에서 스모그를 형성하는 주요 원인 중 하나이다.

열섬 현상

- 도시 지역의 대기오염과 인공 열 방출로 인해 도심의 온도가 주변 지역보다 높아지는 현상이다.

표 2-8 대기오염의 규모별 현상과 원인물질

분류	현상	공간 규모	원인물질
지구 규모	지구 기후 변화, 오존층 파괴	지구 전체	프레온가스, 이산화탄소, 메탄가스
지역 규모	산성비, 황사	동북아시아	이황산가스, 이산화질소, 먼지
도시 규모	광학적 스모그, 비산먼지 악화, 교통정체	도시 및 산업단지	휘발성 유기화합물, 오존, 미세먼지 등
실내 환경	실내공기오염	실내공간, 지하환경	일산화탄소, 미세먼지, 담배연기, 라돈, 석면, 미생물 등

표 2-9 대기오염과 지표식물

구분	아황산가스(SO_2)	오존(O_3)	페록실아세틸 니트레이트(PAN)	불소화합물(F)	염소(Cl_2)
지표식물	참깨, 알파파	담배	강낭콩	메밀, 글라디올러스	장미, 보리, 침엽수
식물잎의 반점 색깔	황갈색, 회백색	회백색	백색	엽록반점	담황색

• 식물에 피해를 주는 유해가스 순서 : $HF > Cl_2 > SO_2 > NO_2 > CO > CO_2$

3) 대기오염 관리

대기오염 대책은 정부, 기업, 개인 차원에서 다양하게 추진되고 있다. 정부 차원에서는 수도권 대기질 개선 특별대책을 수립하여 10년 계획으로 서울, 인천, 경기도 19개 시를 대상으로 미세먼지, 질소산화물 등 4가지 오염물질을 관리하고 있다. 이를 위해 광역 대기환경관리기구를 설치하고 수도권대기환경관리기금을 운영하고 있다.

(1) 정부 차원

정부는 배출 규제를 강화하여 사업장 대기오염 물질 총량관리제를 도입하고 대기환경 규제지역을 지정하여 관리하고 있다. 친환경 교통정책의 일환으로 저공해 자동차 보급을 확대하고, 2006년부터 자동차 배출 허용기준을 강화했다. 에너지 정책 측면에서는 청정 에너지 사용을 확대하고 환경친화적 에너지 가격체계를 개편하고 있다.

(2) 기업 및 산업체 차원

기업과 산업체에서는 집진 시설 설치, 탈황·탈질 설비 도입 등 오염물질 저감 기술을 도입하고 있다. 또한, 저공해 연료 사용과 공정 개선을 통해 오염물질 발생을 최소화하는 친환경 생산 공정을 개발하고 있다.

(3) 개인 차원

개인 차원에서는 대중교통이나 자전거 등 친환경 교통수단 이용을 확대하고, 불필요한 전기 사용을 줄이거나 냉난방 온도를 적정하게 유지하는 등의 에너지 절약 노력을 기울이고 있다.

이러한 다각적인 노력을 통해 정부는 2032년까지 전국 연평균 초미세먼지 농도를 12 $\mu g/m^3$로 낮추고, 오존 측정소의 1시간 환경기준 달성률을 50%까지 높이는 것을 목표로 하고 있다.

5. 물

1) 물의 개요

물은 인간의 일상생활과 경제활동에 필수적인 자원으로, 사용 목적에 따라 생활용수, 공업용수, 농업용수, 유지용수 등으로 구분된다. 물은 음용과 위생 관리를 비롯해 농업과 산업 전반에서 중요한 역할을 한다. 그러나 수질오염이 발생하면 인간 건강에 부정적인 영향을 미칠 수 있으며, 수인성 전염병, 기생충 감염, 중금속 중독과 같은 다양한 질병을 유발할 수 있다.

병원성 미생물이나 유해 화학물질이 함유된 경우를 오탁汚濁이라 부른다. 특히 오염된 물은 마실 경우 심각한 수인성 질병을 일으킬 수 있어 수질 관리가 매우 중요하다.

(1) 수인성 질병의 전염원

수인성 질병은 오염된 물을 통해 전염되며, 주요 원인으로는 병원성 미생물이 포함된 물을 섭취하거나 이를 통해 음식물과 피부에 감염되는 경우가 있다. 대표적인 수인성 질병으로는 장티푸스, 콜레라, 이질, A형 간염 등이 있으며, 특히 위생 관리가 미흡한 지역에서 자주 발생한다.

(2) 기생충 질병의 전염원

오염된 물 속에 포함된 기생충의 유충이나 알을 통해 감염되는 질병이 있으며, 특히 회충, 편충, 십이지장충 등이 대표적이다. 기생충 감염은 주로 물을 통해 농작물로 옮겨지거나 직접 섭취하는 과정을 통해 전염된다. 이 때문에 깨끗한 물 공급이 기생충 질병 예방에 중요하다.

(3) 유해물질의 오염원

물에는 자연적으로 존재하지 않아야 할 중금속이나 화학물질이 포함될 때 건강에 위험을 초래할 수 있다. 대표적인 유해물질로는 납, 수은, 카드뮴 등이 있으며, 이러한 물질이 장기간 인체에 노출될 경우 중독, 암 발생, 신경계 손상 등을 일으킬 수 있다. 특히 산업 폐수가 하천으로 유입되거나 농약이 지하수로 스며드는 경우 이러한 오염이 발생할 수 있다.

(4) 불소의 함량

불소fluoride는 적절한 농도에서는 치아 건강에 유익하지만, 과도하게 포함될 경우 불소증을 유발할 수 있다. 불소 함량이 적정 기준을 초과하면 치아와 뼈의 변형을 초래할 수 있으므로 수돗물에 포함된 불소의 농도를 정기적으로 관리하는 것이 중요하다.

2) 수원의 종류

물은 자연환경에서 여러 경로를 통해 공급되며, 이를 천수, 지표수, 지하수, 해수로 구분할 수 있다. 각각의 수원은 물의 특성과 수질 상태가 다르며, 이용 목적에 따라 관리 방법이 달라진다.

(1) 천수

천수는 비, 눈, 우박 등 대기에서 내리는 물을 의미하며, 가장 기본적인 수원이다. 천수는 자연적으로 공급되기 때문에 지속적으로 확보할 수 있지만, 대기오염에 따라 산성비로 변질될 위험이 있다. 또한, 장기적으로 저장이 어려워 가뭄 시 물 부족 문제가 발생할 수 있다. 대기로부터 지속적으로 공급되고 초기 수질이 비교적 깨끗하다는 장점이 있으나, 산성비 위험이 있고 장기간 저장이 어렵다는 단점이 있다.

(2) 지표수

지표수는 강, 호수, 저수지와 같이 지표면에 존재하는 물로, 오랜 시간 동안 인간이 사용해 온 주요 수원이다. 지표수는 농업용수, 공업용수, 생활용수 등 다양한 용도로 활용된다. 지표수는 대규모로 물을 확보할 수 있으나, 오염에 취약하고 계절적 수량 변동이 크다는 단점이 있다.

(3) 지하수

지하수는 빗물이나 지표수가 지층을 따라 스며들어 형성된 물로, 일반적으로 여과 과정을 거쳐 불순물이 제거되어 비교적 깨끗한 물로 평가된다. 연중 일정한 수온과 수량을 유지하며, 농촌 지역과 상수도 시설이 부족한 지역에서 주요 수원으로 사용된다. 깨끗하고 안정적인 수원이며 가뭄의 영향을 덜 받으나 지속적인 채수로 인해 고갈 위험이 있으며, 농약이나 중금속에 의해 오염될 수 있고 복원이 어렵다.

(4) 해수

해수는 바닷물을 의미하며, 지구상의 물 자원 중 약 97%를 차지한다. 해수는 염분 함량이 높아 음용수로 직접 사용하기 어렵지만, 해수 담수화 기술을 통해 생활용수로 활용할 수 있다. 해수는 무한한 자원으로 간주된다. 기술 발전에 따라 담수화로 활용 가능하나, 이 과정에 높은 비용과 에너지가 소요되는 단점이 있다.

(5) 정수

정수는 침전, 여과, 소독의 순서로 진행된다. 침전법에는 보통침전법과 약품침전법, 여과법에는 완속사여과법과 급속사여과법이 있다.

침전법 중 보통침전법은 유속을 느리게 하거나 침전지 내에 방치하는 것으로 물보다 비중이 큰 부유물을 침전시킨다. 이를 통해 색도, 탁도, 세균 등이 감소된다. 약품침전법은 물에 황산제이철, 알루미늄소다 등의 응집제를 주입하여 응집물을 형성시킨다.

완속사여과법은 여러 층의 여재로 구성된다. 최상층에는 60~90 cm 두께의 고운 모래가 놓이고, 그 아래에는 10~15 cm 두께의 굵은 모래와 작은 자갈, 큰 자갈이 차례로 배치된다. 최하층에는 20~30 cm 두께의 둥근 돌이 깔려 있다. 원수가 이 층들을 통과하면서 모래층 상부에는 부유물이 쌓이고, 세균·조류·부유물 등의 작용에 의해 생물막(여과막)이 형성되어 물을 정화한다. 여과막이 너무 두꺼운 경우에 여과효율이 떨어지므로, 여과막을 제거하기도 한다. 급속사여과법은 현재 주로 사용되는 여과법으로 완속사여과법보다 더 거친 모래를 사용하며, 여과막이 빨리 두꺼워지므로 역류 세척이 반드시 필요하다. 완속사여과법에 비해 약 40배 이상 빠르게 여과되어 많은 양을 여과할 수 있기 때문에 대도시에서 주로 사용된다.

소독은 침전과 여과 과정에서 세균의 95~99%가 제거되지만, 여과 후에도 일부 병원성 미생물이 살아남을 수 있기 때문에 반드시 필요하다. 소독 방법에는 가열 소독, 자외선 소독, 과망간산칼륨을 이용한 화학적 처리 등이 있으나, 경제적이면서 효과가 뛰어난 염소 소독이 가장 널리 사용된다. 수돗물에는 주로 산화력이 강한 액화염소를 사용하며, 염소 소독 후에는 살균력 유지를 위해 유리염소가 존재하는지를 검사한다. 염소Cl_2를 물에 주입하면 물과 반응하여 차아염소산이 생성된다. 그 이후 차아염소산은 차아염소산이온OCl^-과 수소이온H^+으로 해리된다. 살균력은 차아염소산이 차아염소산이온에 비해 뛰어나다.

$$Cl_2 + H_{12}O \longleftrightarrow HCl + HOCl(\text{차아염소산 hypochlorous acid})$$

물의 염소요구량에 따라 소모되고 남은 것을 잔류염소라고 하며, 유리형 잔류염소와 결합형 잔류염소로 구분된다. 유리형 잔류염소는 소독 후 Cl_2, HOCl, OCl^- 등이 물속에 남는 것을 말한다. 결합형 잔류염소는 물속에 암모니아가 있으면 Cl_2, HOCl과 반응하여, NH_2Clmonochloramine, $NHCl_2$dichloramine, NCl_3trichloramine 등을 생성하는 것을 말한다. 결합형 잔류염소는 HOCl에 의해 최종적으로 N, NO로 산화되며, 살균작용은 유리형에 비해 결합형이 훨씬 느리다.

한편, 물에 암모니아NH_3가 존재하면 결합형 잔류염소인 클로라민이 형성되며, 이 과정에서 잔류염소가 0에 도달하는 지점을 불연속점breakpoint이라고 한다. 처음에는 물속 유기물과 반응하여 잔류염소가 거의 나타나지 않다가, 이후 생성된 차아염소산HOCl이 암모니아와 반응하여 결합형 잔류염소가 증가한다. 그러나 HOCl이 다시 결합형 잔류염소를 질소N나

일산화질소NO로 산화시키는 과정에서 소비되면서 잔류염소 농도가 감소한다. 염소 소독 시 불연속점 이상으로 많은 염소를 주입하는 것을 불연속점 염소처리breakpoint chlorination라고 한다. 음용수에는 유리형 잔류염소가 0.2 ppm 이상, 결합잔류염소가 1.5 ppm 이상이 유지될 수 있도록 소독해야 한다.

6. 수질

1) 수질 개요

물은 인간의 생존에 있어 가장 필수적인 요소 중 하나이다. 따라서 먹는 물의 수질과 위생을 철저히 관리하는 것은 생명과 건강을 지키기 위해 매우 중요하다. 실제로 외국의 연구결과에 따르면, 인간의 평균 수명을 가장 크게 늘린 요인 중 하나가 바로 상수도의 개발이며, 이질이나 콜레라와 같은 감염병이 예방됨으로써 평균 수명이 20년 이상 연장된 것으로 보고되었다. 그러나 산업의 발달과 함께 각종 중금속, 농약, 유해 화학물질로 인한 하천과 수돗물의 오염이 새로운 문제로 대두되고 있다.

2) 수질오염의 정의

수질오염은 자연수역의 수질이 생활하수, 공장폐수 등에 의하여 물의 자정작용 능력이 없어지는 것을 말한다. 수질오염이 일어나는 기본적인 원인은 인구 증가, 산업화와 도시화에 있다. 주로 생활하수, 농업, 공장폐수 등에 의해 발생하며, 생활하수의 경우 대부분 유기물로 구성되어 있고, 그 양이 많아 수질오염의 가장 큰 비중을 차지하고 있다. 농업에서 사용하는 비료, 농약 및 축사에서 발생하는 가축분뇨도 수질오염의 원인이 될 수 있다. 공장폐수의 경우 폐수에 함유된 각종 중금속, 용제 등의 화학물질 등 유해물질로 인하여 수질오염이 농수산물, 토양 등에도 직접 영향을 미칠 수 있다. 또한, 이러한 물질들이 먹이연쇄를 통하여 생태계에 축적되어 더 심각한 문제를 일으킬 수 있다.

우리나라에서는 1991년 낙동강 페놀오염 사건, 2007년 태안 허베이스피리트호 기름 유출 사건 등의 수질오염 사건이 있다. 수질오염이 매우 심각한 수준으로 일어날 경우, 인구 집단에서 이로 인한 질환이 집단으로 발병할 우려가 있다. 수질오염으로 인해 집단 발병한 사례는 일본에서 광산촌에서 배출된 카드뮴에 오염된 농작물을 장기간 섭취하여 발생한 이타이이타이병, 일본 화학공장에서 배출된 메틸수은에 오염된 하천의 어패류를 섭취하여 발생한 미나마타병이 있다.

3) 수질오염의 원인 및 피해

수질오염은 다양한 원인으로 발생하며, 주된 오염원은 가정과 건물, 공장 및 사업장, 축산시설, 농경지와 삼림, 수상시설물(예: 야영지, 낚시터, 유원지) 그리고 농가와 골프장 등에서 비롯된다. 이들 오염원에서 배출되는 주요 물질로는 생활하수, 분뇨, 산업폐수, 강우로 인한 유출수, 기름, 오수, 음식물 찌꺼기, 농약, 비료 등이 있다.

이와 같은 물질들은 수질을 심각하게 악화시키며, 다양한 형태의 피해를 초래한다. 오염된 물은 이질, 장티푸스, 콜레라와 같은 수인성 질병의 확산을 유발하며, 호수와 하천에서는 부영양화로 인해 적조 현상이 발생할 수 있다. 뿐만 아니라, 중금속 오염으로 인한 건강 문제가 나타나며, 독성 물질로 인한 신체적 손상이 생길 위험이 있다.

예를 들어, 납에 노출되면 신경계 이상과 언어 장애가 나타날 수 있으며, 불소는 기관지염 및 폐수종을 유발할 가능성이 크다. 농약에 의한 급성 중독과 중추신경계 장애 또한 주요 문제로 꼽힌다. 이러한 수질오염은 생태계를 파괴하며, 환경 전체에 부정적인 영향을 미치는 심각한 문제로 작용한다.

4) 수질 측정 기준

(1) 생물화학적 산소요구량

생물화학적 산소요구량biochemical oxygen demand, BOD은 물속에 포함된 유기물이 미생물에 의해 분해될 때 소비되는 산소의 양을 측정하는 지표이다. 수질오염도를 나타내는 중요한 지표로, 일반적으로 20℃의 조건에서 5일 동안 산소 소모량을 측정한다. BOD가 높다는 것은 분해 가능한 유기물이 많아 물의 오염도가 높음을 의미한다.

(2) 용존산소량

용존산소량dissolved oxygen, DO은 물속에 녹아 있는 산소의 농도를 나타내며, 수질 평가와 생태계 건강을 판단하는 중요한 지표이다. 물속 산소는 대기와의 접촉, 물속 광합성 작용, 물리적 혼합에 의해 공급된다. 이는 수중 생물이 생존하고 활동하는 데 필수적인 요소이다. 높은 DO 농도는 물이 깨끗하고 생물이 생존하기 적합한 환경임을 나타내며, 낮은 DO 농도는 물이 오염되었거나 유기물이 많이 포함된 상태를 뜻한다. 일반적으로 DO 농도가 5 mg/L 이상일 때 대부분의 수생 생물이 생존 가능하지만, 2 mg/L 이하로 떨어지면 생물 생존이 어렵다.

(3) 화학적 산소요구량

화학적 산소요구량chemical oxygen demand, COD은 물속 유기물질과 무기물질을 산화시키는 데 필요한 산소의 양을 나타내는 지표이다. COD는 강한 화학 산화제를 사용하여 물속의 산화 가능한 물질을 산화시키면서 소비되는 산소량을 측정한다. 일반적으로 과망간산칼륨 $KMnO_4$이나 중크롬산칼륨$K_2Cr_2O_7$을 산화제로 사용하며, 산화제로 소비된 산소량을 통해 오염도를 간접적으로 추정한다.

(4) 부유물질

부유물질suspended solid, SS은 물 속에 부유하는 물질로서 탁도의 원인이다.

(5) 기타

물에 산소가 부족하여 혐기적 분해가 발생한다면, 메탄CH_4, 암모니아NH_3, 황화수소H_2S 등의 유해 가스가 형성되고 악취를 유발하는 문제가 발생한다.

5) 수질오염 현상

(1) 부영양화

부영양화는 호수나 하천에 도시하수나 농업배수의 유입으로 질소N와 인P 등의 무기성 영양염류가 다량 유입되어 조류나 동식물성 플랑크톤들의 과도한 번식으로 늪 모양으로 변화하는 현상이다. 부영양화 발생 시 물의 투명도가 저하되고, 녹색이나 황색으로 색이 변화한다. 더불어 화학적 산소요구량은 증가하고 용존산소량은 감소하며, 수생생물 종류가 변화한다. 이를 방지하기 위해서는 질소나 인 등의 영양염류의 유입을 방지해야 하고, 조류 플랑크톤을 제거해야 하며, 인을 사용하고 있는 합성세제LAS(연성세제)의 사용을 금지하는 등의 노력이 필요하다.

(2) 적조현상

적조현상은 해역에 적갈색의 색소를 갖는 식물성 플랑크톤이 과도하게 번식하여, 바닷물이 적색을 띠는 현상을 말한다. 주로 도시하수가 유입되는 지역에서 발생하기가 쉬우며, 수온이 상승하고 질소, 인 등의 영양염류가 과잉으로 존재하여 해역의 부영양화가 발생한다. 부영양화 발생 시 과도하게 번식한 플랑크톤이 독소를 분출하여 어패류의 아가미를 막거나, 용존산소량을 감소시켜 질식사의 요인이 된다. 이를 방지하기 위해서는 질소나 인을 사용한 폐수나 합성세제가 바다에 유입되지 않아야 하고, 황산동, 활성탄, 황토 등을 주입하는 방법도 있다.

(3) 생물농축 현상

생물농축이란 수중에 저농도 비분해성 물질이 존재하고, 먹이사슬을 거치는 동안에 개체별로 농축되어 함량이 많아지는 현상을 말한다. 생물농축을 발생시키는 물질로는 DDTdichloro diphenyl trichloroethane, PCBpoly chlorinated biphenyl, 수은Hg, 카드뮴Cd, 납Pb, 크롬Cr, 아연Zn, 방사능물질 등이 있으며, 생물농축을 발생시키지 않는 물질로는 영양염류NP, 합성세제 계면활성제ABS, 나트륨Na 등이 있다.

(4) 성층 현상

성층 현상은 호수나 저수지의 수심에 따른 온도 변화로 물의 밀도차가 발생되어 층을 형성하는 것이다. 호수나 저수지는 표수층, 수온약층, 심수층으로 구분되는데그림 2-4, 표수층은 가장 윗쪽에 위치한 층으로 조류의 광합성 작용으로 용존산소량 포화 및 과포화가 발생한다. 수온약층은 중간 부분이고, 심수층은 호수의 가장 아래층으로 바닥에 침전된 유기물은 혐기성 상태로 수질을 악화시키는데, 이때 이산화탄소CO_2 및 황화수소H_2S가 증가하고 과포화 현상이 발생한다. 성층 현상은 여름과 겨울에 주로 발생하는데, 주된 원인은 수온 변화에 의하며, 특히 여름철 표층수의 수온이 점차 증가하여 수온차가 15℃ 이상이 발생하여 뚜렷한 성층을 형성한다.

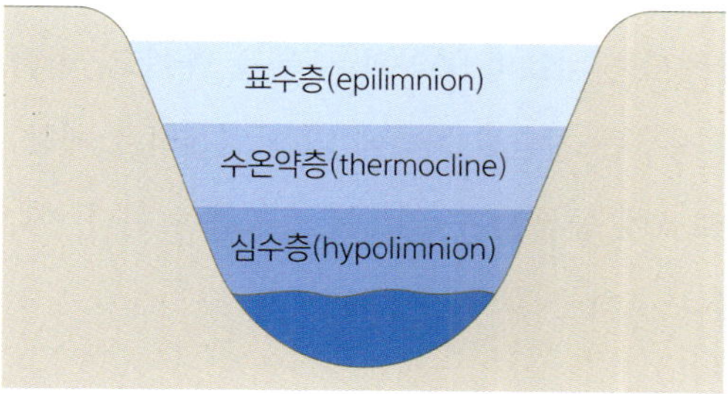

그림 2-4 호수 및 저수지의 성층 구조

(5) 전도 현상

전도 현상turn over은 순환 현상이라고도 한다. 주로 봄과 가을철에 호수나 저수지에서 물의 온도 변화로 밀도차가 발생하여 상하로 이동하는 수직운동을 하며, 이를 통해 물이 순환하는 현상을 말한다. 봄에는 얼음이 녹으면서 수표면의 온도가 4℃ 정도가 되면 물의 밀도가 최대가 되어, 표수층은 아래로 내려가고 심수층은 위로 올라가게 된다. 가을에는 표수층의 수온이 올라가면서 정체현상이 파괴되어 혼합되는 현상이 나타난다. 물의 전도현상으로 인하여 심수층에 침전된 유기물 및 영양염류는 표수층으로 상승하게 되면서 표면의 녹조현상을 야기한다.

6) 수질오염의 대책

수질오염을 효과적으로 예방하고 관리하기 위해 다양한 대책이 필요하다. 이러한 대책은 개인, 기업, 정부의 협력과 노력을 통해 실행될 수 있다.

(1) 오염원 관리 강화

수질오염의 주요 원인 중 하나는 공장과 사업장에서 발생하는 폐수이다. 이를 효과적으로 관리하기 위해서는 이러한 기업들이 폐수 처리 시설을 설치하고, 정기적으로 점검하여 오염물질이 외부 환경, 특히 하천과 호수로 유입되지 않도록 철저히 관리해야 한다. 또한, 가정과 생활시설에서 배출되는 생활하수도 적절한 처리 과정을 거쳐야 하며, 이를 위해 지방자치단체나 정부에서는 생활하수 처리 시설의 확충과 개선을 지원해야 한다.

축산업 및 농업 분야에서는 비료와 농약의 사용을 줄이고, 친환경 농법을 도입하는 것이 필요하다. 이를 위해 정부는 친환경 농업에 대한 인센티브 제공 및 교육 프로그램을 실시하여 농민들이 환경 보호에 동참할 수 있도록 유도해야 한다. 이 같은 조치들을 통해 수질오염을 줄이고 환경을 보호하는 것이 가능하다.

(2) 정화 시설 확충 및 기술 개선

하수처리장과 폐수처리 시설을 확충하고 최신 정화 기술을 도입하며 정수처리 공정을 고도화하여 안전한 음용수를 공급한다. 또한 유해화학물질의 처리 및 제거를 위한 기술 연구와 개발을 적극적으로 추진한다.

수질검사

검사 주기

- 일일 검사: 색도, 탁도, 냄새, 맛, pH, 잔류염소
- 주간 검사: 대장균군, 일반세균, 암모니아성 질소, 질산성 질소 등
- 월간 검사: 모든 항목 포함

검사 항목

- 미생물 검사: 대장균과 일반세균 오염을 측정해 분변 오염 여부 판단
- 화학적 오염물 검사: 질소, 암모니아, 과망간산칼륨 등을 통해 물의 유기물질 함량과 오염 정도 평가
- 심미적 항목: 색도, 냄새, 탁도, 경도 등 외관적 요소 확인

(3) 법적 규제 및 정책 강화

수질오염 방지를 위한 법률과 규제를 강화하고, 위반 시 강력한 제재를 시행한다. 배출 허용 기준을 엄격히 설정하고, 정기적인 감시와 검사를 통해 이행 여부를 확인한다. 또한 오염물질 배출 기업에 대한 환경 부담금을 부과하여 책임을 명확히 한다.

(4) 대중 인식 제고와 교육

수질오염의 심각성과 이를 줄이기 위한 실천 방안을 알리는 대중 캠페인을 전개하며 학교와 지역사회를 중심으로 환경보호 교육을 강화하여 수질오염 예방의 중요성을 이해시킨다. 또한 지역 주민들에게는 친환경적인 생활습관을 권장하고 이를 실천할 수 있도록 지원한다.

(5) 국제 협력 강화

국경을 초월하는 수계 관리와 오염 방지를 위해 주변 국가들과 협력 체계를 구축하며 국제적인 수질관리 기술과 정보 교류를 통해 보다 효과적인 관리 방안을 마련한다. 또한 환경보호를 위한 국제 기구와 협력하여 글로벌 차원의 대책을 실행하도록 한다.

(6) 자연 기반 해결방법

강과 하천에 습지와 녹지를 조성하여 오염물질 유입을 막고, 생태계 복원과 자연 정화를 통해 수질을 개선하여 지속 가능한 환경을 조성한다.

수질오염 예방을 위한 생활 속 실천 키워드

- 세제 사용 줄이기
- 음식물 쓰레기 줄이기
- 올바른 폐기물 처리
- 하천 및 하수구 쓰레기 투기 금지
- 물 절약

자료: 환경부 (2023)

7. 하수

1) 하수 개요

하수는 인간의 일상생활이나 경제활동 중에 발생하는 오수와 빗물 등을 포함하며, 이를 처리하거나 배출하기 위한 시설을 하수도라 한다. 하수도는 하수를 효율적으로 이동시키기 위해 설치된 배관과 각종 부대시설을 총칭하는 용어이다. 하수는 일반적으로 생활하수, 빗물(천수), 그리고 공장에서 배출되는 폐수로 구분된다.

2) 하수처리 시설

하수를 수집하고 운반하는 방식에 따라 하수도 시스템은 합류식, 분류식, 혼합식으로 나눌 수 있다표 2-10. 합류식은 오수와 빗물을 한데 모아 운반하는 방식이며, 분류식은 오수와 빗물을 각각 별도의 배관으로 나누어 운반하는 구조이다. 혼합식은 주로 빗물과 오수 중 일부를 함께 처리하도록 설계된 방식이다.

표 2-10 하수도 시스템 유형별 특성

유형	특성	장점	단점
합류식	생활하수, 공장폐수, 빗물 등 모든 형태의 하수를 하나의 관로에 모아 처리하는 방식	초기 설치비용이 낮고, 유지관리가 용이하며, 비가 올 때 관로가 자연 세척됨	우기 시 범람 위험이 높고, 빗물 재활용이 어려우며, 악취 발생 가능성이 있음
분류식	생활하수와 폐수는 하수처리장으로 보내고, 빗물은 별도의 관로로 공공수역에 배출하는 방식	우기 시 범람 위험이 낮고, 빗물 재활용이 가능하며, 하수처리장 부하가 감소됨	초기 설치비용이 높고, 유지 관리가 복잡하며, 정기적인 점검이 필요함
혼합식	천수와 오염도가 낮은 일부 사용수를 함께 처리하고, 나머지 오수는 별도로 하수처리장으로 보내는 방식	빗물 처리 부담을 줄이고, 오염물질의 공공수역 배출 문제를 완화함	설계가 복잡하고, 일부 오염물질 배출 위험이 있으며, 유지관리가 필요함

(1) 합류식

합류식 하수도 시스템은 생활하수, 공장폐수, 그리고 빗물 등 모든 형태의 하수를 하나의 관로에 모아 하수처리장까지 운반하는 방식이다. 이 시스템은 모든 하수가 동일한 배관을 통해 하수종말처리 시설로 이동하게 된다.

합류식 하수도의 가장 큰 장점은 초기 설치비용이 적게 들어 경제적이라는 점이다. 하나의 관로만 설치하면 되기 때문에 공사 비용이 적게 들고, 비가 올 때 하수관로가 자연적으로 세척되어 관로 유지 관리가 용이하다. 또한 단일 관로를 통해 모든 하수를 처리하므로 점검과 청소가 상대적으로 쉽고 편리하다. 그러나 범람 위험이 있다는 단점이 있다. 특히 우기와 같은 장마철에 하수처리 시설이 처리 용량을 초과할 경우, 하수가 넘쳐 도시 내 침수와 오염 문제가 발생할 위험이 크다. 또한, 빗물(천수)을 재활용하거나 별도로 사용하기 어렵기 때문에 자원이 낭비될 수 있다. 빗물과 오수가 함께 유입되면서 하수량이 크게 증가하여 처리 비용이 늘어날 가능성도 있다. 이와 함께, 하수관 내에 고여 있는 오수로 인해 악취가 발생할 우려도 있어 이에 대한 적절한 관리가 필요하다.

(2) 분류식

분류식 하수도 시스템은 가정에서 발생하는 생활하수와 공장에서 나오는 폐수를 하수종말처리 시설로 운반하는 한편, 빗물(천수)은 별도의 관로를 통해 공공수역으로 배출하는 방식이다. 이 시스템은 오수와 빗물을 분리하여 각각 다른 경로로 처리하므로, 기존 합류식 하수도의 단점을 보완할 수 있는 보다 이상적인 하수처리 방법으로 평가된다.

분류식 하수도 시스템의 주요 장점은 우기 시에도 하수관이 범람할 위험이 낮아 도시 내 침수와 환경오염 문제를 줄일 수 있다는 점이다. 특히, 빗물이 별도의 관로를 통해 공공수역으로 배출되기 때문에 빗물을 재활용하거나 별도로 활용할 수 있는 기회가 늘어난다. 또한, 하수처리장으로 유입되는 오수의 양이 줄어들어 하수처리 시설의 부하를 경감시키고, 결과적으로 처리 비용을 절감할 수 있다. 이 시스템의 단점은 초기 설치 비용이 높다는 점이다. 오수와 빗물을 각각 다른 배관으로 처리해야 하기 때문에 관로가 두 배로 필요하며, 이로 인해 시설 공사가 복잡해지고 시간과 비용이 많이 소요된다. 또한, 오수와 빗물을 분리하여 처리하기 때문에 기존의 합류식 하수도 시스템보다 유지 관리가 어려워 정기적인 점검이 필수적이다. 특히, 오수관에 오염물질이 고일 경우 악취가 발생할 가능성이 있어 주기적인 관리가 필요하다.

가정용수와 공업용수는 하수종말처리 시설로 운반하고, 천수는 별도로 공공수역으로 운반(합류식 단점이 장점으로 작용되는 이상적 하수처리)한다.

(3) 혼합식

혼합식 하수도 시스템은 빗물(천수)과 생활하수, 공장폐수 등 사용수의 일부를 함께 운반하는 방식이다. 이 시스템은 합류식과 분류식의 특성을 일부 결합한 형태로, 천수와 특정 오염수를 별도로 처리하는 것이 특징이다. 혼합식 시스템은 천수와 비교적 오염도가 낮은 일부 사용수를 같은 관로로 운반하여 처리시설로 이동시키고, 나머지 오수는 별도의 관로를 통해 하수처리장으로 보내는 방식이다. 이로 인해 빗물 처리 부담을 줄이면서도 오염물질이 공공수역으로 직접 배출되는 문제를 어느 정도 해결할 수 있다.

3) 하수처리 방법

하수처리 과정은 예비처리와 물리·화학적 처리 단계를 거쳐, 하수에 포함된 부유물질과 오염물질을 제거하는 방식으로 이루어진다. 하수는 스크린, 침사지, 침전지, 부상분리 등의 물리적 처리 과정을 통해 최종적으로 방류되거나 슬러지로 처리된다. 하수처리는 예비처리, 본처리, 오니처리로 진행된다 그림 2-5.

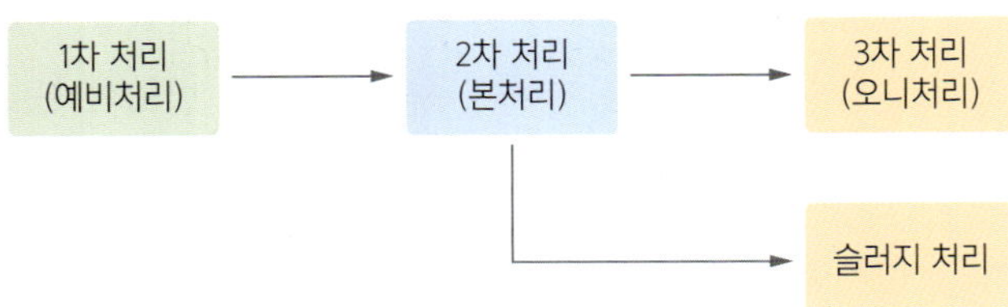

그림 2-5 하수처리 계통도

(1) 예비처리

① 스크린

스크린screen은 하수처리 시설의 유입구에 설치되며, 제진망을 통해 하수 속 큰 부유물질이나 고형물질을 제거하는 장치이다. 스크린의 형태에 따라 유효간격이 다르게 설정된다. 스크린의 종류로는 망상스크린, 격자스크린, 봉상스크린이 있다.

② 침사조

침사조grit chamber는 유속을 감속시켜 하수에 포함된 모래, 자갈, 무기물질과 같은 비중이 큰 물질을 침전시키는 1차 처리 시설이다. 체류 시간은 하수가 침사조에 머무는 시간으로, 약 30~60초 정도로 설정한다. 유효 수심은 침사조의 수심을 2~3 m 정도로 유지한다. 하수의 평균 유속은 0.2~0.3 m/sec로 조절하여 무기물질이 침전되도록 한다.

③ 침전지

침전지settling tank는 중력의 작용으로 하수 속에 포함된 침전성 고형물을 제거하는 시설이다. 침전지는 두 가지 방법으로 처리된다. 보통침전법과 약품침전법은 수질 관리에서 중요한 처리 방법이다.

보통침전법은 중력을 이용하여 수중의 고형물을 침전시키는 가장 일반적인 방식으로, 이 방법에서는 평균 유속이 0.3~0.6 m/sec 범위이며, 유효수심은 24 m로 설정된다. 이 처리 과정을 통해 부유물질SS의 제거율은 약 60~75%에 달한다. 한편, 약품침전법은 화학적 처리 방법으로, 황산알루미늄과 소석회를 응집제로 사용한다. 이 응집제는 물속 미세 입자들과 반응하여 flock(플록)이라고 불리는 더 큰 응집체를 형성하며, 이 응집체들은 무거워져 수질 속에서 쉽게 침전된다. 이 방법은 고도의 오염 제거가 필요할 때 사용되며, 특히 작은 입자나 콜로이드 상태의 물질을 제거하는 데 효과적이다.

④ 부상분리

부상분리는 물속에 포함된 비중이 물보다 작은 입자들을 하수나 폐수에서 제거하는 처리 방법이다. 이 과정에서는 물 위로 떠오르는 기름, 지방, 합성세제, 제지 폐기물 등의 경량 물질을 효과적으로 분리한다.

(2) 본처리

① 혐기성 분해처리

혐기성 분해처리는 산소가 없는 환경에서 미생물이 유기물을 분해하여 하수를 처리하는 방식으로, 제1단계에서는 유기산균이 유기물을 분해하여 저급 지방산을 생성한다. 제2단계에서는 메탄균이 생성된 저급 지방산을 이산화탄소CO_2와 메탄가스CH_4로 변환한다. 이 과정에서 생성된 메탄가스는 회수하여 대체 에너지로 활용할 수 있으며, 혐기성 처리의 중요한 부산물로 사용된다.

② 호기성 분해처리

호기성 분해처리는 하수처리 과정에서 산소를 공급하여 호기성균이 유기물을 분해하는 방식이다. 이 과정은 혐기성 처리에 비해 반응 속도가 빠르고 효율적이며, 처리 후 남은 물질을 비료로 활용할 수 있는 장점이 있다. 호기성 분해처리의 주요 생성물질로는 이산화탄소CO_2, 질산염NO_3, 황산염SO_4 등이 있다. 이러한 물질들은 미생물의 유기물 분해 과정에서 생성되며, 최종적으로 하수에서 제거된다표 2-11.

표 2-11 혐기성 분해처리와 호기성 분해처리의 장점과 단점

분류	장점	단점
혐기성 분해처리	산소 공급이 필요 없어 운영비용 절감, 메탄가스 회수 가능, 유기물 농도가 높은 폐수 처리에 적합, COD 감소, 슬러지 생성량 적음, 연속 처리 가능	악취 발생, 초기 시설 건설 비용 높음, 처리 시간 길, 대량 처리에 한계
호기성 분해처리	악취 발생 거의 없음, 처리 후 비료로 활용 가능, 초기 투자비 적음, 처리시간 짧음, 방류수의 BOD와 SS 농도 낮음	지속적인 산소 공급 필요, 운전비 및 에너지 비용 높음, 슬러지 관리 어려움, 추가 건조 과정 필요

a. 살수여상법

살수여상법은 통성 혐기성 처리 방식 중 하나로, 여과조에 큰 돌(2.5~10 cm 크기)을 겹쳐 쌓아 미생물이 서식할 수 있는 생물막을 형성하는 방법이다. 여과조의 두께는 1.8~3 m 정도로 구성되며, 하수를 돌 위에 살포하면 돌 표면에 미생물이 증식하여 유기물을 분해한다.

여과조의 표면 미생물은 호기적 활동을 통해 유기물을 분해하고, 저부에서는 산소 공급이 차단되어 혐기성 작용이 일어난다. 이 과정은 주로 산업폐수 처리와 분뇨 소화 후 탈리액 처리에 활용되며, 분수식, 주행식, 회전식 등 다양한 살수 방법이 사용된다.

이 방식은 하수량 변화에 유연하게 대응할 수 있는 장점이 있지만, 파리 발생과 악취 문제가 있으며, 높은 수압이 필요하다는 단점이 있다. 하수가 스크린 → 침사지 → 제1차 침전지 → 살수여상 → 최종침전지를 거쳐 방류되며, 생성된 슬러지는 별도로 처리된다.

b. 활성오니법

활성오니법은 가장 진보된 호기성 하수처리 방법으로, 도시 하수 처리에 널리 사용된다. 이 방법은 하수에 호기성균이 풍부한 활성오니를 하수량의 20~30% 첨가하고, 충분한 산소를 공급하여 미생물의 활동을 촉진함으로써 유기물을 산화시킨다. 처리 과정은 스크린 → 침사조 → 1차 침전조 → 활성오니조 → 최종 침전조 → 방류 순서로 이루어지며, 처리 후 슬러지의 25%는 반송되고, 나머지 75%는 잉여오니로 처리된다.

활성오니법의 장점은 살수여과법보다 경제적이며, 처리 면적이 적어도 가능하고, 정화율이 높아 효율적인 처리 방식으로 평가된다는 것이다. 그러나 고도로 숙련된 기술이 필요하고, 중금속이나 화학물질 처리에 한계가 있는 단점이 있다표 2-12.

표 2-12 살수여상법과 활성오니법 비교

구분	살수여상법	활성오니법
기술	특별한 기술 불필요	고도로 숙련된 기술
경제력	비경제적	경제적
처리면적	비교적 넓어야 함	적어도 가능
수량 변화	변화에 용이	변화에 용이하지 않음
수압	고수압	저수압
이용도	산업폐수, 분뇨 소화 처리 후 탈리액의 처리	도시 하수 처리
장점	폭기에 동력이 필요함 건설비와 유지비가 적게 듦 운전 간편함 폐수의 수질이나 수량의 변동에 덜 민감함 온도에 의한 영향을 적게 받고 특히 저온에서도 가능 활성슬러지법에서와 같이 벌킹의 문제없음	미생물 제어가 쉽고 제어효율이 높음 처리면적이 작아도 용이 대도시 처리방법
단점	여상의 폐색이 잘 일어남 냄새가 발생하기 쉬움 여름철에 파리 발생의 문제가 있음 겨울철에는 동결문제가 있음 미생물의 탈락으로 처리수가 악화되는 경우 있음 마찰에 의한 에너지 손실이 큼	슬러지 반송 설비가 있어야 함 슬러지 발생량이 많음 슬러지 벌킹(팽화) 발생 건설비 및 유지 관리비 많이 듦 숙련된 운전 필요 온도의 영향을 많이 받음

c. 산화지법

산화지법은 물의 생물학적, 화학적, 물리적 자정작용을 활용하는 하수처리 방법으로, 소규모 도시에서 사용된다. 이 방식에서는 녹조류 미생물이 광합성 작용을 통해 물속에 산소를 공급하고, 미생물이 유기물을 분해하며, 그 과정에서 이산화탄소CO_2를 생성한다.

조류는 물속 영양분을 섭취하며 광합성으로 산소O_2를 방출하여 미생물 활동을 돕고, 자정작용을 통해 수질을 개선한다. 산화지법은 자연적인 방식으로 간단한 시설에서도 활용이 가능하지만, 처리 속도가 느리고 대규모 처리에는 적합하지 않다.

(3) 오니처리

하수처리 과정에서 남는 찌꺼기(오니)는 하수 속 부유물과 고형물이 침전된 뒤 생성된다. 이 오니는 육상 또는 해양 투기, 소각, 퇴비화, 사상건조법 등 다양한 방법으로 처리된다.

특히, 소화법은 가장 진보된 오니처리 방법으로, 소화탱크에 오니를 넣어 혐기성 부패를 유도하는 방식이다. 이 과정에서 오니 속 유기물이 분해되어 안정화되며, 병원성 미생물이 제거된다. 소화된 오니는 건조 후 비료로 활용하거나 폐기할 수 있다.

8. 토양

1) 토양 개요

토양은 사전적으로 "바위(암석)가 분해되어 지구의 외각(外殼)을 이루는 가루"로 정의되며, 이는 지구의 표면을 구성하는 중요한 자연 요소이다. 학문적인 관점에서 토양은 암석이 물리적, 화학적, 생물학적 풍화작용에 의해 부스러지고 분해된 물질을 모재母材라고 정의하며, 이 모재가 추가적인 토양생성작용을 거쳐 층위가 분화됨으로써 비로소 완전한 토양으로 형성된다고 본다.

지구 표면의 약 75%는 물로 이루어져 있으며, 나머지 25%만이 토양으로 구성되어 있다. 토양의 일반적인 구성비를 살펴보면, 약 25%는 공기(기상), 25%는 물(액상), 그리고 나머지 50%는 고형물(고상)로 이루어져 있다. 이 고형물은 무기물과 유기물로 구성되며, 이러한 성분은 토양의 물리적, 화학적 특성과 생태적 기능에 중요한 역할을 한다. 하지만 이러한 구성 비율은 토양의 종류와 형성 환경에 따라 상대적으로 변동될 수 있으며, 각 지역의 지형, 기후, 식생에 따라 차이를 보이는 것이 일반적이다. 토양은 지구 생태계에서 매우 중요한 자원으로서, 물과 영양소를 저장하고 공급하는 역할을 하며, 다양한 생물체의 서식지를 제공한다.

토양오염은 사업활동 및 그 밖의 사람의 활동에 의하여 발생하는 오염으로, 사람의 건강이나 환경에 피해를 주는 상태를 말한다. 구체적으로는 중금속, 유해 폐기물, 일반 폐기물이 토양 표면이나 지하에 버려지거나 대기 중의 오염 물질이 지상에 떨어져 발생한다. 「토양환경보전법」에 따르면, 토양오염은 "사람의 건강, 재산이나 환경에 피해를 주는 상태"로 정의된다.

2) 토양오염의 원인

토양오염의 주요 원인

- 산업 활동: 공장에서 발생하는 대기 오염 물질, 폐수, 폐기물, 생산 과정의 유해 물질 등
- 생활 폐기물: 가정에서 배출되는 일회용품 등
- 농업 활동: 화학비료와 농약의 과다 사용
- 축산업: 가축의 배설물
- 도시화: 도시 하수, 생활 오수 등

토양오염은 일단 발생하면 장기간에 걸쳐 토양의 공극을 통해 이동하며, 쉽게 발견되지 않는 특성이 있다. 또한 토양오염은 지하수와 하천 오염으로 이어질 수 있어 그 영향이 광범위하다.

'특정토양오염관리대상시설 관리지침'은 「토양환경보전법」에 따라 특정토양오염관리대상시설의 설치 신고, 토양오염 검사, 시설 관리 등에 관한 절차와 기준을 상세히 규정한 지침이다. 이 지침은 특별자치도지사, 시장, 군수, 구청장이 해당 시설을 효율적으로 관리하고, 토양오염을 예방하며, 오염 발생 시 신속한 조치를 취할 수 있도록 돕는다. 주요 내용으로는 시설 설치자의 신고 의무, 정기 및 수시 검사 절차, 시설의 사용 종료 시 조치 사항 등

이 포함되어 있다. 이를 통해 토양오염을 사전에 방지하고, 국민의 건강과 환경을 보호하는 것을 목적으로 한다.

특정토양오염관리대상시설 관리지침(환경부 예규 제670호)

- '특정토양오염관리대상시설 관리지침'은 「토양환경보전법」에 따라 특정토양오염 관리대상시설의 설치 신고, 토양오염 검사, 시설 관리 등에 관한 절차와 기준을 상세히 규정한 지침이다.
- 이 지침은 특별자치도지사, 시장, 군수, 구청장이 해당 시설을 효율적으로 관리하고, 토양오염을 예방하며, 오염 발생 시 신속한 조치를 취할 수 있도록 돕는다.
- 주요 내용으로는 시설 설치자의 신고 의무, 정기 및 수시 검사 절차, 시설의 사용 종료 시 조치 사항 등이 포함되어 있다. 이를 통해 토양오염을 사전에 방지하고, 국민의 건강과 환경을 보호하는 것을 목적으로 한다.

3) 토양오염 방지대책

토양오염을 방지하기 위해서는 농업, 산업, 생활 전반에 걸쳐 다양한 대책이 필요하다. 먼저, 농업활동에서 농약과 화학비료 사용을 줄이고, 이를 대신해 유기질 비료나 자연 친화적인 비료 사용을 권장해야 한다. 과도한 농약 사용은 토양의 산성화를 초래하고, 토양 내 미생물 균형을 파괴할 수 있기 때문에 지속 가능한 농업 방식으로 전환할 필요가 있다. 또한, 생활폐기물 관리에도 주의를 기울여야 한다. 일상에서 나오는 쓰레기는 분리배출을 철저히 하고, 재활용을 생활화하여 폐기물이 토양에 무분별하게 유입되지 않도록 해야 한다. 특히, 플라스틱 사용을 줄이고 장바구니나 종이봉투 사용을 권장함으로써 환경오염을 줄일 수 있다.

산업 분야에서는 폐수와 유해물질 관리가 중요하다. 가정이나 산업체에서 배출되는 폐수가 토양으로 흘러 들어가지 않도록 폐수처리 과정을 철저히 관리하고, 유해물질이 함부로 매립되지 않도록 위생적인 매립지 운영이 필요하다. 더불어, 정기적인 토양 모니터링을 통해 오염 상황을 파악하고, 「토양환경보전법」에 따라 오염 우려 지역에 대한 관리 기준을 설정하여 토양 상태를 지속적으로 점검해야 한다. 이와 함께 도시 내 유휴지나 자투리 땅을 녹지로 조성하여 토양 건강을 유지하고, 나아가 관련 법규를 개선하여 비경작지를 포함한 다양한 토양오염 관리 대책을 강화해야 한다. 이러한 방안들을 종합적으로 추진함으로써 건강한 토양 환경을 보전하고 환경오염을 예방할 수 있을 것이다.

9. 분뇨 및 폐기물 처리

1) 화장실의 유형

분뇨 및 폐기물 처리를 위한 화장실의 유형은 환경과 위생 관리 측면에서 중요한 요소이다. 화장실의 형태는 지역적 여건과 사용 목적에 따라 여러 가지 방식으로 나뉜다.

첫 번째, 대소변 분리식 화장실은 대변과 소변을 따로 처리하여 비료로 활용하는 방식이다. 이 방식은 농촌 지역에서 전통적으로 사용되었으나, 충분한 부숙 기간이 필요하고 위생 관리가 어려워 실용성이 떨어진다. 특히, 이 과정에서 회충, 구충, 편충과 같은 기생충 감염 및 장티푸스, 콜레라 등 소화기계 질병이 발생할 위험이 있어 주의가 필요하다.

두 번째, 메탄가스 발생식 화장실이다. 이 방식은 분뇨를 밀폐된 부패조에서 발효시켜 메탄가스를 생성하고 이를 연료로 사용하는 형태이다. 농촌 지역에서 에너지원으로 활용할 수 있어 경제적이고 효율적인 장점이 있다.

세 번째, 수조 화장실은 분뇨 정화조를 설치하여 분뇨를 정화하는 수세식 화장실로, 국내에서 가장 보편적으로 사용되고 있다. 정화조는 부패조, 예비여과조, 산화조, 소독조의 구조로 이루어져 있으며, 분뇨를 효과적으로 처리하여 위생을 유지한다.

마지막으로, 수세식 화장실은 도시 지역에서 일반적으로 사용되며, 하수도를 통해 오염물질이 안전하게 처리되기 때문에 가장 위생적이고 청결한 방식으로 평가된다. 이러한 다양한 화장실 유형은 지역 특성과 위생관리 수준에 따라 적절히 선택되어야 하며, 지속적인 관리와 개선이 필요하다.

2) 분뇨처리

분뇨처리는 소화기계 전염병과 기생충질환 등의 제거로 인간 건강을 보호하고 수질오염을 방지하여 환경을 보호하는 것을 목적으로 한다. 또한, 바이오가스 회수와 슬러지 재활용을 통해 자원을 효율적으로 사용하며 악취를 최소화하여 지속 가능한 개발을 도모한다.

분뇨처리에는 여러 기술적 방법이 사용되며, 그중 주요한 방법으로는 소화처리법, 산화처리법, 화학적 처리법, 습식산화법이 있다. 소화처리법은 혐기성 소화 과정을 통해 유기물을 분해하고 에너지를 회수하는 방식이다. 혐기성 미생물이 활동하며, 분뇨 내 유기물을 메탄과 이산화탄소로 전환시키는데, 이 과정에서 발생하는 메탄은 에너지원으로 활용할 수 있다. 산화처리법은 호기성 미생물을 사용하여 분뇨 속 유기물을 이산화탄소와 물로 분해하는 과정이다. 이 방법은 산소를 공급해 주어야 하며, 처리 속도가 빠르고 효율적이지만 에너지 소비가 높은 단점이 있다. 처리 후 생성된 물질은 종종 농업용 비료로도 사용된다. 화학적 처리법은 화학 약품을 사용하여 분뇨 내 유해 물질을 중화하거나 제거하는 방식이다. 주로 중화제, 응집제 또는 플록 형성제 등을 사용하여 중금속이나 독성 물질을 불활성화시키거나 제거한다. 화학적 처리는 특정 유해 물질에 대해 매우 효과적이다. 습식산화법은 고온과 고압 환경에서 산소 또는 공기를 사용하여 유기물을 산화시키는 처리 기술이다. 습식산화는 분뇨를 비롯한 다양한 유기 폐기물을 효과적으로 감소시키고 독성을 줄이며 안정화된 최종 물질을 생성한다.

3) 쓰레기처리

쓰레기처리는 환경오염을 줄이고 자원을 효율적으로 활용하기 위해 품목별 분류와 처리 방법을 체계적으로 관리해야 한다. 쓰레기는 크게 주개와 진개로 구분된다. 주개 1류는 유기성 폐기물로서 양돈 사료로 활용하거나 퇴비로 전환할 수 있는 항목이다. 반면, 진개는 일반 고형 쓰레기를 의미하며 성질에 따라 세 가지로 나뉜다. 가연성 진개 2류는 종이, 나무, 천 등과 같이 연소가 가능한 물질로 구성되고, 불연성 진개 3류는 금속과 유리처럼 연소되지 않지만 환원처리를 통해 재활용할 수 있는 물질을 포함한다. 마지막으로 재활용성 진개 4류는 쓰레기 발생량을 줄이고 자원을 절약하기 위해 재활용이 가능한 항목을 말한다.

쓰레기처리 방법으로는 매립법, 소각법, 비료화법, 투기법, 재활용법 등이 있다. 매립 방법 중 위생적 매립법은 불연성 폐기물을 대상으로 하며, 매립 경사는 30°로 유지하고 복토는 최소 20 cm 이상 실시해야 한다. 매립된 폐기물의 두께는 1~2 m를 넘지 않도록 하여 혐기성 부패를 방지하고, 발효와 소화를 통해 부피가 절반으로 줄어들면 새 폐기물을 매립하고 다시 복토해야 한다. 매립지를 주택 용지로 사용하려면 최소 10년이 경과한 후 조사가 필요하다.

소각법은 공간이 부족한 상황에서도 폐기물을 처리할 수 있는 장점이 있다. 소각 과정에서 유기물이 제거되기 때문에 매립에 적합하고, 기후 변화에 영향을 받지 않으며 처리 과정이 비교적 쾌적하다. 또한, 소각 열을 에너지로 활용할 수 있다는 이점이 있다. 그러나 소각 시설 건설비가 비싸고 숙련된 인력이 필요하며, 불완전 연소 시 일산화탄소CO 발생과 다이옥신 방출 등의 환경 문제를 유발할 수 있다.

재활용법은 자원을 효율적으로 활용하기 위한 방법으로, 한국은 생산자가 폐기물 관리 비용을 부담하는 생산자 부담 방식을 적용하고 있으며, 대부분의 OECD 국가들은 소비자 부담 방식을 채택하고 있다. 이러한 다양한 쓰레기 처리 방법을 효과적으로 운영하면 폐기물 관리의 효율성을 높이고 환경 보호에 기여할 수 있다.

4) 의료폐기물

의료폐기물은 감염성, 병리계, 손상성, 화학성, 방사성 폐기물로 분류되며, 이에 대한 종류는 특수한 위험을 지니고 있다. 감염성 폐기물은 병원체의 전염 가능성이 있으며, 병리계 폐기물은 인체 조직과 관련되어 있다. 손상성 폐기물은 물리적 위험을, 화학성 폐기물은 환경오염의 가능성을, 그리고 방사성 폐기물은 방사능 물질을 포함하고 있어, 이들 모두 안전하고 철저한 처리가 필요하다. 이러한 특성 때문에 의료폐기물은 일반 폐기물과 달리 엄격한 관리와 특별한 처리 절차를 요구하며, 적절한 처리가 이루어지지 않을 경우 감염의 확산이나 환경적 위해를 초래할 수 있다.

의료폐기물의 관리는 발생 단계부터 철저한 분리, 수집, 운반, 보관, 그리고 처리까지의 과정을 포함한다. 감염성 폐기물은 밀폐된 용기에 보관하고, 손상성 폐기물은 파손방지 용기에 안전하게 담아 관리한다.

수집된 폐기물은 밀폐된 상태로 운반되어 임시 보관 장소에서는 법적 기준에 따라 온도와 시간을 엄격히 관리한다. 최종적으로 폐기물은 전문 처리업체를 통해 고온 소각 방식으로 처리되며, 이 과정에서 발생하는 잔재물도 환경오염을 방지하기 위해 별도로 관리된다. 또한, 관리의 투명성을 확보하기 위해 발생부터 처리까지의 전 과정을 기록하고, 전자적 기록 시스템을 통해 실시간으로 추적 관리를 수행하여 의료폐기물의 적절한 처리를 보장한다. 이러한 체계적인 관리는 감염 위험을 줄이고 환경 보호에도 크게 기여한다.

생각해 보기

1. 환경위생 관리의 법적 규제와 정책을 조사하여 주요 관리 대상을 제시하시오.

2. 기후 관련 지표(온열지수, 불쾌지수, 체감온도)의 의미를 조사하고 건강 관리 방안을 설명하시오.

3. 대기오염의 주요 원인과 오염물질(미세먼지, 일산화탄소, 이산화황 등)을 조사하고 건강 영향에 대해 설명하시오.

4. 수질오염의 원인과 수질오염 지표(BOD, DO, COD)를 이용하여 수질을 평가한 사례를 조사하고, 수질오염 방지대책을 설명하시오.

5. 토양오염의 주요 원인과 영향을 조사하고, 토양오염이 인간과 환경에 미치는 문제점을 설명하시오.

CHAPTER

3

보건행정

1. 보건행정의 이해 | 2. 우리나라 보건행정의 변천사 |
3. 우리나라 보건행정과 조직 | 4. 보건행정의 원리 | 5. 사회보장제도

학습목표

1. 보건행정의 의미와 정의를 이해하고 설명할 수 있다.
2. 우리나라 보건행정의 시대별 주요 변화를 설명할 수 있다.
3. 중앙정부와 지방자치단체의 보건행정 조직 구조를 파악하고, 각 기관의 역할을 설명할 수 있다.
4. 사회보장제도의 개념과 종류를 이해하고, 우리나라의 사회보장제도를 설명할 수 있다.

최근 이슈 국외 보건행정과 미래 보건행정

보건행정은 전 세계적으로 중요한 분야로, 국가별로 다양한 보건행정 체계를 통해 국민 건강을 증진하고 있다. 또한, 미래의 보건행정은 기술 발전과 사회적 변화에 따라 새로운 형태로 변화할 전망이다.

영국의 보건행정

영국의 보건행정은 국가보건서비스(NHS)를 중심으로 운영된다. NHS는 1948년에 설립되어 조세를 재원으로 하는 포괄적인 의료서비스를 제공하고 있다. 영국의 국가보건서비스(NHS)는 세 가지 주요 의료 단계를 통해 환자 치료를 제공한다. 일차 의료는 주로 일반의에 의해 제공되며, 환자는 거주지역의 일반의에 등록하여 기본적인 의료 서비스를 받고, 이차 의료는 일반의의 의뢰를 통해 접근이 가능하며, 병원에서 보다 전문화된 치료를 받을 수 있다. 삼차 의료는 더욱 전문화된 치료가 필요한 경우에 제공되며, 신경외과, 장기 이식, 정신건강 서비스 등 고도의 전문 의료를 포함한다. 이 체계적인 접근은 각 단계에서 필요한 의료 수준을 확실히 하여 환자가 적절하고 체계적인 치료를 받을 수 있도록 한다.

캐나다의 보건행정

캐나다의 보건행정은 연방제 국가의 특성을 반영하여 분권화된 체계를 가지고 있다. 캐나다의 보건행정은 각 주 및 준주(캐나다의 행정구역)가 자체적으로 운영하는 공적 의료보험제도를 기반으로 하며, 의료 서비스의 제공은 이 지역적 체계를 통해 이루어진다. 연방정부는 캐나다 공중보건국(PHAC)을 통해 전국적인 보건 정책의 방향을 제시하고, 각 지방 정부는 이 정책에 따라 구체적인 실행 계획을 수립하여 운영한다. 일차 의료는 가정의를 통해 이루어지며, 이는 캐나다 의료 시스템의 기본적인 토대를 형성한다. 이러한 체계적인 협력과 강조는 캐나다 전역에서 효과적인 건강관리와 보건 서비스의 질을 높이는 데 기여하고 있다.

미래의 보건행정

미래의 보건행정은 다음과 같은 방향으로 발전할 것으로 예상된다. 디지털 기술의 발전을 통한 맞춤형 의료 서비스 제공 확대, 질병 예방과 건강 증진을 위한 자원의 증대, 의료와 복지 서비스 간의 연계 강화를 통한 통합적 케어 제공, 고령화와 만성질환 증가에 대응하는 의료 시스템의 재정적 지속가능성 강화, 그리고 글로벌 보건 위협에 대응하기 위한 국제 협력의 확대 등 여러 방면에서 진전을 보일 것이다. 이러한 변화들은 보다 효과적이고 지속 가능한 보건 시스템을 구축하고, 전 세계적인 건강 문제에 대응하는 데 필수적인 역할을 할 것이다.

자료: GOV.UK (2025); 국제의료정보포털 (2025); 한국보건사회연구원 (2020)

1. 보건행정의 이해

1) 보건행정의 정의

보건행정은 '공적이나 사적인 기관이 사회복지를 위해 공중보건의 원리와 기법을 응용하는 것'으로 정의된다. 보건행정의 목적은 지역사회 주민의 건강 증진에 있으며 이는 주민들의 욕구와 수요를 반영하고, 시대와 환경의 변화에 맞춰 대응하는 것을 포함한다. 국가나 지방자치단체는 이를 주도하여 보건 사업을 관리적 측면에서 기획, 집행, 통제함으로써 국민의 건강 증진을 달성하고자 한다.

윌슨 G. 스밀리Wilson G. Smillie가 저술한 『미국의 보건행정』에서 공중보건 시스템의 조직과 기능을 설명하고 있으며, 이 방식은 공중보건 증진을 위한 행정적 실천의 중요성을 강조하고, 공중보건 조직의 구조와 보건정책의 실행에 초점을 맞추고 있다.

2) 보건행정의 범위

보건행정의 범위는 국가의 사회적, 정치적 맥락에 따라 다양하다. 자유방임적 체제의 국가들은 주로 민간 주도의 보건 시스템을 운영하는 반면, 형평을 중시하는 국가들은 정부가 보건의료에 직접 개입한다.

세계보건기구WHO, 미국공중보건협회American Public Health Association, APHA, 에머슨Emerson, 한론Hanlon에 의해 정의된 보건행정의 주요 요소는 다음과 같다표 3-1.

표 3-1 보건행정의 주요 요소 정의

기관	주요 요소
세계보건기구(WHO)	보건 기록 보존, 대중 보건 교육, 환경 위생, 감염병 관리, 모자 보건, 의료 및 보건 간호 포함
미국공중보건협회 (American Public Health Association, APHA)	보건 데이터의 기록 및 분석, 보건 교육 및 홍보, 직접적 환경 서비스, 개인 보건 서비스 실행, 보건 시설 운영 및 자원 조정
에머슨(Emerson)	보건 통계, 대중 보건 교육, 환경 위생, 감염병 및 만성병 관리, 보건 검사실 운영
한론(Hanlon)	지역 기반 활동, 식품 및 수자원 관리, 대기 및 수질 오염 방지, 예방 가능한 질병 및 사고에 대한 사업

3) 보건행정의 특성

(1) 공공성과 사회성

보건행정은 모든 사회 구성원의 건강증진을 목표로 하며, 공공의 이익을 우선시하는 행정이다. 특정 개인이나 집단에게 서비스를 부당하게 제공하거나 거부하는 행위는 금지된다.

(2) 봉사성

보건행정은 사회 정의를 바탕으로 적극적인 서비스 제공을 목표로 하며, 국민의 보건의료에 대한 요구를 충족시키는 것을 중요하게 여긴다.

(3) 조장성과 교육성

보건행정은 국민이 스스로 건강을 지키고 관리할 수 있도록 돕는다. 이를 위해 건강교육을 강화하고, 지역 사회가 스스로 보건을 관리할 수 있는 힘을 기르는 데 중점을 둔다.

(4) 과학성과 기술성

보건행정은 건강증진과 질병 예방을 과학적, 기술적 방법으로 접근한다. 과학적 지식과 기술의 적용을 통해 보다 효과적인 보건 서비스를 제공하는 것을 목표로 한다.

4) 일반행정과 보건행정의 차이

일반행정과 보건행정의 주요 차이점은 일반행정은 조직의 전반적인 관리와 효율성에 중점을 둔 행정 활동이며, 다양한 분야에서 광범위하게 적용되는 반면, 보건행정은 공공보건 및 의료 서비스를 통해 국민의 건강을 증진하고 의료 접근성을 높이는 데 중점을 둔다.

2. 우리나라 보건행정의 변천사

1) 삼국시대 이전

삼국시대 이전, 고조선 시기에 대한 보건 관련 기록은 주로 신화나 전설에 의존한다. 가장 대표적인 것은 단군신화로, 이 신화는 고조선의 건국 신화이며 한민족의 설화로 널리 알려져 있다. 단군신화에서는 마늘과 쑥을 이용한 약물요법이 언급되는데, 이는 고조선 사람들이 이미 그 당시에 자연에서 얻은 재료를 이용하여 질병을 치료하고 건강을 유지하는 데 사용했음을 보여준다.

단군왕검의 시대에 이미 마늘과 쑥 같은 약초를 활용한 치료 방법이 사용되었는데, 이는 당시 사람들이 일상적인 건강관리와 질병 치료에 약초를 사용했다는 중요한 증거이다. 마늘과 쑥은 각각 항균, 항염 특성을 가지고 있어 오늘날에도 여전히 기본적인 건강 보조 식품이나 치료제의 재료로 사용되고 있다. 이러한 약물요법의 사용은 고조선 사람들이 자연과 환경을 이해하고 그 이점을 활용하여 생활 속에서 건강을 돌보았다는 것을 나타낸다.

2) 삼국시대 및 통일신라시대

고구려에는 왕족의 건강을 돌보기 위해 시의(어의)라는 직제를 두어 의료 활동을 담당하였으며, 백제에서는 약부라는 관청이 설치되어 질병 치료와 약재 조달을 맡았고, 의박사, 채약사, 약사주 등 전문 관직을 운영하였다. 신라는 김무와 법탕 같은 뛰어난 의사를 배출하였으며, 통일신라시대에는 약전이 의료 행정을 담당하고, 내공봉의사가 왕실의 질병을 진료하였다. 또한 금주로 질병을 예방하는 무주술사인 공봉복사, 뛰어난 의술가를 일컫는 국의와 승의 등의 직제가 마련되어 있었다.

3) 고려시대

고려시대에는 의약과 치료를 담당하는 태의감이 있었으며, 빈민구제와 질병치료를 담당하는 제위보, 국왕과 궁중의 질병을 치료하는 상약국, 서민의 의료를 담당하는 혜민국, 국립구료기관인 동서대비원, 의학교육기관인 의학원이 있었다.

4) 조선시대

조선시대에는 의약을 담당하는 전형서, 왕실의료를 담당하는 내의원, 왕실의 의약과 의료행정을 담당하는 전의감, 서민의 치료를 담당하는 혜민서, 빈민구제기구인 활인서, 향약의 수납과 병자의 구치를 담당하는 제생원이 있었다. 1885년 선교활동으로 최초의 왕립병원인 광혜원이 설립되었고, 1894년 최초의 근대보건행정기구인 위생국이 설치되었다.

5) 일제하 및 해방 이후

1910년 경찰국에 위생과를 설치하여 경찰이 보건행정을 담당하였다. 이 시기에는 질병치료보다 전염병의 감시와 격리에 중점을 두었다.

1945년 미군에 의해 위생국이 설치되었고, 이후 명칭을 보건후생국으로 바꾸었다. 1946년 보건후생국을 보건후생부로 승격시켰으며, 이후 사회부(1948), 보건부(1949), 보건사회부(1955), 보건복지부(1994), 보건복지가족부(2008), 보건복지부(2010)로 직제를 변경하였다.

1956년에는 보건소법이 제정되어 시·도 보건소가 설치되었으며, 1969년 읍·면 보건지소가 설치되었다. 2022년 기준 전국에 259개 보건소(보건의료원), 1,341개 보건지소, 96개 건강생활지원센터, 1,902개 보건진료소, 총 3,598개 지역보건의료기관이 설치되어 있다.

「지역보건법」에 따르면 보건소는 시·군·구마다 1개소씩 설치하고, 읍·면에는 보건지소나 건강생활지원센터를, 동·리 단위에는 보건진료소를 필요에 따라 설치하도록 규정하고 있다.

3. 우리나라 보건행정과 조직

1) 중앙보건행정조직

우리나라의 보건조직은 중앙정부의 책임 하에 수행하는 경우와 지방자치단체의 책임 하에 수행되는 경우로 분류된다. 중앙정부 책임 하에 수행되는 경우는 감염병 관리와 같이 지역단위만으로는 불가능하거나 의미가 없는 것이 있으며, 정부 각 부처 간 조직이나 기술 인력의 협력 없이 불가능한 보건사업이 있으나 이는 보건사업의 중첩을 피해 일관성을 유지할 수 있기 때문이다. 중앙조직은 주로 보건복지부가 주 업무기관이며 지방조직은 행정안전부 소속의 보건소가 담당하고 있다.

(1) 보건복지부

보건복지부는 국민 건강의 증진과 의료 서비스의 질을 향상시키기 위한 다양한 보건 의료 정책을 수립하고 실행하는 주요 정부 부서이다. 이 부서는 감염병 및 만성 질환의 예방과 관리를 포함하여 광범위한 공공 보건 프로그램을 운영하며, 질병 발생 시 신속하게 대응한다. 또한, 노인, 장애인, 아동, 저소득층 등 사회적 취약계층을 위한 포괄적인 사회복지 서비스와 지원 정책을 개발하고 관리하는 역할도 맡고 있다그림 3-1.

(2) 질병관리청

질병관리청은 감염병 대응을 통해 국민 건강을 지키는 국가기관이다. 이 기관은 질병 연구 및 예방 활동을 통해 국민의 건강 증진을 도모하며, 예방가능한 건강 위협으로부터 국민을 보호하는 다양한 프로그램을 운영한다. 또한, 글로벌 보건 위기에 대응하고 국제 보건 협력을 강화하기 위해 다른 나라 및 국제기구와 협력하는 역할을 수행한다그림 3-2.

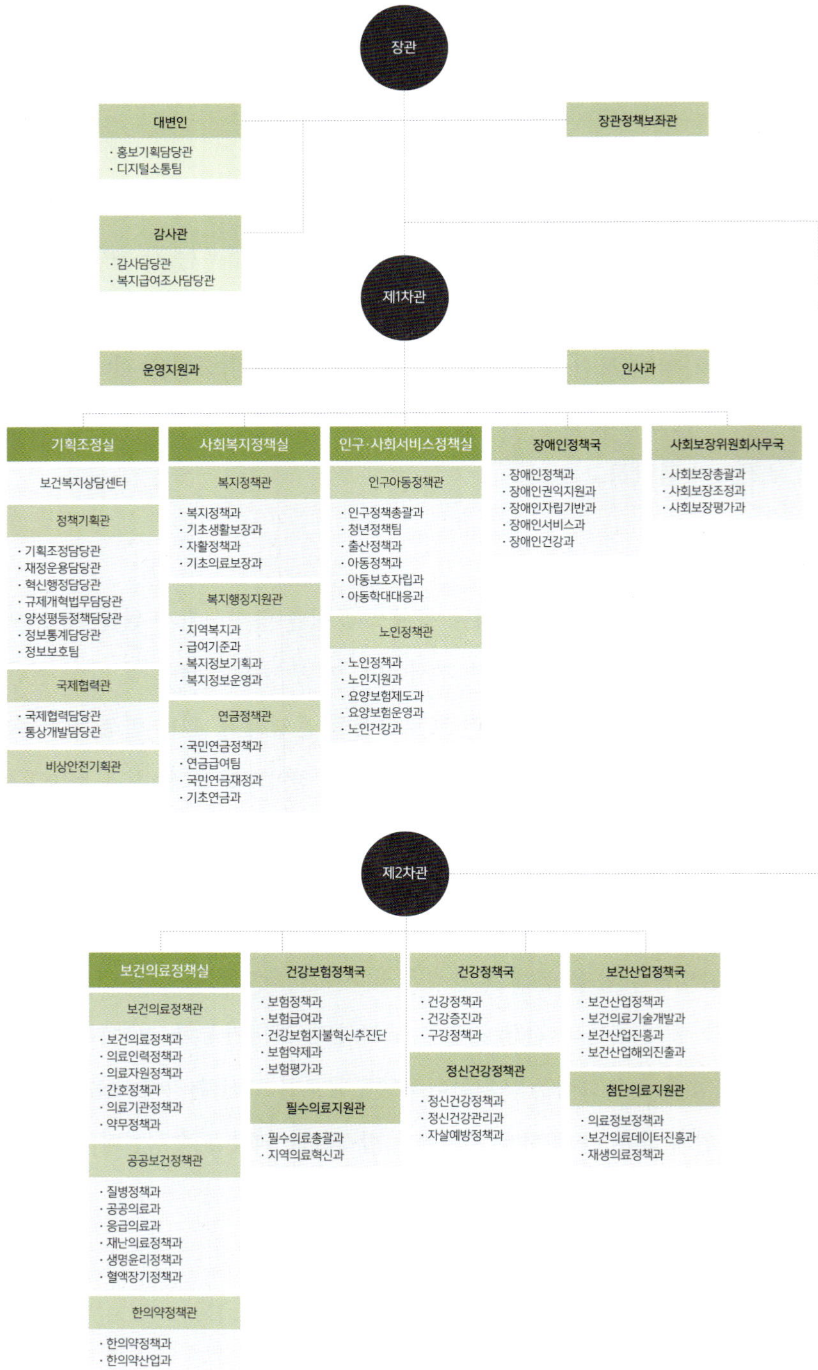

그림 3-1 보건복지부 조직도 (2025)

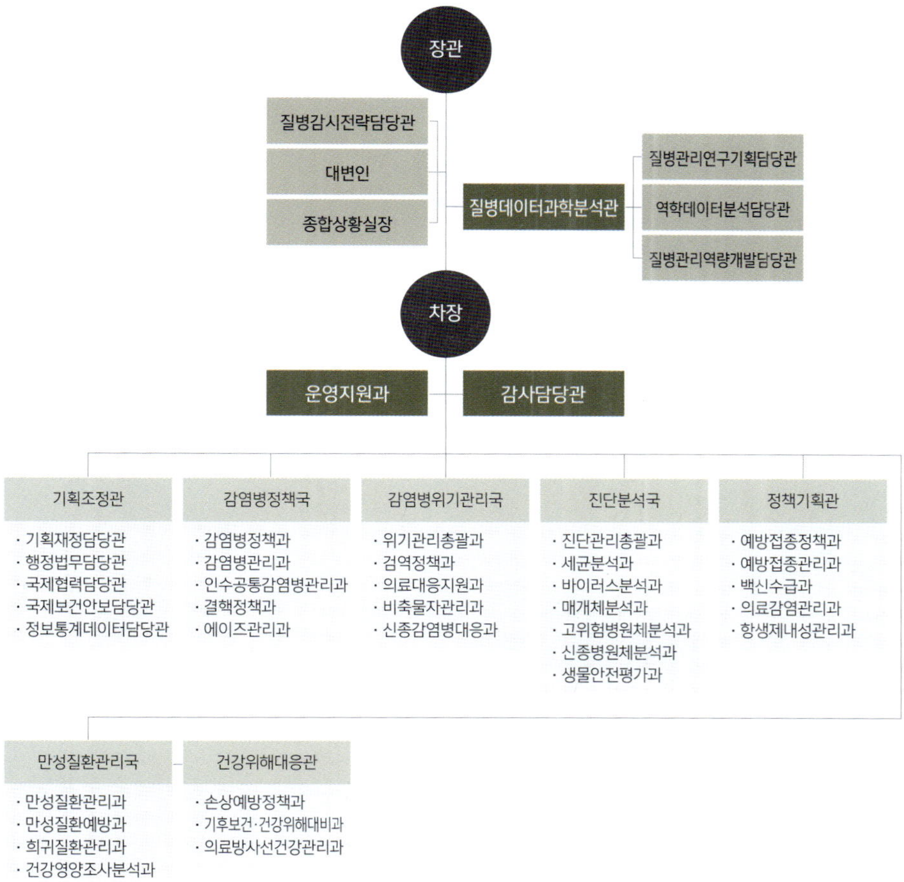

그림 3-2 질병관리청 조직도 (2025)

(3) 식품의약품안전처

식품의약품안전처는 식품, 의약품, 의료기기, 화장품 등의 안전성 및 품질을 관리하고 감독하여 국민 건강을 보호하는 중요한 역할을 수행한다. 이 기관은 다양한 국과 부서를 통해 제품의 안전 기준을 설정하고, 국민 건강에 해를 끼칠 수 있는 위험 요소를 예방하며, 수입 식품 및 의약품의 안전성을 철저히 검사하고 감시한다. 또한, 의료기기 및 마약의 안전한 사용을 위한 정책을 개발하고 시행하여 소비자의 건강과 안전을 최우선으로 고려하는 환경을 조성한다그림 3-3.

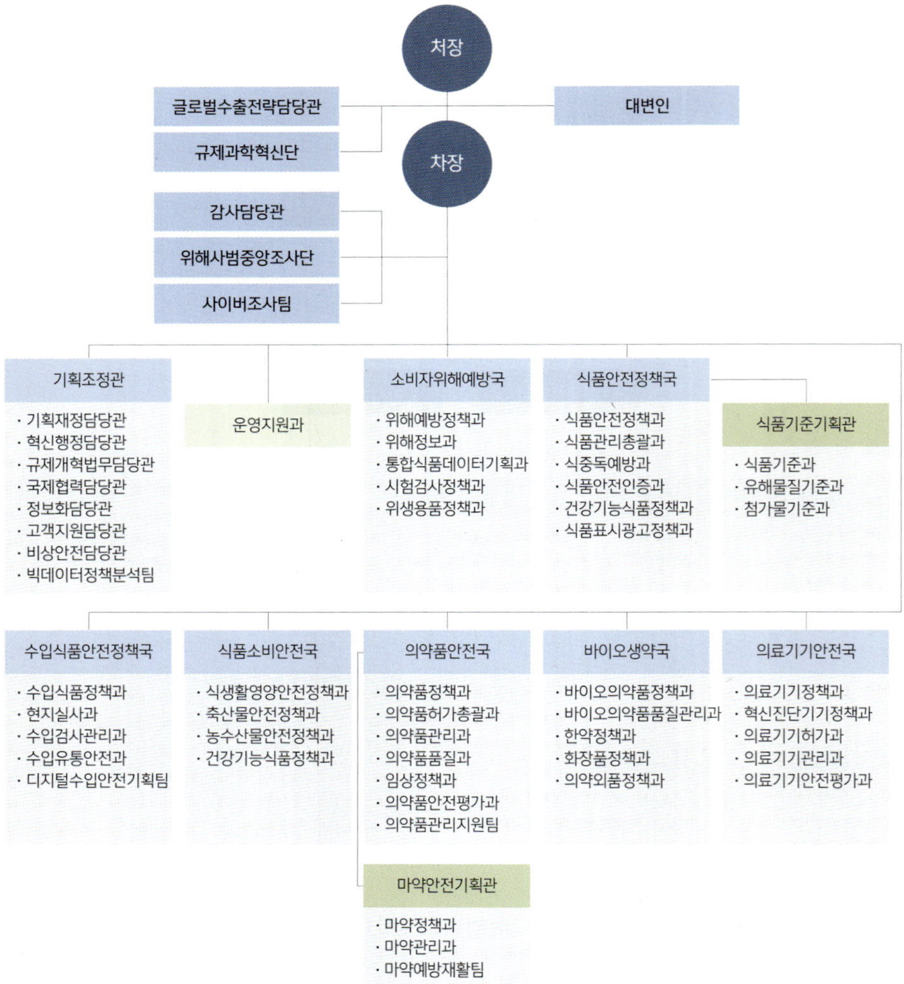
처장
글로벌수출전략담당관
규제과학혁신단
대변인
차장
감사담당관
위해사범중앙조사단
사이버조사팀
기획조정관
· 기획재정담당관
· 혁신행정담당관
· 규제개혁법무담당관
· 국제협력담당관
· 정보화담당관
· 고객지원담당관
· 비상안전담당관
· 빅데이터정책분석팀
운영지원과
소비자위해예방국
· 위해예방정책과
· 위해정보과
· 통합식품데이터기획과
· 시험검사정책과
· 위생용품정책과
식품안전정책국
· 식품안전정책과
· 식품관리총괄과
· 식중독예방과
· 식품안전인증과
· 건강기능식품정책과
· 식품표시광고정책과
식품기준기획관
· 식품기준과
· 유해물질기준과
· 첨가물기준과
수입식품안전정책국
· 수입식품정책과
· 현지실사과
· 수입검사관리과
· 수입유통안전과
· 디지털수입안전기획팀
식품소비안전국
· 식생활영양안전정책과
· 축산물안전정책과
· 농수산물안전정책과
· 건강기능식품정책과
의약품안전국
· 의약품정책과
· 의약품허가총괄과
· 의약품관리과
· 의약품품질과
· 임상정책과
· 의약품안전평가과
· 의약품관리지원팀
바이오생약국
· 바이오의약품정책과
· 바이오의약품품질관리과
· 한약정책과
· 화장품정책과
· 의약외품정책과
의료기기안전국
· 의료기기정책과
· 혁신진단기기정책과
· 의료기기허가과
· 의료기기관리과
· 의료기기안전평가과
마약안전기획관
· 마약정책과
· 마약관리과
· 마약예방재활팀

그림 3-3 식품의약품안전처 조직도 (2025)

중앙보건행정조직 간 협업

우리나라의 보건행정 조직들은 국민 건강 증진과 의료 서비스 향상을 위해 다양한 형태로 협업하고 있다. 주요 기관별 협업 사례는 다음과 같다.

보건복지부, 과학기술정보통신부, 식품의약품안전처 협업

첨단바이오의약품 개발 지원

- 3개 부처가 다부처공동기획연구지원사업 추진
- 목표: 첨단바이오의약품(면역항암제)에 적합한 유효성 비임상평가 모델과 평가법 개발
- 기간: 2024년부터 2028년까지 5년간 진행
- 각 부처 역할
  - 보건복지부: 사업 총괄, 요소기술 고도화 및 융합 기술 지원
  - 과학기술정보통신부: 기초–원천기술 개발 지원
  - 식품의약품안전처: 평가법 개발 및 국제 조화 연구 지원

식품의약품안전처와 보건복지부 협업

의약품 신속심사 활성화

- 신속심사 대상이면서 희귀의약품인 경우 지정 절차 통합
- 혁신형 제약기업이 개발한 신약에 대한 신속심사 지정 절차 개선

의약품 불법 유통 · 판매 단속

- 지방자치단체와 합동으로 '의약품 불법유통 기획합동점검' 실시
- 안전상비의약품 판매자의 불법 의약품 판매 여부 점검

식품의약품안전처와 교육부 협업

- 대학가 마약 예방 교육 강화
  - 약 바로쓰기 교육 예산 확대
  - 청소년 대상 약 안전교육 프로그램 구체화 및 선진화

다부처 협업: 의약품안전사용서비스

보건복지부, 식품의약품안전처, 건강보험심사평가원, 한국의약품안전관리원

- 목적: 부적절한 의약품 사용 예방
- 성과: 2022년 기준 12억 9,766만 건 처방 점검, 1,063만 건의 부적절한 의약품 사용 예방
- 추가 활용: 헌혈금지 약물 복용 정보 실시간 연계 시스템 구축

이러한 협업 사례들은 우리나라의 보건행정 조직들이 각자의 전문성을 바탕으로 상호 협력하여 국민 건강과 안전을 위해 노력하고 있음을 보여준다.

2) 지방보건행정

우리나라의 지방보건행정은 중앙정부와 지방자치단체가 협력하여 지역사회의 건강 증진을 목표로 하는 체계로 운영되고 있다. 지방자치단체는 주민들이 필요로 하는 보건 서비스를 제공하고, 지역 내 건강 문제를 해결하는 데 중요한 역할을 한다. 이를 위해 각 지역 보건소가 예방접종, 건강상담, 감염병 관리 등 다양한 프로그램을 통해 주민 건강을 관리하고, 질병 예방과 건강 증진 활동을 적극적으로 추진한다.

서울특별시 시민건강국 조직도그림 3-4가 제시되는 이유는 중앙정부와 지방정부 간 보건행정 협력 체계를 구체적으로 보여주기 위함이다. 서울특별시와 같은 대도시의 행정조직은 중앙정부에서 수립한 보건정책을 지역에 맞게 구현하고 실행하는 중요한 역할을 하며, 이 조직도는 서울시에서 어떻게 각 부서에서 프로그램과 정책이 관리되고 있는지를 구체적으로 보여주는 사례로 사용된다.

지방보건행정에서 중앙정부와 지방정부 간 협력적 조정은 정책의 일관성을 유지하고 각 지역의 상황에 맞는 맞춤형 보건 서비스를 제공하는 데 중요한 역할을 한다. 이러한 체계

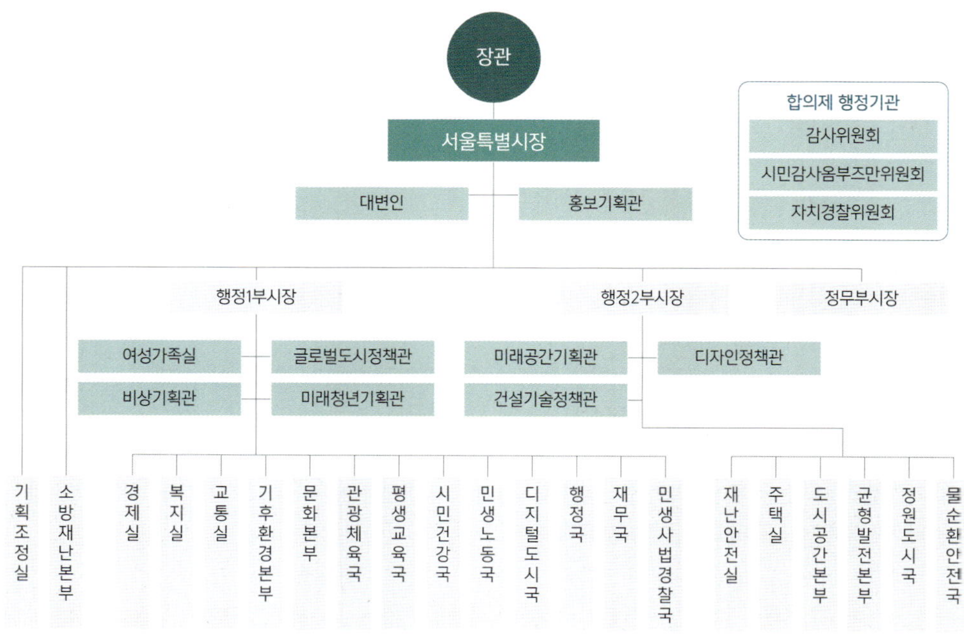

그림 3-4 서울특별시 시민건강국 조직도 (2025)

자료: 서울특별시 (2025)

속에서 서울시는 시민건강국을 설치하여 중앙정부의 큰 방향성에 따라 서울시의 구체적인 지역 상황에 맞춘 보건정책을 실행하고 있다. 시민건강국은 서울시의 특성을 고려한 다양한 보건 프로그램과 캠페인을 개발하고 운영하여, 현장 중심의 보건 활동을 추진하고 주민들에게 필요한 서비스를 직접 제공함으로써 보건 서비스의 질을 향상시키고 주민들의 건강을 증진시키는 데 기여한다.

이러한 조직적 구조는 중앙정부의 지침을 효과적으로 실행하면서도, 지방정부의 독립적인 운영을 가능하게 하여 지역 특성에 최적화된 보건 서비스를 제공할 수 있도록 지원한다. 따라서 서울시 시민건강국은 중앙정부와의 협력 아래 자체적인 프로젝트와 정책을 관리함으로써 지방보건행정의 효율성을 높이는 중추적 역할을 수행하고 있다.

재정 지원도 지방보건행정의 중요한 요소 중 하나이다. 중앙정부는 지역 보건사업과 프로그램이 원활히 운영되도록 필요한 재원을 지원하며, 특히 예방 활동과 응급 대응 체계 강화를 위한 예산을 확보한다. 이를 통해 지방 보건소가 필요한 인력과 자원을 확보하고, 지역사회 건강 문제에 더욱 효과적으로 대응할 수 있도록 돕는다.

보건소는 지역 보건사업의 중심 기관으로서 예방적 의료 서비스뿐만 아니라 만성질환 관리와 정신건강 지원 등 다양한 건강 관련 프로그램을 운영한다. 이를 통해 주민들이 건강한 생활습관을 형성할 수 있도록 돕고, 지역사회 내 건강 불평등을 줄이기 위해 노력한다. 특히, 건강교육을 통해 주민들에게 필요한 정보를 제공하며, 식품위생 관리와 환경 개선 활동을 통해 지역사회를 보다 안전하고 건강하게 만드는 데 기여한다.

또한 지방보건기관은 감염병 발생이나 자연재해와 같은 응급 상황에 신속하게 대처할 수 있는 대응 체계를 갖추고 있다. 감염병 확산 방지와 재난 발생 시 의료 지원을 통해 지역 주민의 건강과 안전을 지키는 역할을 수행한다. 이러한 응급 대응 시스템은 지역사회 내 건강 위험 요소를 최소화하고, 재난 상황에서도 주민들이 안정된 보건 서비스를 받을 수 있도록 한다.

결론적으로, 우리나라의 지방보건행정은 중앙정부와 지방자치단체 간 협력을 통해 지역 주민들에게 예방 중심의 보건 서비스를 제공하고, 지역 보건소의 역량 강화를 통해 지역사회 건강 문제를 해결하는 데 중점을 두고 있다. 이러한 체계는 지역 주민의 삶의 질을 높이고, 궁극적으로 국민 전체의 건강 수준을 향상시키는 중요한 역할을 하고 있다.

보건소의 역할

보건소는 지역사회의 건강 증진을 위해 예방접종, 만성질환 관리, 감염병 대응, 정신건강 지원 등의 예방적 보건 서비스를 제공하는 핵심 기관이다. 이들은 질병 예방, 건강관리, 위생 점검, 건강교육을 포함하여 주민의 건강 보호와 삶의 질 향상에 중점을 두고 있다. 또한, 보건소는 지역 위생 관리와 식품안전 점검을 수행하고, 응급 상황 발생 시 신속하게 대처하여 주민의 안전을 보장한다. 보건소의 조직은 건강정책과, 건강관리과, 위생과, 의료지원과로 분류되며 보건소마다 여러 개의 지소가 있다.

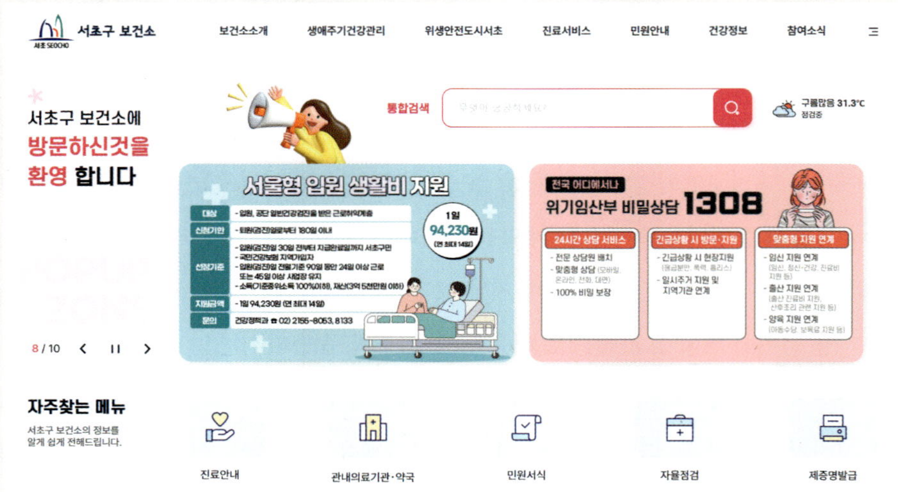

서울시 서초구 보건소 홈페이지

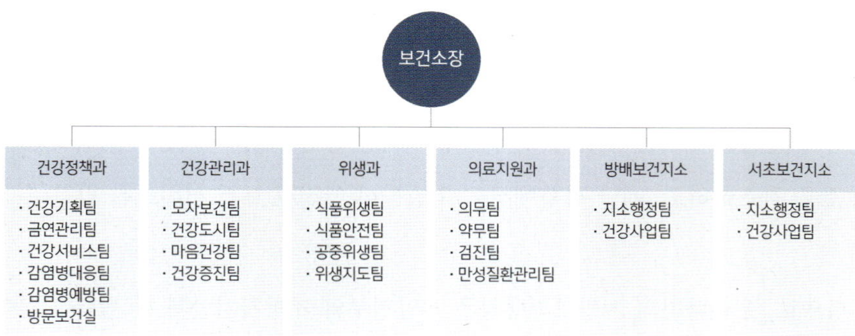

서초구 보건소 조직도(2025. 1.)

자료: 서초구 보건소 (2025)

지역보건법

「지역보건법」은 보건소 · 보건지소 · 보건의료원 · 건강생활지원센터의 설치와 기능 및 업무를 규정하여 지역주민의 건강증진과 질병예방 · 관리를 추진하는 법이다.

제10조(보건소의 설치) ① 지역주민의 건강을 증진하고 질병을 예방 · 관리하기 위하여 시 · 군 · 구에 1개소의 보건소(보건의료원을 포함한다. 이하 같다)를 설치한다. 다만, 시 · 군 · 구의 인구가 30만 명을 초과하는 등 지역주민의 보건의료를 위하여 특별히 필요하다고 인정되는 경우에는 대통령령으로 정하는 기준에 따라 해당 지방자치단체의 조례로 보건소를 추가로 설치할 수 있다.

② 동일한 시 · 군 · 구에 2개 이상의 보건소가 설치되어 있는 경우 해당 지방자치단체의 조례로 정하는 바에 따라 업무를 총괄하는 보건소를 지정하여 운영할 수 있다.

제11조(보건소의 기능 및 업무) ① 보건소는 해당 지방자치단체의 관할 구역에서 다음 각 호의 기능 및 업무를 수행한다.

1. 건강 친화적인 지역사회 여건의 조성
2. 지역보건의료정책의 기획, 조사 · 연구 및 평가
3. 보건의료인 및 「보건의료기본법」 제3조제4호에 따른 보건의료기관 등에 대한 지도 · 관리 · 육성과 국민보건 향상을 위한 지도 · 관리
4. 보건의료 관련기관 · 단체, 학교, 직장 등과의 협력체계 구축
5. 지역주민의 건강증진 및 질병예방 · 관리를 위한 다음 각 목의 지역보건의료서비스의 제공
   가. 국민건강증진 · 구강건강 · 영양관리사업 및 보건교육
   나. 감염병의 예방 및 관리
   다. 모성과 영유아의 건강유지 · 증진
   라. 여성 · 노인 · 장애인 등 보건의료 취약계층의 건강유지 · 증진
   마. 정신건강증진 및 생명존중에 관한 사항
   바. 지역주민에 대한 진료, 건강검진 및 만성질환 등의 질병관리에 관한 사항
   사. 가정 및 사회복지시설 등을 방문하여 행하는 보건의료 및 건강관리사업
   아. 난임의 예방 및 관리

제12조(보건의료원) 보건소 중 「의료법」 제3조제2항제3호가목에 따른 병원의 요건을 갖춘 보건소는 보건의료원이라는 명칭을 사용할 수 있다.

제13조(보건지소의 설치) 지방자치단체는 보건소의 업무수행을 위하여 필요하다고 인정하는 경우에는 대통령령으로 정하는 기준에 따라 해당 지방자치단체의 조례로 보건소의 지소(이하 "보건지소"라 한다)를 설치할 수 있다.

* 법 제13조에 따른 보건지소는 읍 · 면(보건소가 설치된 읍 · 면은 제외한다)마다 1개씩 설치할 수 있다. 다만, 지역주민의 보건의료를 위하여 특별히 필요하다고 인정되는 경우에는 필요한 지역에 보건지소를 설치 · 운영하거나 여러 개의 보건지소를 통합하여 설치 · 운영할 수 있다.

제14조(건강생활지원센터의 설치) 지방자치단체는 보건소의 업무 중에서 특별히 지역주민의 만성질환 예방 및 건강한 생활습관 형성을 지원하는 건강생활지원센터를 대통령령으로 정하는 기준에 따라 해당 지방자치단체의 조례로 설치할 수 있다.

* 법 제14조에 따른 건강생활지원센터는 읍 · 면 · 동(보건소가 설치된 읍 · 면 · 동은 제외한다)마다 1개씩 설치할 수 있다.

4. 보건행정의 원리

1) 보건행정 및 관리의 원리

행정과 관리는 사전에 설정된 목표를 이루기 위해 인적, 물적 자원을 활용하고 공식 조직 내에서 이루어지는 일련의 상호작용 과정으로 정의될 수 있다. 20세기 초, 미국 행정학자 루셔 걸릭Luther Gulick이 제안한 고전적인 관리 과정은 POSDCoRB로 알려져 있으며, 이는 다음과 같은 요소로 구성된다그림 3-5.

- 기획planning: 목표 설정과 달성 방법 수립, 미래 지향적 정책 개발
- 조직organizing: 조직 구조 설계와 업무 분담, 자원의 효율적 배치
- 인사staffing: 적절한 인력 채용·교육·배치, 전문인력 관리
- 지휘directing: 업무 지시와 리더십 발휘, 의사소통 및 동기부여
- 조정coordinating: 부서 간 협력 촉진, 업무 중복 방지와 자원 효율화
- 보고reporting: 활동·성과 정보 수집 및 전달, 의사결정 지원
- 예산budgeting: 재원 확보와 효율적 배분, 재정 계획 수립 및 관리

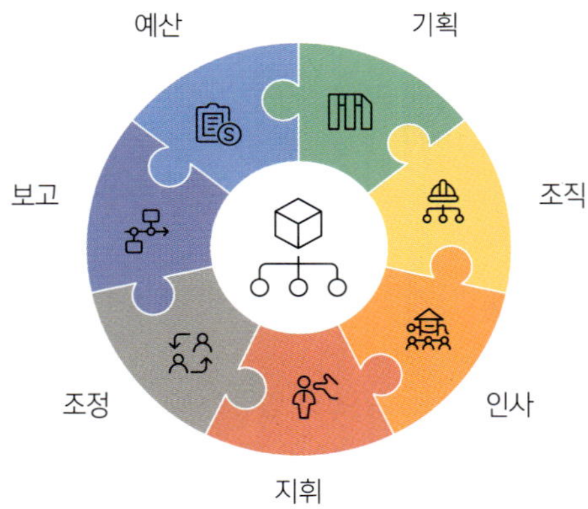

그림 3-5 POSDCoRB 모형

관리 과정은 다양한 방식으로 분류될 수 있는데, 일부는 계획, 조직, 인력 충원, 지시, 통제, 조정의 단계로 나누어 설명하기도 하고, 다른 경우에는 계획 및 설계, 실행, 통제 및 평가

또는 의사결정, 기획, 조직, 수행 및 통제 등으로 구분하기도 한다.

관리의 특성에 대해서는 다음과 같이 설명할 수 있다.

① 관리는 지속적인 과정이다.

② 모든 관리 단계는 서로 연결되어 있어 상호 의존적이며 영향을 주고받는다.

③ 관리는 동적인 성격을 가지며, 계속해서 변화하고 적응하는 과정이다.

POSDCoRB 관점에서 본 보건행정의 적용 사례

효과적인 보건행정은 단순한 원리의 나열이 아니라, 이를 현대적 맥락에서 재해석하고 실제 행정 과정에 적용하는 전략을 요구한다. POSDCoRB(기획, 조직, 인사, 지휘, 조정, 보고, 예산) 원리는 보건행정의 체계적 운영을 위한 핵심 틀로서, 각 단계가 유기적으로 작동할 때 효율적이고 지속 가능한 보건 서비스를 제공할 수 있다.

사례 싱가포르의 보건행정은 POSDCoRB 원리를 적극적으로 활용하여 효율적인 보건 서비스를 제공한다. 예를 들어, 보건부는 보건정책의 효과적인 집행을 위해 체계적인 기획과 조직화 과정을 거쳐 각 보건 프로그램의 성공을 보장하고 있다.

2) 보건문제의 해결과정

(1) 의사결정 과정

의사결정decision-making은 대안들 중에서 선택하는 것이다. 의사결정은 일반적이고 동적이며 끝이 없는(계속되는) 아주 중요한 과정이다.

의사결정의 과정은 첫째, 의사결정을 해야 함을 인식하는 것이다. 둘째, 문제를 정의한다. 셋째, 관련 정보를 수집한다. 넷째, 대안의 해결책을 개발한다. 다섯째, 각 대안을 평가한다. 여섯째, 가장 수용 가능한 대안을 선정하는 과정을 거치게 된다.

대안의 선택에는 비용-효과 분석cost effective analysis이나 비용-편익 분석cost benefit analysis 등이 사용되는데, 비용-효과 분석이란 주로 사업의 목표 달성에 주안점을 두며 물량적 단위로 측정하는 것이고, 비용-편익 분석은 사업의 성과에 따른 혜택을 보는 면에 주안점을 두며 주로 화폐단위로 측정하는 것이다.

(2) 기획 과정

기획planning은 행동을 취하기 전에 무엇을 할지와 그 방법을 결정하는 과정으로, 미래를 예측하고 그에 대비하는 과정을 포함한다. 기획 과정은 다음과 같은 단계로 구성된다.

① 전제premises: 내부 및 외부 환경에 대한 가정을 설정하는 단계이다. 이는 기획의 기본적인 출발점으로, 조직의 결정이나 행동이 이루어지는 배경이 되는 조건들을 정의한다.

② 예측forecasting: 과거와 현재의 정보를 바탕으로 미래를 추정하며, 이는 효과적인 기획을 위해 필수적인 과정이다. 예측을 통해 미래의 변화를 미리 인식하고 준비할 수 있다.

③ 목표 설정setting goals: 조직의 목표를 명확히 설정하고, 필요에 따라 목표를 재조정하는 과정이다. 목표는 조직의 모든 활동의 초점이 되며, 조직이 추구하는 바를 명확하게 한다.

④ 행동계획의 전개implementation: 설정된 목표를 달성하기 위해 구체적인 행동 계획을 수립한다. 이 단계에서는 계획의 실행을 위해 누가, 언제, 어떻게 행동할 것인지를 결정한다.

기획은 미래를 예측하고 그에 따른 의사결정을 포함하는데, 이를 위한 주요 기법으로는 기획·사업구조화·예산·체계, 운영 연구, 프로젝트 평가 및 검토 기법, 체계분석, Zero 기준 예산 등이 있다.

① 기획·사업구조화·예산·체계planning, programming, budget, system, PPBS: 목표 달성을 위한 자원 배정을 효율적으로 관리하기 위해 미국 국방부에서 개발한 체계적인 기획, 계획 및 예산 통합 방법이다.

② 운영 연구operation research, OR: 제2차 세계대전 중 군사 작전 문제를 해결하기 위해 고안된 방법으로, 다양한 시스템의 조사와 연구를 통해 최적의 결정을 지원한다.

③ 프로젝트 평가 및 검토 기법project evaluation and review technique, PERT: 프로젝트의 일정 계획과 관리를 위해 미국 해군이 개발한 기법으로, 각 활동의 소요 시간을 추정하여 프로젝트의 시간 최적화를 도모한다.

④ 체계분석system analysis, SA: 복잡한 시스템을 분석하여 가능한 대책을 평가하고 제안하는 방법으로, 종종 PPBS나 OR의 초기 단계에서 활용된다.

⑤ Zero 기준 예산zero-based budgeting, ZBB: 모든 예산 항목을 매년 0에서 시작하여 재평가하는 방식이며 과거의 예산 할당을 고려하지 않고 모든 지출을 정당화해야 하고, 비용 절감과 자원의 효율적 배분을 촉진한다.

(3) 조직 과정

조직organizing은 두 명 이상의 개인이 협력하여 조직 목표를 달성하기 위해 자원을 배분하고 할당하는 체계이다. 고전적 조직원칙은 1890년부터 1940년 사이 과학적 관리학의 영향을 받아 발전하였다.

조직이 효율적으로 운영되기 위해서는 다양한 원칙이 적용되어야 한다. 먼저, 업무를 기능별로 나누는 업무 분화는 조직의 효율성을 높이는 핵심 요소이다. 각 업무가 명확하게 구분되면 전문성을 살릴 수 있으며, 이를 통해 구성원들이 보다 효과적으로 자신의 역할을 수행할 수 있다. 그러나 업무가 분화되어 각각 별도로 진행될 경우 혼란이 발생할 수 있다. 따라서 각 부서와 팀이 유기적으로 협력하여 목표를 달성할 수 있도록 업무 조정을 통한 협업 과정이 필수적이다.

조직 내에서는 명령 일원화 원칙이 중요하다. 구성원들이 하나의 상급자에게서 지시를 받고 보고함으로써 책임의 주체가 명확해지고, 지휘 체계가 혼란 없이 유지된다. 동시에, 권한과 책임의 균형을 유지하는 것도 필요하다. 책임이 있는 구성원에게는 그에 상응하는 권한이 부여되어야 하며, 이를 통해 조직의 업무가 원활하게 진행될 수 있다.

또한, 조직 구조에서 라인과 참모의 구분은 필수적이다. 라인 조직은 명령을 전달하고 직접적인 관리와 운영을 책임지며, 참모 조직은 자문이나 보조 역할을 수행하여 라인 조직의 의사결정을 지원한다. 이처럼 두 구조가 명확히 구분되면 업무의 효율성과 전문성이 동시에 향상될 수 있다.

조직 내 일상 업무는 위임의 원칙에 따라 하급자에게 적절히 위임하는 것이 중요하다. 관리자가 모든 업무를 직접 처리하기보다는 일상적인 업무는 부하 직원에게 맡김으로써, 더 중요한 의사결정에 집중할 수 있다. 이를 통해 업무 처리 속도가 빨라지고 조직 전체의 생산성이 향상된다.

마지막으로, 통솔 범위의 제한도 중요한 원칙 중 하나이다. 관리자는 지나치게 많은 직원을 감독하기보다는, 적절한 수의 부하 직원을 두어 효과적으로 통솔할 수 있어야 한다. 관리자의 감독 범위가 적정 수준을 넘어설 경우, 업무 지시와 통제가 어려워질 수 있기 때문이다.

이러한 원칙들이 종합적으로 적용될 때, 조직은 효율성과 체계성을 동시에 확보하며 변화하는 환경 속에서도 안정적으로 운영될 수 있다.

5. 사회보장제도

사회보장제도social security system는 정부나 다른 관련 기관이 국민 또는 시민의 복지와 안전을 보장하기 위해 만든 프로그램과 제도를 의미한다. 이러한 제도는 경제적 어려움, 노령, 장애, 질병, 실업 등의 상황에 대비하여 사회적 보호와 지원을 제공한다. 사회보장제도는 국가에서 주로 관리하며, 국가에서 모든 시민 또는 특정 집단에게 혜택을 제공하는 경우가 많다. 또한 사회보장은 국민의 기본적인 생활을 보장하고 삶의 질을 향상시키기 위해 마련된 제도로, 사회보험, 공공부조, 사회서비스로 구성된다. 사회보험은 보험료를 기반으로 소득과 의료를 보장하며, 공공부조는 국가가 직접 저소득층의 생계와 의료를 지원한다. 사회서비스는 복지 증진을 위해 다양한 지원과 서비스를 제공하는 체계이다그림 3-6.

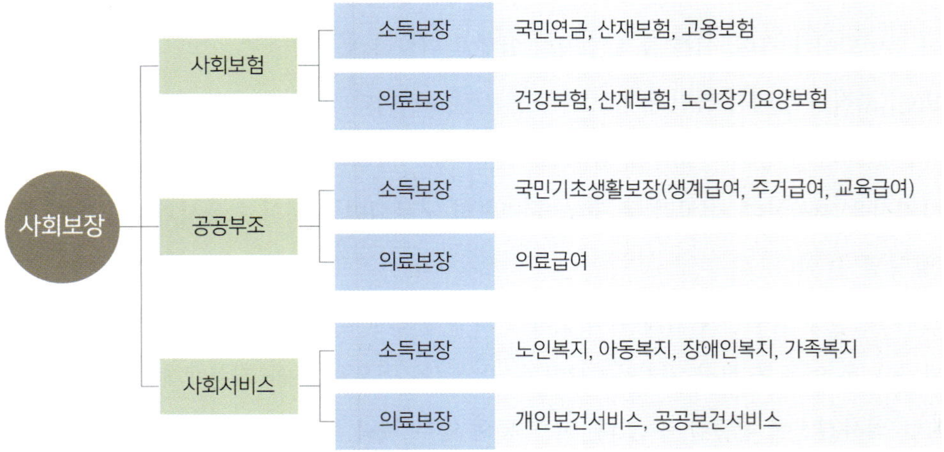

그림 3-6 사회보장제도

1) 사회보험

(1) 건강보험

건강보험national health insurance은 국민의 질병·부상에 대한 예방·진단·치료·재활과 출산·사망 및 건강 증진에 대하여 보험급여를 실시함으로써 국민보건을 향상시키고 사회보장을 증진함을 목적으로 하고 있다.

1977년 500인 이상 사업장 적용을 시작으로 1989년 7월 전 국민에게 확대·시행되었으며, 2000년 7월 국민의료보험관리공단과 전국의 139개 직장의료보험조합이 통합하여 국민건강보험공단으로 변경하여 공무원 및 사립학교 교직원 의료보험과 지역·직장 의료보험을 통합하여 건강보험시대가 열리게 되었다.

행위별수가제fee-for-service는 의료기관이 제공하는 각 의료 행위에 대해 비용을 책정하여 지불하는 수가제로, 의료 자율성을 보장하고 서비스의 투명성을 제공하지만 과잉진료로 인한 의료비 부담 증가의 위험이 있다. 포괄수가제diagnosis related group, DRG는 특정 질병군에 대한 입원 진료 시 사전에 정해진 금액을 지급하는 제도로, 과잉진료와 의료비용을 줄이는 효과가 있으나, 중증 환자의 적정 치료 제공이 어려울 수 있다표 3-2.

표 3-2 의료 수가제도

제도	설명	장점	단점
행위별수가제	• 의료기관이 제공하는 각각의 의료행위에 대해 비용을 산정하여 지불하는 방식 • 의료서비스의 투명성을 높이나, 과잉진료의 위험이 있음	의료행위별 세부 비용 산정으로 서비스 투명성 확보	과잉진료 및 의료비 부담 증가 가능성
포괄수가제	• 특정 질병에 대해 입원 시 사전에 정해진 금액을 기준으로 의료비를 지급하는 제도 • 과잉진료를 줄이고 의료비를 절감하나, 중증 환자의 적정 치료가 어려울 수 있음	과잉진료 및 의료비 절감, 병상 운영 효율성 증가	중증 환자의 적정 치료 제공 어려움, 의료기관의 손해 가능성

제3자 지불제third-party payment는 국민건강보험을 포함한 공적 건강보험 시스템에서 사용되는 제도로, 환자의 의료 접근성을 높이고 경제적 부담을 감소시키지만, 의료기관의 과잉진료 가능성으로 인해 엄격한 진료비 심사가 필요하다.

직접지불제direct payment system는 환자가 의료 서비스를 이용한 뒤 직접적으로 비용을 지불하고, 이후 보험회사나 공적 보험기관에 청구하여 환급을 받는 시스템이다. 이 제도는 환자에게 의료 비용의 실제적인 부담을 전달하여 의료 이용에 대한 인식을 높이지만, 경제적 여건이 열악한 환자에게는 큰 부담이 될 수 있다. 또한, 필요 이상의 의료 서비스 이용을 억제할 수 있는 장점이 있지만, 필요한 의료를 제때 받지 못하는 문제도 발생할 수 있다.

(2) 국민연금

국민연금pension 제도는 근로자가 노후에 정기적인 소득을 받을 수 있도록 하는 제도이며, 근로자와 자영업자, 공무원 등이 일정 비율의 급여를 납부하고 노후에 연금을 받을 수 있도록 한다. 또한 만약 사망 시에는 가족에게 유족연금을 지원한다.

이 제도는 1988년 1월에 도입되었다. 10인 이상 사업장 근로자를 대상으로 처음 시행되었으며, 1995년 농어촌 지역, 1999년 도시 지역 주민에게 확대되었다. 대표적으로 국민연금, 사회보험 연금 등이 있다.

노령연금과 기초연금의 차이

노령연금

노령연금은 국민연금제도의 일부로, 국민연금에 가입하고 일정 기간 보험료를 납부한 사람들이 일정 연령(현재는 62세 이상)에 도달했을 때 받을 수 있는 연금이다. 이 연금은 가입자의 납부 기간과 납부 금액에 따라 연금액이 결정된다. 국민연금은 소득이 있는 근로자가 의무적으로 가입해야 하는 제도이며, 자영업자나 프리랜서 등도 선택적으로 가입할 수 있다.

기초연금

기초연금은 소득 수준이 낮은 노인을 대상으로 하는 사회보장제도로, 65세 이상의 노인 중에서 소득 인정액이 하위 70% 이하인 사람들에게 지급된다. 기초연금은 노인의 기초적인 생활을 보장하기 위해 도입되었으며, 소득과 재산을 기준으로 수령액이 결정되지만, 국민연금과는 달리 과거의 보험료 납부 여부는 고려되지 않는다.

차이점

- 가입 요건: 노령연금은 국민연금 가입자 대상, 기초연금은 모든 65세 이상 노인 중 소득 하위 70% 대상
- 결정 요소: 노령연금은 납부 기간과 금액에 따라 연금액이 결정, 기초연금은 소득과 재산 수준에 따라 결정
- 목적: 노령연금은 노후 소득 보장, 기초연금은 노인 빈곤 예방 및 최소한의 생활 보장

(3) 고용보험

고용보험unemployment insurance은 일시적으로 실업한 근로자에게 일정한 금액의 지원을 제공하여 경제적 어려움을 완화한다. 이 제도는 1995년 7월 1일부터 상시근로자 30인 이상 사업장에서 시작되어 1998년 1월 1일부터 상시근로자 10인 이상 사업장, 3월 1일부터 상시근로자 5인 이상 사업장으로 확대 실시되었다.

고용보험의 주요 사업과 지원 내용

구분	사업내용
실업급여	• 실직자의 생계보장을 위한 구직급여 지원 • 재취업 촉진을 위한 각종 수당 제공
고용안정사업	• 기업의 고용창출과 유지 지원 • 근로자의 원활한 노동이동 지원
직업능력개발사업	• 사업주의 근로자훈련 지원 • 근로자의 직업능력향상 지원

이러한 사업들은 상호 연계되어 실업 예방, 고용 촉진, 직업능력 향상이라는 고용보험의 목적을 달성하는 데 기여하고 있음

(4) 산재보험

산재보험은 근로자의 업무상 재해에 대한 보상을 제공하는 국가 운영 제도로 1964년부터 시행되었으며, 1995년 6월까지 노동청, 노동부에서 직접 운영하다가 1995년 7월 1일부터 근로복지공단으로 업무가 이관되어 운영하고 있다. 이 제도는 사업주가 납부한 보험료로 기금을 조성하며, 이를 통해 치료비, 휴업급여, 장해급여 등을 보장한다. 이 제도는 근로자와 그 가족의 생활 안정, 재활 및 사회복귀를 지원하는 중요한 사회보장제도로 기능한다.

(5) 노인장기요양보험

노인장기요양보험은 2008년 7월에 도입된 사회보험으로, 고령이나 노인성 질병으로 인해 일상생활이 어려운 노인에게 신체활동 및 가사활동 지원 서비스를 제공하는 제도이다.

국민건강보험공단이 운영을 담당하며, 재가급여(방문요양, 방문목욕 등)와 시설급여(노인요양시설 이용)로 나뉘어 급여가 제공된다. 재원은 장기요양보험료, 국가 및 지방자치단체의 부담금, 본인부담금으로 구성되며, 노인의 돌봄 부담을 가족에서 사회로 전환하여 노인의 삶의 질 향상을 목표로 한다. 이 제도는 우리나라의 5대 사회보험 중 하나로, 사회적 돌봄을 강화하고 있지만 공공성 강화와 서비스 질 개선이 지속적으로 요구되고 있다.

4대 보험과 5대 보험의 차이

우리나라의 사회보험은 일반적으로 4대 보험 또는 5대 보험으로 구분되며, 두 용어는 사용되는 맥락에 따라 차이가 있다. 4대 보험은 법적으로 의무 가입 대상인 사회보험을 의미하고, 5대 보험은 노인장기요양보험을 포함하여 사회보장의 범위를 확대할 때 사용하는 용어이다.

4대 보험

4대 보험은 대한민국에서 모든 사업장 근로자가 의무적으로 가입해야 하는 법정 사회보험을 의미한다. 근로자를 고용한 모든 사업장은 반드시 가입해야 하며, 보험료는 근로자와 사업주가 공동으로 부담한다. 또한 4대 보험은 질병, 노후, 실업, 재해와 같은 사회적 위험에 대비하여 국민이 안정적인 삶을 영위할 수 있도록 보장한다.

5대 보험

5대 보험은 4대 보험에 노인장기요양보험을 추가한 개념으로, 노인 돌봄 서비스를 포함하여 사회보장의 범위를 확대하는 것을 의미한다. 노인장기요양보험은 고령화 사회에서 노인 돌봄을 사회적으로 해결하기 위한 제도로, 2008년부터 시행하였으며 가족의 돌봄 부담을 줄이고 노인의 삶의 질 향상을 목표로 한다.

4대 보험과 5대 보험의 비교

구분	4대 보험	5대 보험
보험 종류	국민건강보험, 국민연금, 고용보험, 산재보험	국민건강보험, 국민연금, 고용보험, 산재보험, 노인장기요양보험
법적 의무 여부	모든 사업장 근로자 의무 가입	노인장기요양보험은 국민건강보험 가입자 자동 가입
주요 목적	근로자와 국민의 질병, 노후, 실업, 재해에 대비	노인 돌봄 서비스를 포함하여 사회보장의 범위를 확대

2) 그 밖의 보장제도

(1) 장애인 보장

장애인 보장법disability benefits은 장애인을 위한 특별 지원 프로그램이 있어 장애인의 경제적 독립을 증진하고 의료 서비스를 지원한다.

(2) 주거보장

주택 가격 상승에 대비하여 주거 보조금 및 공공 주택 프로그램이 제공된다.

(3) 아동수당

우리나라에서는 아동수당child allowance 프로그램이 있어 모든 가정에서 일정 규모의 아동에게 지원금을 지급한다. 이는 가정의 경제적 부담을 줄이고 아동의 복지를 증진하기 위한 것이다.

정부의 출산 지원 혜택

출산수당(첫만남이용권)

- 첫째아: 200만 원
- 둘째아 이상: 300만 원
- 국민행복카드 바우처로 지급(유효기간 1년)
- 출생 후 1달 내 신청 가능(주민센터, 정부24, 복지로 홈페이지)

아동수당

- 대상: 국내에 거주하는 8세 미만(0~95개월) 대한민국 모든 아동
- 금액: 아동 1인당 매월 10만 원 지급
- 지급 방식: 매월 25일 현금으로 지급
- 조례로 정하는 경우 지역사랑상품권 지급 가능
- 소득에 상관없이 지급
- 국내에 거주하는 한국 국적 아동이면 지원 대상(부모가 외국인이어도 아동이 한국 국적이면 해당)

신청 방법

- 방문 신청: 수급 아동의 주소지 또는 거주지의 읍 · 면 · 동 행정복지센터
- 온라인 신청: 복지로 또는 정부24 웹사이트
- 출생일 포함 60일 이내 신청 시 출생월부터 소급 지급
- 출생신고 시 '행복출산 원스톱 서비스'를 신청하면 각종 출산 지원서비스를 한 번에 통합 신청되어 각종 혜택을 받을 수 있음

3) 공공부조

우리나라의 공공부조 제도는 저소득층 및 취약 계층을 대상으로 경제적, 사회적 지원을 제공하는 다양한 정책들을 포함하고 있다. 공공부조의 주요 목적은 기본적인 생활을 보장하고, 사회 통합을 촉진하는 것이다. 대표적인 공공부조 프로그램으로는 기초생활보장제도, 긴급복지지원제도, 장애인복지지원, 노인복지지원 등이 있다.

기초생활보장제도는 소득이 최저생계비 이하인 가구를 대상으로 생계비, 주거비, 의료비, 교육비 등을 지원하여 최소한의 생활을 보장하는 제도이다. 긴급복지지원제도는 갑작스러운 실직이나 질병 등으로 인해 긴급한 생활지원이 필요한 경우 한시적으로 지원하며, 장애인복지지원은 장애인의 사회참여와 자립을 돕기 위해 장애인연금, 일자리 지원 등 다양한 서비스를 제공한다. 또한, 노인복지지원은 고령화 사회에 대비하여 노인의 소득보장, 건강지원, 일자리 제공 등을 포함한 복지 서비스를 제공한다.

4) 사회서비스

(1) 장애 보상 및 보장

장애 보상 및 보장disability benefit 제도는 신체적, 정신적 장애가 있는 사람들에게 장애 보상금을 제공하여 생활을 지원한다.

(2) 육아휴직 및 유아교육 지원

육아휴직 및 유아교육 지원childcare and maternity leave은 출산 이후 부모에게 육아휴직과 유아교육에 대한 지원을 제공한다.

(3) 가족 지원

가족 지원family support은 가족을 양육하고 있는 부모 및 자녀에게 금전적 혜택을 제공하는 제도가 있다.

(4) 직업 훈련 및 교육

직업 훈련 및 교육vocational training and education은 실업자나 경제적으로 취약한 그룹에게 직업 훈련 및 교육을 제공하여 취업 기회를 향상시키는 제도가 있다.

사회보장제도는 각국의 경제적, 사회적 상황과 문화, 법적 환경에 따라 다양한 형태로 발전할 수 있다. 이러한 제도는 나라마다 그 형태와 수준이 다를 수 있지만, 그 주된 목적은 국민이나 시민의 복지와 안전을 지키고 경제적, 사회적 어려움을 줄이는 데 있다표 3-3.

표 3-3 국가별 사회보장제도

국가	보건의료제도	연금제도	실업급여	가족수당	장애급여
대한민국	국민건강보험을 통한 보편적 의료 제공	국민연금공단이 운영하는 공적 연금과 민간 연금 옵션	고용보험을 통해 실업 급여 지급	아동수당 및 출산수당 지급	장애연금 및 복지 서비스 제공
미국	민간 및 고용주 기반 보험, 메디케어 및 메디케이드 운영	소셜 시큐리티 시스템을 통해 급여세로 운영	실업보험을 통해 임시 재정 지원	아동세액공제 및 가족 지원 프로그램	사회보장장애보험 및 추가소득보조
독일	법정 건강보험을 통한 보편적 의료 제공	법정 연금 보험과 민간 연금 옵션 운영	사회보험 기여를 기반으로 실업급여 지급	아동수당 및 부모휴가 정책	사회보험을 통한 장애급여 지급
스웨덴	세금을 통해 운영되는 보편적 의료 제공	세금을 통해 운영되는 공적 연금제도	세금을 통해 운영되는 관대한 실업급여	관대한 아동 및 가족수당, 부모휴가 포함	세금을 통해 운영되는 관대한 장애급여
일본	공공 및 고용주 기반 보험을 통한 보편적 의료 제공	의무 가입 연금제도 운영	사회보험 기여를 기반으로 실업급여 지급	아동수당 및 부모휴가 정책	장애연금 및 복지 서비스 제공
영국	국가의료서비스(NHS)를 통한 보편적 의료 제공	국가 연금 시스템과 민간 연금 옵션 운영	구직수당 및 유니버설 크레딧 지급	아동수당 및 부모휴가 정책	장애수당 및 개인독립지급금 제공
프랑스	법정 건강보험을 통한 보편적 의료 제공	의무 가입 공적 연금제도 운영	사회보험 기여를 기반으로 실업급여 지급	아동수당 및 가족수당 제공	사회보험을 통한 장애급여 지급

사회안전망social safety net은 사회적인 어려움이나 위험 상황에 처한 개인과 가정을 보호하고 지원하는 체계를 나타낸다. 사회안전망은 정부 및 사회기관이 구성하며, 경제적 어려움, 실업, 노령, 장애, 질병, 사회적 배려 대상자 등 다양한 상황에 대비하여 사회적으로 취약한 사람들에게 혜택과 지원을 제공한다. 사회안전망은 사회적 평등과 안전망을 유지하고

빈곤과 불평등을 줄이는 데 중요한 역할을 한다. 사회안전망은 국가마다 구성과 범위가 다를 수 있으며, 사회적, 경제적 상황 및 우선순위에 따라 다양한 형태로 발전한다. 이를 통해 경제적 어려움과 사회적 취약성을 줄이고 국민 또는 시민의 안녕과 복지를 증진하는 데 기여한다.

표 3-4 국가별 행위별수가제와 포괄수가제 내용

국가	수가제도 유형	설명 및 특징
대한민국	행위별수가제 + 포괄수가제	행위별수가제가 중심이며 일부 질병군에 적용
미국	다양한 수가제 혼합	민간 보험사와 병원 간 협상을 통해 수가 결정, 다양한 수가제 혼합
일본	행위별수가제 + 포괄수가제	행위별수가제가 중심이며 일부 병원에서는 포괄수가제 적용
영국	포괄수가제	일차 의료에서는 환자 한 명당 정해진 금액을 지불하는방식을 사용해 7·정 의학 전문의(GP)에게 진료비를 지급하는 방식도 함께 운영
독일	행위별수가제 + 진료비 총액제	행위별수가제가 중심이며 연간 의료비 상한선 설정을 위한 총액계약제 도입
스웨덴	세금 기반	세금 기반으로 운영되어 별도의 수가제 없음, 대부분 무료로 진료 제공
프랑스	행위별수가제 + 총액계약제	행위별수가제가 중심이며 총 진료비 상한선을 설정하여 관리
캐나다	행위별수가제	주정부와 의사 간 협상을 통해 행위별 수가 결정
호주	행위별수가제	공공병원에서 행위별 수가제로 운영되며 일부 서비스는 무료 제공

생각해 보기

1. 우리나라의 중앙 보건 행정의 주요 구성 및 역할에 대해 설명해 보시오.

2. 우리나라의 4대 보험과 5대 보험에는 어떤 차이가 있는지 설명해 보시오.

3. 지방보건행정에서 보건소의 기능에 대해 설명해 보시오.

4. 우리나라의 사회보장제도 종류와 목적에 대해 설명해 보시오.

CHAPTER

4

식품위생

1. 식품위생의 개념과 범위 | 2. 식중독의 정의 및 분류 |
3. 세균 유래 식중독 | 4. 화학물질 유래 식중독 |
5. 자연독과 곰팡이 유래 식중독

학습목표

1. 식품위생을 정의하고 우리나라 식품위생 관련법을 설명할 수 있다.
2. 식품안전성 평가법을 설명할 수 있다.
3. 식중독 사고를 정의하고 원인물질에 따라 분류할 수 있다.
4. 식중독 사고 유형별로 그 원인과 예방법을 설명할 수 있다.

최근 이슈 쿼터파운드 햄버거 식중독 사고의 원인은 슬라이스 양파로 추정!

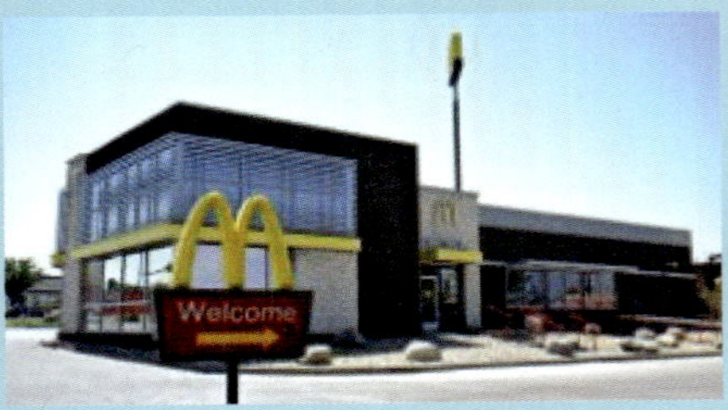

미국 맥도널드(McDonald)에서 판매하던 쿼터파운터(Quarter Pounder) 햄버거를 먹고 *E. coli* 식중독 증세를 보이는 사고가 발생하였다. 2024년 11월 13일 기준으로 14개 주에서 104명의 환자가 발생하였고 1명이 사망하였다. 미국 질병관리예방센터(Centers for Disease Control and Prevention)는 맥도널드의 쿼터파운터 햄버거에 대해 대중에게 식품위생 경보를 발령하였다. 맥도널드측은 쇠고기를 원료로 하는 패티에서는 *E. coli* 식중독 사고의 발생가능성이 매우 낮으며, 얇게 슬라이스한 양파(the silvered onion)에 의한 식중독 사고 가능성을 언급하였다. 미국 식품의약품안전처는 역학조사 및 추적정보를 근거하여 식중독 사고의 원인 재료는 쿼터파운드 햄버거에 포함된 얇게 슬라이스한 양파로 추정된다고 발표하였다. 이 재료는 테일러팜즈(Taylor Farms)에서 공급된 것인데, 판매된 슬라이스 양파의 일부 제품에서 소비기한이 경과된 것을 확인하였다. 한편 일부 역학조사에서는 쿼트파운드 햄버거를 만든 조리종사자의 건강상태를 지적하였는데 질병을 지닌 조리종사자가 식품을 조리할 경우, 조리종사자에 의한 세균감염이 가능하다고 지적하였다.

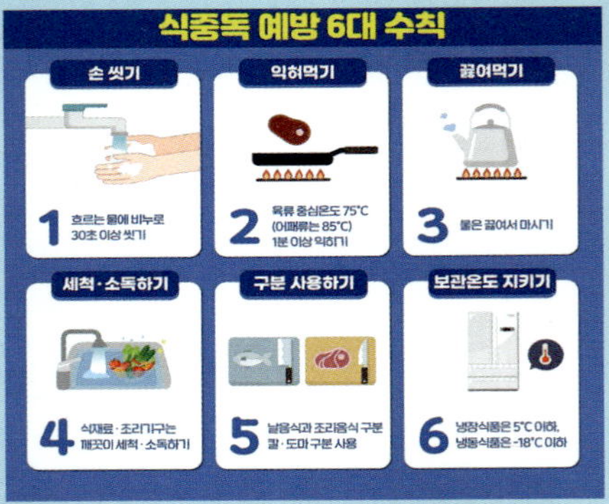

최근 우리나라 식품의약품안전처도 계속되는 지구온난화로 인해 세균성 식중독의 발생이 지난 5년간 증가하는 양상을 보이고 있음을 지적하였다. 2023년 기준으로 입원환자수에 근거하여 원인물질은 살모넬라, 병원성대장균, 클로스트리디움 퍼프린젠스, 노로바이러스 순으로 자주 발생하고 있으며, 원인이 밝혀지지 않은 사건도 전체에 10%에 달한다. 식품의약품안전처에서는 이들 세균성 식중독의 예방을 위하여 가정, 단체급식소, 음식점에서 식중독 예방 6대 원칙을 철저히 준수할 것을 당부하였다. 식중독 예방 6대 원칙은 흐르는 물에 30초 이상 손씻기, 물은 끓여 먹기, 충분한 가열조리, 식품 접촉 표면의 철저한 세척과 소독, 식기구는 용도별로 구분하여 사용하기, 식품의 안전한 보관관리를 포함한다.

자료: Washington State Department of Health (2024), 식품의약품안전처 (2023)

1. 식품위생의 개념과 범위

1) 식품위생의 개념

음식물 섭취는 삶의 기본권을 보장하는 1차적인 요소이다. 그러나 음식물을 잘못 섭취할 경우 건강에 위해를 줄 수 있다. 세계보건기구World Health Organization, WHO는 식품위생의 개념을 "식품의 재배, 수확, 생산, 제조, 가공으로부터 시작하여 운반, 저장, 판매 등의 유통단계를 거쳐 최종적으로 소비자가 섭취하기까지의 모든 단계에 걸쳐 식품에 요구되는 위생적인 안전성, 식품성분상의 완전무결성, 품질상의 건전성의 유지 및 향상을 확보하기 위하여 필요한 수단"이라고 정의한다. 우리나라 「식품위생법」 제2조제8항은 식품위생을 "식품, 첨가물, 기구 또는 용기를 대상으로 하는 음식에 관한 규정"으로 정의하고 그 범위를 "농축수산물의 생산, 수확, 저장, 제조, 가공, 수입, 유통, 판매, 조리, 섭취 등는 물론이고, 제품자체, 식품첨가물, 환경, 시설, 설비, 기계 기구, 용기, 포장, 종사자, 교육과 훈련을 광의적으로 포함한다"고 규정하였다.

위생상 문제가 되는 식품을 섭취하면 설사, 복통, 구토, 탈수증을 유발하고 심한 경우 사망에 이를 수 있다. 따라서 식품위생 차원에서 안전한 식품은 부패 또는 변질되지 않은 식품, 유독 또는 유해물질이 함유되지 않은 식품, 병원성 미생물에 오염되지 않은 식품, 불결한 것이나 이물이 포함되지 않은 식품, 기생충에 오염되지 않은 식품이라고 할 수 있다.

2) 식품위생 조직과 관계법

우리나라에 식품위생을 담당하는 행정 조직은 식품의약품안전처, 농림축산식품부, 해양수산부, 교육부, 환경부, 공정거래위원회 6개 부처이다. 이들 부서의 운영에 근거를 두는 식품위생 관계법은 「식품안전기본법」, 「식품위생법」, 「식품산업진흥법」, 「농수산물품질관리법」, 「학교급식법」, 「먹는물관리법」, 「소비자기본법」, 「제조물책임법」 등이다. 이들 법률에 근거하여 소관 부처별로 식품위생 행정을 전개한다표 4-1.

표 4-1 우리나라 식품위생 관련 조직 및 법률

법률	목적	담당부처
식품안전기본법	식품의 안전에 관한 국민의 권리·의무와 국가 및 지방자치단체의 책임을 명확히 하고, 식품안전정책의 수립·조정 등에 관한 기본적인 사항을 규정	식품의약품안전처
식품위생법	식품으로 인하여 생기는 위생상의 위해(危害)를 방지하고 식품영양의 질적 향상을 도모하며 식품에 관한 올바른 정보를 제공	
건강기능성식품에 관한 법률	건강기능식품의 안전성 확보 및 품질 향상과 건전한 유통·판매를 도모	
축산물위생관리법	축산물의 위생적인 관리와 그 품질의 향상을 도모하기 위하여 가축의 사육·도살·처리와 축산물의 가공·유통 및 검사에 필요한 사항을 정함	
어린이식생활안전관리특별법	어린이들이 올바른 식생활 습관을 갖도록 하기 위하여 안전하고 영양을 고루 갖춘 식품을 제공하는 데 필요한 사항을 규정	
식품산업진흥법	식품산업과 농업 간의 연계강화를 통하여 식품산업의 건전한 발전을 도모하고 식품산업의 경쟁력을 제고하여 다양하고 품질 좋은 식품을 안정적으로 공급	농림축산식품부, 해양수산부
농수산물 품질관리법	농수산물의 적절한 품질관리를 통하여 농수산물의 안전성을 확보하고 상품성을 향상하며 공정하고 투명한 거래를 유도	농림축산식품부, 해양수산부, 식품의약품안전처
학교급식법	학교급식 등에 관한 사항을 규정	교육부
먹는물관리법	먹는물의 수질과 위생을 합리적으로 관리	환경부
소비자기본법	소비자의 권익을 증진하기 위하여 소비자의 권리와 책무, 국가·지방자치단체 및 사업자의 책무, 소비자단체의 역할 및 자유시장경제에서 소비자와 사업자 사이의 관계를 규정함과 아울러 소비자정책의 종합적 추진을 위한 기본적인 사항을 규정	공정거래위원회
제조물책임법	제조물의 결함으로 발생한 손해에 대한 제조업자 등의 손해배상책임을 규정함	

자료: 국가법령센터 (2024)

3) 우리나라 식품위생제도

(1) 농산물우수관리제도

농산물의 안전성을 확보하고 농업환경을 보존하며 국제적으로 안전한 농산물 공급을 위하여 2006년부터 농산물우수관리제도good agricultural practices, GAP가 시행되었다. 농산물의 생산, 수확 후 관리 및 유통의 각 단계에서 작물이 재배되는 농경지 및 농업용수 등의 농업환경과 농산물에 잔류할 수 있는 농약, 중금속, 잔류성 유기오염물질 또는 유해 생물 등의 위해요소를 적절하게 관리하는 데 목적을 둔다. 현재 국내 GAP 농산물에서는 미생물 기준은 관리 대상으로 포함되어 있지 않다.

(2) 우수제조관리기준

우수제조관리기준good manufacturing practices, GMP은 의약품 및 식품 생산의 품질관리에 적용되는 개념이다. 제품의 안전성을 확보하기 위해 생산·공급에 필요한 시설, 설비, 재료, 공정 및 최종 제품에 적용되는 최소한의 요건이다. 국내 식품산업에서는 식품안전관리인증기준 적용을 위해 일반위생관리기준sanitation standard operating procedures, SSOP과 함께 선행요건 프로그램으로 활용되고 있다. 특히 건강기능식품 제조에 필수 기준으로 식품의약품안전처에서 관리하고 있다.

(3) 식품안전관리인증기준

식품안전관리인증기준hazard analysis and critical control point, HACCP은 식품의 원료, 제조, 가공 및 유통의 각 단계에서 발생할 수 있는 위해요소를 분석하고hazard analysis, 중요관리점critical control point을 파악하여 위해요소를 중점적으로 관리함으로써 안전한 식품을 생산하는 예방적 차원의 품질관리체계이다. 국내 축산물 제조·가공업, 집단급식소, 식품접객업 등의 식품 생산에 의무 또는 자율적으로 적용되고 있다그림 4-1.

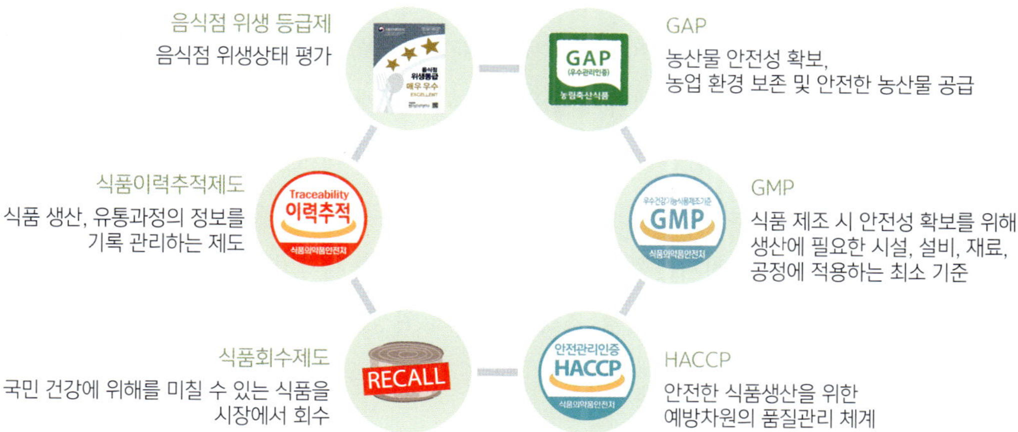

그림 4-1 식품위생행정 제도

(4) 식품회수제도

식품회수제도는 위해 식품을 시장에서 회수하여 소비자를 보호하기 위한 수단으로 1995년부터 「식품위생법」에 도입되었다. 판매를 목적으로 식품 등을 제조·가공·소분·수입 또는 판매한 영업자가 해당 식품이 「식품위생법」에 저촉되는 사실을 인지하게 된 경우 유통 중인 해당 식품을 회수해야 한다. 회수 방법은 자진회수와 강제회수로 구분된다. 자진회수는 해당 식품의 영업자가 자발적으로, 강제회수는 행정 당국의 명령에 의해 해당 식품의 영업자가 회수하는 제도이다.

(5) 식품이력추적관리제도

식품이력추적관리제도food traceability system는 식품, 사료, 동물 및 동물 관련 물질을 가공한 식품의 생산, 가공, 유통의 모든 단계에서 이력추적 정보를 기록·관리하여 소비자들에게 제공하는 제도이다. 바코드나 RFID radio frequency identification 태그를 이용하여 제품의 생산과정이나 이동에 관해 정보를 추적함으로써 소비자의 알 권리를 보장하고, 식품의 안전성 문제가 발생할 경우 신속하게 유통을 차단하고 회수를 조치할 수 있도록 관리하는 제도이다.

농산물

(6) 음식점 위생등급제

음식점 위생등급제는 음식점의 위생상태를 평가하여 우수한 업소에 대해 매우 우수, 우수, 좋음 3단계의 등급을 지정하고 공개하는 제도이다. 음식점의 위생수준을 향상시키고 식중독 예방은 물론 소비자의 선택권을 보장하기 위하여 2017년 5월부터 「식품위생법」 제47조의2에 근거하여 도입되었다. 식품의약품안전처는 한국식품안전관리인증원에 평가업무를 위탁 운영하고 있다. 평가내용은 객석, 조리장, 종사자 위생관리, 화장실 등의 위생 관련한 내용을 포함한다.

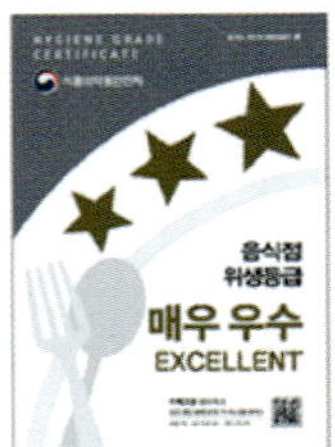

4) 식품안전성 평가

식품의 생산, 유통, 소비 중에 포함될 수 있는 혼입 물질은 생물학적, 화학적, 물리적 위해 물질로 분류된다. 이들 물질은 인체에 유해하지 않도록 안전성을 평가하고 허용범위를 설정하여 관리된다. 식품에 포함되는 의도적 식품첨가물은 식품의 품질 향상을 위하여 첨가하는 식품 성분이며, 비의도적 식품첨가물은 농약, 식중독균, 항생물질 등이다. 이러한 성분들이 식품에 얼마나 포함될 때 인체에 건강상의 위해를 일으키는지를 평가하기 위하여 식품안전성을 평가한다. 식품안전성 평가법에는 안전계수법, 정량적 위해평가가 있다그림 4-2.

(1) 안전계수법

안전계수법safety factor approach은 특정 오염물질에 대한 1일 섭취허용량과 최대잔류허용량을 결정한다. 동물실험을 통해 동물에게 어떠한 이상현상도 발현되지 않는 최대무작용량maximum no observed effect level, NOEL을 결정한다. 여기에 안전계수safety factor 100을 적용하여 1일 섭취허용량acceptable daily intake, ADI을 결정한다. 안전계수 100은 동물과 사람 사이에 종간의 차이 10배, 건강한 사람과 면역력이 약한 사람 간 차이 10배를 반영한 값이다. 여기에 사람의 몸무게를 곱하고 1일 평균소비량을 나눠서 식품 중에 최대잔류허용량maximum residue limit, MRL을 결정한다.

(2) 정량적 위해평가

정량적 위해평가는 통계적 개념을 적용하여 식품에 오염된 미생물적, 화학적 위해요소에 일정기간동안 노출되었 때 건강상 위험발생비율을 예측하는 과학적인 기법이다. 분석단계는 위해인자 확인, 노출평가, 용량반응평가, 위해도 결정 순으로 진행된다.

- 위험성 확인hazard identification: 사람에게 노출될 수 있는 미생물, 화학적 위험인자를 규명하고, 주요 원인 식품을 확인하는 단계이다. 위해성 평가 대상 병원체, 미생물 독소, 화학적 물질의 특성을 정성적으로 기술한다. 위험 인자 관련 정보는 논문, 자료, 전문가 의견을 참조하여 작성하며, 식중독 발생자 수, 발생 건수를 작성한다. 임상의학, 역학, 실험동물학 등의 자료를 참조할 수 있다.
- 위험성 결정hazard characterization: 위험성 결정은 개별 또는 집단에 노출된 미생물 또는

화학물질의 용량, 이에 의해 건강 이상 현상과 그 발생 확률에 관한 자료를 수집하고 정리한다. 노출평가와 용량-반응 평가를 종합하여 중대한 위험에 대한 특정 노출 위해를 설명한다.

- 노출평가exposure assessment: 위험 미생물, 화학물질에 노출되는 경로, 빈도, 지속기간과 노출 정도를 평가한다. 노출 경로, 노출되는 상황에 관한 정보를 수집하고, 오염 식품, 미생물의 생장과 사멸, 대상 식품에 대한 소비자의 섭취량, 섭취수준 등을 고려한다. 노출평가에 관한 자료가 부족할 경우 노출평가시 가설을 설정하고 가정 하에서 발성할 불확실성을 제시해야 한다. 생산과 소비farm-to-table 과정에 오염미생물의 노출평가를 위하여 오염식품의 미생물 수, 인체 감염률, 확산 기간, 병원성 미생물 배출 속도, 머개체 등을 포함한다.
- 위해도 결정risk characterization: 건강상 영향, 인체노출허용량, 노출량에 근거하여 사람에게 미칠 수 있는 위해의 정도와 발생 가능성의 추정치를 예측한다. 특히 미생물의 정량적 위해평가는 미생물 생육 예측모델 결과값, 용량반응모델 결과값을 활용하여 인간이 해당 미생물에 노출될 경우 위해 영향의 발생 가능성을 확률적 추정치로 제시한다.

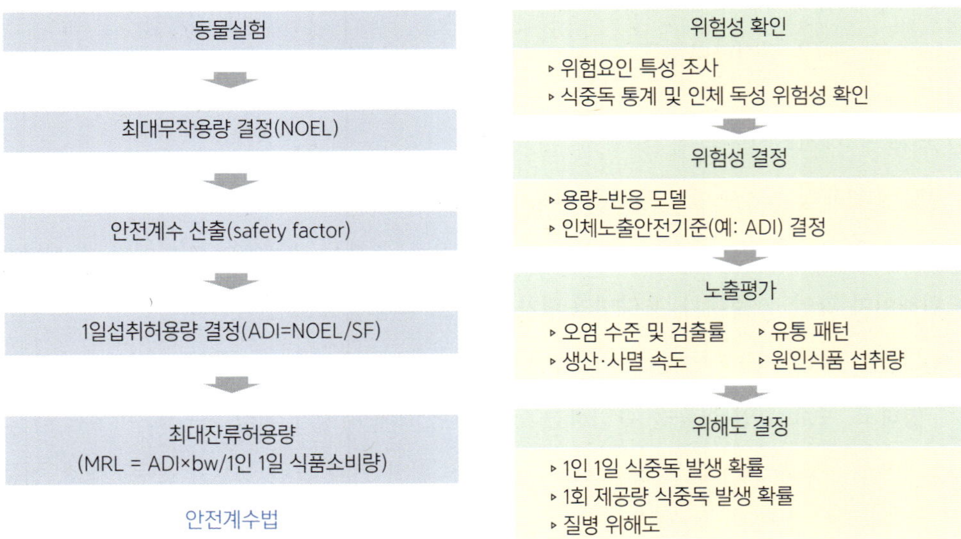

안전계수법

동물실험과 안전계수를 사용하여
허용한계를 설정

정량적 위해평가

그림 4-2 식품안전성 평가

2. 식중독의 정의 및 분류

우리나라 「식품위생법」 제2조제10호에 따르면, 식중독은 "식품 섭취로 인하여 인체에 유해한 미생물 또는 유독물질에 의하여 발생하였거나 발생할 것으로 판단되는 감염형 또는 독소형 질환"으로 정의된다. 즉 세균, 바이러스, 화학물질, 자연독소 등이 식품에 혼입되어 식품과 식품첨가물, 기구, 용기 포장에 의해 나타나는 급성 만성의 장애를 의미한다. WHO는 집단식중독을 "역학조사 결과 식품 또는 물이 질병의 원인으로 확인된 경우로서 동일한 식품이나 동일한 공급원의 물을 섭취한 후 2인 이상의 사람이 유사한 질병을 경험한 사건"으로 정의하였다.

식중독 유발 원인물질에 따라서 식중독은 그림 4-3과 같이 분류된다.

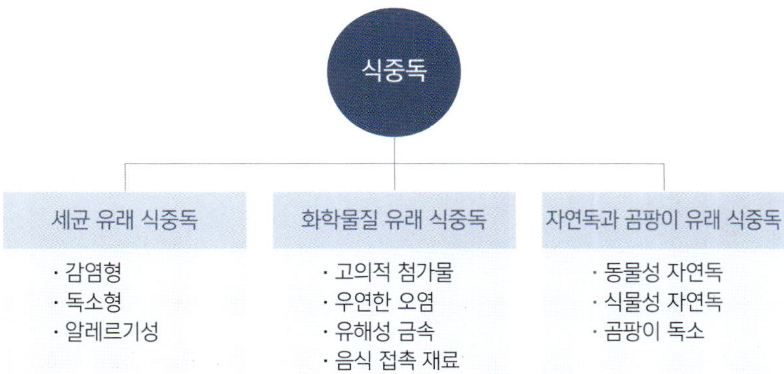

그림 4-3 식중독의 분류

세균의 생육단계와 생육인자

세균은 식품에 오염되면 이분열에 의해 빠른 속도로 증식한다. 세균의 생육은 유도기, 대수기, 정체기, 사멸기 단계로 진행된다. 유도기는 세포 증식을 위해 환경에 적응하는 시기이며, 세균의 수는 변화 없이 크기만 커진다. 대수기는 세포의 증식이 왕성하게 일어나 세포수가 대수적으로 증가하는 시기이다. 정체기는 성장하는 균수와 사멸하는 균수가 같아져 균수의 증가 없이 정점에 있는 단계이다. 사멸기는 세균의 증식보다 사멸속도가 더 빠르게 일어나 세균수가 감소되고, 영양성분 고갈과 미생물 부산물에 의해서 생육이 저해되는 시기이다.

세균 생육을 위한 6가지 요소

구분	세부내용
Food 식품	식품 중의 탄수화물, 단백질은 세균의 증식에 필요한 영양분으로 작용한다. 쇠고기, 닭고기, 달걀, 생선, 돼지고기, 조개 또는 유제품과 같은 동물성 단백질은 세균 증식을 촉진시킨다. 미생물 증식 억제를 위하여 시간과 온도관리가 필요한 식품을 TCS foods(Time-temperature control for safety)라고 한다. TCS foods에는 우유 또는 유제품, 난류 및 난류 제품, 육류, 가금류, 생선, 패류, 갑각류, 두부 또는 대두 단백식품, 조리한 식물성 식품(예 : 익힌 콩, 찐 감자, 나물류 등)가 포함되며, 날로 먹는 싹(예: 새싹채소, 무순), 전처리된 과일 및 채소, 반조리 가공상태의 재료(예: 햄버거 패티)가 포함된다.
Acidity 산도	세균 생육의 최적인 pH는 6.5~7.2, 최저 생육 pH는 4.0~4.5이다. 따라서 pH 4.5 이상의 식품에서 대부분의 미생물이 성장 가능하다.
Time 시간	세균의 성장을 위해서는 일정 시간이 요구된다.
Temperature 온도	온도는 미생물 생육에 가장 중요한 요소이다. 생육에 필요한 온도는 최저온도, 최적온도, 최고온도로 구분되며, 세포의 증식속도, 효소반응, 대사산물의 생성, 세포의 화학 조성을 결정한다. 대부분의 세균은 위험온도범주대인 5-57℃에 성장하며, 최적 증식 온도는 14~40℃이다. 세균은 생육 온도 범위에 따라 호냉균(psychrophiles), 저온균(psychrotrophs), 중온균(mesophiles), 고온균(thermophiles)으로 구분된다. 일반적으로 육류에 있는 세균은 75℃에서 1분 이상 가열, 어패류는 85℃에서 1분 이상 가열하면 사멸된다.
Oxygen 산소	세균은 성장하는 데 필요한 산소요구도에 따라 호기성(aerobes), 혐기성(anaerobes), 통성혐기성(facultative anaerobes)으로 분류된다. 호기성 세균은 산소가 있어야 생육이 가능하고, 통성혐기성 세균은 산소가 없어도 자랄 수 있으나 산소가 있으면 더 잘 자라며, 혐기성 세균은 산소가 없어야 잘 자란다.
Moisture 수분	식품 중 수분은 미생물 세포 내에서 일어나는 생화학 반응에 관여한다. 수분 중 자유수는 미생물의 생육과 대사활동에 이용될 수 있지만, 결합수 형태는 이용되지 못한다. 따라서 자유수의 함량을 낮추면 미생물 증식을 억제할 수 있다. 성장을 위한 수분활성도(aw)는 세균 0.90 이상, 효모 0.85 이상, 곰팡이 0.80 이상이 필요하다.

자료: National Restaurant Association (2017)

식중독 예측지도

식중독 위험도는 국민건강보험공단이 보유한 국민건강정보DB, 기상청의 지상기상관측정보, 한국환경공단의 대기오염통계정보 취합 · 분석을 통해 지역별로 식중독에 대한 발병가능성 및 유행정도를 예측하여 관심, 주의, 경고, 위험 4단계로 알려주는 척도이다.

식중독 예측지도 홈페이지에서는 예측된 질병 발생 건수를 과거 2년 평균 질병 발생 건수와 비교하여 평균에서 벗어나 있는 정도를 기준으로 해당 값의 분포에 따라 위험도를 관심, 주의, 경고, 위험으로 결정하여 알려준다. 또한 지상기상관측 정보, 식중독 주의 정보, 관련 식품, 이달의 식중독 예방 요령을 상세하게 제공한다.

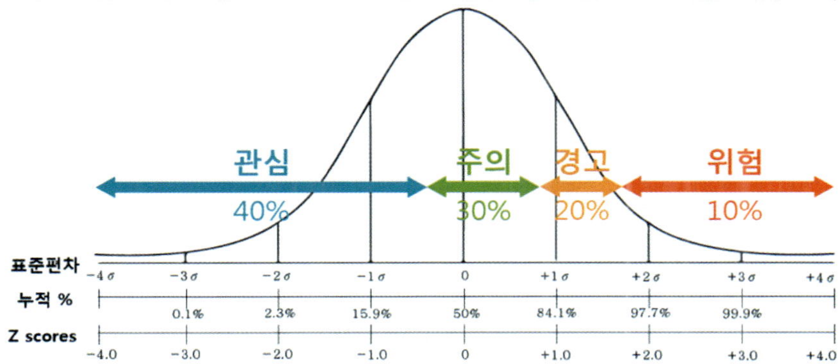

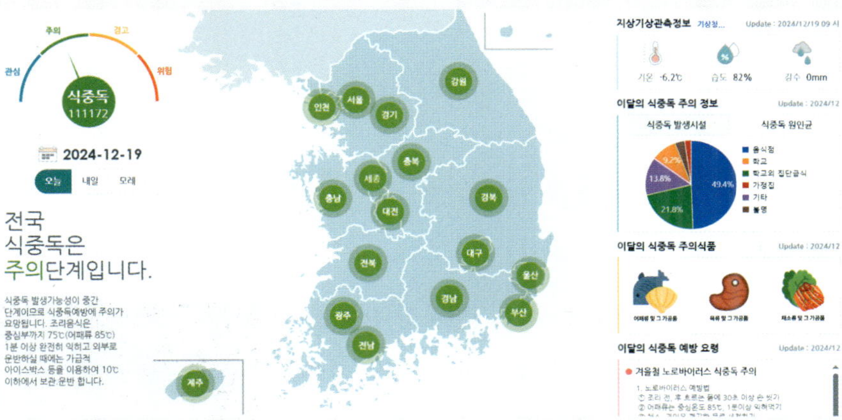

자료: 식품의약품안전처 (2024)

겨울철 노로바이러스 식중독 주의하세요

최근 5년간('18~'22년, 잠정) 우리나라에서 발생한 노로바이러스 식중독은 총 245건이다. 이 중에서 겨울철인 12월부터 이듬해 2월까지 발생한 식중독 건수는 102건으로 전체의 약 42%를 차지한다.

노로바이러스는 10~100개 입자에서도 구토, 설사 등 급성위장염 증세를 일으킨다. 증세는 경미하나, 전염성이 강하여 주의를 요한다. 특히 유아, 노인 등과 같이 면역력이 약한 사람들에게 피해가 상당하다. 노로바이러스는 영하 20℃에서도 생존이 가능하다. 감염경로는 오염된 물이나 음식물의 섭취, 감염자와 접촉, 감염자가 분비한 분변 및 구토물에 의한 접촉, 감염된 조리종사자에 의한 조리 등이다. 노로바이러스 식중독을 예방하기 위해서는 손씻기를 생활화하고, 물은 끓여 먹고, 음식물은 85℃ 이상으로 충분히 조리하고, 채소와 과일과 같이 생으로 섭취하는 식품은 세척 후 소독을 권장한다. 구토, 설사 증세를 보이는 사람은 조리에 참여하지 않도록 하며, 증상이 회복된 후 2~3일간은 조리에서 배제하는 것이 바람직하다.

자료: 식품의약품안전처 (2023)

3. 세균 유래 식중독

세균성 식중독은 감염형, 독소형, 알레르기성으로 구분된다. 세균성 식중독은 세균 자체의 증식에 의해 식중독이 유발되며, 독소형 식중독은 세균이 증식하여 생성한 독소에 의해서 식중독이 유발된다.

1) 감염형 식중독

(1) 살모넬라 식중독

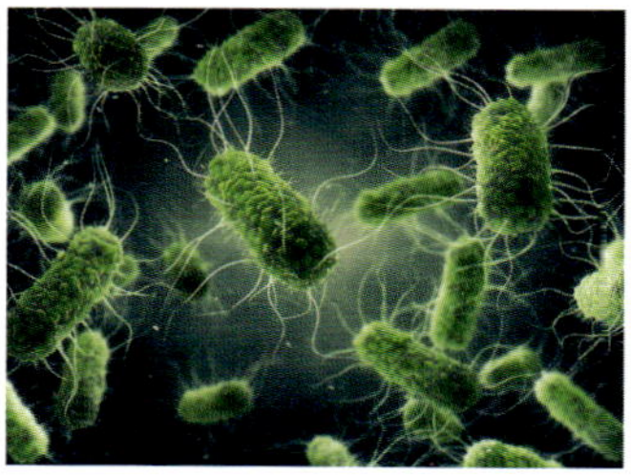

- 원인균 특성: 살모넬라*Salmonella*는 그람음성 간균이며, 편모가 있어 운동성이 있고 통성혐기성균이다. 최적온도 37℃, 10℃ 이하에서 잘 자라지 못하며, 60℃에서 20분간 가열하면 쉽게 파괴된다.
- 원인식품: 계란 껍질, 식육제품, 어패류, 우유 및 유제품이다. 오염된 육류나 가금류를 불충분하게 가열하여 섭취한 경우 또는 동물의 분변

에 오염된 식품(예: 난류)을 다루는 사람에 의해서 조리한 식품에 교차오염되는 경우에 발생한다. 최근에는 다진 양파, 쿠키 반죽에서도 살모넬라균이 발견되었다.

- 감염경로: 분변에 의해 쉽게 오염되며, 감염 경로는 쥐, 파리, 바퀴벌레 또는 불결한 환경에서 조리 등이다.
- 주요 증세: 잠복기는 12~36시간이다. 두드러진 증세는 발열이며, 설사와 복통을 동반한다.

(2) 병원성 대장균 식중독

- 원인균 특성: 장내에 상주하는 대장균*Escherichia coli* 중에 사람에게 병원성이 있는 것을 병원성 대장균이라고 한다. 그람음성, 간균, 운동성이 있고, 포자는 형성하지 않는다. 최근에는 감염형 이외에 독소를 생성하는 병원성 대장균도 확인되었다. 병원성 대장균은 장병원성대장균enteropathogenic *E. coli*, EPEC, 장출혈성대장균enterohemorrhagic *E. coli*, EHEC, 장독소성대장균enterotoxigenic *E. coli*, ETEC, 장침입성대장균enteroinvasive *E. coli*, EIEC으로 구분된다. 병원성 대장균 O157:H7은 장출혈성대장균의 일종이다.
- 원인식품: 분변에 오염된 육류, 또는 분변에 오염된 토양에서 자란 채소류가 원인식품이다. 날고기, 냉동 패티의 불충분한 가열조리, 불충분하게 살균된 우유 또는 분변에 오염된 지하수 음용에 의해 발생된다.
- 감염경로: 동물의 장내에 존재하나 가축의 분뇨, 퇴비 등에 의해 채소가 오염되거나, 가축의 도축과정에 근육에 이행될 수 있다. 음식을 다루는 조리종사자의 손을 통해 교차오염이 발생되어 식품에 오염된다.
- 주요 증세: 장출혈성대장균인 EHEC의 잠복기는 2~6일이며 수양성 설사와 심하면 혈변, 용혈성요독증후군의 합병증을 유발하고 발열은 거의 없다.

(3) 장염 비브리오 식중독

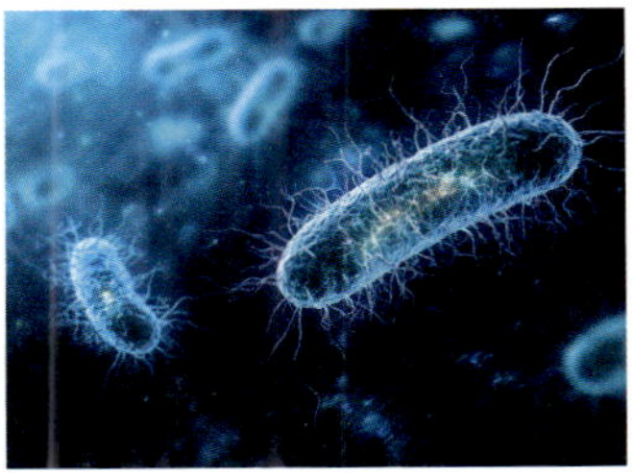

- 원인균 특성: *Vibrio parahaemolyticus*는 2~4% 식염 농도에서 잘 자라며, 그람음성, 무포자 간균이며, 편모가 있는 통성혐기성균이다. 최적온도는 35~37℃, 열

에 약해 60℃에서 10분간 가열하면 사멸된다.

- 원인식품: 바다에서 나는 어패류가 주요 원인이며, 이 재료로 만든 회, 초밥이 원인식품이다.
- 감염경로: 해산물에 오염된 칼, 도마, 사람의 손을 통해 오염된다.
- 주요 증세: 잠복기는 4~30시간이며 통상 12시간이다. 주요 증상은 심한 복통과 설사, 구토, 발열이다. 설사와 혈변을 동반한다.

(4) 바실러스 세레우스 식중독

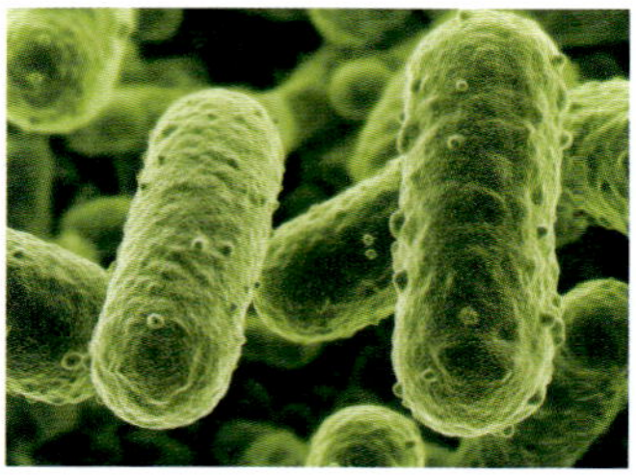

- 원인균 특성: *Bacillus cereus*균은 전분분해작용, 단백소화작용이 있으며, 아포를 형성하는 통성혐기성균이다. 아포는 내열성이 강해 135℃로 4시간 가열하여도 사멸되지 않으며, 균체외독소enterotoxin을 생성하기도 한다. 감염형과 독소형 2가지 형태의 식중독을 일으킨다. 설사형 식중독은 *B. cereus*균 자체의 증식에 의한 감염형 식중독이며, 구토형 식중독은 *B. cereus*균이 생성한 세레울라이드cereulide 독소에 의한 독소형 식중독으로 구분된다.
- 원인식품: 토양, 하수 등 자연계에 널리 분포하고 특히 쌀과 같은 전분성 식품에서 많이 검출된다. 설사형 식중독의 원인식품은 육류나 채소의 스프, 바닐라 소스, 푸딩 등이며 구토형은 쌀밥이나 볶음밥이다.
- 감염경로: 토양세균의 일종으로 자연에 널리 존재하며, 흙 묻은 채소류에서 주로 오염된다.
- 주요 증세: 증상에 따라 설사형과 구토형으로 나뉜다. 설사형의 경우 잠복기가 6-24시간으로 수양성 설사와 복통을 동반하며 일부 발열 증세를 보인다. *Welchii*균에 의한 식중독과 유사한 증세를 보인다. 구토형은 잠복기가 1~6시간으로 짧고, 주요 증상은 구토이며, 포도알균 식중독과 유사한 증세를 보인다.

(5) 장구균 식중독

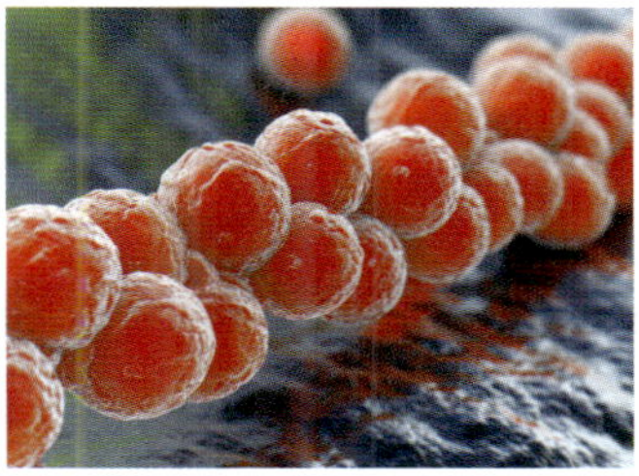

- 원인균 특성: 장구균은 사람과 동물의 장관내 상재하며, 장관내에서 정상적인 생리작용에 관여한다. *Streptococcus faecalis*와 *Streptococcus faecium*의 2종이 있는데 *Streptococcus faecalis*만이 식중독을 일으킨다. 이 균은 열저항성이 있어서 60℃ 30분간 가열해도 잘 견딘다. 대장균보다 냉동에 대한 저항성이 높으므로 이 균은 냉동식품에 대한 분변오염 지표균으로 이용된다.
- 원인식품: 이 균에 오염되어 균이 증식된 모든 식품 특히, 치즈, 소시지, 고로케, 코코넛 크림, 파이, 분유, 두부 가공품 등이 지금까지 보고된 원인식품이다.
- 감염경로: 사람이나 동물의 장관내 상재균이므로 분변에 의해서 식품에 2차 오염된 경우에 식중독이 발생된다.
- 주요 증세: 잠복기는 평균 5~10시간이며, 주증상은 메스꺼움, 구토, 설사, 복통의 급성 위장염 증상으로 포도상구균 식중독과 아주 유사하다. 1~2일이면 완전히 치유되며 식중독 사고로 사망한 사례는 없다.

(6) 여시니아 엔테로콜리티카 식중독

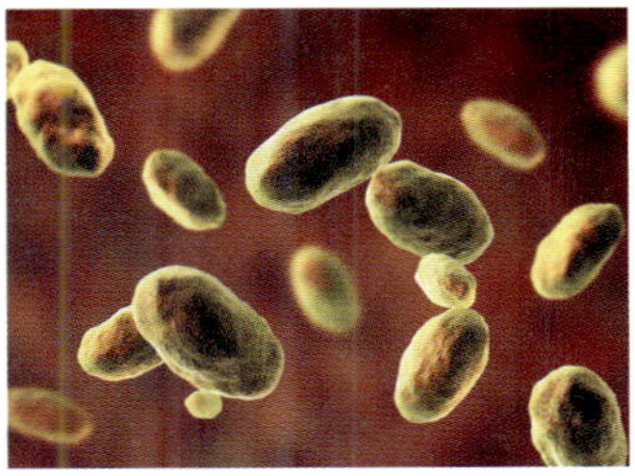

- 원인균 특성: *Yersinia enterocolitica*는 호냉균이며 0~5℃에서도 느리지만 증식하며, 저온생존성이 강한 균이다. 그람음성이며, 유당을 분해하지 않으며 호기성 간균이다. 최적 발육온도는 30℃ 전후로 다른 균에 비해 낮다.
- 원인식품: 냉장 유통되는 식품(예:우유, 치즈)에서 자주 발견되며, 특히 바로 섭취할 수 있는 냉장편의식품, 냉장가공품이 주요 원인식품이다.
- 감염경로: 오염된 소와 돼지의 섭취, 또는 애완동물이나 쥐 등의 위생생물에 전파를 통해 발생된다.
- 주요 증세: 잠복기는 1~10일이며 통상 2~5일이다. 특히 1~4세 유아에게 자주 발생된다. 복통과 설사가 주 증세이며, 가끔 심한 복통을 동반한다.

2) 독소형 식중독

(1) 포도알균 식중독

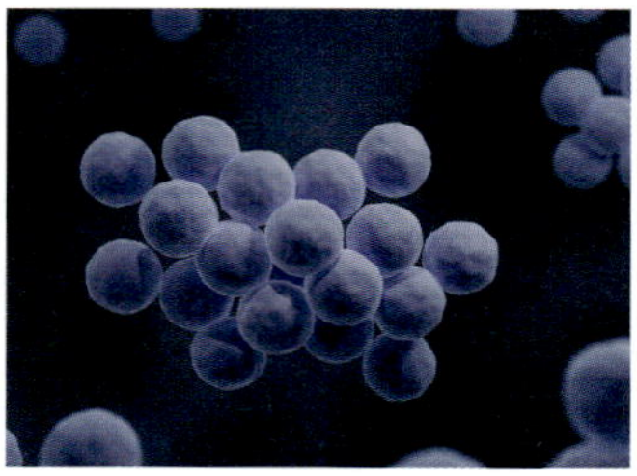

- 원인균 특성: 일명 포도상구균에 의한 식중독이라고 불리며, 원인균은 *Staphylococcus aureus*이다. 포도송이 모양의 구균으로 아포를 형성하지 않으며 그람양성, 통성혐기성균이다. 34~37℃에서 잘 자라고, 60℃에서 30~60분간 가열하면 쉽게 사멸된다. 그러나 균에서 의해 생성된 독소는 100℃에서 30분간 가열해도 파괴되지 않는다.
- 원인식품: 조리공정이 복잡하고 사람의 손과 접촉이 많은 식품(예:김밥, 샌드위치)이다.
- 감염경로: 사람의 손 상처, 비강에 존재하며 손에 상처 있는 사람이 식품을 조리할 경우 식품에 오염된다.
- 주요 증세: 잠복기는 1~6시간이고 심한 구토와 설사를 동반한다. 기내식을 섭취한 360명 승객 중 196명이 메스꺼움, 구토, 복통, 설사를 보인 식중독 사례에서 원인식품은 포도알균에 오염된 햄오믈렛이었으며, 음식생산과정에 햄을 취급했던 조리원 손에서도 포도알균이 검출되었다.

(2) 클로스트리디움 퍼프린젠스 식중독

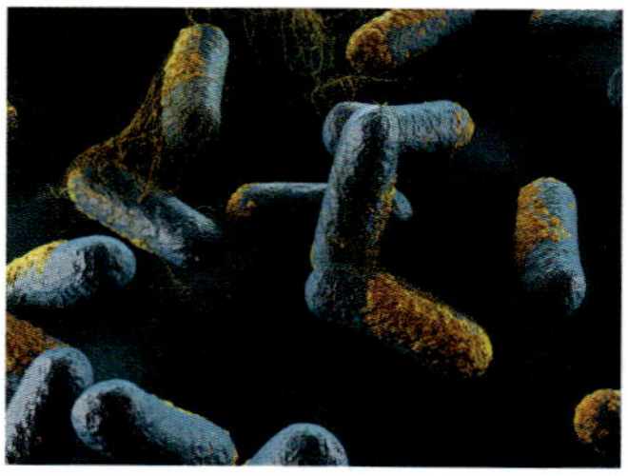

- 원인균 특성: *Clostridium perfringens* 또는 일명 웰치균 식중독이라고 한다. 이 균은 열에 강한 포자를 형성하는 혐기성균으로 사람이나 동물 장관에 상주한다. A형과 F형이 독성균이며, 아포는 내열성이 강해서 100℃로 4시간 가열하여도 사멸되지 않는다. 특히 혐기성 상태에서만 발육하기 때문에 대량조리하는 단체급식소에서 다량의 식품을 실온에서 오랫동안 보관할 경우 발생하기 쉽다.
- 원인식품: 조류, 육류 및 그 가공품, 식물성의 단백질 식품이며, 특히 가열조리 후 실온에 오랜 시간 방치한 단백질 식품이 주요 원인식품이다.

- 감염경로: 보균자, 가축, 위생생물(쥐, 바퀴벌레, 곤충류) 또는 식품취급자의 분변에 의해서 오염된 식품, 조리실 등의 하수, 오물 등에 의해서 식품에 오염된다.
- 주요 증세: 내열성 A균형 식중독의 잠복기는 8~24시간, 평균 12시간이다. 주요 증상은 복통과 수양성 설사이며, 대개는 경증으로 1~2일 후에 회복된다. F형 의한 식중독의 잠복기는 2~3시간이며, 메스꺼움, 구토, 격심한 하부 복통, 점혈변이 섞인 설사를 하며, 치사율은 40% 정도로 높다.
- 예방법: 분변, 토양으로부터의 식품오염을 방지한다. 식품은 조리한 후 바로 섭취하며, 보관할 경우에는 급속 냉각하여 냉장한다. 냉장보관했던 조리식품은 먹기 직전에 충분히 재가열하여 섭취한다.

(3) 클로스트리디움 보튤리늄 식중독

- 원인균 특성: *Clostridium botulinum*은 그람양성의 단간균으로 산소가 없어야 잘 자라는 혐기성균이다. 포자를 형성하여 열에 강한 특성을 지닌다. 균이 자라 보튤리늄 독소를 형성한 경우, 이 독소는 신경독소로 작용하여 근육을 마비시킨다.

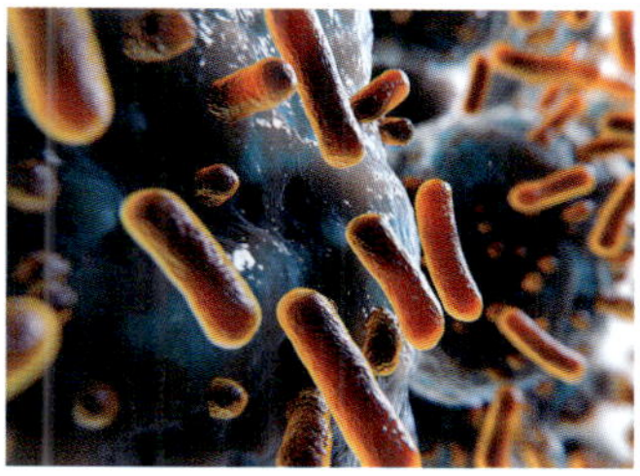

- 원인식품: 병조림, 통조림과 같이 산소가 공급되지 않는 상태로 보관되는 식품이다.
- 감염경로: 균에 오염된 식품을 불충분하게 조리한 상태로 통조림, 병조림을 만들어 보관할 경우 보튤리늄 독소가 생성된다.
- 주요 증세: 잠복기는 12~36시간으로 구토, 설사, 복부경련, 근무기력증, 호흡곤란 증세를 보인다.
- 예방법: 통조림, 병조림 식품은 충분히 가열조리해야 하며, 보관과정에 용기가 부풀어 오르거나 소비기한이 지난 경우 섭취를 삼가고 폐기한다.

3) 알레르기성 식중독

- 원인균 특성: *Proteus morganii*, *P. vulgaris*이다. 원인식품은 불포화지방산을 다량 함

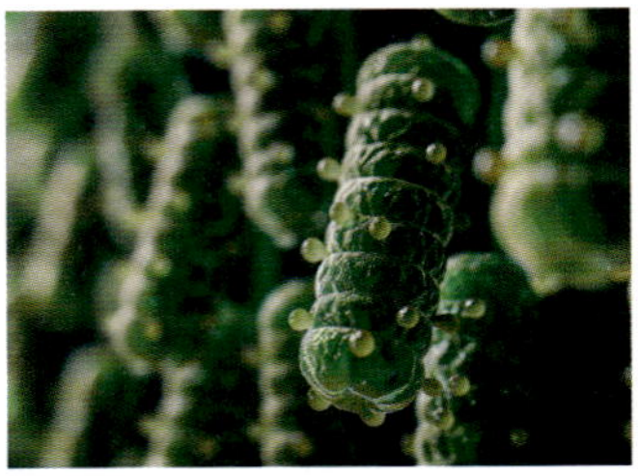

유한 단백질 식품(예: 꽁치, 고등어, 정어리)이다.

- 감염경로: *Proteus* 병원균에 오염된 식품, 또는 그 식품과 접촉된 식품을 가열하지 않고 섭취한 경우에 감염된다.
- 주요 증세: *Proteus morganii*가 생선 어육에 다량으로 성장하면 생선의 히스티딘histidine을 분해하여 히스타민histamine을 대량 생성하게 된다. 이 물질에 의해 알레르기 증세를 보인다. 잠복기는 평균 4~16시간이다. 주요 증세는 두드러기, 구토, 설사, 복통 증세를 보인다.
- 예방법: 신선한 어류를 구매하고, 충분히 세척하여 가열 조리한다. 불포화지방산이 많은 어류를 오랫동안 냉장보관하지 않도록 한다.

식중독 발생 사례

사례 1. A기업 현장에 배달된 도시락에 의한 식중독 사고에서 17명 환자 발생, 직원 1명에게서 살모넬라 양성 반응

A제철소 공장 현장에서 배달도시락을 먹은 하청업체 직원 170명이 식중독의심 증세를 보여, 병원에서 치료를 받았고, 이 가운데 50대 하청직원 1명은 사망하였다. 숨진 50대 A씨는 평소에 고혈압 등의 지병을 앓고 있었던 것으로 확인됐다.

자료: 연합뉴스 (2023)

사례 2. 캔털루프 멜론 먹고 살모넬라균에 의한 식중독 사고로 2명 사망

미국에서 캔털루프 멜론을 먹고 일주일 사이 2명이 사망하는 등 식중독 사고가 발생하였다. 2023년 11월 25일(현지시간) 미국 뉴욕타임스(NYT) 등 외신에 따르면 질병통제예방센터(CDC)는 지난 17일 캔털루프 멜론에서 살모넬라균이 검출되었고, 이로 인한 식중독 사고로 32개 주에서 45명의 환자가 발생하였으며 2명이 사망했다. CDC는 해당 제품의 리콜을 시행하였다.

자료: 머니투데이 (2023)

사례 3. 노인 및 장애인 거주시설에서 발견된 항생제 내성균과 식중독균

경기도 관내 6개 노인 및 장애인 거주시설에서 검체 122건을 채취하여 조사한 결과 4개 시설에서 항생제 내성균이 12건 검출되었고, 클로스트리디움균에 감염 사례는 3건으로 나타났다. 이에 대한 대응조치로 식중독 원인 식품제조업체에 행정조치를 내리고, 항생제 내성균이 검출된 시설에는 환경 소독, 수전 교체를 요청했다. 노인·장애인과 같은 취약 계층을 대상으로 하는 급식시설은 자체적으로도 위생 관리에 만전을 기하고, 주기적으로 자체 검사를 해야 한다.

자료: KBS (2024)

4. 화학물질 유래 식중독

1) 의도적 목적으로 혼입하는 유해물질

식품생산과정 중에 식품의 품질유지 및 개선을 목적으로 식품첨가물을 사용한다. 우리나라는 2024년 기준으로 639품목의 식품첨가물이 허가되었으며, 품목별로 사용기준을 정해 허용범위 내에서 사용을 허용하고 있다. 그러나 허용기준를 초과하는 식품첨가물의 사용 또는 허가되지 않은 식품첨가물을 사용을 엄격하게 규제하고 있다.

(1) 유해성 착색료

유해성 착색료는 식품의 색을 선명하고 보기 좋게 유지할 목적으로 사용되었으나 유해성이 인정되어 금지된 식품첨가물이다. 아우라민, 로다민 B, 나트로아닐린, 말라카이드 그린, 메틸 바이올렛 등이 있다표 4-2.

표 4-2 유해성 착색료의 오용 사례

유해성 착색료	색상	오용 사례
아우라민	황색	단무지, 카레의 착색
로다민 B	핑크색	과자, 어묵, 토마토 케찹, 육류의 착색
니트로아닐린	황색	식품 착색에 오용
말라카이트 그린	녹색	해조류, 완두통 착색, 활어(예: 중국산 장어) 유통 중 세균 감염증 억제
메틸 바이올렛	붉은색	팥앙금의 착색

(2) 유해성 보존료

보존료는 식품의 저장성을 높이기 위한 목적으로 사용하는 식품첨가물이다. 대표적으로 소르빈산류(예:육제품), 안식향산류(예: 탄산음료), 데히드로초산류(예:버터 마가린), 파라옥시안식향산류(예: 간장, 식초), 프로피온산류(예:빵, 케이크)가 사용이 허가된 보존료이다.

유해한 보존료를 잘못 사용한 사례에는 붕산, β-나프톨, 포름알데하이드, 승홍이 있다. 붕산은 햄, 베이컨, 어묵에 방부효과를 높이기 위해서 오용한 예가 있고, 육제품에 포름알데히드, 간장에 곰팡이 억제를 위하여 β-나프톨, 승홍이 사용된 바 있다.

(3) 유해성 표백제

표백제는 식품의 색을 제거하는 목적으로 사용되는데, 식품첨가물로 허가된 대표적인 표백제는 무수아황산이다. 주로 물엿, 당밀, 농축과일즙에 사용된다.

유해성 표백제에는 롱갈리트, 과산화수소가 있다. 롱갈리트는 연근, 물엿 등에 백색을 내기 위해 사용되었으나 식품에 포름알데히드 잔류성이 확인되어서 사용이 금지되었다. 과산화수소는 어묵, 국수의 표백을 위해서 사용된 바 있으나 피부점막의 자극과 손상을 유발하고 호흡기 염증, 호흡부전으로 사망에 이를 수 있다.

(4) 유해성 감미료

식품첨가물로 사용되는 대표적인 감미료는 사카린나트륨, 글루탐산, 아스파탐산이다. 이들 물질은 반복투여 시 체중감소의 사례가 보고되고 있으나 국제암연구소는 안전한 물질로 간주generally recognized as safe, GRAS하고 발암성, 유전독성이 없다고 보고하였다.

둘신, 소듐 시클라메이트, 나이트로톨루에딘은 단맛을 내는 인공감미료이나 간독성, 발암성이 보고된 유해 감미료이다. 둘신은 설탕의 250배 당도를 가지며, 청색증 저혈압을 일으키며, 간장, 신장 장애를 유발한다. 소듐 시클라메이트는 설탕의 40~50배 단맛을 내나 설사, 염색체 이상을 유발한다. 임신 여성에게 다운증후군 자손이 출산된다는 보고가 있다. 나이트로톨루에딘은 설탕의 200배 정도의 높은 단맛을 내나 독성이 강해 사용이 금지되었다.

2) 식품과 유사하여 섭취하는 유해물질

식품과 유사하여 식품으로 오인하고 섭취함으써 발생하는 식중독 사고의 대표적인 것은 메탄올이다. 메탄올은 주류와 유사하나 이를 섭취하면 포름알데히드, 폼산이 형성되어 중독된다. 따라서 식품과 식품이 아닌 물질은 서로 다른 장소에 구분하여 보관해야 한다.

비소화합물은 밀가루, 베이킹파우다와 유사하여 이를 식품으로 오인하고 섭취한 사례가 있다. 비소화합물은 맹독성으로 중독 시 습진성 피부염을 유발한다.

3) 제조·가공·저장 중에 생성되는 유해물질

제조, 가공, 저장 중에 생성되는 유해물질에는 지방 과산화물, *N*-나이트로사민, 아크릴아마이드, 벤조피렌, 퓨란 등이 있다.

(1) 지방 과산화물

지질의 산화적 분해로 생성되는 물질이다. 지방이 산소에 의한 산패가 진행되면 하이드로퍼옥사이드를 거쳐 여러 산화 생성물을 만든다. 이 물질들이 인체에 독성작용을 한다.

(2) 나이트로사민

이 물질은 식육, 어육제품의 색을 예쁘게 내기 위해 첨가하는 발색제이다. 2차 또는 3차 아민과 아질산염이 산성하에서 결합하면 n-나이트로사민, 나이트로소아민을 생성한다. 이 물질은 발암성 물질로 보고된다.

(3) 아크릴아마이드

아크릴아마이드는 무색, 무향으로 탄수화물이 많은 식품에 아스파라긴과 당이 화학반응을 일으키는 과정에 생성되는 물질이다. 빵, 시리얼과 같이 전분이 많은 식품을 160℃ 이상으로 가열조리할 경우 아크릴아마이드가 급격하게 생성된다. 특히 식품을 튀기는 과정에 주로 생성된다. 가열온도가 높을수록, 가열시간이 길수록 생성량은 많아진다. 우리나리에서는 식품 1 kg당 1 mg 이하로 기준을 정해 관리하고 있다. 특히 프렌치프라이에 많이 함유되어 있다. 예방법은 식품 조리시 가열온도를 너무 높게 설정하지 않도록 한다.

(4) 벤조피렌

벤조피렌은 다환방향족 탄화수소이며, 유기물질이 350~450℃의 높은 온도에서 불완전연소될 때 생성된다. 숯불구이, 참기름이나 들기름의 정제과정, 견과류와 커피를 볶는 과정에서 발생된다. 국제암연구소는 벤조피렌을 발암물질, 뇌분비장애물질로 규정하였다. 예방법은 숯불구이시 탄 부분을 제거 후 섭취하고, 석쇠보다 두꺼운 프라이팬을 사용하여 조리하고, 숯불구이 시 연기를 마시지 않도록 주의한다.

(5) 퓨란

퓨란은 방향족화합물이며, 무색의 휘발성 액체이다. 퓨란의 생성과정은 가열조리에 의해서 탄수화물과 아미노산이 반응하여 갈색화 반응을 일으킨다. 이것을 마이야르 반응 maillard reaction이라고 하는데, 조리과정으로 갈색화된 제품에서 다량의 퓨란이 검출된다. 통조림, 소스류, 간장절임, 깻잎, 원두커피, 짜장 등의 식품에서 다량으로 검출된 바 있다. 독성은 발암성이 있는 것으로 보고되고 있다. 퓨란의 예방법은 휘발성이 강하므로 조리후 바로 포장하지 말고 약 5분간 뚜껑을 열어 증기를 날려 버린 후에 포장한다그림 4-4.

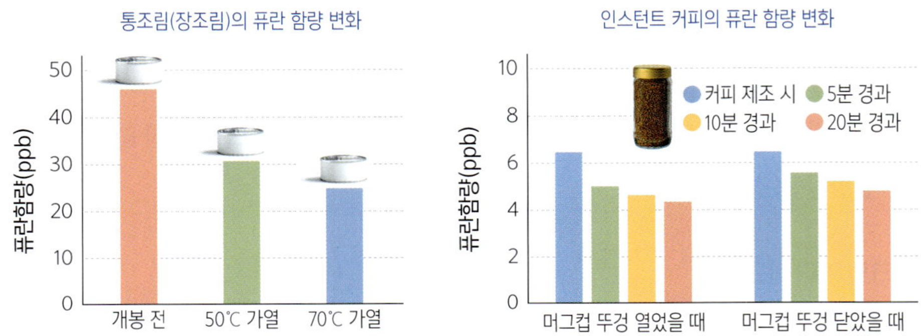

퓨란은 휘발성이므로 재가열이나 조리과정 중에 증발된다. 통조림을 개봉 전, 50℃, 70℃ 가열 후에 퓨란의 함량을 비교한 결과, 70℃ 가열에서 크게 감소하였다.

인스턴트 커피의 퓨란 함량을 커피 제조 시, 제조 후 5분 경과, 10분 경과, 20분 경과에 따라 비교한 결과, 머그컵 뚜껑을 열어 둔 시간이 길수록 퓨란량이 적었다.

그림 4-4 퓨란 노출 저감화

자료: 식품의약품안전처 (2020)

4) 본의 아니게 잔류 혼입되는 유해물질

본의 아니게 잔류 또는 혼입되는 유해물질에는 유해 중금속, 농약, 잔류동물약품, 내분비교란물질에 의한 오염이 있다.

(1) 유해 중금속

① 수은

수은mercury은 자연에서 쉽게 발견된다. 유기수은인 methylmecury가 대표적이다. 일본의 미나마타시의 초산 공장에서 흘러 보낸 폐수에 의해 하천의 어패류가 폐사하는 사고가 있었다. 이 사건이 발생한 지역 이름을 따서 수은 중독을 미나마타병이라고 한다. 수은의 독성은 만성신경계 질환에 의한 운동장애, 언어장해를 일으키고 뇌, 신장, 태아의 발육을 저해한다. 노출식품은 심해성 어류, 특히 육식성의 참치, 다랑어 등으로 0.3~2 ppm 수준으로 검출되었고, 오염된 토양에서 재배된 채소류에서도 검출된 사례가 있다.

② 납

납은 산업 제조공정에서 주로 발생한다. 납이 함유된 합금, 배터리, 파이프 제조에 사용되며, 금속 캔 연결을 위한 납땜에도 사용된다. 또한, 자기류의 유약 성분으로 사용된다. 납의 독성은 뼈와 중추신경계, 신장, 면역체계에 이상을 초래한다. 특히 어린이의 발달 장애와 인지능력 저하를 유발할 수 있다. 노출경로는 오염된 식수, 오염된 토양에서 재배된 농산물, 쑥, 냉이 등이다.

③ 카드뮴

카드뮴은 은백색 광택을 지니며, 맛과 향은 없고, 물, 공기, 토양 등 자연환경에 분포되어 있다. 배터리 제조원료, 금속 판금, 페인트, 플라스틱 제조에 사용된다. 매우 불안전하여 식품에 쉽게 흡수된다. 노출경로는 공장의 폐수, 광산의 폐수를 통해서 농작물, 축산물에 오염된다. 시멘트 분진에도 많고, 도자기 원료로 카드뮴을 다량 사용할 경우에도 쉽게 노출된다. 독성은 발암성을 띠며, 반감기가 26년으로 매우 길기 때문에 인체에 더욱 치명적이다. 급성 증세는 구토이며, 장기간 노출 시 뼈에 많이 침착되고, 뼈에 통증을 유발하며 뼈를 약하게 한다. 카드뮴에 장기간 노출되면 이타이이타이병이 유발된다. 이 질병은 여성에게 피해가 많으며, 뼈에 심한 통증과 골연화증, 골다공증을 동반한다. 공기오염으로 카드뮴에 노출될 경우에 폐손상이 나타나며 심하면 사망한다.

(2) 농약

농약을 살포하는 이유는 잡초와 병충해를 제거하여 농산물의 품질 향상과 많은 수확량을 확보하기 위해서이다. 그러나 많은 양의 농약을 살포하면, 농산물이 말라죽거나 하천, 농지가 오염되고 가축이 폐사하기도 한다. 농약의 올바른 사용을 위하여 식품의약품안전처에서는 PLSpositive list system 제도를 도입하였다. 이는 식품공전 식품기준규격에 따라 별도의 잔류허용기준을 정하지 않은 농약의 허용기준량을 0.01 mg/kg로 규정하는 제도이다. 또한 농작물 출하하기 15일 이내에는 농약 살포를 금지함으로써 국민의 건강을 보호하고 있다.

① 유기염소계

유기염소계 농약은 매우 안정한 화합물이며, 잔류 기간이 2~5년 이상이다. 주로 살충제, 제초제로 이용된다. 대표적인 종류에는 BHC, aldrin, 헵타크로 등이 있다. 독성은 낮지만 잔류성이 크고 지용성이므로 인체의 지방조직에 축적되므로 비교적 유해하다. 유기인제에 비해 독성은 적으나 지방조직에 축적되어 만성 독성을 일으킨다. 부작용 증세로 신경 독성, 간질상의 발작이다.

② 유기인계

유기인계 농약은 잔류기간이 1~2주로 짧다. 유기염소계 농약에 비해 잔류성이 낮아서 오염문제가 적은 편이다. 살충제와 살균제 등으로 사용되며, 파라티온, 말라티온, 다이아지논, 스미치온, 메틸파라티온, 슈라단 등이 있다. 그러나 맹독성이며 주로 신경독을 일으키므로 주의해야 한다. 신경세포 내에 콜린에스테라아제의 작용을 억제하여 아세틸 콜린이 축척되어 부교감신경 증상(식욕부진, 메스꺼움), 니코틴 증상(전신경련, 근력감퇴), 교감신경 증상(혈압상승), 중추신경 증상(현기증, 혼수)을 나타낸다.

③ 카바메이트계

카바메이트계 농약은 항곰팡이제로 이용된다. 유기인제 농약과 비슷하게 콜린에스터라아제 활성을 저해하여 신경흥분을 유도한다. 다행히 유기인제 농약과 다르게 이 반응이 가역학적으로 일어나 체내로 빠르게 배출된다. 이 물질은 신경 독성을 나타내며, 경련, 침의 과다 분비 증세를 보이며, 심하면 사망한다.

(3) 잔류동물약품

잔류동물약품은 동물의 치료 목적으로 사용하는 의약품으로 동물의 체내에 잔류된다. 동물용 약품의 사용목적은 목축의 생산성 향상, 질병예방, 질병치료, 방역이다. 이 약품들이 동물의 체내에 잔류된 상태로 사람이 섭취하게 되면 해당 항생물질에 대해 사람은 내성을 갖게 된다. 따라서 동물건강과 식품의 안전성을 확보하기 위하여 잔류동물약품의 올바른 사용과 관리가 필요하다.

① 아미노글리코사이드계

아미노클리코사이드계 약품에는 스트렙토마이신, 디하이드로스트렙토마이신, 겐타마이신 등이 있다. 주로 그람음성균의 단백질 합성을 억제하여 세균 성장을 저해한다. 잔류기준은 근육은 조금 낮게(0.5~0.6 ppm), 간과 신장에는 높게 설정(1~10 ppm)하고 있다. 중독 시 간독성, 난청을 유발한다.

② 옥시테트라사이클린

옥시테르라사이클린은 폐렴, 이질에 사용되는 항생물질로 노란색을 띠며 쓴맛을 낸다. 그람음성균과 그람양성균의 성장 억제에 효과가 높으며, 독성은 적으나 동물 체내에 잔류성 높아서 사용 후 일정 기간 식품으로 소비하지 않아야 한다. 노출경로는 옥시테트라사이클린이 식육에 잔류하여 사람에게 노출된다. 독성현상은 생식독성, 전신독성, 유전독성을 보인다.

③ 테트라사이클린

세균의 단백질 합성을 저해하는 항균작용을 갖는 항생제이며, 그람양성균과 그람음성균에 작용한다. 축수산물의 장내세균 감염증, 호흡기 질병, 원충성 감염질환 등의 치료제로 사용되는데 잔류성이 강해 주의를 요한다. 독성현상은 임산부, 소아에게 다량 노출되면 치아와 뼈가 황갈색으로 변색된다.

(4) 내분비교란물질

내분비교란물질endocrine disruptors은 일명 환경호르몬 물질이다. 정상적인 호르몬과 분자구조가 비슷하여 세포 수용체에 의해서 세포에 들어갈 수 있으나, 정상적으로 호르몬 역할을 하지 못한다. 다이옥신, 비소페놀 A, 식품포장재로 사용되는 합성수지 등이 있다.

① 다이옥신류

다이옥신2,3,7,8-tetrachlorodibenzo-p-dioxin, TCDD은 고리가 3개인 방향족 화합물에 여러 개의 염소가 붙어 있는 구조이다. 소각로에서 염소화합물이 탄화수소와 결합할 때 생성된다. 제초제2,4,5-trichlorophenoxyacetic acid의 부산물, 고엽제 등이 다이옥신류에 포함된다. 자연적 또는 인위적으로 생성되며, 환경에 노출되면 오랜 시간동안 분해되지 않고 생체 내에 축적된다. 생체 반감기가 약 7년이며, 물에 거의 녹지 않아 소변으로 잘 배설되지 않으며 지방 조직에 축적된다.

체내에 들어오는 다이옥신류는 대부분이 식품에 의한 것이며, 공기 호흡(2~3%), 피브 접촉에 의해서도 유입된다. 쇠고기, 닭고기, 돼지고기, 유제품과 같이 지방이 함유된 식품을 섭취하면 상당량 노출될 수 있다. 공기노출과 피부노출은 화학제품의 열분해, 폴리염화비페닐polychlorinated biphenyls, PCBs 함유 전기제품, 유해폐기물의 소각 과정, 자동차 배기가스를 통해서 발생한다.

예방법은 동물성 식품내 지방, 버터, 라드 섭취를 제한하고, 내장 부위의 섭취를 피하며, 가금류와 생선의 껍질을 제거하여 섭취한다.

② 비스페놀 A

비스페놀 A는 유아용 젖병, 안경 렌즈, 플라스틱 용기의 재료인 폴리카보네이트 플라스틱에 함유된다. 통조림 내부 코팅, 병마개, 식품 포장재로 사용되는 에폭시 수지에도 사용된다. 주로 플라스틱의 경도를 높이고 내열성을 높이는 용도로 사용된다.

비스페놀 A는 에스트로겐 호르몬과 유사한 역할을 하는 내분비계 교란물질로 알려져 있다. 식품 포장용기에 뜨거운 식품을 담을 때 포장지에서 용출되거나, 유아의 경우 젖병에 뜨거운 물로 우유를 타는 과정, 소독하는 과정에 용출된다. 예방법은 전자레인지에 음식을 조리할 때 폴리카보네이트 재질의 플라스틱 용기에 음식을 담는 것을 삼가고, 뜨거운 음식이나 액체는 유리, 스테인리스 스틸 재질의 용기를 사용한다.

5. 자연독과 곰팡이 유래 식중독

식물이나 동물은 자신을 방어할 목적으로 독을 생성한다. 동물은 분비샘이나 일부 세포에 독소를 만들어 자신을 공격하는 대상에게 침을 쏘거나 물어서 자신을 보호한다. 건강한 사람은 식품에 함유된 극소량의 자연독성 물질에 방어할 수 있지만, 다량 함유되었거나 강한 독성물질이 있는 식품을 섭취한 경우 식중독 증세를 보인다. 따라서 자연 독성물질을 이해하고, 식품을 섭취하기 전에 해당 물질을 제거 또는 불활성시켜야 한다.

1) 식물성 식품 유래 유독물질

(1) 발암의심물질

① 피롤리지딘 알칼로이드

피롤리지딘 알칼로이드pyrrolizidine alkaloids는 개쑥갓류 식물에 함유된 독성물질로 쓴맛을 지니며, 간암을 유발할 가능성이 있는 물질이다. 질소를 함유한 염기성 물질이고, 약리작용을 가지며 마취제, 진통제로 사용된다. 고비, 고사리, 박쥐나물, 우산나물 등에 함유되어 있으며, 과량 섭취 시 식중독을 일으킨다. 이들 식품은 반드시 삶아 데쳐서 섭취하면 그 피해를 줄일 수 있다.

② 프타퀼로사이드

프타퀼로사이드ptaquiloside는 고사리에 함유된 독성물질이다. 이 물질은 티아미나아제thiaminase를 함유하여 비타민 B_1 결핍증을 유발하며, 위암, 방광암, 후두암, 식도암을 유발 가능성이 있다. 마른 고사리에 0.1~0.6% 함유되어 있다. 프타퀼로사이드는 물에 쉽게 용해되므로 마른 고사리를 조리할 때 물에 씻어 불리고, 삶는 과정을 거치면 프타퀼로사이드에 의한 피해를 줄일 수 있다.

③ 글루코시놀레이트

글루코시놀레이트glucosinolate는 양배추, 브로콜리, 케일, 배추, 무와 같은 십자화과에 다량 함유된 물질이며, 황을 함유한 글루코사이드glucoside로 매운맛을 낸다. 글루코시놀레이트는 인체에 해가 없으나, 지나치게 많은 양을 섭취하면 체내에서 고이트린goitrin 생성을 촉진하여 요오드 부족 증세를 일으켜서 갑상선 비대증, 갑상샘종을 유발한다. 그 기전은 글루코시놀레이트가 미로시나아제myrosinase에 의해 이소티오시아네이트isothiocynate, 나이트릴nitrile, 티오시안산thiocyante으로 전환되어 고이트린을 다량 형성하고 갑상선종을 유발할 수 있다.

(2) 시안배당체

시안배당체는 가수분해에 의해 청산HCN을 형성하는 화합물이다. 살구씨, 아몬드, 복숭아씨, 미숙한 매실에 있는 아미그달린amygdalin, 오색두의 파세오루나틴phaseolunatin, 수수의 두린dhurrin 등이 시안배당체에 속한다. 시안배당체를 섭취하면, 미토콘드리아mitochondria에서 시토크롬cytochrome 산화효소와 결합하여 세포호흡을 중단시킨다. 중독증상은 두통, 호흡곤란, 시신경 위축, 경련 등이며, 중증인 경우 호흡마비로 사망에 이른다. 시안배당체는 열에 약하므로 끓여서 조리한 후에 섭취하면 안전하다. 콩류에 있는 시안배당체를 제거하기 위해서는 삶은 물은 버리는 것이 좋다.

(3) 생체아민

생체아민은 도파민, 티라민, 히스타민과 같은 물질이다. 바나나, 치즈, 아보카도, 간장, 작두에 디하이드록실페닐알라닌이 다량 함유되어 있는데 이 물질이 부적절하게 보관될 경우 도파민, 티라민, 히스타민 등으로 전환되어서 사람에서 독성을 유발한다. 생체아민은 혈관수축, 고혈압을 초래한다. 간장, 된장을 잘못 보관하여 티라민을 다량 함유한 식품을 섭취하여 고혈압이 유발된 사례가 있다. 치즈류의 락토바실러스 부치민에 의해서 히스타민 중독사고가 발생된 사례도 있다.

(4) 솔라닌

감자의 싹이 튼 부분에는 솔라닌solanine이 다량 함유되어 있다. 솔라닌을 섭취한 경우 위통증, 메스꺼움, 구토 증세를 보이며, 두통, 어지럼증, 환각, 정신착란과 같은 신경증세를 동반하며, 심할 경우 호흡장애를 유발하여 사망할 수 있다. 감자에 싹이 난 부분을 제거하고, 껍질을 벗겨 내고 섭취하면 식중독 피해를 방지할 수 있다.

(5) 무스카린

우리나라에서 발생하는 자연독 식중독 사고의 주요 원인은 독버섯이다. 주로 가을철에 발생하며, 집단적이기보다는 가족적으로 발생하며, 산림지역 근처의 주민에게 자주 발생한다. 가을철 산행에서 야생 버섯을 식용 버섯으로 오인하여 채취, 식용한 경우에 주로 발생한다. 독버섯에 있는 유독성분은 무스카린muscarine, 무스카리딘muscaridine, 콜린choline, 뉴린neurine, 팔린phaline, 아마니타톡신amanitatoxin이다. 이 중에서 무스카린과 아마니타톡신이 독성이 강하며, 치사율은 아마니타톡신이 가장 높다. 부교감신경말초를 흥분시켜 체액 분비를 증가시키고 호흡곤란, 경련성 위장수축을 유발한다. 무스카리딘, 콜린은 뇌증상를 보이고, 팔린은 열에 약하며, 콜레라성 설사, 용혈작용을 보인다.

기타 식물에 존재하는 위해 물질

식품위생사 시험에서 출제되었던 식물성 식품에 존재하는 유독성 물질은 다음과 같다.

- 목화씨, 정제가 불충분한 면실유 : 고시폴gossypol
- 독미나리 : 시큐톡신cicutoxin
- 독보리 : 테물린temuline
- 피마자 : 리신ricin
- 오두(바꽃) : 아코니틴aconitine, 메사콘틴mesacontine
- 두류 : 트립신 저해제trypsin inhibitor, 사포닌saponin, 사포게닌sapogenin
  → 이 중 trypsin inhibitor는 가열 시 제거됨
- 은행: 비로볼bilobol, 메틸피리독신methylpyridoxine, 지놀ginnol, 진코산ginkgoic acid
- 부패된 감자: 셉신sepsin

2) 동물성 식품 유래 유독물질

(1) 히스타민

히스타민 중독scombroid poisoning은 히스티딘을 많이 함유한 고등어를 섭취하여 발생되어서 고등어 중독이라고도 한다. 참치, 가다랑어와 같이 등푸른 생선을 실온에서 장시간 보관하면 세균에 의해 어류의 근육계에 히스타민이 다량 형성된다.

작용기전은 세균에 의해 히스티딘의 탈탄산작용이 일어나서 히스타민을 형성하고 이 물

질이 알레르기 증세를 유발한다. 이미 형성된 독소물질은 조리, 냉장, 냉동에 의해서 감소되지 않으나, 어류를 냉장 보관하면 독소물질의 생성속도를 늦출 수 있다. 히스타민 독성물질은 매콤한 쓴맛을 내며, 섭취 2시간 후 메스꺼움, 구토, 설사를 일으키고, 목이 타는 듯한 느낌, 피부 홍조, 두드러기 증세를 보인다.

(2) 테트로도톡신

테트로도톡신tetrodotoxin은 복어의 독성분이다. 우리나라에서 발생하는 동물성 식중독 사고의 대표적인 원인물질이다. 복어는 난소, 알, 간, 소장에 테크로도톡신을 다량 함유하고, 껍질에 소량 있으며 근육에는 거의 없다. 테트로도톡신은 열에 매우 안정하여 100℃ 이상의 고온에서 쉽게 파괴되지 않는다. 이 독소는 나트륨 채널을 저해시키는 신경독소로 작용하며, 운동장애에 의해 중추신경계통 마비, 말초신경의 마비를 일으킨다. 독소물질을 섭취하면 감각이 둔해지고 손과 발의 저림 현상이 나타나며, 마비가 동반되며 심하면 사망하게 된다. 중독시 대책은 즉시 토제·하제를 투여하고 혈압상승제를 사용하여 혈압을 유지하고 인공호흡을 실시한다. 복어의 안전한 섭취를 위해서는 복어전문조리사에 의해 조리된 복요리를 섭취한다. 5-6월의 산란기에 섭취를 피하고, 특히 알, 생식기, 내장, 간 등은 섭취하지 않는다.

(3) 패류독소

패류독소는 유독 플랑크톤 또는 와편모조류가 생성하는 독소에 기인한다. 홍합, 가리비, 조개와 같은 패류가 이들 유독물질을 섭취하면 기관에 축척되는데, 이를 섭취한 사람들에게 식중독 사고가 발생된다. 여러 종류의 독소가 있지만 법적으로 규제하는 독소에는 삭시톡신과 같은 마비성 패류독소, 설사성 패류독소, 신경성 패류독소, 기억상실성 패류독소 등이 있다.

① 베네루핀

베네루핀venerupin은 설사성 조개독이다. 모시조개, 바지락의 소화관에 다량 함유되어 있다. 특히 3～4월에 유독 플랑크톤이 생산하는 지용성 독소가 모시조개, 굴 등에 쌓이게 되며, 이를 섭취한 사람은 소화계 장애를 동반하는 설사, 혈변 증세를 보인다. 베네루핀은 열에 안정하여 가열해도 파괴되지 않으므로 봄철에 조개류의 섭취를 삼간다.

② 마비성 패류독소

마비성 패류독소paralytic shellfish poison, PSP에 의한 중독은 대합조개, 홍합, 굴, 가리비 등과 같은 조개류의 섭취에 의한 것이다. 적조현상이 나타나면 와편모조류가 급속히 성장하는데 이때 유독한 플랑크톤을 섭취한 패류에 삭시톡신saxitoxin이 쌓이게 된다. 이 물질은 수용성 알칼로이드 신경독소이다. 사람이 섭취하게 되면 30분 이내에 팔, 다리, 혀의 근육마비, 호흡마비 증세를 보이고, 3~4시간 후에 사망할 수 있다. 삭시톡신은 일반 가열 조리, 세척, 냉동에 의해 제거되지 않으므로 적조가 발생되는 해역에서 채취한 조개류는 섭취를 피한다.

③ 시구아톡신

시구아톡신ciguatoxin은 카리브해와 태평양 지역 등 난류 해역에 서식하는 어류에서 보이는 독소이다. 이들 해역 주변에 떠 있는 와편모조류를 섭취한 어류(시구아테라)에 시구아톡신이 축적되며, 특히 내장, 알에 다량 축적된다. 시구아톡신은 수용성을 띠며, 열에 안정한 수산기 지질분자이고, 가열·냉동에 의해서도 파괴되지 않는다. 시구아톡신에 중독되면 메스꺼움, 구토, 복통, 설사와 마비증세를 보인다.

3) 곰팡이 독소에 의한 식중독

최근 국제 교역이 활발해지면서, 식품 운송 및 보관 과정에서 곰팡이 독소물질에 의한 피해가 증가하고 있다그림 4-5. 이에 따라 국제무역에서 저장식품의 수입과 수출에 곰팡이 독소검사가 강화되고 있다. 곰팡이 독소에 의한 식중독 예방은 곡류와 건조식품을 보관하는 장소의 온도와 습도 관리가 중요하다. 상대습도는 50% 이하, 온도는 18~20℃로 유지한다. 또한 과일 주스를 제조할 때 상한 과일을 절대 사용하지 않도록 한다.

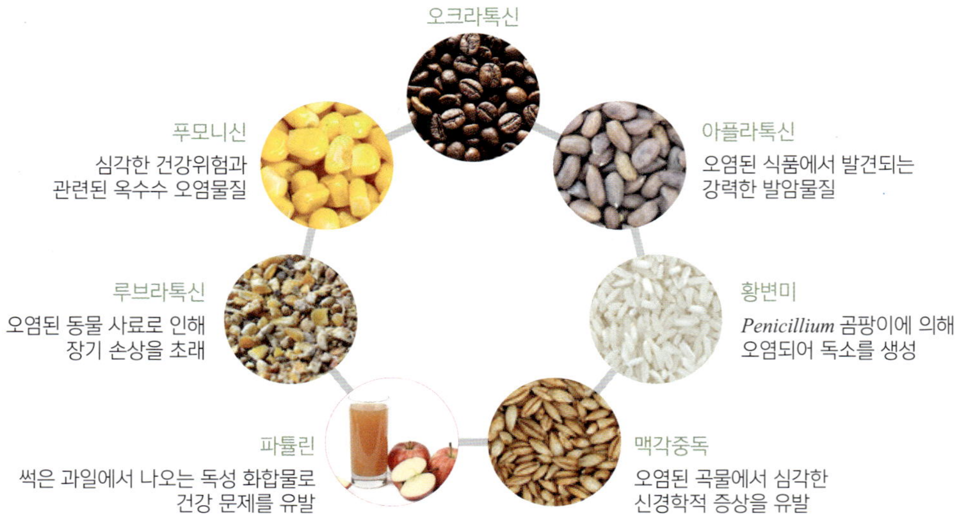
오크라톡신
푸모니신
심각한 건강위험과 관련된 옥수수 오염물질
아플라톡신
오염된 식품에서 발견되는 강력한 발암물질
루브라톡신
오염된 동물 사료로 인해 장기 손상을 초래
황변미
Penicillium 곰팡이에 의해 오염되어 독소를 생성
파튤린
썩은 과일에서 나오는 독성 화합물로 건강 문제를 유발
맥각중독
오염된 곡물에서 심각한 신경학적 증상을 유발

그림 4-5 곰팡이 독소의 종류 및 원인 물질

(1) 아플라톡신

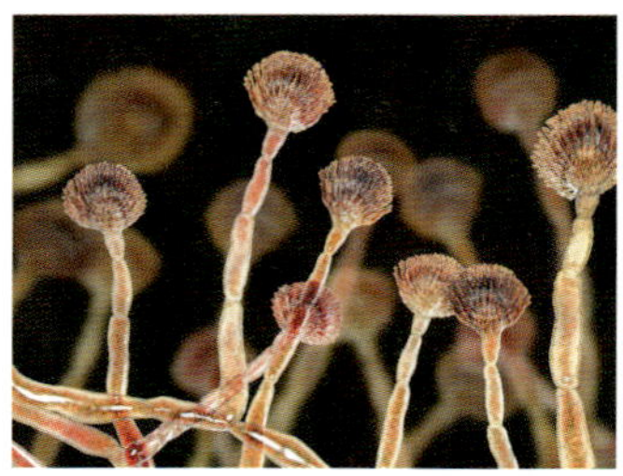

- 원인물질: 아플라톡신aflatoxin은 *Aspegillus flavus*, *Asp. parasiticus* 등에 의해 생산되는 독소물질이다. 물에 불용성이며, 유기용매에 가용성이며, 산에 안정하지만, 알칼리에는 불안정하다. 내열성이 강해서 270~280℃의 가열에도 분해되지 않는다. 그래서 곡류에 오염되면 바로 폐기해야 한다.
- 원인식품: 아플라톡신은 식품의 수분함량 16% 이상, 상대습도 80~85% 이상, 온도 25~35℃일 때 잘 증식한다. 견과류, 콩류, 쌀, 보리, 옥수수를 보관할 때 온도와 상대습도를 잘못 조절하여 식품내 수분함량이 높아지면 아플라톡신이 쉽게 증식한다. 가축 사료에서 쉽게 발생한다.
- 주요 증세: 아플라톡신은 간암을 유발한다.

(2) 황변미

- 원인물질: 황변미는 *Penicilium* 곰팡이에 의해서 생성되는 독소물질이다. Toxicarium 황변미, Islandia 황변미, 태국 황변미가 있다.

- 주요 증세: Toxicarium 황변미는 *P. citreoviride*에 의해 Citreoviridin을 형성하여 신경독소로 작용한다. Islandia 황변미는 *P. islandicum*에 의해 Luteoskyrin, Islanditoxin을 생성하여 간장독소를 일으킨다. 태국황변미는 *P. citrinum*에 의해 citrinin을 형성하여 신장독소를 유발한다.
- 원인식품: 쌀의 수분함량이 14~15% 이상으로 노출되면, 독소물질이 생성된다.

(3) 맥각중독

- 원인물질: 맥각중독ergotism은 맥각균인 클래비세프 퍼피리아*Claviceps purpurea*에 의해 생성되는 에르고타민ergotamine, 에르고톡신ergotoxin, 에르고메트린ergometrine 독소에 의해 발생된다.
- 원인식품: 호밀, 보리, 밀, 귀리를 높은 온도와 습도에서 보관시 쉽게 생성된다.
- 주요 증세: 맥각ergot에 중독되면, 말초동맥 수축, 신경질환을 일으킨다. 환각, 헛소리, 경련, 세동맥 경련이 나타나며 심한 경우 괴저를 동반한다. 사지의 얼얼함, 뜨겁고 찬 느낌이 반복된다. 신경계 증세는 가려움증, 근육 경련, 구토, 두통, 마비, 근육경련, 수축을 동반한다.

(4) 파튤린

- 원인물질: 파튤린patulin은 페니실늄 익스팬슘*Penicillium expansum* 곰팡이에 의해 생성되는 곰팡이 독소이다.
- 원인식품: 사과, 배 등 상한 과일로 만든 주스에서 발생된다.
- 주요 증세: 중독 증세는 초조, 경련, 호흡곤란, 부종, 궤양이 동반된다. 맹독성(LD_{50} : 15~35 mg/kg)이며 종양을 유발할 수 있다.
- 예방법: 과일주스에 비타민 C를 다량 첨가하면 곰팡이 독소는 활성을 잃는다.

파튤린 기준 초과한 사과즙 음료 회수 사례

2022년에 '○○ 사과즙' 제품을 생산한 A 농업법인은 식품의약품안전처로부터 행정명령을 받았다. 식품의약품안전처는 해당 품목에서 파튤린 기준치 50 μg/L을 초과한 91.8 μg/L이 검출되어 규격 부적합 판정을 내리고, 이의 판매 중단과 회수조치를 내렸다. 회수대상은 유통기한 2022년 9월 2일자인 제품이다.

자료: 디스카브리뉴스 (2021)

(5) 루브라톡신

- 원인물질: 루브라톡신rubratoxin은 페니실륨 루브륨*Penicillium rubrum*에 의해 생성되는 독성물질이다.
- 원인식품: 루브라톡신에 오염된 옥수수 사료를 먹은 돼지, 양이 독성을 보인 사례가 있다.
- 주요 증세: 루브라톡신의 LD_{50}은 6.6 mg/kg이며, 간, 신장 손상을 일으킨다.

(6) 푸모니신

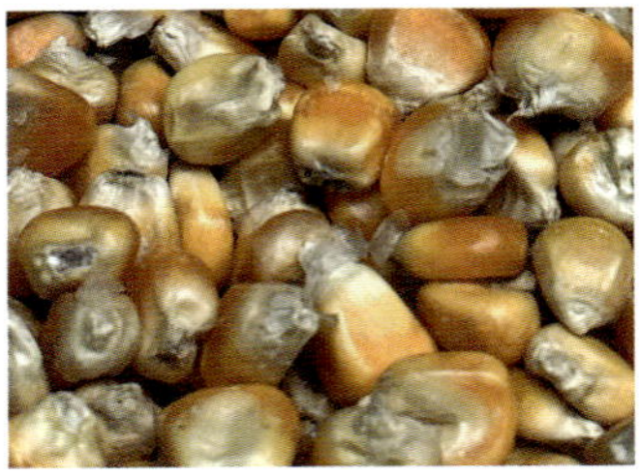

- 원인물질: 푸모니신fumonisin은 푸사리움 비테리오데스 *Fusarium vetillioides*, 푸사리움 프로리퍼래튬*F. proliferatum*에 의해 생성되는 독소물질이다.
- 원인식품: 주로 옥수수에 이 균이 오염되면, 푸모니신 독소를 생성한다.
- 주요 증세: 퓨모니신 독소는 폐부종, 신장독소, 간암을 유발한다.

(7) 제랄레논

- 원인물질: 제랄레논zeralenone은 푸사륨 그레아미네아룸, 푸사륨 로세움에 의해서 생성되는 독소물질이다.
- 원인식품: 수분함량이 높은 옥수수에서 제랄레논이 쉽게 생긴다.
- 주요 증세: 독소물질은 에스트로젠과 유사하게 작용하여 생식기능장애, 체중감소, 돌연변이, 남녀 불임을 유발한다.

(8) 오크라톡신

- 원인물질: 오크라톡신ochratoxin은 아스페르길루스 어크라슈스*Aspergillus ochraceus*에서 생성되는 독소물질이다.
- 원인식품: 건조식품인 건포도, 커피콩, 건조어류를 높은 온도와 습도하에서 보관하면 오크라톡신이 생성된다. 덴마크산 수입 베이건, 수입산 밀, 보리에서 오크라톡신이 다량 검출된 사례가 있다.

• 주요 증세: 오크라톡신은 신장 독성을 보이며, 조류 기형이 유발된다. 국립암연구소에서는 신장근위세뇨관 암유발 물질, 유전독성, 간독성 물질로 규정한다.

식품의 변질과 방지를 위한 방법

Q) 식품의 변질은 무엇인가요?

식품을 자연상태로 방치했을 때 광선, 온도, 수분 변화, 효소나 산소, 미생물 등에 의해 식품 성분의 변화, 비타민과 영양성분의 파괴, 향미 손상 등으로 식품을 먹을 수 없게 되는 상태를 의미한다. 변질은 부패, 산패, 변패로 구분되며, 광의의 의미에서는 발효를 포함한다.

변질의 4유형

유형	정의
부패	단백질 식품이 혐기성균에 의해 분해되어서 악취, 유해물질을 생성
산패	지질이 미생물, 산소 등에 의해 산화 분해되어 알데히드, 케톤, 알코올을 형성
변패	식품에 미생물이 증식하여 탄수화물, 지방질이 혐기성 상태에서 분해하여 비정상적인 맛을 냄
발효	탄수화물이 산소가 없는 상태에서 미생물에 의해 분해되어 유기산, 알코올 등을 생성

Q) 식품의 변질을 방지하기 위한 방법이 있나요?

식품을 보존하는 방법에는 물리적, 화학적, 복합처리 방법이 있다.

식품 보존법

유형	정의
1. 물리적 보존법	가열, 수분 감소, 저온 및 냉동 보관, 방사선 조사
가열살균법	• 저온살균법 60~65℃에서 30분간 가열 후 급속냉각(예: 우유, 소스, 주스 등의 살균) • 고온살균법 70~75℃에서 20초간 가열 후 급속냉각(예: 우유, 과즙 살균) • 초고온살균법 130~150℃에서 1~2초 가열 후 급속냉각(예: 우유, 과즙 살균)
건조법	• 수분함량을 15% 이하로 제거·건조하여 미생물의 생육을 저지함 • 자연건조법, 인공건조법(열풍건조, 박막건조, 진공동결)이 있음
냉장·냉동법	• 온도를 낮게 하여 미생물의 생육을 낮추는 방법 • 냉장은 0~10℃로 낮춤으로써 자기소화, 변질을 지연킴. 단기간 보존 가능함 • 냉동은 -18℃ 이하 유지로, 장기간 보존이 가능하다는 장점이 있음
조사법	• 식품에 250~280 nm(2,500~2,800A)의 방사선을 조사함 • 침투력이 없어서 식품 내부까지 살균되지 않는 것이 단점임
2. 화학적 보존법	염장(소금 10%), 당장(설탕 50%), 산장(pH 4.5), 식품첨가물 첨가
3. 복합처리법	가스치환법, 훈연법, 밀봉법

생각해 보기

1. 우리나라 식품위생행정 제도를 설명하시오.

2. 식중독 발생의 주요 원인을 3가지로 분류하고 각 원인별 통제방법을 기술하시오.

3. 최근 국내에서 자주 발생한 식중독 사고의 원인물질, 주요 특징, 예방법을 설명하시오.

4. 화학적 위해요소에 의한 식중독 사례를 찾아보고 주요 증세, 예방법을 설명하시오.

5. 건조식품의 곰팡이 피해 사례를 찾아보고 이를 통제하기 위한 방법을 설명하시오.

CHAPTER

5

역학

1. 역학의 개념 | 2. 질병 발생 모형 | 3. 역학연구의 자료 |
4. 질병 발생 연관성과 타당도 및 신뢰도 | 5. 역학연구 방법

학습목표

1. 역학의 정의와 역할을 설명할 수 있다.
2. 질병 발생 3대 모형을 설명할 수 있다.
3. 역학연구 방법의 종류를 설명할 수 있다.

최근 이슈 **코호트 연구 사례**

질병관리청 국립보건연구원에서는 2001년부터 한국인유전체역학조사사업(Korean Genome and Epidemiology Study, KoGES)을 실시하고 있다. 한국인유전체역학조사사업은 한국인에게 흔한 당뇨병, 고혈압, 비만, 대사증후군, 고지혈증, 골다공증, 심혈관 질환 등과 같은 만성 질환의 유전-환경적인 요인과 그에 따른 상호작용 등의 연관성을 규명하여 맞춤·예방의학 구현의 과학적 근거를 마련하고자 수행하는 코호트 사업이다. 코호트는 고대 로마 군대의 한 단위를 지칭하던 말이다. 역학에서는 어떤 특성을 공유하는 사람들의 집단으로 정의한다. 이 집단을 장기적으로 추적하여 질병의 발생 요인을 밝히는 연구를 코호트 연구라고 한다.

한국인유전체역학조사사업에서는 40세 이상 일반 인구집단을 대상으로 참여자를 모집하여 대규모 코호트를 구축하였다. 이 집단을 대상으로 건강 및 생활습관 관련 설문조사와 검진을 통한 역학자료 수집, 혈액, 소변, DNA 등의 인체유래물 수집을 진행하였다. 현재는 새로운 질병발생과 생활습관 변화에 대한 추적조사를 진행 중이다.

코호트 구성은 크게는 '일반인 기반(population-based) 코호트'와 만성질환의 '유전-환경(gene-environment) 모델 코호트'로 이루어져 있다. 일반인 기반 코호트에는 지역사회기반코호트(안산·안성), 도시기반코호트, 농촌기반코호트가 있고, 유전-환경 모델 코호트에는 쌍둥이 및 가족코호트, 국내이주자코호트, 국제협력코호트가 있다. 2001년부터 2006년까지 6개의 세부 코호트 모두 기반조사를 시작하였고, 2012년부터는 전면적 추적조사로 전환하여 진행하고 있다. 2014년 말 기준으로 24만 5천여 명의 자료가 수집되었다.

자료: 국립보건연구원 (2023); 질병관리본부 국립보건연구원 유전체역학과 (2015)

1. 역학의 개념

1) 역학의 정의

역학epidemiology의 어원은 '~의 위에upon'를 의미하는 'epi', '인구집단population'을 의미하는 'demos', '학문science'을 의미하는 'logos'가 결합된 것으로 '인간집단을 연구하는 학문'이라는 뜻이다. 역학은 인구집단을 대상으로 질병의 발생 분포를 관찰하고, 질병 발생과 관련된 원인을 규명하여 질병의 관리 및 예방대책을 개발하는 학문으로 정의하고 있다.

역학은 1930년대까지 감염성 질환의 원인을 규명하는 것에 초점을 두었으나, 최근에는 만성퇴행성 질환 및 대사성 질환 증가로 감염성 질환과 비감염성 질환을 모두 포함하는 것으로 범위가 확대되었다. 역학은 개인이 아닌 인구집단을 대상으로 하며, 질병 발생과 관련된 모든 건강의 범위를 포함한다. 또한, 시간적, 지리적, 생물학적, 사회적 특성에 따라 질병의 발생 분포를 기술하여 질병의 특성을 파악하고, 가설을 통해 원인 또는 위험요인을 찾아낸다. 이를 근거로 질병 관리 및 예방에 활용한다.

2) 역학의 역할

역학의 대표적 역할은 다음과 같다.

첫째, 질병 발생의 원인과 위험요인을 규명한다. 질병의 발생의 원인을 찾아 유행을 막고, 만성퇴행성 질환 위험요인을 규명한다. 둘째, 질병 발생과 유행을 감시한다. 발생 분포를 지속적으로 감시하여 질병 발생과 유행을 통제한다. 셋째, 자연사를 관찰하고 기술한다. 위험요인 노출 시점에서부터 질병이 발생하고 유행한 후 소멸하는 과정을 관찰하고 기술한다. 넷째, 임상 분야에 활용한다. 치료 약이나 수술의 효과를 측정하거나 정상과 비정상을 구분하는 데 기여한다. 다섯째, 보건의료서비스의 내용을 결정하고 보건사업의 계획 및 평가 자료를 제공한다.

2. 질병 발생 모형

질병은 사람을 포함한 여러 요인들이 상호작용한 결과로 발생된다는 다요인설에 입각하여 여러 모형들이 제시되었다. 질병 발생을 설명하는 모형으로 역학적 삼각형 모형 epidemiologic triangle, 수레바퀴 모형wheel model, 거미줄 모형web of causation 등이 있다.

1) 역학적 삼각형 모형

병인, 숙주, 환경 3가지 요인이 상호작용하여 질병이 발생된다는 모형이다그림 5-1. 병인은 질병 발생의 원인적 요소이고, 숙주는 병인의 침입을 당하는 관계에 있는 생물이며, 환경은 숙주를 둘러싸고 있는 모든 외부요소이다. 질병은 병인만으로 발생되는 것이 아니라 숙주의 감수성 또는 면역 수준, 환경의 유리 또는 불리한 상황 등 3가지 요인이 어떤 관계에 놓이는지에 따라 발생 여부가 달라진다. 3가지 요인의 상호관계에 평형이 깨지면 질병 발생이 증가하거나 감소한다. 이 모형은 비감염성 질환보다는 질병 발생 원인 병원체를 알고 있는 감염성 질환의 설명에 적합하다. 코로나바이러스감염증-19의 경우, 병원체는 SARS-CoV-2 바이러스이고, 숙주는 인간으로 특히 고령자와 기저질환자이며, 환경은 밀폐된 공간, 공기 중 비말, 오염된 표면 등이다.

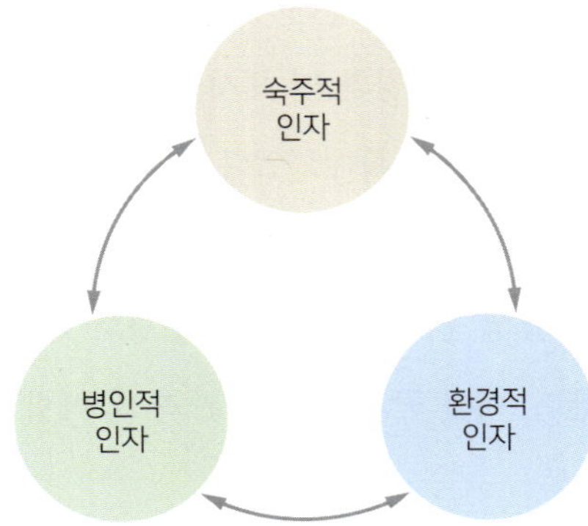

그림 5-1 역학적 삼각형 모형

(1) 병인

병인으로는 세균, 바이러스, 기생충 등과 같은 생물학적 인자가 있고, 대기, 수질, 계절, 유독성 물질 등과 같은 물리화학적 인자가 있다. 병인은 외계에서의 생존 및 증식능력, 숙주로의 침입 및 감염 능력, 질병을 일으키는 능력, 전파의 난이성에 의해 영향을 받는다.

(2) 숙주

숙주가 가지는 특성에 따라 감수성이나 면역 수준이 달라진다. 숙주는 성, 연령, 종족 등의 생물학적 인자, 개인위생, 생활습관, 직업 등의 행태적 인자, 선천적 및 후천적 저항력, 영양상태, 건강상태 등의 체질적 인자에 의해 영향을 받는다.

(3) 환경

환경에는 병원소, 곤충, 기생충 등의 생물학적 인자, 계절, 기후, 실내 환경 등의 물리화학적 인자, 인구밀도, 직업, 경제수준 등의 사회적 인자가 있다. 이러한 환경 인자들은 질병 발생에 영향을 미치는 요소들이다.

2) 수레바퀴 모형

사람과 환경과의 관계를 설명한 것으로 유전 요인을 가진 숙주와 숙주를 둘러싸고 있는 환경이 상호작용하여 질병을 일으킨다는 수레바퀴 모양의 모형이다그림 5-2. 환경은 생물학적 환경, 물리화학적 환경, 사회적 환경으로 구분되며, 질병에 따라 각 부분의 기여도 크기는 달라진다. 유전성 질환은 유전 요인이 크고, 감염성 질환은 숙주의 감수성 및 면역 수준과 생물학적 환경이 크게 관련된다. 코로나바이러스감염증-19를 예로 살펴보면, 개인별 면역 체계 차이(유전 요인)가 있는 인간(숙주)을 둘러싼 바이러스의 변이(생물학적 환경), 기온, 습도(물리적 환경), 인구 밀도, 사회적 거리두기 정책(사회적 환경)으로 모형을 이해할 수 있다.

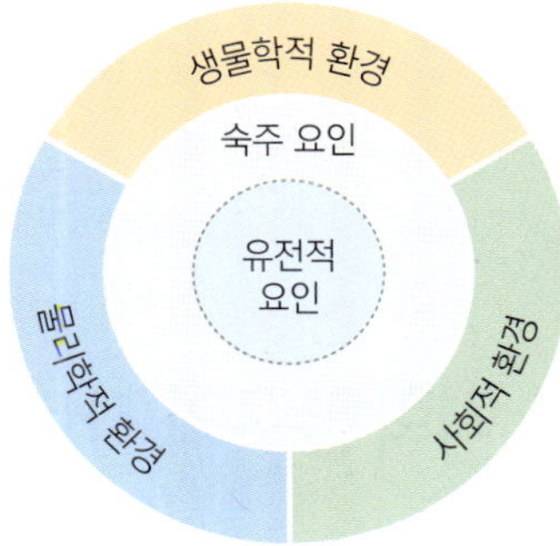

그림 5-2 수레바퀴 모형

3) 거미줄 모형

질병이 한 가지 원인에 의해 발생되는 것이 아니라 관여하는 다양하고 복잡한 원인들이 거미줄처럼 얽혀 발생된다는 모형이다그림 5-3. 맥마흔MacMahon이 제시한 모형으로 병인, 숙주,

환경 구분 없이 모두를 원인으로 파악한다. 질병 발생 원인의 선행 요인이 있고, 그 선행 요인의 선행 요인이 단계적으로 연결되어 있어 질병 발생 경로 상 몇 개의 단계를 차단하면 질병을 예방할 수 있다. 비감염성 질환 발생을 이해하는 데 효과적인 모형이다. 코로나바이러스감염증-19의 경우, 바이러스 요인으로 변이, 전파력이 해당되고, 숙주 요인으로 나이, 기저질환, 면역 상태가 해당되며, 환경 요인으로 기후, 인구 밀도, 의료 시스템이 해당된다. 또한, 사회경제적 요인으로는 소득 수준, 직업이, 행동 요인으로는 마스크 착용, 손 위생이 해당된다.

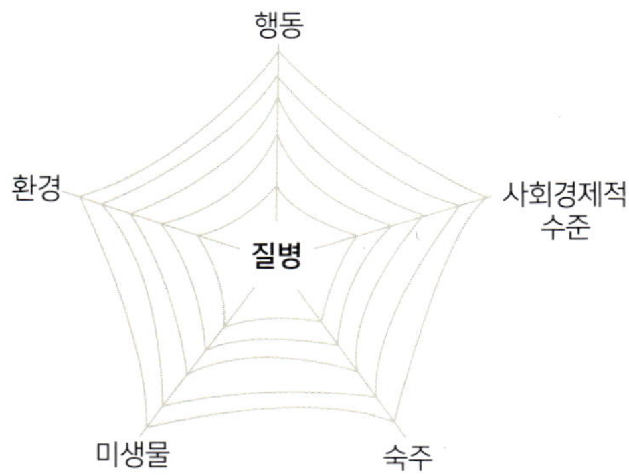

그림 5-3 거미줄 모형

3. 역학연구의 자료

역학연구에서 건강 관련 사건의 분포를 파악하고 원인을 규명하기 위해서는 자료를 수집해야 한다. 자료 수집 방법은 연구자가 자료 수집에 관여하는 정도에 따라 1차 자료와 2차 자료로 구분할 수 있다.

1) 1차 자료

어떤 목적을 위해 연구자가 직접 수집한 자료이다. 관찰이나 의사소통을 통해 자료를 수집할 수 있다. 관찰은 연구대상을 통제하지 않고 일정한 시간 동안 지켜보면서 관찰 결과를 기록하는 방법이다. 의사소통에 의한 수집 방법으로는 면접조사, 설문조사가 있다.

1차 자료 조사를 위해서는 조사대상 모집단에서 표본을 선택하여 조사를 수행해야 한다. 이때, 모집단의 특성을 잘 보존할 수 있도록 대표성 있는 표본 선택이 중요하다. 표본조사는 전체를 모두 조사하는 전수조사의 결과와 완벽하게 일치할 수 없고, 표본 추출 과정에서 오차(표본오차)가 발생할 수 있다는 단점이 있다. 반면, 조사비용이 적게 들고, 신속하며, 대상자가 너무 많아 발생 가능한 측정 오차(비표본오차)를 줄일 수 있다는 장점이 있다.

표본 추출 방법으로는 연구자의 의도가 개입되지 않고 미리 정한 확률에 따라 무작위로 표본을 추출하는 확률표본추출과 연구자의 의도가 개입되는 비확률표본추출이 있다표 5-1.

표 5-1 확률표본추출법과 비확률표본추출법

구분	유형	방법
확률표본추출법	단순무작위표본추출	모집단의 모든 구성원에 대한 표본 추출 확률을 동일하게 하는 방법
	층화무작위표본추출	모집단을 층으로 구분하여 각 층에서 추출할 표본의 수를 결정한 후 층별로 단순무작위표본추출법에 따라 표본을 추출하는 방법
	계통표본추출	모집단을 목록화하여 일정한 간격으로 표본을 추출하는 방법
	집락표본추출	집락을 표본추출단위로 하여 집락을 추출한 후 집락 내 모두를 조사하거나 집락 내의 일부를 다시 표본 추출하는 방법
비확률표본추출법	편의추출	연구자가 쉽게 접촉할 수 있는 대상자들을 표본으로 추출하는 방법
	할당추출	연구 결과에 영향을 미치는 것으로 판단되는 특성에 대한 모집단의 구성비율을 표본의 구성비율에 동일하게 유지하도록 하여 표본을 추출하는 방법
	눈덩이표집	소수의 대상자에 대해 조사한 후 이들의 소개를 통해 추가적인 대상자들을 찾아 표본을 확보하는 방법

2) 2차 자료

다른 목적으로 수집되어 있는 자료로 역학 연구를 위해 활용할 수 있는 것을 말한다. 인구자료, 사망자료, 상병자료, 건강조사자료가 있다표 5-2.

표 5-2 역학연구에 활용 가능한 2차 자료

구분	자료	활용
인구자료	• 인구주택총조사 자료 • 주민등록인구통계	• 연령표준화를 위한 표준화율 산출
사망자료	• 사망통계자료원(사망신고자료)	• 국가 또는 지역사회의 사망 수준과 원인 파악 • 조기사망 예방 근거 제시
상병자료	• 건강보험자료 • 병원자료 • 암 환자 등록 자료 • 감염병 신고자료	• 국가 또는 지역사회의 질병 수준 및 분포 확인 • 집단 내 발생하는 질병 관련 정보 파악
건강조사자료	• 국민건강영양조사 • 청소년건강행태조사 • 지역사회건강조사 • 구강건강실태조사	• 국가적 차원에서 건강 관련 전반에 대한 포괄적인 정보 파악

4. 질병 발생 연관성과 타당도 및 신뢰도

1) 질병 발생 연관성

(1) 원인적 연관성

원인적 연관성은 한 변수의 양과 질을 변경시켰을 때 다른 변수의 양과 질도 함께 변하는 두 변수의 관계이다. 원인적 연관성을 규명하는 조건은 시간적 속발성, 통계적 연관성 강도, 기존 지식과의 일치, 예측 가능한 특이성, 실험결과에 의한 증거가 있다.

① 원인이 결과보다 시간적으로 선행되어야 한다.

② 반복해서 관찰했을 때 우연히 발생할 확률이 적어야 한다.

③ 이미 확인된 지식과 일치하면 더 확실하다.

④ 원인과 결과 사이의 관계가 일관성을 나타내야 한다.

⑤ 임상실험 결과가 확실하게 원인적 연관성을 결정하는 증거이다.

(2) 연관성 규명 관계의 분류

- 비원인적 연관성: 우연에 의한 경우와 같이 통계적 연관성이 있으나 원인적 연관성이 아닌 관계이다.
- 원인적 연관성: 통계적으로 상관계수가 관계가 있고, 언제, 누가, 어떤 상황에서 관찰해도 결과가 동일하며, 다른 연구방법에서도 결과가 동일해야 한다. 또한, 양이 많아질수록 영향도 커지는 관계에 있어야 한다.

2) 타당도 및 신뢰도

역학연구에서 측정의 정확성을 의미하는 타당도와 일관성을 의미하는 신뢰도는 결론을 추론하는 데 매우 중요하다. 타당성은 측정도구가 측정하고자 하는 개념을 측정하고 있는가를 의미하며, 화살이 과녁의 가운데를 얼마나 잘 맞추는지에 대한 문제이다그림 5-4. 신뢰성은 반복되는 측정에서 어느 정도 동일한 결과를 얻는가를 의미하며, 화살이 과녁의 위치에 상관없이 얼마나 동일한 곳을 계속 맞추는지에 대한 문제이다.

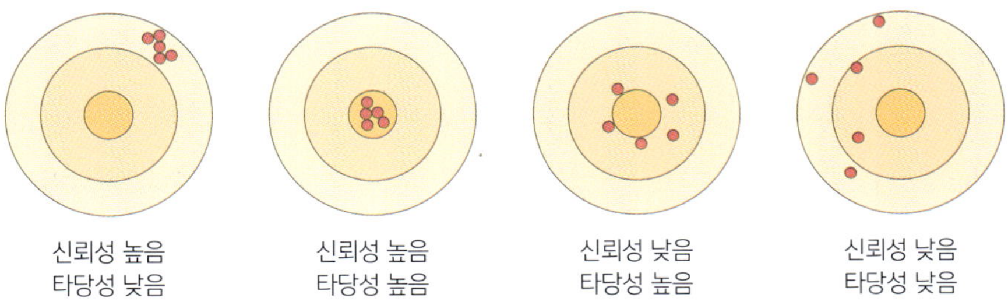

그림 5-4 타당성과 신뢰성

(1) 타당도

타당도는 측정 방법이 측정하고자 하는 것을 얼마나 정확하게 측정했는지를 나타낸다. 민감도와 특이도는 특정 검사방법이 확진된 질병 유무를 얼마나 잘 판단하는지를 의미하고, 예측도는 측정 자체의 예측 능력을 의미한다표 5-3.

표 5-3 진단검사 정확도 평가 지표

검사결과	질병 유(+)	질병 무(-)	합계
검사 양성(+)	A	B	A+B(총검사양성수)
검사 음성(-)	C	D	C+D(총검사음성수)
합계	A+C(총환자수)	B+D(총비환자수)	

① 민감도

민감도는 이 측정으로 참값을 얼마나 반영할 수 있는지의 정도를 의미한다. 즉, 측정도구가 질병이 있는 사람을 질병이 있다고 양성 판정하는 능력이다.

민감도 = 검사양성수(A)/총환자수(A+C) × 100

② 특이도

특이도는 이 측정도구가 질병이 없는 사람을 질병에 걸리지 않았다고 음성으로 판단하는 능력을 의미한다. 즉, 실제 음성자를 음성자라고 판정하는 능력이다.

특이도 = 검사음성수(D)/총비환자수(B+D) × 100

③ 예측도

예측도는 이 측정도구가 그 질병에 확진되었다고 판단한 대상자들 중에 실제 그 질병을 가진 대상자 비율이다. 예측 능력을 의미하며, 양성예측도와 음성예측도가 있다.

양성예측도 = 환자수(A)/총검사양성수(A+B) × 100

음성예측도 = 비환자수(D)/총검사음성수(C+D) × 100

(2) 신뢰도

신뢰도는 동일한 방법으로 동일한 대상을 측정할 때 얼마나 일관성 있게 일치하는지를 나타낸다. 신뢰도의 기술적 문제 유형에는 동일한 대상을 여러 다른 방법으로 측정 시 일치도, 동일한 대상을 1명이 여러 번 측정 시 일치도, 동일한 대상을 동일한 측정도구로 2명 이상이 측정 시 일치도가 있다. 이 외에도 신뢰도에 영향을 미치는 요인으로 관측자의 편견, 측정도구의 부정확, 측정 시 환경조건 등이 있다.

코로나바이러스감염증-19(COVID-19) 검사와 전립선특이항원(PSA) 검사

코로나바이러스감염증-19 검사에서 PCR 검사는 감염 확인을 위해 가장 신뢰할 수 있는 검사이지만, 검사 결과를 기다리는데 시간이 걸리며 검사비용이 상대적으로 높다. 반면, 신속 항원검사는 민감도가 낮아 감염 초기에 확인하기에는 한계가 있다. 코로나바이러스감염증-19 검사는 대규모 유행병 관리와 감염 전파 차단에 필수적이다.

전립선특이항원 검사는 특이도가 낮아 위양성(원래 음성인데 양성으로 잘못 나온 경우)이 많아 불필요한 추가 검사를 초래할 수 있다. 전립선특이항원 검사는 고위험군(예: 가족력이 있는 남성, 50세 이상)에서 암 조기 발견에 효과적이지만, 과다 진단 문제로 정기적인 추적 검사가 필요하다.

코로나바이러스감염증-19 검사와 전립성특이항원 검사 비교

항목	코로나바이러스감염증-19 PCR	전립선특이항원 검사
목적	감염 확인 및 전파 예방	전립선암 조기 진단
민감도	매우 높음 (90~95% 이상)	높음 (85~90%)
특이도	매우 높음 (98~99%)	낮음 (25~35%)
제한점	비용 및 시간 소요 많음	위양성 결과가 많아 추가 검사 필요
임상적 적용성	표준 확진 검사	선별 검사로 적합, 확진에는 한계

민감도, 특이도, 예측도 산출(예시)

코로나바이러스감염증-19 확진 유무를 자가 검사 키트로 진단한 결과, 검사 양성이 100명, 검사 음성이 1,000명으로 나타났다. 검사 양성 중 코로나바이러스감염증-19에 확진된 사람은 80명이었고, 검사 음성 중 코로나바이러스감염증-19에 확진된 사람은 10명이었다. 민감도, 특이도, 양성예측도, 음성예측도를 산출한 예시는 다음과 같다.

검사결과	질병 유(+)	질병 무(-)	합계
검사 양성(+)	80	20	100
검사 음성(-)	10	990	1,000
합계	90	1,010	

민감도 = 80/90 × 100 = 약 88.9%
특이도 = 990/1,010 × 100 = 약 98.0%
양성예측도 = 80/100 × 100 = 80%
음성예측도 = 990/1,000 × 100 = 99%

5. 역학연구 방법

역학연구 방법은 관찰연구와 실험연구로 분류한다. 관찰연구는 연구자가 요인 노출과 질병 발생의 관찰을 통해 연관성을 규명한다. 조사대상을 자연 상태 그대로 비교, 평가, 분석하는 방법이다. 반면, 실험연구는 연구자가 요인 노출을 조작하고 다른 조건을 통제한 후 연관성을 규명한다. 인간을 대상으로 하기 때문에 매우 제한적인 적용만 가능하다.

역학조사는 조사방법에 따라 기술역학descriptive epidemiology, 분석역학analytic epidemiology, 이론역학theoretical epidemiology, 실험역학experimental epidemiology, 작전역학operational epidemiology으로 구분한다표 5-4. 기술역학 조사 결과를 이용하여 가설을 설정하고, 분석역학 조사를 통해 가설을 검증한다. 이론역학은 검증한 가설을 수식화한다.

표 5-4 역학조사 방법

영역	목적과 특성
기술역학	기존 자료나 수집 자료를 변수별로 분석
분석역학	구체적으로 가설을 증명하기 위해 의도적으로 설계한 연구
이론역학	역학자료와 가정을 이용하여 수학 모형 개발 및 구축
실험역학	위해가 없으면서 실험을 통해 과학적인 근거를 마련
작전역학	지역사회의 현장 실험 및 운영에 대한 경영학적 요인을 분석

1) 기술역학

질병 발생 분포 및 발생 경향에 대해 있는 그대로의 사실을 파악하고 기술하는 것이다. 기본적인 기법으로 인적 속성, 시간적 속성, 지역적 속성, 원인적 속성에 따라 기존 자료나 수집한 자료를 분류하여 발생하는 역학적 현상에 대한 빈도와 분포를 비교하는 것이 있다. 인적 속성으로 성, 연령, 종족 등이 있으며, 시간적 속성으로 주기변동, 계절변동 등이 있다. 지역적 속성으로는 국가, 지역 등이, 원인적 속성으로는 질병 종류가 있다. 기술역학은 인구집단을 대상으로 질병위험 요인과 발생요인을 탐색하는 가장 기초적인 과정이다. 기술역학을 활용한 예로는 국민건강영양조사, 만성질환 유병률 조사 등이 있다.

기술역학의 기법에 따라 질병 유행 특성은 시간적 현상, 지리적 현상, 생물학적 현상, 사회적 현상으로 나타난다.

(1) 시간적 현상

- 추세변화: 10년~수십 년을 한 주기로 대유행하는 장기적인 변화이다. 장티푸스(30~40년), 디프테리아(10~24년), 인플루엔자(30년), 성홍열(10년) 등이 있다표 5-5.
- 주기변화: 수 년~단기간 주기적으로 유행하는 순환변화이다. 홍역(2~3년), 백일해(2~4년), 유행성 일본뇌염(3~4년) 등이 있다.
- 계절변화: 1년 주기로 계절에 따라 반복적으로 유행하는 변화이다. 소화기계 질환(여름), 호흡기계 질환(겨울), 유행성 출혈열 및 렙토스피라증(가을) 등이 있다.
- 불규칙변화: 돌연히 유행하는 변화로 외래에서 유래된 감염병이 국내에 유입되면 돌발적으로 유행하는 변화이다. 콜레라, 돼지열병 등이 있다.
- 단기변화: 시간별, 날짜별, 주별 질병발생과 같이 단기적인 변화이다. 급성감염병 발생 시 단기변화 형태를 보인다.

표 5-5 시간적 현상에 따른 질병 유행

구분	정의	예
추세변화(장기변화)	10년 ~ 수십 년 주기로 대유행	장티푸스(30~40년), 디프테리아(10~24년), 인플루엔자(30년), 성홍열(10년) 등
주기변화(순환변화)	수 년 ~ 단기간 주기로 유행	홍역(2~3년), 백일해(2~4년), 유행성 일본뇌염(3~4년) 등
계절변화	1년 주기로 계절별 반복적 유행	소화기계 질환(여름), 호흡기계 질환(겨울), 유행성 출혈열 및 렙토스피라증(가을) 등
불규칙변화	외래 유래 감염병 국내 유입 시 돌발적 유행	콜레라, 돼지열병 등
단기변화	시간별, 날짜별, 주별 질병발생과 같이·단기적 유행	급성감염병

(2) 지리적 현상

- 토착성endemic: 특정 지역에 항상 존재하여 오랜 기간 질병 발생이 일정한 양상을 유지하는 형태이다표 5-6. 간흡충과 같은 기생충 질환이 해당된다.
- 유행성epidemic: 어떤 지역에서 토착성 이상으로 질병 발생이 많거나 그 지역에 없던 질병이 외부에서 유입되어 환자가 발생하는 형태이다.
- 범발성pandemic: 질병이 전 세계적으로 유행하는 형태이다.
- 산발성sporadic: 시간이나 지역에 따라 일정한 경향을 보이지 않고 발생하는 형태이다.

표 5-6 지리적 현상에 따른 질병 유행

구분	정의
토착성	특정 지역에서 오랜 기간 일정한 양상을 유지하는 형태
유행성	질병 발생이 많거나 없던 질병이 외부에서 유입 시 발생하는 형태
범발성	전 세계적으로 유행하는 형태
산발성	시간이나 지역에 따라 일정한 경향을 보이지 않는 형태

(3) 생물학적 현상

- 성: 성별에 따라 사망률과 질병 유병률에 차이가 있다. 사망률은 남자가 여자에 비해 높으며, 유병률은 여자가 남자에 비해 높다. 이는 남자와 여자의 호르몬 차이, 위험요인 노출 차이 등으로 인한 것이다.
- 연령: 연령은 질병 발생과의 연관성이 강하다. 감염 후 면역이 생기는 질환은 유아기에 발생률이 높고, 생활습관과 관련된 만성질환은 연령이 증가할수록 유병률이 높아진다. 사망률의 경우, 신생아기 이후부터 초기 청소년기까지 감소하다가 이후에 질병으로 인해 증가한다. 연령 증가에 따라 위험요인 누적 노출, 질병 감수성 증가, 면역 기능 변화, 호르몬 분비 변화 등으로 인해 질병 발생이 증가한다.
- 종족: 종족은 생물학적, 문화적으로 질병 양상에 차이가 있다. 백인 여성은 유방암 유병률이 높고, 흑인 여성은 자궁경부암 유병률이 높다.

(4) 사회적 현상

- 사회경제적 수준: 교육 및 소득 수준 등을 포괄하는 개념으로 사망과 질병 발병에 영향을 미치는 요인이다. 사회경제적 수준이 낮은 집단에서 정신분열증 유병률이 높다.
- 직업: 직업이 대부분의 시간을 보내는 일하는 환경을 결정하기 때문에 질병 양상에 영향을 미친다. 특수한 환경에 대한 노출이나 정신적인 스트레스가 질병 발병을 유발할 수 있다.
- 결혼 상태: 결혼 상태가 사망률에 영향을 미친다. 이혼한 경우 사망률이 가장 높고, 사별, 독신, 결혼 순으로 높다.

발생률, 발병률, 유병률

발생률은 특정 질병에 걸릴 확률이나 위험도를 나타내며, 연앙인구(1년 중 7월 1일 인구) 100,000명당 특정 질병의 환자 발생 수이다. 발병률은 해당 기간 동안 어떤 집단이 특정 질병에 걸릴 위험에 노출되었을 때 그 기간 동안 새로 발병한 환자 수의 비율이다. 유병률은 해당 시점이나 기간 동안 인구 내 특정 질병을 가지고 있는 환자 수의 비율이다.

발생률 = (특정 질병의 환자 발생 수/연앙인구)×100,000
발병률 = (새로 발병한 환자 수/위험에 노출된 인구)×1,000
유병률 = (해당 시점(기간)의 환자 수/해당 시점(기간)의 인구)×100

2) 분석역학

기술역학에서 설정된 가설을 증명하기 위해 수행된다. 특정한 요인이 원인이 되어 결과가 발생하게 되는지 인과관계를 확인하기 위한 방법이다. 분석역학에는 단면 연구cross sectional study, 환자-대조군 연구case-control study, 코호트 연구cohort study 등이 있다표 5-7.

표 5-7 단면 연구, 환자-대조군 연구, 코호트 연구의 비교

구분	목적	장점	단점
단면 연구	특정 질환과 요인 간 관련성 검증	• 질환의 역학적 특성 파악이 용이함 • 단시간 내에 결과 확인이 가능함 • 환자-대조군 연구보다 편견이 적고 정확도가 높음 • 시간과 경비가 절감됨 • 연구 결과를 모집단에 적용 가능함	• 희귀병이나 이환기간이 짧은 질병에 부적합함 • 상관관계만 확인 가능하고 인과관계는 분별하기 어려움 • 표본 수가 많아야 함
환자-대조군 연구	환자군과 대조군의 요인 폭로 비율 비교	• 표본인구가 적어 시간, 노력, 경비가 절약됨 • 희귀 질병이나 잠복기가 긴 질병에 적합함 • 기존 자료 활용이 가능함 • 조사대상자 수가 적어도 가능함 • 단기간에 결론 도출이 가능함	• 환자군과 질병 외의 유사한 조건을 가진 대조군 선정이 어려움 • 모집단이 없는 경우가 많아 일반화가 어려움 • 인과관계 확정이 어려움 • 기억에 의한 편견 작용이 가능함 • 비교위험도를 구할 수 없고 교차비에 의한 간접비교만 가능함
코호트 연구	폭로군과 비폭로군의 발생률 비교	• 일반화가 가능함 • 위험률, 발병 확률 산출이 가능함 • 인과관계 확인이 가능함 • 편견이 적어 신뢰성이 높음 • 질병 자연사 파악이 가능함 • 시간적 속발성, 비교위험도, 귀속 위험도, 양 반응관계의 정확한 파악이 가능함	• 시간, 노력, 경비가 많이 듦 • 관찰 기간이 길고 대상자가 많음 • 발생률이 낮은 질병에 적용하기 어려움 • 탈락자가 발생할 수 있어 정확도에 문제가 될 수 있음 • 연구 기간이 길어 변동, 추적조사, 진단 방법 기준 등에 문제가 생길 수 있음

(1) 단면 연구

인구집단을 대상으로 특정 시점 또는 특정 기간에 인구집단의 속성과 질병의 관련성을 규명한다. 상관관계 유무는 파악할 수는 있으나 어느 것이 원인이고 어느 것이 결과인지에 대한 인과관계는 확인할 수 없다.

(2) 환자-대조군 연구

특정 질병에 이환되어 있는 집단을 환자군, 질병에 이환되어 있지 않은 집단을 대조군으로 선정하여 과거에 질병의 원인으로 추측되는 요인에 노출비율을 비교한다. 질병 발생 요인 노출이 환자군과 대조군 간에 차이가 있는지를 분석하여 요인과 질병 간의 관련성을 규명한다.

(3) 코호트 연구

코호트는 어떤 특성, 속성, 경험을 공유하는 집단을 의미한다. 코호트 연구에서 추적 관찰할 코호트를 선정할 때는 질병 위험 요인 노출 여부에 따라 두 집단을 선정할 수도 있고, 전체 집단을 먼저 선정한 후 기초조사를 통해 노출 집단과 비노출 집단을 선정할 수도 있다. 선정한 두 집단을 시간적 개념을 가지고 계속적으로 관찰한 후 두 집단의 질병 발생률을 비교하여 위험 요인과 질병의 연관성을 규명한다.

코호트 연구에는 전향적 코호트 연구prospective cohort study와 후향적 코호트 연구retrospective cohort study가 있다그림 5-5. 전향적 코호트 연구는 연구시작 시점에서 코호트를 구축한 후 추적관찰을 통해 질병 발생을 확인하는 방법이며, 후향적 코호트 연구는 연구시작 시점에서 질병 발생을 파악하고 과거 기록을 이용하여 위험요인 노출 여부를 확인하는 방법이다. 전향적 코호트와 후향적 코호트 연구는 연구시작 시점에는 차이가 있으나 둘 다 노출군과 비노출군의 발생률을 비교한다는 점은 동일하다. 전향적 코호트 연구는 추적 관찰기간이 길어 시간이 많이 소요되며, 후향적 코호트 연구는 전향적 코호트 연구에 비해 시간이 적게 소요된다.

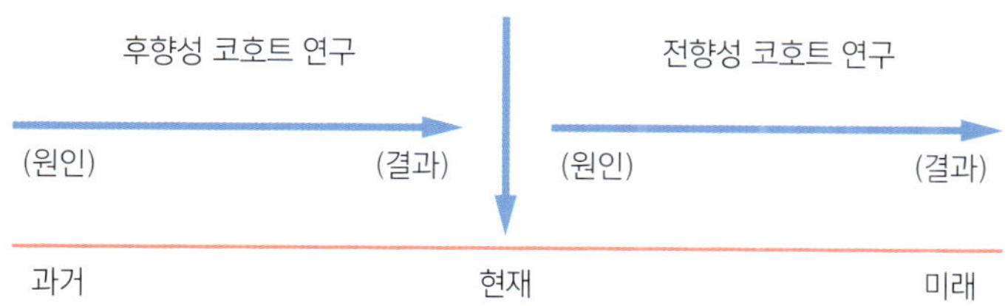

그림 5-5 전향적 코호트 연구와 후향적 코호트 연구의 시간 개념

(4) 분석역학 연구의 분석

환자-대조군 연구에서는 모집단이 없기 때문에 위험요인과 질병과의 연관성 지표로 교차비를 산출한다. 위험 요인에 대한 교차비로 위험요인 노출이 있는 집단의 질병 있음/없음 비에 대한 위험요인 노출이 없는 집단의 질병 있음/없음 비로 산출한다표 5-8.

표 5-8 교차비 산출

구분	질병	
	있음	없음
위험요인 노출 있음	a	b
위험요인 노출 없음	c	d
합계	a+c	b+d

교차비 = 위험요인 노출여부에 따라 환자가 발생할 확률의 비
= a/b ÷ c/d
= ad/bc

코호트 연구에서는 모집단이 있으므로 위험요인 노출군과 비노출군을 관찰한 후 질병 위험도를 비교하여 인과관계를 확인한다. 먼저 노출군과 비노출군의 질병 발생률을 파악하고, 두 집단 간 질병 발생률을 비교한다. 질병 발생률 비교는 질병 발생률의 비를 이용하거나 질병 발생률의 차를 이용할 수 있다.

코호트 연구에서 위험요인 노출과 질병 발생 사이의 연관성 크기는 노출군과 비노출군의 질병 발생률 비인 상대위험도로 산출할 수 있다표 5-9. 상대위험도는 위험요인과 질병 발생 간의 연관성 크기를 측정할 수 있는 지표이다. 또한, 노출군과 비노출군의 질병 발생률 차인 기여위험도를 산출하여 질병 발생에서 위험요인 노출이 직접적으로 기여하는 정도를 확인할 수 있다.

표 5-9 위험도 산출

구분	질병			질병 발생률
	있음	없음	합계	
위험요인 노출 있음	a	b	a+b	a/(a+b)
위험요인 노출 없음	c	d	c+d	c/(c+d)
합계	a+c	b+d		

비교위험도(상대위험도) = 위험요인 노출군의 발생률 / 위험요인 비노출군의 발생률
= a/(a+b) ÷ c/(c+d)
= a(c+d)/c(a+b)

기여위험도(귀속위험도) = 위험요인 노출군의 발생률 − 위험요인 비노출군의 발생률
= a/(a+b) − c/(c+d)

교차비, 비교위험도, 기여위험도 산출(예시)

환자-대조군 연구에서는 비교위험도 산출이 불가능하기 때문에 비교위험도를 추정할 수 있는 교차비를 산출한다. 폐암 환자 1,000명과 비환자 1,000명을 대상으로 과거에 흡연을 했는지 조사한 결과, 폐암 환자 중 120명이 과거에 흡연을 한 사람이었고, 비환자 중 13명이 과거에 흡연을 하지 않은 사람이었다. 교차비를 산출한 결과는 다음과 같다.

구분	폐암 발생 유무	
	폐암 환자	비환자
흡연	120	13
비흡연	880	987
합계	1,000	1,000

$$\text{교차비} = 120/13 \div 880/987 = (120 \times 987) / (13 \times 880) = \text{약 } 10.35$$

코호트 연구에서는 비교위험도와 기여위험도 산출이 가능하다. 흡연자 3,000명과 비흡연자 6,000명을 대상으로 전향적 코호트 연구를 진행하였다. 흡연자 중 60명에게 폐암이 발생하였고, 비흡연자 중 12명에게 폐암이 발생하였다. 이때 비교위험도와 기여위험도를 산출한 결과는 다음과 같다.

구분	폐암 발생 유무			질병 발생률
	폐암 환자	비환자	합계	
흡연	60	2,940	3,000	60/3,000
비흡연	12	5,988	6,000	12/6,000
합계	72	8,928	9,000	

$$\text{비교위험도} = 60/3{,}000 \div 12/6{,}000 = 10$$

$$\text{기여위험도} = 60/3{,}000 - 12/6{,}000 = 0.018$$

비교위험도가 1이라는 것은 비노출군의 발생률과 노출군의 발생률이 같다는 것을 의미하며, 노출요인이 질병 발생과 연관성이 없다고 해석할 수 있다. 비교위험도가 1보다 크면 노출 요인이 증가하면 질병 발생 위험이 증가한다고 할 수 있으며, 비교위험도가 1보다 작으면 노출 요인이 증가하면 질병 발생 위험이 감소한다고 할 수 있다. 위의 예시에서는 비교위험도가 1보다 크므로 흡연에 노출되면 폐암 발생 위험도가 증가한다고 해석해야 한다. 따라서 흡연은 폐암을 발생시키는 요인일 수 있다.

3) 이론역학

역학적 특성에 대한 설명과 예측을 가능하게 하는 역학자료와 가정을 이용하여 수학 모형을 개발 및 구축하고, 실제 결과와 비교하여 모형 타당성을 검증하는 연구방법이다. 모형의 요인들 간에 상호관계를 수학적으로 규명하기도 한다. 예로 감염병 유행모형, 질병 잠복기 추정 모형 등이 있다.

4) 실험역학

질병과 위험요인 간 원인 규명을 위한 가장 정확한 연구방법이다. 인간에게 위해를 주지 않으면서 실험을 통한 과학적 근거를 마련하기 위한 방법으로 백신 효과 임상시험, 개발한 약제 지역사회 대상 시험 등이 있다.

방법론적 전략으로 이중맹검법이나 위약투여법을 이용한다. 이중맹검법은 연구자도 실험 대상자도 실험군과 대조군 어디에 속하는지를 모르게 하는 방법이고, 위약투여법은 진짜 약과 비슷한 형태이지만 약리작용이 없는 위약placebo을 투여하여 심리적 작용에 의한 편견을 없애는 방법이다.

5) 작전역학

오스란Omran이 개발한 것으로 평가역학 또는 응용역학이라고도 한다. 지역사회를 대상으로 한 현지실험과 운영에 대한 경영학적 요인을 분석하는 연구방법이다. 오스란의 정의에 의하면, 작전역학은 보건서비스를 포함하는 지역사회서비스의 운영에 관한 계통적 연구를 의미하며 이 서비스의 향상을 목적으로 한다. 보건사업 효율성 평가, 보건사업 성공 요인 분석 등에 사용된다.

생각해 보기

1. 진단 검사의 민감도, 특이도, 예측도에 대해 설명하시오.

2. 분석역학에서 단면 연구, 환자-대조군 연구, 코호트 연구에 대해 비교하여 설명하시오.

3. 교차비, 비교위험도, 귀속위험도의 차이점을 설명하시오.

CHAPTER

6

감염병 관리

1. 감염병의 이해 | 2. 감염병 전파 6단계 |
3. 면역 | 4. 법정감염병

학습목표

1. 감염병 유행의 3대 요인을 설명할 수 있다.
2. 감염병 전파 6대 단계를 설명할 수 있다.
3. 면역의 분류 및 면역력에 대해 설명할 수 있다.
4. 법정감염병 급별 종류 및 관리 대책을 설명할 수 있다.

최근 이슈 독감과 감기의 차이

매년 날씨가 쌀쌀해지면 독감과 감기가 유행하며, 흔히들 독감을 독한 감기라고 오해하기도 한다. 이는 두 질환 모두 바이러스에 의한 상기도 호흡기 감염 질환이라는 공통점을 가지고 있고, 기침, 발열 등과 같이 비슷한 증상이 나타나기 때문에 초기에는 구분이 어려울 수 있다. 하지만 감기와 독감은 유발하는 원인이 다르기에 근본적으로 다른 질환이다.

독감은 인플루엔자(influenza) A·B·C·D 바이러스에 의한 호흡기 질환으로 날씨가 춥고 건조한 10월에서 다음 해 4월까지 발생률이 높다. 증상은 경증에서 중증까지 다양하게 나타나며, 특히 어린이, 임신부, 65세 이상의 노인, 만성질환자, 면역저하자 등은 폐렴 등의 합병증이 발생하여 위험한 경우 사망에까지 이를 수 있다. 건강한 사람이 독감에 걸렸을 경우 주로 피로, 근육통, 두통, 발열 등이 심하게 나타나며, 독감에 걸렸더라도 콧물 및 코막힘과 같이 감기와 구분하기 어려운 주요 증상이 나타난다. 하지만 타 증상에 비해 상대적인 중증도는 약하게 나타난다. 더불어 독감의 경우 백신과 같은 예방약이 있으며, 타미플루와 같은 치료약도 있기에, 사전에 예방 및 치료가 가능하다.

감기는 200여 종의 다양한 바이러스에 의한 호흡기 질환으로 사계절 내내 발생한다. 하지만 감기는 예방약이 없고 치료 역시 증상에 따라 대처하는 대증요법을 시행하는데, 이는 원인을 직접 치료하는 것이 아닌 증상만 완화시키는 방식이다. 즉, 감기에서 주로 나타나는 증상인 콧물과 코막힘의 경우 이를 완화시키기 위한 소염제 등의 약을 처방하는 것이다.

호흡기 질환의 증상 중증도 차이

구분	독감	감기
발열	○	△
피로	◎	△
근육통	◎	△
기침	○	△
콧물·코막힘	△	◎
두통	◎	△

중증도 : △ → ○ → ◎

자료: 질병관리청 감염병포털 (2025); 헬스조선 (2024)

1. 감염병의 이해

1) 감염병 정의

감염병은 세균이나 바이러스, 리케차, 곰팡이와 같은 여러 병원체가 인체 내에 침입하여 일어나는 질병을 말한다. 병원체는 병을 일으키는 원인으로 눈에 보이지 않고 현미경 등으로 관찰할 수 있는 작은 미생물이다. 이 병원체가 체내에 침입하여 급격하게 수가 늘어나는 것을 '감염'이라 하고, 질병이 발생하는 것을 '감염병'이라 한다.

전염병과 감염병의 차이

감염병과 전염병은 다른 용어로서, 감염병 중에서 사람과 사람 사이의 접촉이나 물, 공기 등을 통해 타인에게 옮길 수 있는 질병을 '전염병'이라고 한다. '감염병'은 사람 사이에 전파되는 질환인 전염병의 의미와 더불어 사람들 사이에 전파되지 않는 질환까지 포괄하고 있다.

우리나라는 2009년 「전염병예방법」과 「기생충질환예방법」이 통합되어 「감염병의 예방 및 관리에 관한 법률」로 개편되었다. 이에 따라 '전염병'이라는 용어를 사람들 사이에 전파되지 않는 질환을 포함하는 '감염병'이라는 용어로 정비하였다.

자료: 질병관리청·대한감염학회 (2021)

2) 감염병 유행의 3대 요인 및 조건

감염은 병원체가 숙주에 침입한 다음 증식하여 숙주에 항원-항체반응을 유발하거나 임상 증상을 나타내는 등의 반응을 보이게 된다. 감염병은 병원체가 숙주 몸 안으로 들어가서 증식하여 나타나는 질환이다. 감염병 유행의 3대요인은 감염원, 감염경로, 감수성의 숙주이다. 즉, 질적·양적으로 충분한 병원체를 내포한 감염원이 존재해야 하며, 감염원과 숙주를 연결시키는 전파체가 많은 감염경로를 형성해야 하고, 감수성이 높은 숙주 집단이 커질 때 감염병이 유행한다. 이때 감염원과 병원소는 차이가 있는데, 감염원은 감염병의 병원체를 갖고 있어 감수성 숙주에게 병원체를 전파시킬 수 있으며, 병원소는 환자, 보균자, 감염물질 및 토양 등을 포함한다표 6-1.

표 6-1 감염병의 발생요소와 생성요인

발생요소	생성요인
감염원	• 병원체 • 병원소
감염경로	• 병원소로부터 병원체의 탈출 • 전파 • 병원체의 새로운 숙주에 침입
감수성의 숙주	• 감수성 숙주의 감염

감염병 유행의 3대 요인은 서로 상호작용하는데, 환경이 숙주보다는 병인 쪽에 유리하게 작용하며, 병인은 질적·양적으로 우세해야 하고, 숙주집단의 면역성이 낮으면 감염병은 크게 유행한다.

2. 감염병 전파 6단계

감염병의 전파과정은 총 6단계이며, 병원체, 병원소, 병원소로부터 병원체 탈출, 전파, 새로운 숙주에 침입, 숙주의 감수성 순이다그림 6-1.

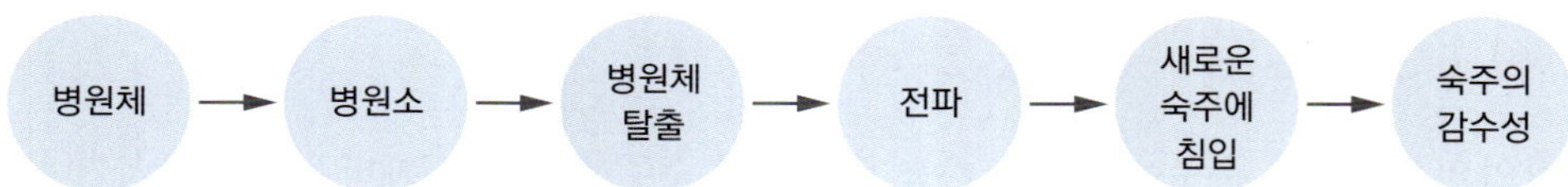

그림 6-1 감염병 전파 6단계

1) 병원체

병원체란 인간 또는 동·식물에서 감염성 질환을 일으키는 원인 생물체로 세균, 바이러스, 리케차, 기생충 등이다.

- 세균bacteria : 콜레라, 장티푸스, 디프테리아, 결핵, 한센병, 백일해 등
- 바이러스virus : 소아마비, 홍역, 유행성 이하선염, 일본뇌염, 광견병, 에이즈, 유행성 간염, 인플루엔자 등

• 리케차rickettsia : 발진티푸스, 발진열, 쯔쯔가무시증 등
• 기생충parasite : 회충, 구충, 요충, 말라리아, 간흡충, 유구조충, 아메바성 이질 등

2) 병원소

병원소는 병원체가 생활하고 증식하는 장소이며, 인간, 동물, 토양 등이 병원소이나 식품은 병원소에 포함되지 않는다.

(1) 인간 병원소(환자 및 보균자)

보균자는 임상증상이 없는 병원체 보유자로 감염원으로 작용한다. 보균자는 자유로이 활동하기 때문에, 전파 기회가 많고 감염시킬 수 있는 영역도 넓다. 더불어 보균자수는 일반적으로 환자수보다 많기에 감염원으로 크게 작용한다.

① 건강보균자

감염에 의한 증상이 전혀 없고 건강한 사람과 다름없어 보이지만 병원체를 보유하는 감염자이며, 디프테리아, 폴리오, 일본뇌염 등에 감염된 건강보균자를 볼 수 있다.

② 잠복기보균자

감염성 질환의 잠복기간 중에 병원체를 체외로 배출하는 감염자이며, 주로 호흡기질환인 디프테리아, 홍역, 백일해, 볼거리, 수막구균성수막염 등에서 잠복기보균자를 볼 수 있다.

③ 병후보균자(회복기)

감염성 질환에 이환되었다가 임상증상이 완전히 사라짐에도 불구하고 병원체를 배출하는 보균자이며, 디프테리아, 세균성이질 등에서 병후보균자를 볼 수 있다.

④ 만성보균자

만성적으로 병원체를 보유하고 있으며, 장티푸스에서 만성보균자를 볼 수 있다.

(2) 동물 병원소

동물이 병원체를 보유하고 있어 인간인 숙주에게 감염시키는 감염원이며, 대표적인 동물 병원소의 종류와 감염병의 종류는 다음과 같다.

① 소 : 결핵, 파상열, 보툴리즘, 탄저, 살모넬라증

② 돼지 : 일본뇌염, 렙토스피라증, 탄저, 살모넬라증

③ 개 : 광견병, 톡소프라스마증

④ 쥐 : 페스트, 발진열, 렙토스피라증, 쯔쯔가무시증, 살모넬라증

⑤ 양 : 큐열, 탄저, 파상열

⑥ 말 : 탄저, 유행성 뇌염, 살모넬라증

⑦ 고양이 : 살모넬라증, 톡소플라스마증

인수공통감염병이란?

사람과 척추동물 사이에 상호 전파되는 병원체에 의해 발생하는 질병은 인수공통감염병이라고 한다. 인수공통감염병의 감염경로는 크게 세 가지로 구분되는데, 첫 번째는 병원체와 직접접촉, 두 번째는 매개체로 인한 감염, 세 번째는 기타 오염물질을 흡입하는 것 등이다. 더불어 인수공통감염병을 일으키는 병원체도 세균, 바이러스, 기생충 등으로 매우 다양하다. 따라서 이러한 인수공통감염병의 위험군은 가축이나 그 부산물들과 밀접하게 접촉하는 농부, 육류 및 부산물 등의 가공 종사자, 야외 환경에서 업무하는 종사자, 역학조사자, 공중보건학자, 환자를 진료하는 의료인이나 검체 부검 및 진단과 관련된 실험실 종사자 등이 포함된다.

자료: 질병관리청 (2024)

(3) 기타

대표적인 기타 병원소는 토양이며, 생물은 아니지만 병원소 역할을 한다.

3) 병원소로부터 병원체의 탈출

병원소로부터 병원체가 탈출하는 경로는 호흡기계, 소화기계, 비뇨기계, 개방병소, 기계적 탈출 등이다.

(1) 호흡기계

대화, 기침, 재채기로 전파되며, 홍역, 디프테리아, 백일해, 유행성이하선염, 풍진, 성홍열 등이 대표적이다.

(2) 소화기계

분변을 통해 탈출하거나 토사물로 탈출하며, 이질, 콜레라, 장티푸스, 폴리오, 파라티푸스, 유행성 간염, 장출혈성대장균 감염증 등이 대표적이다.

(3) 비뇨기계

소변이나 성기 분비물로 탈출하며, 성병이 대표적이다.

(4) 개방병소

병변 부위에서 병원체가 직접 탈출하며, 농양, 피부병, 옴 등이 대표적이다.

(5) 기계적 탈출

곤충 흡혈 및 주사기를 통하여 탈출하며, 발진티푸스, 발진열, 말라리아, 사상충증 등이 대표적이다.

4) 전파

감염병은 매개체 여부에 따라 크게 직접전파와 간접전파로 나뉘며, 직접전파는 병원체가 중간 매개체 없이 직접 전파되는 것을 의미한다. 간접전파는 공기, 물 등과 같은 중간 매개체를 거친 후 전파되는 것을 의미한다표 6-2.

표 6-2 감염병 전파경로의 분류

분류	중분류	세분류	정의
직접전파 (direct transmission)	직접접촉 (direct contact)	피부 접촉 (skin-to-skin)	피부 간 접촉을 통한 전파인 경우(악수하기, 포옹하기 등) 예) 단순포진
		점막 접촉 (mucous-to-mucous)	점막 간 접촉을 통한 전파인 경우(성관계 등) 예) 임질, 매독
		수직감염 (across the placenta)	감염된 임산부가 감염된 태아를 출산하는 경우 예) 선천성매독, 선천성HIV감염
		교상 (biting)	감염된 동물로부터 직접 물림을 통해 전파되는 경우 예) 공수병
	간접접촉 (indirect contact)	비말 (droplet)	환자나 보균자의 호흡기 침방울(비말)에 섞여 나온 병원체가 새로운 숙주의 호흡기나 점막에 침입하는 경우(재채기, 기침, 대화, 노래 등) 예) 인플루엔자, 홍역

분류	중분류	세분류	정의
간접전파 (indirect transmission)	무생물 매개전파 (vehide-borne)	식품매개 (food-borne)	섭취하는 식품이 매개로 전파되는 경우(조개젓, 해산물, 육고기 등) 예) 콜레라, 장티푸스, A형간염
		수인성 (water-borne)	우유, 물이 매개로 전파되는 경우(수영장, 하천 등) 감염병 예) 콜레라, 장티푸스, A형간염
		공기매개 (air-borne)	장시간 먼 거리까지 공중에서 감염성이 유지되는 5 μm 이하 미세먼지 형태 비말핵(droplet nuclei) 또는 에어로졸(aerosols)에 의한 전파인 경우 예) 홍역, 결핵, 수두
		매개물(개달물) (fomite)	무생물으로서 질병을 전파하는 경우(환자가 쓰던 수건, 침구, 체온계 등) 예) 세균성이질
	생물 매개전파 (vector-borne)	기계적 전파 (mechanical)	파리 쥐 바퀴벌레 등의 몸에 붙어있는 병원체에 의해 전파되는 경우 예) 세균성이질, 살모넬라증
		생물학적 전파 (biological)	벼룩, 이 모기, 진드기 등 매개생물에 의해 전파되는 경우 예) 말라리아, 황열

자료: 대한예방의학회·한국역학회 (2023)

(1) 직접전파

직접전파는 직접접촉과 간접접촉으로 구분된다. 직접접촉은 단순 피부 접촉, 성관계 등과 같이 점막간 접촉, 감염된 임산부로부터 수직 감염, 감염 동물에 직접 물림 등으로 분류되며, 간접접촉은 환자나 보균자의 비말을 통해 호흡기나 점막에 침입하는 경우이다.

(2) 간접전파

간접전파는 전파체가 비활성화된 무생물과 활성화된 생물로 구분된다. 무생물 매개전파에는 식품, 물, 공기, 매개물(개달물) 등이 있고, 생물 매개전파에는 병원체를 탈출시키고 운반하며 새로운 숙주에 침입시킨다. 생물 매개전파에는 동물체가 병원체에 단순 전달되는 기계적 전파와 곤충 체내에서 증식이나 발육 등을 거쳐 감염되는 생물학적 전파로 구분된다.

직접전파 방식의 비말감염과 간접전파 방식의 공기감염은 무엇이 다른가?

비말감염은 감염자가 기침이나 재채기를 할 때 침과 같은 작은 물방울(비말)에 바이러스 · 세균이 섞여 나와 타인의 입, 코로 들어가 감염되는 형태이다. 기침을 한 번 하게 되면 비말 약 3000개가 전방 2 m 내에 분사된다. 그래서 비말감염을 피하기 위해서는, 감염 위험이 있다면 마스크를 반드시 착용해야 하며, 기침은 팔에 하는 등 기침 예절을 지키는 게 중요하다. 또한 감염자로부터 2 m 이상 떨어지는 게 안전하며, 비말감염이라 해도 에어컨, 공기청정기 등이 바이러스를 빨아들인 뒤 다시 공기 중에 배출하게 되면 비말이 훨씬 멀리 퍼질 위험이 있다. 제1급감염병과 제2급감염병의 급수를 분류하는 기준인 '음압병상'은 공기가 항상 병실 안에서만 흐르며, 병실 내 공기가 외부로 유출되는 것을 막는 구조로, 비말감염을 막기 위한 시설이다.

공기감염은 바이러스가 공기 중에 떠다니다가 다른 사람이 공기 흡입할 때 호흡기로 감염되는 형태이다. 바이러스를 포함한 입자가 5 ㎛보다 작을 때 공기감염이 가능하며, 최대 48 m 떨어진 사람에게도 감염시킬 수 있을 만큼 감염력이 크다. 공기를 매개로한 감염병은 결핵, 홍역, 수두바이러스 등이다.

따라서 코로나바이러스감염증-19의 경우 직접 및 간접전파 경로를 차단하기 위하여, 개인별 마스크 착용 및 사회적 거리두기 등을 시행하였다.

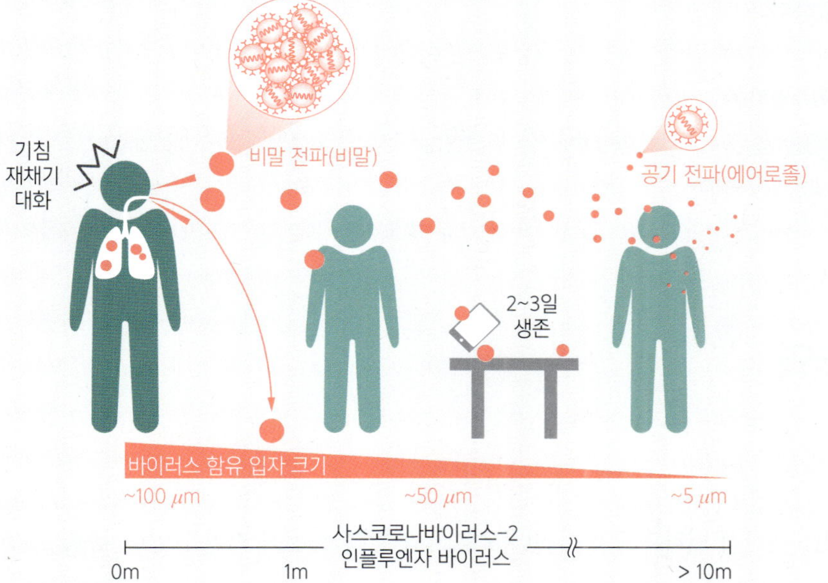

자료: 기초과학연구원 (2020); 질병관리청 감염병포털 (2020); 헬스조선 (2020)

5) 새로운 숙주에 침입

병원체의 새로운 숙주에 침입하는 경로는 대부분 병원체의 탈출구와 일치하며, 이는 호흡기계 감염병은 호흡기로 침입하고 소화기계 감염병은 경구로 침입하는 것을 말한다.

6) 숙주의 감수성

새로운 숙주에 침입하였다고 하더라도 반드시 감염 또는 발병되는 것은 아니고, 그 숙주가 감수성 상태일 때 감염 또는 발병이 나타난다. 감수성은 숙주에 침입한 병원체에 대항하여 감염이나 발병을 막을 수 없는 상태로서, Gottstein은 감수성지수를 감염지수 또는 접촉지수라고 하였으며 De Rudder는 감수성지수를 산출하였다표 6-3. 즉, 병원체 침입 시 두창과 홍역의 경우 95%는 발병하고 나머지 5%는 발병하지 않는 것이며, 발병률은 대체적으로 일정하다.

표 6-3 감수성지수

질병명	두창/홍역	백일해	성홍열	디프테리아	폴리오
De Rudder 감수성지수	95%	60%	40%	10%	0.1%
구분	급성호흡기계 감염병				급성경구 감염병

3. 면역

1) 면역의 구분

면역은 선천적 면역과 후천적 면역으로 구분된다. 선천적 면역은 인종, 종족, 개인 특이성과 같은 선천적 요인에 따라 생성되며, 후천적 면역은 예방접종이나 면역 등과 같이 후천적 요인에 따라 생성된다. 후천적 요인의 종류는 능동면역과 수동면역으로 구분된다. 능동면역은 숙주 스스로가 자극에 의해 면역체(항체)를 형성하여 면역을 지니는 것이며, 수동면역은 다른 숙주에 의해 형성된 면역체를 받아 면역력을 지니는 것이다. 수동면역은 능동면역보다 면역 효과는 빨리 나타나지만 지속 시간은 2개월 미만으로 짧다그림 6-2.

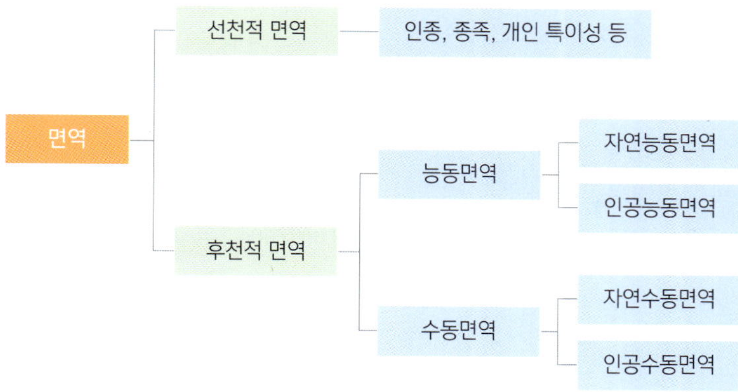

그림 6-2 면역의 구분

능동면역에는 감염병에 감염된 후 자연적으로 면역이 생성되는 자연능동면역과 예방접종 후 인공적으로 면역이 생성되는 인공능동면역이 있다. 인공면역의 항원은 생균, 사균, 면역제제 등을 통해 신체를 자극하여 항체를 산출하는 것이며, 백신은 생균이든 사균이든 균 자체가 항원으로 작용하는 것을 말한다. 백신의 종류에는 생균백신, 사균백신, 순화독소로 구분된다표 6-4.

표 6-4 백신의 구분

구분	정의	예
생균백신	병원 미생물 독력 약화시킨 생균을 백신으로 제조	두창, 탄저, 광견병, 결핵, 황열, 폴리오, 홍역
사균백신	병원 미생물을 죽인 후 백신으로 제조	장티푸스, 파라티푸스, 콜레라, 백일해, 일본뇌염, 폴리오
순화독소	체외 독소를 변질시켜 독성을 약화시킨 것	디프테리아, 파상풍

수동면역에는 모체로부터 태반이나 수유를 통해 생성되는 자연수동면역과 외부에서 혈청 항체인 γ-globulin 등을 주사를 통해 면역체를 받는 인공수동면역이 있다표 6-5.

표 6-5 면역에 따른 분류

구분		정의
능동면역	자연능동면역	감염병에 감염된 후 자연적 생성
	인공능동면역	인위적으로 생균백신, 사균백신, 순화독소 등의 예방접종을 통해 생성
수동면역	자연수동면역	모체로부터 태반이나 수유 통해 생성
	인공수동면역	혈청 항체인 γ-globulin이나 anti-toxin 등의 약물을 통해 면역체 생성

2) 면역력

면역력은 영구면역, 약한면역, 무면역성으로 구분된다. 영구면역은 다시 현성감염과 불현성감염으로 구분되며, 현성감염은 병원미생물이 생체에 침입해서 정착, 증식하여 질병이 나타나고 불현성감염은 감염은 되었으나 질병이 발병되지 않는다표 6-6.

표 6-6 면역력의 구분

구분		정의	예
영구면역	현성감염	한 번 이환 시 다시 발병하는 일이 드묾	두창, 홍역, 수두, 유행성이하선염, 백일해, 성홍열, 발진티푸스, 장티푸스, 페스트, 황열, 일본뇌염*
	불현성감염	불현성 감염에 의해 강한 면역이 형성됨	일본뇌염*, 폴리오
약한면역		이환되어도 약한 면역 형성됨	디프테리아, 폐렴, 인플루엔자, 수막구균성수막염, 세균성이질
무면역성		병원체가 동물의 체내에 있는 동안에 동일한 병원체가 침입하더라도 발병하지 않음. 그러나 체내의 병원체가 소멸하면 면역력이 없어지고 다시 원래의 감수성 상태가 됨	매독, 임질, 말라리아, 트라코마

*일본뇌염은 불현성감염이 대부분 나타나나, 일부는 현성감염이 나타나기도 함

병원균에 감염 시 바로 증상이 나타나는 경우도 있으나 그렇지 않은 경우도 있으며, 질병이 나타나고 끝나는 기간을 잠복기, 세대기, 감염기간으로 분류한다표 6-7.

표 6-7 감염병의 증상과 관련된 기간

구분	정의
잠복기	균에 감염된 직후부터 임상증상이 나타나는 때까지의 기간이며, 잠복기 기간을 통해 건강격리 기간을 결정
세대기	병원균에 감염되어 병원균을 남에게 최고로 배출하는 기간
감염기간	병원체의 배출로부터 감염력이 끝날 때까지 기간

집단면역이란?

면역은 감염병에서 회복되거나 예방접종을 통해 얻을 수 있다. 집단면역은 집단 대부분이 감염병에 대한 면역력을 가진 상태이다. 면역력이 충분한 상태에서 감염원이 유입되면 대부분이 감염되지 않으며 면역력이 없는 사람도 감염되지 않을 수 있다. 집단생활을 하는 사회에서는 일정 수준의 집단면역이 필요하다. 집단의 대다수가 면역을 가지고 있으면 면역력이 없는 사람은 감염된 확률이 낮아진다. 집단면역의 효과가 있으려면 구성원의 60~70% 이상이 항체를 보유해야 한다. 집단면역이 달성되면 감염자 수를 영구적으로 0명으로 감소시켜 질병을 박멸할 수 있다. 1977년 천연두 박멸이 대표적인 사례이다. 집단면역은 한 개인에서 다른 개인으로 감염성이 있는 감염병에만 적용되며, 감염병이긴 하지만 감염성이 없는 파상풍과 같은 질환에는 집단면역이 적용되지 않는다.

격리와 검역

격리(isolation)는 감염관리를 위한 수단 중 하나로 감염병 환자 또는 확진 대상자가 타인과 접촉하는 것을 차단하여 병의 전파를 막는 것이다. 코로나 시기의 자가격리는 코로나 검사로 확진되었음을 통보받거나 감염의 가능성이 있는 사람이 자신의 집에 칩거하여 스스로를 사회적으로 격리시켰다. 코로나 대응 시 우리나라는 자가격리가 매우 우수하다는 평가를 받았다.

검역(quarantine)은 로마 시대에 감염병이 존재할 가능성이 있는 선박을 40일간 격리하여 상륙을 허락하지 않았다는 의미에서 유래했다. 검역은 국외 감염병이 국내로 유입되는 것을 예방하기 위해 항구, 공항 등에서 검사하는 것을 말한다. 검역대상은 감염을 일으킬 수 있는 질병이나 해충이며, 감염병이나 해충이 확산되지 않도록 국경 등에서 사람이나 물건의 이동을 제한하는 것을 말한다.

4. 법정감염병

법정감염병은 「감염병 예방 및 관리에 관한 법률」 제2조제2호 및 제2조제5호를 기준으로, 제1급에서 제4급까지로 분류된다표 6-8.

표 6-8 우리나라 법정감염병의 종류 및 분류[시행 2025. 7. 31.]

구분	제1급감염병	제2급감염병	제3급감염병	제4급감염병
특성	생물테러감염병 또는 치명률이 높거나 집단 발생의 우려가 커서 발생 또는 유행 즉시 신고, 음압격리와 같은 높은 수준의 격리가 필요한 감염병(17종)	전파가능성을 고려하여 발생 또는 유행 시 24시간 이내에 신고, 격리가 필요한 감염병(21종)	발생을 계속 감시할 필요가 있어 발생 또는 유행 시 24시간 이내 신고하여야 하는 감염병(27종)	유행 여부를 조사하기 위하여 표본감시 활동이 필요한 감염병(22종)
종류	1. 에볼라바이러스병 2. 마버그열 3. 라싸열 4. 크리미안콩고출혈열 5. 남아메리카출혈열 6. 리프트밸리열 7. 두창 8. 페스트 9. 탄저 10. 보툴리눔독소증 11. 야토병 12. 신종감염병증후군[1] 13. 중증급성호흡기증후군(SARS) 14. 중동호흡기증후군(MERS) 15. 동물인플루엔자 인체감염증 16. 신종인플루엔자 17. 디프테리아	1. 결핵 2. 수두 3. 홍역 4. 콜레라 5. 장티푸스 6. 파라티푸스 7. 세균성이질 8. 장출혈성대장균감염증 9. A형간염 10. 백일해 11. 유행성이하선염 12. 풍진 13. 폴리오 14. 수막구균 감염증 15.b형헤모필루스인플루엔자 16. 폐렴구균 감염증 17. 한센병 18. 성홍열 19. 반코마이신내성황색포도알균(VRSA) 감염증 20. 카바페넴내성장내세균목(CRE) 감염증 21. E형간염	1. 파상풍 2. B형간염 3. 일본뇌염 4. C형간염 5. 말라리아 6. 레지오넬라증 7. 비브리오패혈증 8. 발진티푸스 9. 발진열 10. 쯔쯔가무시증 11. 렙토스피라증 12. 브루셀라증 13. 공수병 14. 신증후군출혈열 15. 후천성면역결핍증(AIDS) 16. 크로이츠펠트-야콥병(CJD) 및 변종크로이츠펠트-야콥병(vCJD) 17. 황열 18. 뎅기열 19. 큐열 20. 웨스트나일열 21. 라임병 22. 진드기매개뇌염 23. 유비저 24. 치쿤구니야열 25. 중증열성혈소판감소증후군(SFTS) 26. 지카바이러스감염증 27. 매독	1. 인플루엔자 2. 회충증 3. 편충증 4. 요충증 5. 간흡충증 6. 폐흡충증 7. 장흡충증 8. 수족구병 9. 임질 10. 클라미디아감염증 11. 연성하감 12. 성기단순포진 13. 첨규콘딜롬 14. 반코마이신내성장알균(VRE) 감염증 15. 메티실린내성황색포도알균(MRSA) 감염증 16. 다제내성녹농균(MRPA) 감염증 17. 다제내성아시네토박터바우마니균(MRAB) 감염증 18. 장관감염증[2] 19. 급성호흡기감염증[3] 20. 해외유입기생충감염증[4] 21. 엔테로바이러스감염증 22. 사람유두종바이러스 감염증
감시방법	전수감시[7]	전수감시	전수감시	표본감시[8]
신고[5]	즉시	24시간 이내	24시간 이내	7일 이내
보고[6]	즉시	24시간 이내	24시간 이내	7일 이내

1) 신종감염병증후군 : 급성출혈열증상, 급성호흡기증상, 급성설사증상, 급성황달증상 또는 급성신경증상을 나타내는 신종감염병증후군
2) 장관감염증 : 살모넬라균 감염증, 장염비브리오균 감염증, 장독소성대장균(ETEC) 감염증, 장침습성대장균(EIEC) 감염증, 장병원성대장균(EPEC) 감염증, 캄필로박터균 감염증, 클로스트리듐 퍼프린젠스 감염증, 황색포도알균 감염증, 바실루스 세레우스균 감염증, 예르시니아 엔테로콜리티카 감염증, 리스테리아 모노사이토제네스 감염증, 그룹 A형 로타바이러스 감염증, 아스트로바이러스 감염증, 장내 아데노바이러스 감염증, 노로바이러스 감염증, 사포바이러스 감염증, 이질아메바 감염증, 람블편모충 감염증, 작은와포자충 감염증, 원포자충 감염증
3) 급성호흡기감염증 : 아데노바이러스 감염증, 사람 보카바이러스 감염증, 파라인플루엔자바이러스 감염증, 호흡기세포융합바이러스 감염증, 리노바이러스 감염증, 사람 메타뉴모바이러스 감염증, 사람 코로나바이러스 감염증, 마이코플라스마 폐렴균 감염증, 클라미디아 폐렴균 감염증
4) 해외유입기생충감염증 : 리슈만편모충증, 바베스열원충증, 아프리카수면병, 샤가스병, 주혈흡충증, 광동주혈선충증, 악구충증, 사상충증, 포충증, 톡소포자충증, 메디나충증
5) 신고 : 의사, 치과의사, 한의사, 의료기관의 장 → 관할 보건소로 신고
6) 보고 : 보건소장 → 특별자치시장·특별자치도지사 또는 시장·군수·구청장 → 질병관리청(특별자치시장·특별자치도지사), 질병관리청장 및 시·도지사에게 각각 보고(시장·군수·구청장)
7) 전수감시 : 감염병의 예방 및 관리에 관한 법률 제11조에 의하여 모든 의사, 치과의사, 한의사, 의료기관의 장, 부대장(군의관), 감염병병원체 확인기관의 장이 신고 의무를 갖는 감시체계임
8) 표본감시 : 감염병의 예방 및 관리에 관한 법률 제16조 및 제11조제5항에 의하여 표본감시기관을 지정하고 지정된 기관에 한하여 신고를 받아 운영하는 감시체계임

자료: 질병관리청 감염병포털 (2025)

1) 제1급감염병

제1급감염병은 생물테러감염병 또는 치명률이 높거나 집단 발생의 우려가 커서 발생 또는 유행 즉시 신고하여야 하고, 음압격리와 같은 높은 수준의 격리가 필요하다.

(1) 디프테리아

- 특징: 독소형 디프테리아균*Corynebacterium diphtheria*에 의한 급성 호흡기 감염병이다. 병원소는 환자 및 보균자의 콧물, 인후분비물, 기침 등을 통해 직접 혹은 비말로 전파된다.
- 잠복기 및 증상: 잠복기는 2~5일로 발열, 피로, 인후통의 초기 증상 발생 이후, 코, 인두, 편도, 후두 등의 막을 형성하며, 호흡기 폐색을 유발한다.
- 예방대책: 모든 영유아 및 소아는 DTaP(디프테리아, 파상풍, 백일해), DTaP-IPV(디프테리아, 파상풍, 백일해, 폴리오), DTaP-IPV/Hib(디프테리아, 파상풍, 백일해, 폴리오, b형헤모필루스인플루엔자) 백신을 생후 2, 4, 6개월 시기에 3회 기초접종을 실시하며, 15~18개월, 4~6세 및 11~12세에 각각 추가 접종한다. 이후 Td 백신으로 매 10년마다 추가 접종한다.

(2) 페스트

- 특징: 페스트균*Yersinia pestis*에 의한 급성 발열성 감염병이다. 병원소는 감염된 쥐벼룩에 물려 감염되거나 감염된 동물 혹은 이들의 사체를 취급하면서 감염될 수 있다. 더불어 페스트 환자가 배출하는 화농성 분비물에 직접 접촉하거나 폐 페스트 환자의 감염성 호흡기 비말을 통해 전파된다.
- 잠복기 및 증상: 잠복기는 2~8일로 자연 발생에서 가장 흔한 림프절 페스트의 경우 감염된 쥐벼룩에 물린 자리 근처의 림프절에 통증과 부종을 유발하고, 발열, 오한, 근육통, 두통, 극심한 피로 등을 동반한다. 폐 페스트의 경우 비말을 통한 사람 간 전파가 가능하고 임상적 진행이 매우 빠르게 진행된다.
- 예방대책: 현재 유효한 백신은 없으나, 국내에 상용화된 항생제 중 페스트에 적정한 항생제를 선택하여 치료할 수 있다. 하지만 궁극적으로 검역활동, 환자격리 및 소독, 구충 및 구서 활동을 병행해야 한다.

(3) 탄저

- 특징: 탄저균*Bacillus anthracis*에 의하며, 생물테러감염병 및 인수공통감염병이다. 병원소는 탄저에 감염된 동물에서 발생하며, 동물이나 인체 밖 환경에서는 아포spore 형성하며 자외선, 감마선, 소독제에 저항력이 있어 매우 오랫동안 생존 가능하다. 감염은 배출된 포자를 호흡기로 흡입하여 감염된다.
- 잠복기 및 증상: 잠복기는 1일~8주로 호흡기를 통한 흡입에 의한 전신 감염이 되며, 증상 후 100% 치명률을 보인다. 전파 경로에 따라 피부, 위장관, 흡입 탄저 등으로 구분할 수 있으며, 발열, 오한, 오심, 구토, 식욕부진, 발진, 피로, 권태감 등을 동반한다.
- 예방대책: 현재 유효한 백신은 없으며, 사람은 자연면역이 형성되지 않는다. 따라서 이환동물을 조기발견하여 격리해야 한다. 하지만 치명률이 매우 높은 편이며, 그중에서도 흡입 탄저의 경우 항생제 치료 시 75%, 항생제 미치료 시 97%의 치명률을 보인다.

(4) 신종인플루엔자

- 특징: 인플루엔자 바이러스 대변이에 의해 출현한 새로운 인플루엔자 바이러스 감염에 의한 급성 호흡기 질환이다.
- 증상: 38℃ 이상의 갑작스러운 발열, 두통, 근육통, 피로감 등의 전신 증상과 인후통, 기침, 가래 등의 호흡기 증상을 보인다.
- 예방대책: 새로운 바이러스 유행이 보고되면 세계보건기구WHO의 결정에 근거하여 질병관리청장이 신종인플루엔자를 지정하며, 백신이 있는 경우에는 예방접종을 해야 한다.

(5) 두창

- 특징: 두창 바이러스*Variola virus*에 의한 급성 발열성·발진성 감염병이며, 생물테러감염병이다. 코, 구강, 인두, 점막 등 비말에 의하여 사람 간에 직접 전파되며, 피부병변 부산물이 접촉된 수건, 옷, 이불 등을 통해서도 간접 전파된다. 1961년 이후 현재까지 환자가 발생하지 않으며, WHO가 1980년 두창 박멸을 공식 선언하였다.
- 잠복기 및 증상: 잠복기는 10~14일로 발열 시작부터 감염력이 있으며, 피부 발진 시작

시기에 감염력이 가장 높다. 발진이 가피(딱지)로 변하면서 감염력은 점차 소멸된다.

- 예방대책: 백신에 의한 예방접종이 가장 효과적이나, 1980년 WHO의 두창 박멸 선언 이후 접종을 중단하였다. 하지만 바이러스에 노출되었다면 즉시 예방접종을 실시해야 하며, 이때는 발병률을 80%까지 낮출 수 있다.

2) 제2급감염병

제2급감염병은 전파가능성을 고려하여 발생 또는 유행 시 24시간 이내에 신고하여야 하고, 격리가 필요한 감염병이다.

(1) 결핵

- 특징: *Mycobacterium tuberculosis complex*라는 세균에 의하여 감염되며, 결핵에 감염되었다 해도 모두 결핵환자는 아니고 감염자 중 90%는 잠복결핵감염 상태를 유지한다. 잠복결핵감염 상태는 결핵균이 우리 몸 안에 있으나 면역기전에 의해 억제되어 있는 상태로서, 증상이 없고 다른 사람에게 결핵균을 전파하지 않지만 투베르쿨린tuberculin 피부 반응검사만 양성으로 나타나는 건강한 상태를 의미한다. 결핵균은 주로 사람 간에 공기를 통해 전파되며, 강한 산이나 알칼리에도 잘 견디나 열이나 햇빛에 약해서 직사광선을 쪼이면 수분 내 사멸한다.
- 증상: 결핵은 발병 부위(폐, 신장, 흉막, 척추 등)에 따라 증상이 여러 가지로 나타나며, 일반적으로 폐결핵일 경우에는 2주 이상 지속되는 기침, 객혈, 무력감, 체중감소, 흉통, 호흡곤란 등을 유발한다.
- 예방대책: 결핵의심 또는 확진환자를 신속하게 발견하여 격리 및 치료하는 것이 필요하며, 결핵예방백신Bacillus Calmette-Guérin, BCG 접종 및 확진자를 자주 접할 수 있는 의료기관의 감염 관리제도를 확립하는 것이 중요하다. 더불어 결핵에 확진되었더라도 약물 처방을 통해 완치될 수 있으나, 환자가 약을 제대로 복용하지 않아 약에 내성균이 발생하였을 때에는 초기 치료가 실패하는 경우가 있으므로 의료진의 지시에 잘 따르는 것이 중요하다.

결핵검사법

결핵의 검사방법은 투베르쿨린 검사, 인터페론 감마 분비검사, X-ray 촬영, 객담검사가 있는데, 투베르쿨린 검사는 투베르쿨린 용액을 팔의 안쪽 피부 내 주사 후 48~72시간에 주사 부위의 피부 결합조직이 단단해지는 경결 반응의 직경을 측정하며, 반응 부위가 10 mm 이상이면 양성으로 판정된다. 인터페론 감마 분비검사는 결핵균의 인체 세포매개성 면역반응을 관찰하는 방법으로, 잠복결핵감염을 찾아내는데 유용한 검사법이다. X-ray 촬영을 통해 흉부의 음영 변화를 관찰하고 객담검사를 통해 최종 진단한다.

투베르쿨린 피부반응검사(TST)와 인터페론감마 분비검사(IGRA)

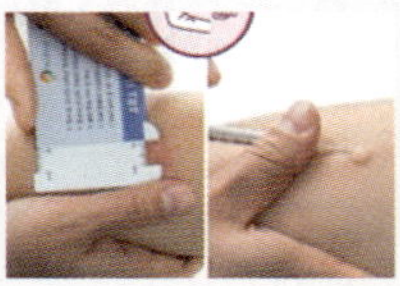

투베르쿨린 피부반응검사(TST)
결핵균의 감염된 상태를 알아보기 위한 검사로, 결핵균 항원을 팔에 피내주사하여 48~72 시간 사이에 주사한 자리가 부풀어 오르는 반응정도를 관찰하여 판독

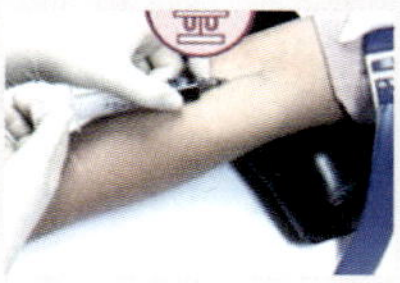

인터페론감마 분비검사
(Interferon-γ Release Assay, IGRA)
혈액을 채취하여 결핵균 특이항원으로 자극하여 인터페론감마 분비능을 검사하는 결핵감염 검사 방법

결핵의 진행 정도에 따른 흉부 방사선 사진의 변화

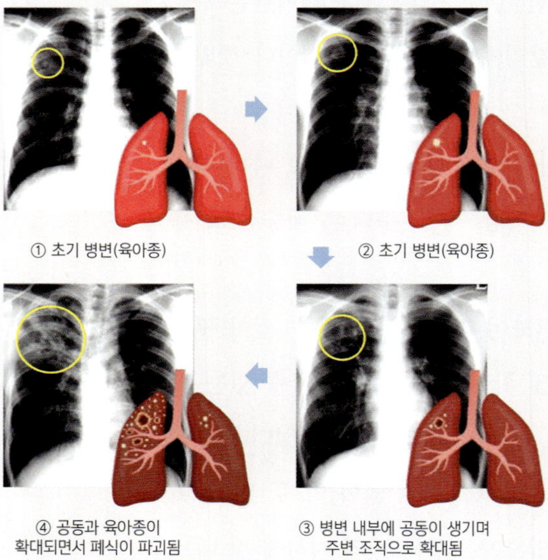

객담도말검사 및 객담배양검사

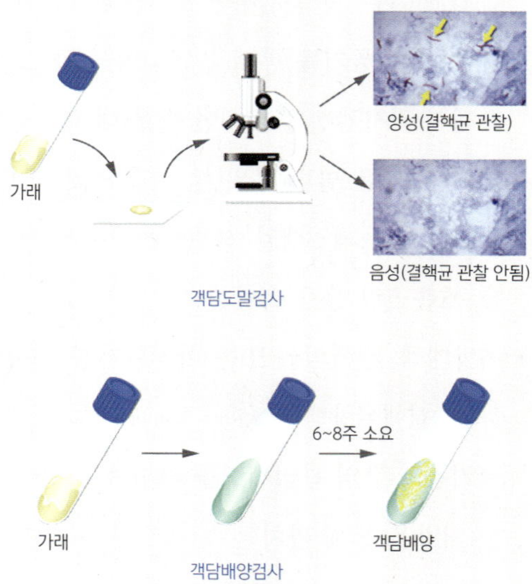

자료: 질병관리청 국가건강정보포털 (2024)

(2) 한센병

- 특징: 나균*Mycobacterium leprae*에 의한 만성 육아종 감염이며, 인류 역사상 가장 오래된 감염성 질환이다. 주로 감염 환자에게서 배출된 나균에 노출된 경우 발병하며, 피부를 통한 직접전파와 상기도를 통한 호흡기 전파가 주된 침입 경로로 알려져 있다.
- 잠복기 및 증상: 잠복기는 개인마다 달라 정확하게 설명하기 어렵지만, 보통 2~4년 안에 질병이 발생하고 일부는 20~30년 동안 잠복해 있다가 노인이 되어 질병이 나타나기도 한다. 증상으로는 피부 및 신경에 침투하여 피부 병변이 나타나고, 심한 말초신경염 증상을 동반하나 숙주의 면역반응 정도에 따라 다양한 임상 양상이 나타난다.
- 예방대책: 한센병을 예방할 수 있는 백신은 없고, 환자를 격리 및 치료하여 접촉하지 않는 것이 가장 중요하다. 더불어 적절한 치료를 시작하면 일반적으로 다른 사람에게 감염시키지 않으며 완치될 수도 있고, 유전되지도 않는다.

(3) 홍역

- 특징: 홍역 바이러스*Measles virus*에 의한 급성 발열성 발진성 감염으로, 인간이 유일한 숙주이다. 주로 환자의 객담과 호흡기 분비물 등을 비말 또는 공기감염을 통해 전파되며, 태아의 경우 virus가 태반을 통과하므로 태아 감염 시 선천성 홍역의 증상인 고열, 기침, 콧물 등을 유발하기도 한다.
- 잠복기 및 증상: 잠복기는 7~21일이며, 전구기라고 불리는 기침, 콧물, 발열, 구강내 병변 등이 발생한 시점부터 발진 발생 후 4일 후까지 가장 감염력이 높은 것으로 알려져 있다.
- 예방대책: MMR(홍역, 유행성이하선염, 풍진) 백신을 생후 12~15개월과 4~6세에 2차례에 걸쳐 접종한다.

(4) 콜레라

- 특징: 콜레라균*Vibrio cholerae* 01, 0139 감염에 의한 급성 장관 질환으로, 오염된 물(지하수 및 음용수)이나 음식을 통해 경구 감염되며 드물게는 환자 또는 병원체보유자의 대변이나 구토물과 직접 접촉함에 따라 감염되기도 한다.

- 잠복기 및 증상: 잠복기는 6시간~5일이나 일반적으로는 24시간 내 발생하며, 처음에는 복통 및 발열 없이 수양성 설사가 갑자기 나타나며 구토를 동반한다. 대부분은 무증상 감염이 많으나, 5~10% 정도는 증상이 심하게 나타난다.
- 예방대책: 콜레라 유행 또는 발생지역 방문 시 백신 접종을 권고하며, 일반적인 예방방법으로는 올바른 손씻기와 물과 음식을 끓여서 섭취하고 환자의 격리 및 치료, 검역관리하는 것이 필요하다.

(5) 장티푸스

- 특징: 장티푸스균*Salmonella typhi* 감염에 의한 급성 전신 발열성 질환으로, 주로 환자나 보균자의 대변이나 소변에 오염된 음식이나 물에 의해 전파된다.
- 잠복기 및 증상: 잠복기는 8~14일이며, 대부분은 고열이 지속되면서 오한, 두통, 복통, 설사나 변비, 피부발진 등이 나타나고 2~5%는 대소변으로 균을 배출하는 만성보균자가 된다. 만성보균자는 증상이 나타나지 않으며, 대부분 담낭 내 보균자이다.
- 예방대책: 5세 이상 소아에게 1회 예방 접종하며, 필요시 3년마다 추가접종을 실시한다. 하지만 만성보균자를 색출하는 것이 가장 효과적인 관리 방법이고, 전파위험이 높은 군(보육교직원, 요양시설종사자, 조리종사자, 의료종사자 등)은 격리 해제까지 음식 조리, 간호, 간병 등을 금지한다. 더불어 환경위생 관리와 더불어 올바른 손씻기, 음식과 물 끓여 먹기와 같은 일반적인 예방법 준수가 중요하며, 환자 및 보균자 관리와 보건교육을 강화하는 것이 필요하다.

(6) 파라티푸스

- 특징: 파라티푸스균*Salmonella paratyphi* A, B, C에 의한 급성 전신성 발열성 감염으로, 환자나 보균자의 대변이나 소변에 오염된 음식물이나 물에 의해 감염된다.
- 잠복기 및 증상: 잠복기는 1~10일 정도이며, 주로 여름에 나타나는 장티푸스와 유사한 증상이나 기간이 짧고 증세가 경미하다.
- 예방대책: 효과적인 예방 접종은 없다. 환자와 접촉한 자 중 고위험군(조리, 수용시설 등) 종사자는 검사결과가 나오고 격리 해제 시까지 음식 취급, 간호, 간병 등을 금지한다.

식중독과 구별이 어려우며 적절한 치료를 받지 못할 경우 약 10%의 환자는 발병 후 3개월까지 균을 배출하며, 2~5%는 만성보균자가 된다. 하지만 제대로된 치료를 받는다면 치료 가능하며, 올바른 손씻기, 음식과 물 끓여 먹기와 같은 일반적인 예방법 준수가 중요하다.

장티푸스 보균자 관리의 중요성

20세기 초 장티푸스 대유행이 미국을 휩쓸기 시작하였고, 1906년 뉴욕의 은행가 찰스 워런 가족이 별장으로 여름휴가 후 그의 딸이 고열, 설사, 발진 등 장티푸스 증상을 보였다. 역학조사 중 메리 멜런이라는 여성이 별장에서 일하다 해고 되었고, 그녀가 거쳐간 대부분의 집에서 장티푸스가 발생하였으나 메리 멜런은 장티푸스를 앓지 않았다. 이후 임상조사 등을 통해 메리 멜런은 장티푸스 최초 무증상보균자(만성보균자)로 알려졌으며, 담낭을 제거하자는 제안을 받았으나 이를 거절하였다. 철저한 위생습관과 요리사와 같은 직업을 선택하지 않겠다는 각서를 작성하고 풀려났으나, 이를 어기고 요리사로 일해서 수용소에 격리되어 여생을 보내다가 사망하였다. 공식적으로 그녀로 인하여 53명이 장티푸스에 감염되었으며, 그 중 3명이 사망하였다.

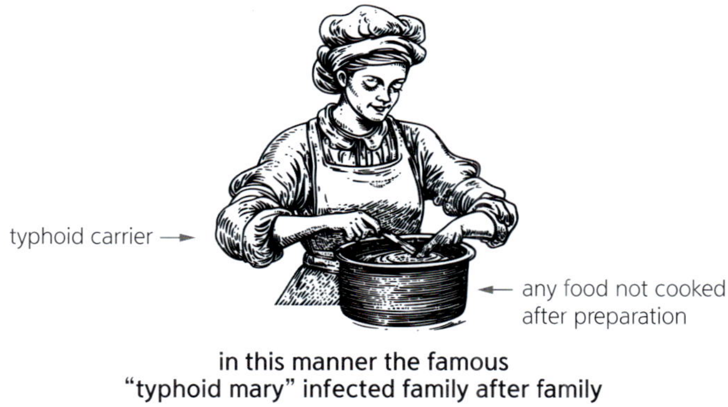
typhoid carrier
any food not cooked after preparation
in this manner the famous
"typhoid mary" infected family after family

자료: Otis Historical Archives Nat'l Museum of Health & Medicine (2020)

(7) 세균성 이질

- 특징: 이질균*Shigella spp.* 감염에 의해 급성 염증성 장염을 일으키며, 오염된 식수와 식품을 매개로 사람의 손이나 파리 등을 거쳐 경구감염 된다. 더불어 환자나 병원체 보유자와 직접 및 간접적으로 접촉 시에도 감염된다.

- 잠복기 및 증상: 잠복기는 1~4일이며, 고열, 구토, 경련성 복통 등이 나타나며, 무증상 감염도 가능하다.
- 예방대책: 효과적인 예방 접종은 없다. 환자와 접촉한자 중 고위험군(조리, 수용시설 등) 종사자는 검사결과가 나오고 격리 해제 시까지 음식 취급, 간호, 간병 등을 금지한다. 더불어 파리가 중요한 매개체이므로 이를 구제하는 것이 중요하며, 물이나 음식을 60℃에서 10분 가열하거나 환자의 배설물을 5% 석탄산, 승홍수로 소독하여 사멸시킨다.

(8) 장출혈성대장균 감염증(O157)

- 특징: 장출혈성대장균*Enterohemorrhagic Escherichia coli*에 의하여 출혈성 장염을 일으키는 인수공통감염병이며, shiga 독소를 생산하여 질병을 유발한다. 식수나 식품을 매개로 전파되기도 하며, 적은 양으로도 감염될 수 있어 사람 간 전파도 중요한 경로 중 하나이다.
- 잠복기 및 증상: 잠복기는 3~4일이며, 미열, 구토, 심한 경련성 복통, 혈성 설사와 더불어 심할 경우 용혈성 요독 증후군이 나타나는데, 이때 치명률은 3~5% 정도이다.
- 예방대책: 효과적인 예방 접종은 없다. 환자와 접촉한자 중 고위험군(조리, 수용시설 등) 종사자는 검사결과가 나오고 격리 해제 시까지 음식 취급, 간호, 간병 등을 금지한다. 더불어 환경위생 관리와 올바른 손씻기, 음식과 물 끓여 먹기와 같은 일반적인 예방법 준수가 중요하다.

(9) A형간염, E형간염

- 특징: 간염 바이러스*Hepatitis A, E virus*에 의하여 급성 간염을 일으키는 감염병이며, 바이러스가 장관을 통과해 혈액으로 진입하여 간세포 안에서 증식하여 염증을 일으킨다. '분변-경구' 경로로 직접 전파되거나, 환자의 분변에 오염된 물이나 음식 섭취를 통하여 간접 전파되기도 한다.
- 잠복기 및 증상: 잠복기는 15~50일이며, 피로, 무기력, 식욕부진, 열, 근육통, 복통, 오심, 구토, 짙은 색 소변 및 황달 등이 나타나고 대부분은 만성간염으로 진행되지 않는다.

- 예방대책: A형 간염은 백신이나 면역글로불린을 접종하며, E형 간염은 ribavirin 약물을 투여한다. 더불어 환경위생 관리와 올바른 손씻기, 음식과 물 끓여 먹기와 같은 일반적인 예방법 준수가 중요하다.

(10) 폴리오

- 특징: 폴리오 바이러스*Poliovirus*에 의하여 급성 이완성 마비를 일으키는 감염병이며, '분변-경구' 또는 '경구-경구' 감염을 통해 전파되고 드물게는 대변에 오염된 음식물을 통해서도 전파 가능하다.
- 잠복기 및 증상: 잠복기는 7~10일이며, 발열, 권태감, 근육통 등이 주로 나타난다. 하지만 드물게 뇌수막염이나 마비성 폴리오가 나타나며, 국내에서는 소아에게 하지 마비를 일으킨다고 하여 소아마비로 알려져 있다.
- 예방대책: 모든 영유아 및 소아는 IPV(파상풍, 백일해, 폴리오), DTaP-IPV(디프테리아, 파상풍, 백일해, 폴리오), DTaP-IPV/Hib(디프테리아, 파상풍, 백일해, 폴리오, b형헤모필루스인플루엔자) 백신을 생후 2, 4, 6개월 시기에 3회 기초접종을 실시하며, 4~6세에 추가 접종한다.

(11) 백일해

- 특징: 백일해균*Bordetella pertussis*에 의하여 급성 호흡기 질환을 일으키며, 호흡기 분비물이나 비말을 통한 호흡기를 통한 감염이 일어나며, 가족 내 2차 발병률이 80%에 이를 만큼 감염성이 매우 높다.
- 잠복기 및 증상: 잠복기는 7~10일이며, 감염기는 점막이 부어서 기침이 많이 나는 약 1~2주의 카타르기를 시작으로 발작성 기침 시작 후 3주까지로, 백일해라는 이름 역시 기침을 100일 동안 한다는 것에서 유래 되었다. 주요 증상으로는 콧물, 눈물, 기침이 나타난다.
- 예방대책: 모든 영유아 및 소아는 DTaP(디프테리아, 파상풍, 백일해), DTaP-IPV(디프테리아, 파상풍, 백일해, 폴리오), DTaP-IPV/Hib(디프테리아, 파상풍, 백일해, 폴리오, b형헤모필루스인플루엔자) 백신을 생후 2, 4, 6개월 시기에 3회 기초접종을 실시하며, 각 백

신별 접종 시기에 맞춰 추가 접종한다. 더불어 9세 이하의 영유아 및 학령기 아동에게 많이 나타나며 5세 이하 영유아에게 이환이 잘되므로, 백일해 감염 시 학교, 어린이집 등의 등교 및 등원을 중지하고 집에서 격리해야 한다.

(12) 성홍열

- 특징: A군 베타 용혈성 연쇄구균*Group A β-hemolytic Streptococci*의 발열성 외독소에 의한 급성 발열성 질환으로, 피부 발진을 유발하는 용혈성 연쇄상 구균에 감염이 일어난 것이다. 전파경로는 환자와 보균자의 호흡기 분비물로 인한 비말감염과 더불어 분비물이 손이나 물건을 매개로 하여 간접 접촉을 통해 감염된다.
- 잠복기 및 증상: 잠복기는 1~3일이며, 피부발진, 발열, 식욕부진, 구토, 인두염 등이 나타난다.
- 예방대책: 효과적인 예방 접종이 없어, 환자에게는 항생제를 투여한다. 합병증으로 중이염, 유양돌기염, 임파절염, 뇌막염 등이 나타나며, 올바른 손씻기, 음식과 물 끓여 먹기와 같은 일반적인 예방법 준수가 중요하다.

(13) 유행성 이하선염(볼거리)

- 특징: 유행성이하선염 바이러스*Mumps virus*에 의한 급성 발열성 질환으로, 주로 환자의 호흡기 분비물인 비말을 통해 사람 간 전파가 나타난다.
- 잠복기 및 증상: 잠복기는 14~18일이며, 이하선 부종이 특징적으로 나타난다.
- 예방대책: 모든 소아에게 MMR(홍역, 볼거리, 풍진) 예방접종을 12~15개월에 1회, 4~6세에 추가 1회 접종하며, 환자를 격리하고 환자의 분비물에 오염된 물건을 소독한다.

(14) 풍진

- 특징: 풍진 바이러스*Rubella virus*에 의한 급성 발열성 질환으로, 환자에게서 배출된 비말을 통해 사람간에 전파되며, 임신부가 풍진에 감염 시 태아 감염 및 선천성 기형을 유발한다.
- 잠복기 및 증상: 잠복기는 2~3주이며, 대부분은 열과 발진 증상이 나타나지만 무증상 감염자에 의해서도 전파되며, 감염기간은 발진 7일 전부터 7일 후까지 나타난다.

- 예방대책: 모든 소아에게 MMR(홍역, 볼거리, 풍진) 예방접종을 12~15개월에 1회, 4~6세에 추가 1회 접종한다.

3) 제3급감염병

제3급감염병은 그 발생을 계속 감시할 필요가 있어 발생 또는 유행 시 24시간 이내에 신고하여야 하는 감염병이다.

(1) 쯔쯔가무시증

- 특징: *Oritenta tsutsugamushi* 감염에 의한 급성 발열성 질환으로, 주로 봄이나 가을철 털진드기 유충에 물려 감염되고 물린 부위에 가피(괴사딱지)가 형성된다.
- 잠복기 및 증상: 잠복기는 8~11일이며, 고열, 오한, 심한 두통, 피부발진, 구토, 복통, 기침 등의 증상을 보인다.
- 예방대책: 야외활동 시 긴 옷을 입고 기피제를 뿌리며, 귀가 즉시 목욕이나 샤워를 한다.

(2) 일본뇌염

- 특징: 일본뇌염 바이러스*Japanese encephalitis virus*에 의한 급성 중추신경계 감염 질환으로 인수공통감염병이며, 주로 야간에 동물과 사람을 흡혈하는 작은빨간집모기*Culex tritaeniorhynchus*에 의해 전파되며 7~10월 사이에 유행한다.
- 잠복기 및 증상: 잠복기는 7~14일이며, 고열, 두통, 복통, 설사, 구토, 신경증상이 나타난다.
- 예방대책: 유아에게 감수성이 높아 1세 이후의 소아 및 일부 성인에게 예방 접종이 권고되고 있으며, 사균백신은 총 5회, 생균백신은 총 2회 접종한다. 하지만 모기를 매개로 하여 발병하므로 모기 구제 및 모기에 물리지 않는 것이 가장 중요하다.

(3) 신증후군출혈열

- 특징: 한탄 바이러스*Hantaan virus*, 서울 바이러스*Seoul virus*에 의한 급성 발열성 질환으로,

바이러스에 감염된 설치류가 배설물, 오줌, 타액등을 통해 바이러스를 체외로 분비하며, 건조되어 먼지와 함께 공중에 호흡기로 사람에게 감염된다.

- 잠복기 및 증상: 잠복기는 1~3주이며, 초기에는 심한 두통, 복통, 발열, 오한, 메스꺼움, 안면홍조, 결막충혈, 발진 등이 나타나다가 수개월 후에는 저혈압, 급성쇼크, 출혈, 급성 신부전으로 진행된다.
- 예방대책: 야외활동이 많은 고위험군(군인, 농부 등) 성인에게는 예방접종을 실시하며, 일반적으로는 활동 시 풀밭 및 잔디에 눕지 않아야 한다.

(4) 발진티푸스

- 특징: *Rickettsia prowazeki* 감염에 의한 급성 발열성 질환으로, 사람의 몸니 배설물에 섞여 나온 리케치아균이 손상된 피부로 침입해 감염되며, 호흡기를 통한 감염도 가능하다.
- 잠복기 및 증상: 잠복기는 8~16일이며, 발열, 근육통, 전신신경증상, 발진이 갑자기 발생하고 이에 물린 자리의 가려움증을 호소하나 가피는 없다.
- 예방대책: 환자에게는 항생제 치료를 하며, 몸니를 매개로 하여 발병하므로 환자나 접촉자의 침구, 의복 등에 내성 없는 살충제를 구충하거나, 의류를 70℃ 이상의 물에 1시간 이상 세탁하여 박멸한다.

(5) 발진열

- 특징: *Richettsia typhi* 감염에 의한 급성 발열성 질환으로, 감염된 열대쥐벼룩의 배변 속 균이 피부의 미세 상처에 전파되거나, 병원균이 공기 중에 배출되어 호흡기로 전파되기도 한다.
- 잠복기 및 증상: 잠복기는 7~14일이며, 발열, 오한, 근육통, 두통, 피부발진 등이 나타나며 발진티푸스와 유사하나 증상이 경미하다.
- 예방대책: 환자에게는 항생제 치료를 하며, 쥐벼룩 구제 및 물리지 않도록 주의해야 한다.

(6) 말라리아

- 특징: 열원충*Plasmodium* 속 원충(삼일열, 열대열, 사일열, 난형열, 원숭이열)에 감염되어 발생하는 급성 열성질환으로, 중국얼룩날개(학질) 모기를 매개체로 전파되고 사람 간 전파는 되지 않는다.
- 잠복기 및 증상: 잠복기는 2주~수개월이며, 오한, 발열, 발한 증상을 보이고 열대열 말라리아의 경우 치료하지 않으면 사망률이 10% 이상이 되기도 한다.
- 예방대책: 면역이 형성되지 않아 예방 백신이 없으며, 모기유충 및 성충을 박멸해야 하며 모기에 물리지 않도록 주의해야 한다.

(7) 공수병

- 특징: *Rabies virus*에 감염되어 발생하는 인수공통감염병으로, 바이러스가 사람에게 침투하여 질병을 일으키면 공수병, 동물에게 침투하여 질병을 일으키면 광견병이라고 한다. 일반적으로 1차 병원소는 야생동물인 너구리, 여우, 오소리, 박쥐 등이며, 이들이 사람에게 직접 접촉하거나 개나 고양이를 물어 감염시키고, 이 감염 동물이 인간을 물어 감염시킨다.
- 잠복기 및 증상: 잠복기는 2~3주이며, 발병 초기에는 불안감, 두통, 발열, 권태감, 물린 부위 감각 이상, 2~10일 후에는 흥분, 불면증, 타액 과다분비, 부분마비, 연하근육 경련, 공수증 등이 나타나다가 결국 사망한다.
- 예방대책: 동물에게 물린 즉시 항바이러스 효과가 있는 소독제(알콜, 포비돈 등)로 소독하고, 경우에 따라서는 파상풍 치료를 해야 한다. 궁극적으로는 동물에게 물리지 않는 것이 가장 중요하다.

(8) 브루셀라증

- 특징: 브루셀라균에 의해 감염된 동물로부터 사람이 감염되어 발생하는 인수공통감염병이다. 브루셀라균은 저온 및 건조한 환경에서 에어로졸 형태로 변해 공기를 통해 쉽게 감염되며, 외국에서는 감염된 소에서 나온 우유를 활용한 저온살균 하지 않은 우유, 생치즈, 버터, 아이스크림 등이 가장 흔한 감염 경로이고 국내에서는 감염된 소에

서 분비된 브루셀라균에 경구, 흡입, 결막, 상처난 피부 등에 직접 노출이 원인인 것으로 파악되고 있다.

- 증상: 발열, 오한, 발한, 두통, 근육통, 피로감, 식욕부진, 관절통, 요통, 체중감소 등의 매우 다양한 증상이 나타난다.
- 예방대책: 축산업 종사자의 경우 보호장구를 착용하고, 모든 유제품은 섭취 전 또는 가공 전에 반드시 저온 살균 처리를 하고 생으로 고기를 섭취하지 않는다.

(9) B형간염, C형간염

- 특징: *Hepatitis B, C virus*에 의한 급성 질환으로, B형과 C형 간염 모두 환자의 혈액, 타액, 정액, 질분비물 등에 오염된 주사기 등에 접촉하면서 전파되며 일상생활에서 사람 간 전파 가능성은 매우 낮다. B형 간염의 경우 산모에게서 태아가 수직 감염된 사례도 있다.
- 증상: 급성으로 황달이 나타나며 무증상 감염도 있을 수 있다. C형 간염은 B형 간염에 비해 만성간염으로 진행하는 비율이 높으며, 적절하게 치료하지 않을 경우 간경변증 또는 간세포암으로 진행되므로 적절한 치료가 중요하다.
- 예방대책: B형 간염의 경우 예방 백신을 접종하며, C형 간염은 유전자형에 따라 치료제가 달라지며 대부분 경구용 약물을 투여한다.

(10) 후천성면역결핍증(AIDS)

- 특징: 인간면역결핍바이러스*Human immunodeficiency virus*, HIV 감염에 의한 질환으로, 병원체 HIV 인체감염은 환자와의 성적접촉, 환자 혈액 및 혈액제제 수혈, 환자와 주사기 공동사용이 주된 원인이며, 감염된 산모의 임신 및 출산을 통해 수직 감염되기도 한다. HIV는 인체 내에서 활발히 활동하나 인체 밖에서는 오랫동안 생존하지 못하며, 이 바이러스는 상처나 점막을 통해 인체 내에 직접 침입하지 못하면 감염되지 않는다.
- 잠복기 및 증상: 감염 후 2~3개월이면 항체 양성반응이 나타나며, 증상은 4단계로 구분할 수 있으며 1단계(급성 감염기) → 2단계(면역기능이 떨어지기 시작) → 3단계(면역체계 파괴) → 4단계(면역기능이 상실되어 질병발생)로 진행된다.

- 예방대책: 성관계 시 피임기구를 이용하며, 감염 시 완치는 불가능하나 약제를 꾸준하게 복용한다면 HIV가 증식하는 데 필요한 물질을 억제하여 증식을 막을 수 있다.

4) 제4급감염병 및 기타

제4급감염병은 제1급감염병부터 제3급감염병까지의 감염병 외에 유행 여부를 조사하기 위하여 표본감시 활동이 필요한 감염병이다.

(1) 임질

- 특징: 임균*Neisseria gonorrhoeae* 감염에 의하여 주로 요도염이나 자궁경부염 등을 일으키는 질환으로, 환자나 무증상감염자와 성접촉으로 전파된다. 사람만 걸리는 질환으로 무증상감염의 비율이 60~80%로 높은 편이므로, 무증상감염자가 지속적인 성접촉을 할 경우 임질균을 계속 전파시킬 수 있다.
- 증상: 남성에게는 요도염 증상이 여성에게는 자궁경부염 또는 요도연 증상이 나타나며, 배뇨시 통증, 빈뇨 등이 나타난다.
- 예방대책: 성관계 시 피임기구를 이용하며, 발병 시 항생제를 투여한다면 완치할 수 있다.

(2) 매독

- 특징: 매독균*Treponema pallidum* 감염에 의해 발생하는 성기 및 전신 질환으로, 중추신경계 심혈관계 및 기타 장기나 조직 등에 침범하여 증상이 나타나며 모체 감염 시 유산, 사산의 원인이 된다.
- 증상: 1기 매독은 균이 침입한 부위에 통증이 없는 궤양이 발생하나 자연소실되며, 2기 매독은 피부발진이 나타나며, 3기 매독은 대동맥에 침범하여 심혈관에 영향을 미치거나 척수 신경에 침범하기도 한다.
- 예방대책: 성관계 시 피임기구를 이용하며, 발병 시 페니실린 항생제로 치료한다.

(3) 클라미디아감염증

- 특징: 클라미디아 트라코마티스균*Chlamydia trachomatis* 감염에 의한 성매개감염병이다.
- 증상: 남녀 모두에게서 요도염, 직장염, 결막염 등이 발생하며, 림프절이 커지면서 고름이 형성되는 림프절염이 발생할 수도 있으나, 일부는 무증상 감염을 보이기도 한다.
- 예방대책: 성관계 시 피임기구를 이용한다.

(4) 마이코플라스마균감염증

- 특징: 마이코플라스마 폐렴균*Mycoplasma pneumoniae*에 의한 급성호흡기감염증이다.
- 증상: 발열, 기침, 인후통, 두통, 피로감 등의 경미한 임상증상을 시작으로 인후염pharyngitis 등과 같은 상기도 감염증, 기관지염 등을 유발하며, 일부는 폐렴으로 진행되기도 한다.
- 예방대책: 효과적인 예방 접종이 없어, 환자에게는 항생제를 투여한다.

기후위기와 신종 감염병의 미래 : 원헬스

기후위기로 인한 이상기후가 감염병에 영향을 미치고 있다. 코로나바이러스감염증-19, 조류인플루엔자(Avian Influenza) 등과 같은 감염병의 60%는 동물에서 사람으로 전파되거나, 사람에서 동물로 전파된다. 신종 감염병은 어떤 경로를 통해 오는 것이며, 발생률은 왜 증가하는 것일까? 이와 같은 위협에 맞서 우리가 할 일은 무엇일까? 이는 인간과 동물 그리고 환경의 건강을 통합하는 원헬스에서 그 해답을 찾을 수 있다.

원헬스란 '사람의 건강이 동물 및 환경의 건강과 하나로 연결되어 있어서 어느 한 영역에서 문제가 발생한다면 나머지 영역에도 심각하게 영향을 미치기 때문에 공동의 노력으로 모두의 건강을 유지해야 한다'는 개념이다. 따라서 앞으로 다가올 감염병에 대처하기 위해서는 인간, 동물, 환경의 건강을 하나로 묶는 원헬스라는 새로운 개념을 적용해야 한다. 즉, 감염병으로 인한 문제를 해결하려면 의학, 수의학, 환경을 포함하는 다양한 학문 분야의 전문가들이 협업해야 한다. 원헬스는 신종 감염병의 위협에 대하여 우리의 대응 방법에 대한 인식 체계를 변화해야 한다는 것을 보여 준다.

자료: 권정란 외 (2022)

코로나바이러스감염증-19, 감염병 등급 하향 조정

코로나바이러스감염증-19는 코로나19바이러스(SARS-CoV-2) 감염에 의한 급성 호흡기 질환으로, 발생 초기에는 국내외 모두 신규발생자에 비해 사망자 수가 많아 1급 감염병으로 지정되었으며, 2022년 4월에는 2급 감염병으로, 2023년 8월부터는 4급 감염병으로 하향되어 전수감시에서 표본감시로 대응체계가 변화되었다.

감염병 등급이 하락하였지만 아직까지도 코로나바이러스감염증-19에 확진되는 사람들이 발생하고 있으며, 이 중 일부는 만성 코로나19증후군을 겪는 것으로 나타났다. 만성 코로나19증후군은 급성기 혹은 그 이후에 발생한 하나 이상의 증상 및 징후가 코로나19 진단 4주~3개월이 지나서도 계속되는 것으로 나타났으며, 여성, 고령, 높은 비만도, 흡연력, 우울증이나 천식과 같은 기저질환 등의 위험인자가 있는 경우 더 높은 발생률을 보이는 것으로 나타났다.

코로나바이러스감염증-19는 감염되지 않는 것이 최선의 예방 방법이므로 예방접종을 통해 감염을 예방하고, 감염되었을 경우 초기에 항바이러스제를 치료하는 것을 권고한다. 더불어 감염 예방을 위해서는 손을 깨끗하게 씻고, 호흡기 증상이 있는 경우 마스크를 착용하는 작은 실천이 중요하다.

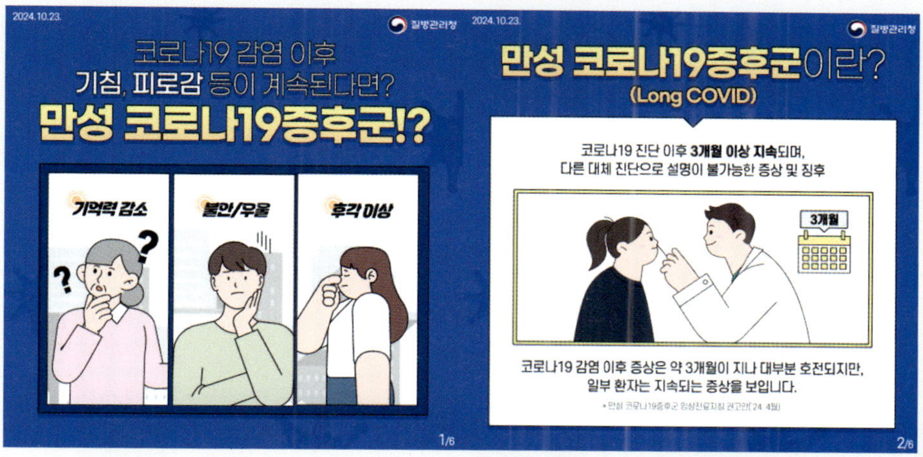

자료: 질병관리청 (2022)

생각해 보기

1. 감염병 유행의 3대 요인을 설명하고, 감염병 생성을 위한 조건을 기술하시오.

2. 감염병 전파 6대 단계를 과정별로 설명하고 주요 특성을 설명하시오.

3. 면역에 따른 분류 및 면역력에 대해 예를 들어 설명하시오.

4. 법정감염병 급별 구분 기준을 설명하고, 감염병별 2가지씩 특징, 증상, 예방대책에 대해 설명하시오.

CHAPTER

7

기생충과 위생해충

1. 기생충의 이해 | 2. 채소류 유래 기생충 | 3. 수육류 유래 기생충 | 4. 어패류 유래 기생충 | 5. 위생해충

학습목표

1. 기생충과 위생해충에 대해 설명할 수 있다.
2. 채소류, 수육류, 어패류에서 유래되는 기생충 종류를 구분할 수 있다.
3. 숙주가 있는 기생충의 감염경로에 대해 이해할 수 있다.
4. 기생충의 예방방법에 대해 설명할 수 있다.
5. 위생해충으로 인한 매개질병에 대해 이해할 수 있다.

최근 이슈 장내기생충은 박멸되었는가?

1945년 해방 이후 장내기생충 감염률을 조사하였더니, 회충 82.4%, 편충 81.1%, 구충 45.6%로 한국인의 대부분이 최소 1종 이상의 기생충에 감염되었다. 그 원인으로는 1960년대까지는 화장실의 환경 개선이 이루어지지 않았고, 인분을 채소나 곡류의 비료로 사용하였기 때문이다.

1963년에 전세계적으로 우리나라 기생충 감염 문제가 대두된 사건이 발생하였다. 9세 20 kg 몸무게의 여자아이가 복통을 호소하며 응급실에 방문하였으며, 이 아이의 몸에서 총 1,063마리, 무게로는 4 kg의 회충이 제거되었다.

광부와 간호사를 독일에 파견할때도 장내기생충으로 인하여 취소되는 사람들이 있었다. 그 이후 국가 과제로 수출이 대두되면서, 국가에서 장내기생충 박멸을 위해 적극적으로 치료에 개입하였다. 효과적인 구충제 개발 및 복용으로 기생충은 박멸되는 듯이 보였다.

2024년 질병관리청에서는 5대 강(한강, 낙동강, 금강, 섬진강, 영산강) 주변 유행지역 주민 26,958명을 대상으로 장내기생충 11종(간흡충, 장흡충, 편충, 회충, 폐흡충 등)에 대한 감염 실태조사를 실시하였다. 조사 결과, 전체 장내기생충 감염률은 4.5%이며, 간흡충 2.3%, 장흡충 1.9% 순으로 발생하였다. 전반적으로 감소 추세를 보였으나 발암성 간흡충 감염률은 전년에 비해 소폭 증가하였다.

예전에는 회충, 편충, 구충 등의 감염률이 높았다면, 최근에는 간흡충, 장흡충 등의 장내기생충 감염률이 높게 나타나고 있다. 장내기생충의 종류가 예전과 다른 양상을 보이는데, 그 이유로는 유기농 식품의 섭취 증가, 애완동물과 함께 생활하는 가정이 늘어났기 때문으로 파악된다. 또한 낙동강 및 섬진강 유역의 일부 지역에서는 아직도 민물고기를 섭취하고 있음에 따라 10% 이상의 높은 장내 기생충 감염률을 보이고 있다.

따라서 채소류, 수육류, 어패류는 익혀서 섭취하고, 채소를 생으로 섭취할 경우에는 흐르는 물에 여러번 세척하는 것이 좋다. 더불어 1년에 1~2차례 구충제를 정기적으로 섭취하는 것을 권장한다.

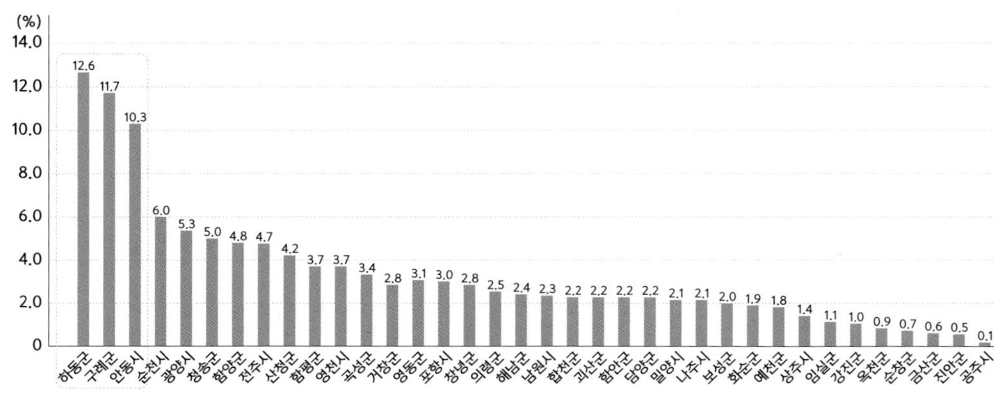

유행지역 장내기생충 감염률(%)

자료: 정준호 외 (2016); 질병관리청 (2024); Hunter 외 (1949)

1. 기생충의 이해

기생충parasite은 원생동물에 속하는 원충류와 다세포 구조를 가진 진핵생물로 선충류, 조충류, 흡충류를 총칭한 말이다표 7-1.

표 7-1 기생충의 형태별 분류

대분류	중분류	주요 기생충
원충류	근족충류	이질아메바, 대장아메바 등
	편모충류	람블편모충, 질트리코모나스 등
	섬모충류	대장바람티늄, 주육포자충
	포자충류	말라리아원충, 톡소플라스마곤디 등
진핵류	선충류	회충, 요충, 구충, 선모충, 편충, 아니사키스 등
	조충류	무구조충, 유구조충, 광절열두조충 등
	흡충류	간흡충, 폐흡충, 장흡충 등

한 생물체는 다른 생물체와 밀접하게 관계를 갖고 살아가는데, 한쪽만 일방적으로 이득을 취하는 경우 이득 얻는 생물체를 기생충이라고 한다. 이런 기생충이 인간 몸에 기생하는 경우, 인간이 써야 할 영양분을 빼앗아 가기 때문에 성장이나 건강에 나쁜 영향을 끼치며 여러 가지 질병을 일으키기도 한다.

경작을 시작하면서 오랫동안 사람의 분변을 농작물의 거름으로 주었다. 그 시대에는 기생충이 있는 사람이 많았지만, 생활환경이 현대화되고 농약을 사용하면서 기생충은 거의 사라지는 추세이다. 하지만 최근 애완동물을 기르는 가정이 많아지고 유기농 채소를 선호하면서, 다시 기생충 감염이 늘어나고 있다. 「감염병의 예방 및 관리에 관한 법률」 제2조제6호에 의해 총 17종의 기생충이 제4급 감염병으로 분류되어 있으며, 예전부터 한국에서 많이 발견되었던 기생충 6종과 해외에서 유입되는 기생충 11종이 포함되었다표 7-2.

표 7-2 기생충으로 인한 제4급 감염병의 종류

구분	세부 종류
기생충 감염병(6종)	회충증, 편충증, 요충증, 간흡충증, 폐흡충증, 장흡충증
해외유입 기생충 감염병(11종)	리슈만편모충증, 바베스열원충증, 아프리카수면병, 주혈흡충증, 샤가스병, 광동주혈선충증, 악구충증, 사상충증, 포충증, 톡소포자충증, 메디나충증

자료: 질병관리청 (2025)

시대의 변화에 따라 발생하는 기생충 종류가 달라지고 있다. 하지만 이 책에서 다루는 채소류, 수조육류, 어패류를 통해 감염되는 기생충의 경우 익히지 않고 생으로 섭취 시 문제가 발생하기에, 끓여서 섭취하는 것이 가장 최고의 예방법이다.

우리나라에서는 「감염병의 예방 및 관리에 관한 법률」에 의거하여 기생충으로 인한 감염병 발생과 관련하여 모니터링을 통하여 관리를 실시하고 있다. 기생충으로 인한 감염병을 관리하는 질병관리청에서는 예방과 예방과 감염환자 관리 두 가지 측면에서 구분하여 접근하고 있다. 예방의 경우 토양과 수질 관리, 환경개선, 보건교육 등을 실시하고 있으며, 감염환자 관리는 감염환자를 치료하는 개인관리 및 접촉 감염을 예방하기 위한 집단관리로 구븐된다. 하지만 기생충에 의한 질환 관리에서 가장 중요한 것은 치료보다 예방이므로, 예방관리계획 수립 시 기생충의 생활양식을 파악하여 발육 숙주를 제거하는 것이 가장 큰 효과를 거둘 수 있으며 치료 시에는 구충제를 섭취해야 한다.

구충제, 먹지 않아도 되는 옛날 약?

위생환경이 좋아짐에 따라 구충제 복용은 의미 없다고들 하지만, 지금도 여러 경로를 통해 기생충 감염자가 발생함에 따라 섭취하는 것이 좋다. 반려동물과 함께 살고 있다면 구충제를 복용하는 것을 권고하는데, 개는 뭐든 입으로 가져가는 경향이 있고, 고양이는 자신의 몸을 계속 그루밍하므로 기생충과 그 유충에 감염될 위험성이 크다. 또한 유기농 채소, 날 음식을 자주 섭취하는 사람도 구충제 복용을 적극 권장한다. 기생충 감염은 음식을 통해 발생하는 경우가 많고, 가열하지 않은 날 음식은 기생충이 사멸되지 않기 때문이다. 구충제는 일반의약품과 전문의약품으로 구분되는데, 일반의약품 구충제인 알벤다졸이나 메벤다졸은 회충이나 편충 등, 전문의약품 구충제인 프라지콴텔은 간흡충, 조충 등에 효과적이다.

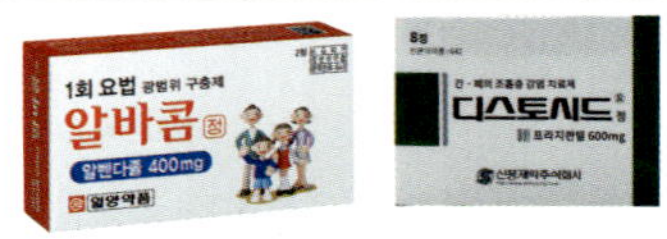

알벤다졸 함유 구충제와 프라지콴텔 함유 구충제

과거에는 봄, 가을 신선한 채소와 과일 섭취가 많아지기 때문에, 봄이나 가을에 구충제 복용이 권고되었다. 하지만 지금은 계절에 상관없이 신선한 채소와 과일을 섭취 할 수 있기에, 구충제는 6개월에 한 번씩 규칙적으로 복용하는 것이 중요하다. 더불어 강아지나 고양이 등 반려동물이 있다면 2~3개월 간격으로 구충제 복용하는 것을 권장한다.

자료: 신풍제약 (2025); 일양약품 (2025); 헬스조선 (2025)

기생충 용어 알아보기

공생(symbiosis) 한 생물체가 다른 생물체와 서로 이득을 주고받는 관계

기생(be a parasite) 공생의 한 종류로서 한쪽만 일방적으로 이득을 취하고 숙주에게는 피해를 주는 관계

기생충증(parasitosis) 기생충이 숙주의 생물체에 기생하여 생기는 병

숙주(host) 기생충이 부착하여 기생하여 손해를 보는 생물체

고유숙주(definite host)/최종 숙주(final host) 기생충의 성충이 지속적으로 기생하는 경우, 생식 세대를 경과하는 숙주를 고유 숙주하고 하고 마지막 숙주를 최종 숙주라고 함

중간숙주(intermediate host) 성숙되기 전 발육단계에서 다른 생물에게 일시적으로 기생하는 경우이며, 중간숙주가 2개일 경우 첫 번째 중간숙주를 제1중간숙주라 하고, 뒤의 것을 제2중간숙주라고 함

충란(egg) 하등 동물 중 암컷의 생식 세포이며, 기생충의 확정 진단 시 충란이 검출되어야 함

유충, 자충(larva) 알에서 부화 후 아직 성충이 되지 않은 애벌레

유모유충(miracidium) 흡충류의 유충으로 알에서 바로 부화한 제1기 유충

포자낭유충(sporocyst) 흡충류의 생식세포를 함유한 주머니에 싸여져 있는 포자

레디유충(rediae) 흡충류의 유충으로 주로 달팽이과나 우렁이과의 체내에서 발육

유미유충(cercaria) 흡충류의 꼬리를 가진 제2기 유충으로, 움직일 수 있어 제2 중간숙주에 침입

피낭유충(metacercaria) 유미유충이 제2중간숙주에 침입 후 꼬리를 잃고 주머니에 쌓인 감염원임. 즉, 피낭유충을 경구 섭취함에 따라 감염이 됨

성충(imago) 최종적으로 성숙한 개체이며, 생식기가 있어 생식 가능함

2. 채소류 유래 기생충

채소류에서 감염되는 대표적인 기생충은 회충, 편충, 요충, 동양모양선충, 구충 등이며, 충란 및 유충이 있는 채소 섭취 시 감염된다표 7-3.

표 7-3 채소류로부터 감염되는 기생충

<table>
<tr><th>기생충 종류</th><th>특징</th><th>감염경로</th><th>예방법</th></tr>
<tr><td>회충</td><td>• 경구 감염
• 생존력 강함
• 제4급 감염병</td><td rowspan="4">미성숙된 충란이 분변을 통해 배출. 인체는 배아된 충란을 경구 섭취하고, 체내에서 유충으로 성장하며 기생함</td><td rowspan="2">• 생으로 섭취하는 채소 깨끗하게 세척
• 열에 가열 후 섭취</td></tr>
<tr><td>편충</td><td>• 경구 감염
• 회충란과 함께 발견되는 경우 많음
• 제4급 감염병</td></tr>
<tr><td>요충</td><td>• 경구 감염
• 항문 주위 산란
• 집단생활 중인 어린이들에게 감염률 높음
• 제4급 감염병</td><td>• 감염자 관리 중요
• 어린이 집단시설 청결 유지 중요</td></tr>
<tr><td>동양모양선충</td><td>• 경피 감염 있으나, 감염력 약함
• 대부분이 경구 감염</td><td>• 생으로 섭취하는 채소 깨끗하게 세척
• 열에 가열 후 섭취</td></tr>
<tr><td>구충</td><td>• 경구 감염 있으나, 대부분이 경피 감염</td><td>미성숙된 충란이 분변을 통해 배출. 유충의 경피침입 하여 체내 기생함</td><td>• 오염된 흙에 맨발로 다니면 안 됨</td></tr>
</table>

1) 회충

(1) 특징

채소, 토양, 물 등에 묻어 있는 회충*Ascaris lumbricoides*의 충란을 경구 섭취하여 감염된다. 회충은 대표적인 토양을 매개로 하는 선충(가늘고 긴 모양의 기생충)으로 소장에 기생하며, 장에 기생하는 선충 중 크기가 가장 커서 수컷은 15~30 cm, 암컷은 20~35 cm 정도 된다. 회충으로 인한 질환을 회충증이라고 하며, 현재까지 제4급 감염병으로 분류되어 있다. 전 세계적으로는 약 8억 명이 감염된 것으로 추정되나, 한국의 경우 2012년 10건, 2022년 4건으로 발생이 감소되고 있다.

(2) 감염경로 및 생활사

회충란은 생존력이 강한데, -15~-10℃의 저온, 건조한 날씨, 염장, 20% 표백분 용액 등에서도 생존한다. 더불어 분변에서도 300일 이상 생존한다. 회충란의 감염 경로는 분변에서 탈출 후, 22~28℃의 온화한 적당한 날씨에서 약 2주 정도 후 감염력 있는 충란이 있는 채소를 통해 경구 섭취한다그림 7-1.

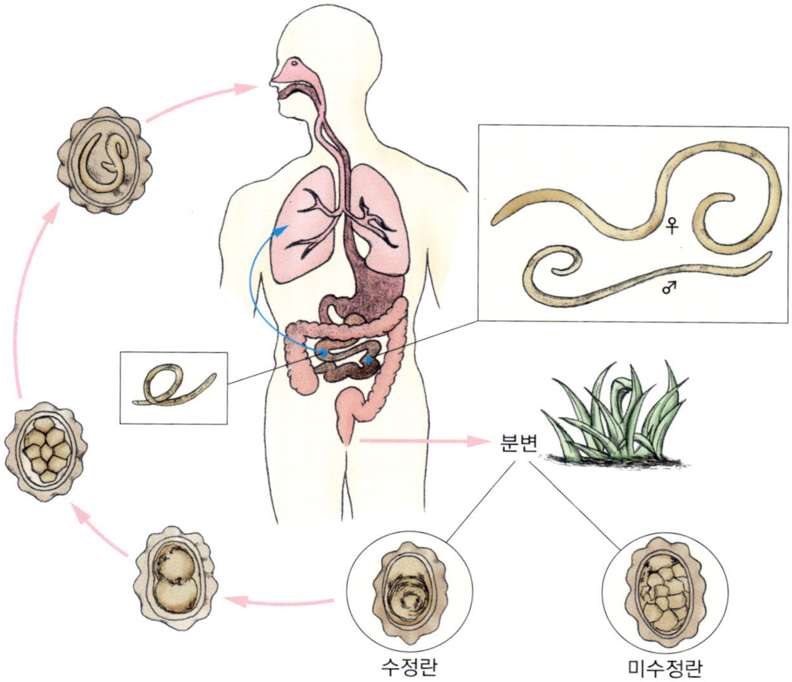

체내 소장에서 기생 → 분변 탈출 → 보통 22~28℃의 기온에서 약 2주 정도 후, 채소를 통해 감염력있는 충란을 경구 섭취 → 사람 장에서 부화 → 유충은 장벽을 뚫고 나가서 사람 폐로 침입 → 체내순환을 통해 소장에서 기생 → 인체 감염 후 60 ~75일이면 성충이 되어 산란

그림 7-1 **회충의 감염경로**

자료: CDC (2025)

(3) 잠복기 및 증상

잠복기는 평균 70일 정도이다. 증상은 회충 유충, 장내 성충, 장외 이행으로 인한 증상으로 구분되며, 회충 유충에 의해서는 출혈 및 염증반응, 장내 성충에 의해서는 영양장애, 복통, 식욕부진, 구토, 복부팽만 등 위경련과 유사한 증상, 장외 이행에 의해서는 황달, 담석, 장폐쇄, 담도폐쇄 등을 유발한다. 감염 시 구충제(알벤다졸, 메벤다졸)를 1회 복용한다.

(4) 예방

매개물이 채소이므로 생채소나 과일 섭취 시 깨끗하게 세정하고 껍질을 벗길 수 있는 것은 껍질을 까서 섭취하는 것이 가장 중요하며, 열에 약하므로 65℃에서 10분 이상, 76℃에서 1초 이상 가열하여 사멸시키도록 한다. 하지만 근본적으로는 토양의 오염을 예방하는 것이 가장 중요하기에 인분비료 사용을 금지하고 화장실을 개량하는 등의 환경 개선 필요하며, 올바른 손씻기를 해야 한다.

2) 편충

(1) 특징

채소, 토양, 물 등에 묻어 있는 편충*Trichuris trichiura*의 충란을 경구 섭취하여 대장에 감염된다. 편충은 대표적인 토양을 매개로 하는 채찍 모양의 선충(가늘고 긴 모양의 기생충)으로 대장에 기생하며, 수컷은 35~40 mm, 암컷은 40~50 mm 길이 정도 된다. 편충으로 인한 질환을 편충증이라고 하며, 현재까지 제4급 감염병으로 분류되어 있다. 열대나 아열대 지역에 널리 분포하며, 전 세계적으로는 약 4억 6천만~7억 9천만 명의 감염자가 있는 것으로 추정된다. 한국의 경우 2013년 218건, 2022년 183건으로 발생이 감소되고 있다.

(2) 감염경로 및 생활사

편충란은 흙속에서 18개월까지 생존하며, 회충과 함께 발견되는 경우가 많다그림 7-2.

(3) 잠복기 및 증상

잠복기는 1~3개월이며, 대부분 무증상이나 가볍게 위장 증상을 보이고, 중증 감염 시 복통, 만성 설사, 점혈변, 빈혈, 체중 감소 등의 증상이 나타난다. 감염 시 구충제(알벤다졸, 메벤다졸)를 1회 복용한다.

(4) 예방

회충과 동일하다.

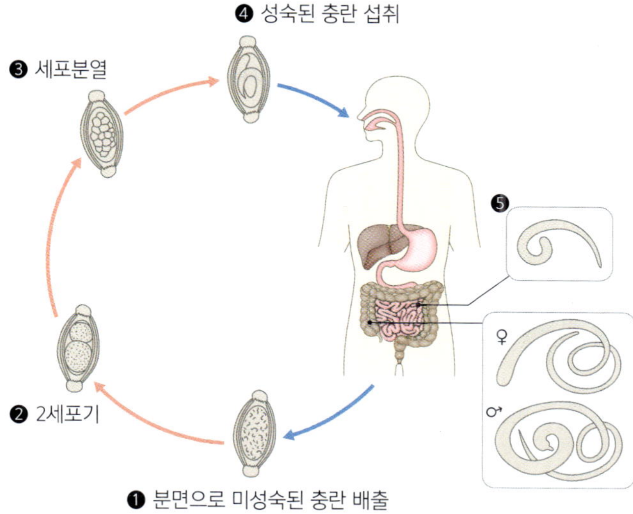

성숙된 충란 경구 섭취 → 소장 상부에서 부화 → 맹장과 대장 상부에 기생 →
분변으로 미성숙된 충란 배출 → 세포 분열 → 다시 사람이 성숙된 충란 섭취

그림 7-2 편충의 감염경로
자료: CDC (2025)

3) 요충

(1) 특징

요충*Enterobius vermicularis*의 항문 주위에 충란이 산란된 후 수 시간 내에 감염형 충란이 되며, 일차적으로는 항문 주위를 긁은 손에 충란이 묻어 전파되며 일부는 옷이나 침구 등에 의해 전파된다. 충란은 속옷, 침구, 가구 등에 붙어서 2~3주간 감염력을 유지하며, 크기는 27~55 μm로 약간 평평한 타원형이다. 충란이 장내에서 부화 시 선충이 된다. 요충으로 인한 질환을 요충증이라고 하며, 현재까지 제4급 감염병으로 분류되어 있다. 전세계적으로 후진국뿐만 아니라 위생상태가 양호한 선진국에서도 양성 비율이 높은 것으로 보고되고 있으며, 우리나라에서는 2013년에는 301건, 2022년 21건이 발생하였다, 특히, 집단생활 중인 어린이들에게 상대적으로 높은 감염률을 보이고 있다.

(2) 감염경로 및 생활사

요충은 특수한 습성을 보이는데, 장내에서 산란하지 않고 항문 주위 피부, 점막에서 산란한다그림 7-3.

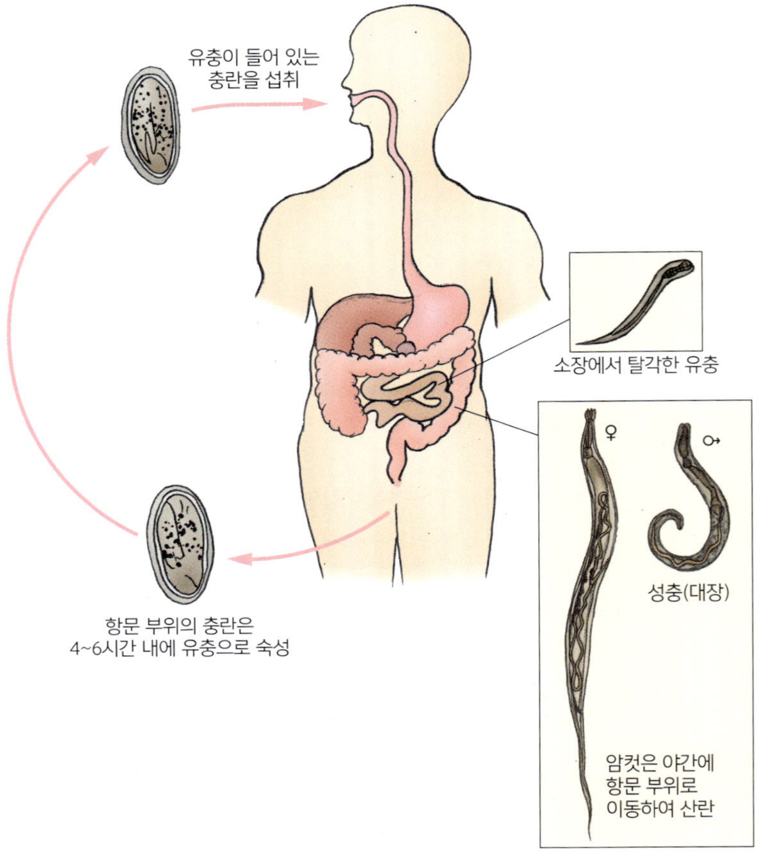

충란으로 오염된 음식물, 식기, 항문 근처를 긁어 오염된 손을 통한 경구감염 →
소장에서 부화, 맹장에 기생 → 항문주위에서 산란

그림 7-3 **요충의 감염경로**

자료: CDC (2025)

(3) 잠복기 및 증상

잠복기는 1~2개월 정도이다. 증상은 항문 주위 가려움증, 피부 발적, 피부염 등이 나타나며, 2차적인 세균 감염, 복통, 설사, 불면증 등이 발생한다. 재감염에 대한 면역이 없어 감염이 반복될 수 있다. 요충의 감염 진단은 간단하게 셀로판테이프를 이용할 수 있으며, 밤사이 요충이 항문 주위에 산란하기에 잠에서 일어난 직후 항문 주위에 붙어 있는 충란이나 충체를 채취하는 것이 가장 좋다. 감염 시 구충제(알벤다졸, 피렌텔 파모에이트)를 복용한다.

(4) 예방

감염자 관리가 중요하고, 올바른 손씻기를 해야 한다. 특히 어린이에게 많이 감염되기에, 어린이 집단시설의 놀이방, 교실 등의 청결 유지가 중요하다. 더불어 가족 내 감염을 일으키기에 속옷과 침구 등을 삶아서 세탁하고, 일광 소독을 실시하여 예방한다.

4) 동양모양선충

(1) 특징

동양모양선충*Trichostrongylus orientalis*에 의해 감염이 발생한다. 사상유충에 오염된 흙으로부터 경구 감염이 발생한다.

(2) 감염경로 및 생활사

주로 경구감염이 발생하며, 피부를 통해 경피감염을 일으키나 구충보다 피부 감염력은 약한 편이다. 소장 상부에 기생하며, 분변 검사 시 특징적인 모양의 충란이 발견된다그림 7-4.

(3) 증상

대부분 자각하지 못하며, 다수 감염 시 장점막에 염증을 수반하거나 소화기계 증상이 나타난다.

(4) 예방

매개물이 채소이므로 생채소나 과일 섭취 시 깨끗하게 세정하고 껍질을 벗길 수 있는 것은 껍질을 까서 섭취하는 것이 가장 중요하며, 열에 약하므로 65℃에서 10분 이상, 76℃에서 1초 이상 가열하여 사멸시키도록 한다.

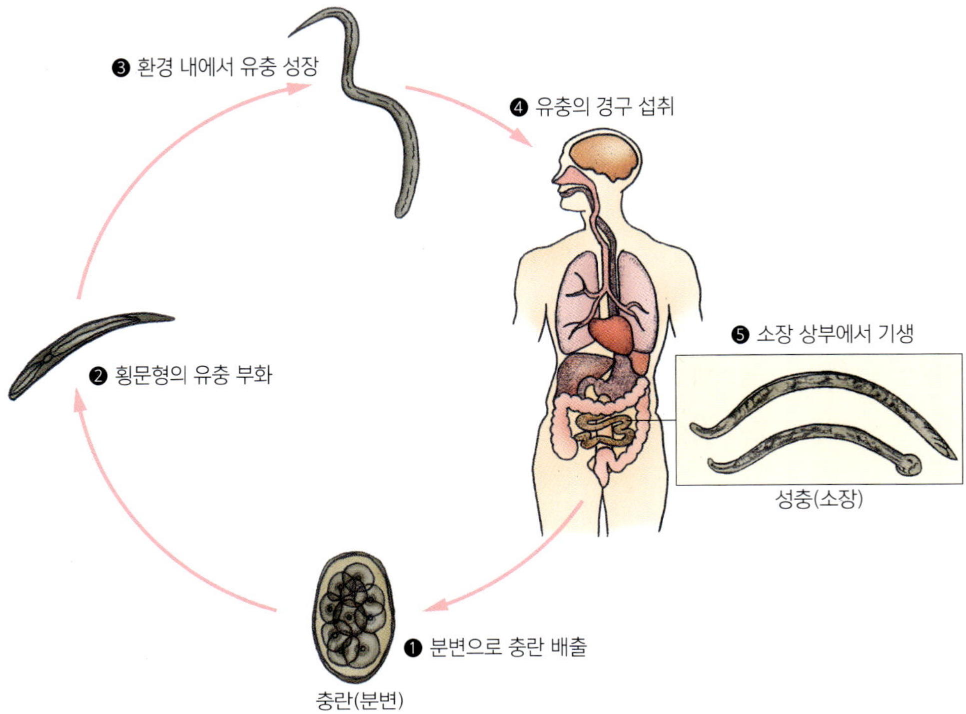

분변 탈출 → 경구 침입(충란 형태) → 체내순환 → 소장에 주로 기생 → 성충

그림 7-4 동양모양선충의 감염경로

자료: CDC (2025)

5) 구충

(1) 특징

두비니구충*Ancylostoma duodenal*과 아메리카구충*Necator americanus*에 의해 감염이 발생한다. 식품이나 물 등을 통한 경구감염도 발생하나, 흙을 만질 때 발등, 발가락, 손가락 사이 및 사람이 맨발로 다닐 때 피부를 통해 경피감염이 주로 발생한다. 우리나라에서는 과거에 많이 발생하였으나 2004년 이후로는 구충으로 인한 감염이 일어나고 있지 않으며, 십이지장에 기생해 십이지장충이라고도 불린다.

(2) 감염경로 및 생활사

분변에서 탈출한 충란을 경구 섭취하여 체내 침입하거나, 사상유충이 경피에 침입하여 체내순환을 거쳐 십이지장에 기생하면서 성충이 되는 과정을 거친다. 충란은 실온에서 빠르게 유충으로 발육하기 때문에, 경피감염이 많이 발생하는 것이다그림 7-5.

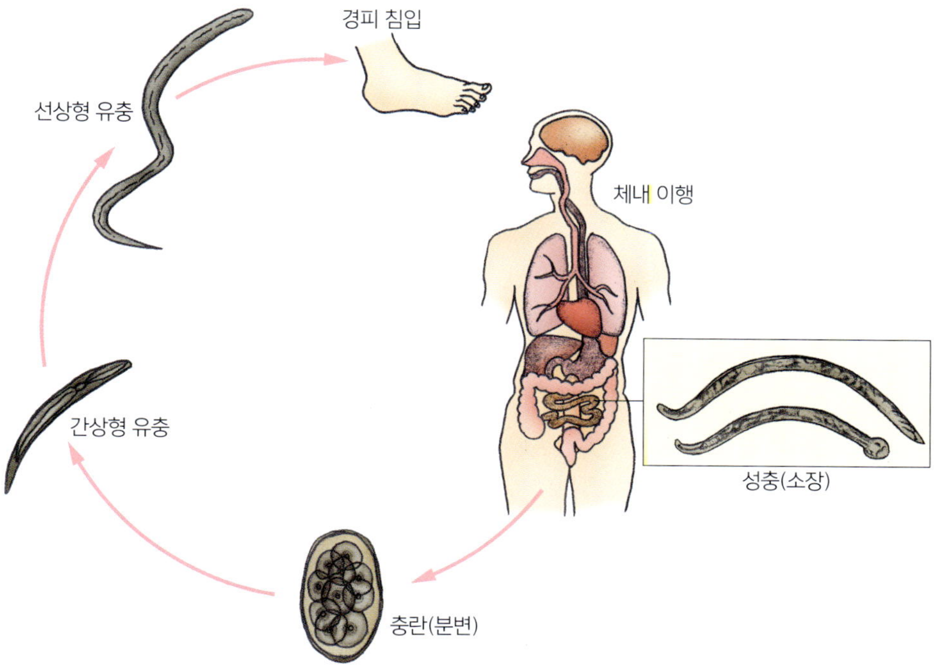

분변 탈출 → 경구 침입(충란 형태), 경피 침입(사상유충 형태) → 체내순환 → 소장(공장상부)에 주로 기생 → 성충

그림 7-5 구충의 감염경로
자료: CDC (2025)

(3) 증상

일반적으로는 메스꺼움, 구토, 천식 등의 증상이 나타나며, 성충은 마리당 하루에 0.1~0.8 mL의 혈액을 흡혈하여 철결핍성 빈혈을 일으키며, 유충의 경우 피부 통과 시 가려움증이 나타난다.

(4) 예방

70℃ 열에서 1초간 가열하거나 직사일광을 쬐면 짧은 시간 내에 사멸한다. 또한 분뇨 처리한 오염된 흙과 접촉하지 않고, 맨발로 다니지 말아야 한다.

3. 수육류 유래 기생충

수육류에서 감염되는 대표적인 기생충은 무구조충, 유구조충, 선모충, 톡소플라스마 등이며, 중간숙주인 동물체에 기생한 유충을 끓이지 않고 섭취 시 감염된다표 7-4.

표 7-4 수육류로부터 감염되는 기생충

기생충 종류	감염경로	예방법
무구조충	중간숙주 : 소	• 육류의 생식 섭취 금지 • 충분히 가열 후 섭취
유구조충	중간숙주 : 돼지	
선모충	중간숙주 : 돼지, 쥐 등	
톡소플라스마	중간숙주 : 돼지, 쥐, 고양이 등	

1) 무구조충

(1) 특징

무구조충Taenia saginata에 의해 감염이 발생한다. 유충에 감염된 소를 날것으로 섭취 시 경구 감염이 발생하며, 전 세계적으로 발생하기는 하나 인체 감염이 흔하게 나타나지 않는다.

(2) 감염경로 및 생활사

감염된 성충의 충란이 분변을 통해 배출 시, 소가 섭취 후 십이지장에서 유충으로 부화 후 장벽을 뚫고 체내순환하여 소의 근육 등의 조직에 유충 형태의 낭미충을 형성한다. 낭미충에는 두절(두부의 형태가 갈고리 모양)을 갖고 있어, 이를 사람이 날 것으로 섭취 시 소장에서 성충으로 성장하여 기생하게 된다. 성충의 경우 일반적으로는 5 m 이하이나 최대 25 m에 이를 수도 있다그림 7-6.

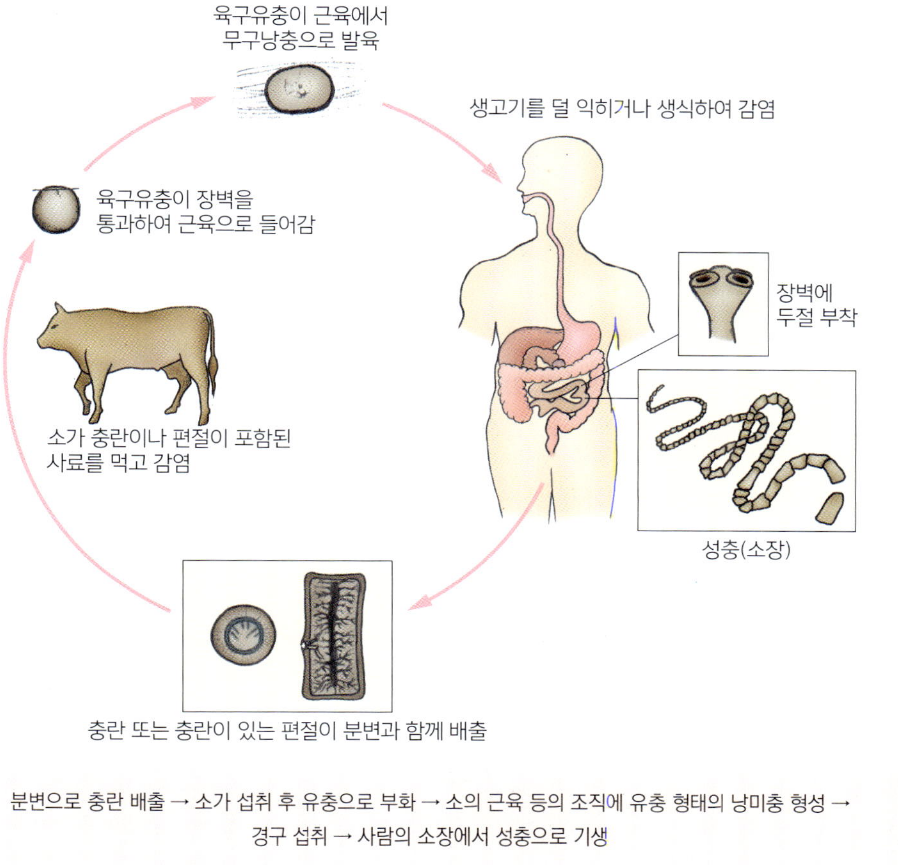

그림 7-6 무구조충의 감염경로

자료: CDC (2025)

(3) 중간숙주

소

(4) 증상

감염증상은 없는 것이 보통이나, 복통, 소화불량, 오심, 구토 등의 소화기계 장애, 빈혈 등이 나타난다.

(5) 예방

소고기를 충분히 익혀 먹고, 소가 먹는 사료의 분뇨 오염을 방지해야 한다.

2) 유구조충

(1) 특징

유구조충*Taenia solium, Taenia asiatica*에 의해 감염이 발생한다. 유충에 감염된 돼지를 날것으로 섭취 시 경구 감염이 발생하며, *Taenia solium*은 돼지와 밀접하게 접촉하거나 덜 익힌 돼지고기를 먹는 지역에서 널리 발생하고, *Taenia asiatica*은 아시아에 국한되어 한국, 중국, 대만, 태국 등에서 볼 수 있다.

(2) 감염경로 및 생활사

무구조충과 동일하며, 중간숙주가 돼지인 것만 다르다. 성충은 2~7 m 정도의 길이이다 그림 7-7.

(3) 중간숙주

돼지

(4) 증상

감염증상은 없는 것이 보통이나, 소화불량, 오심, 구토 등의 소화기계 장애, 빈혈 등이 나타나며, 인체의 근육, 뇌, 심근, 신장 등에 낭충이 기생해 증상을 일으킨다.

(5) 예방

돼지고기의 생식을 금지하며 충분히 익혀 먹고, 충란 보유자의 분변에 의한 오염을 방지해야 한다.

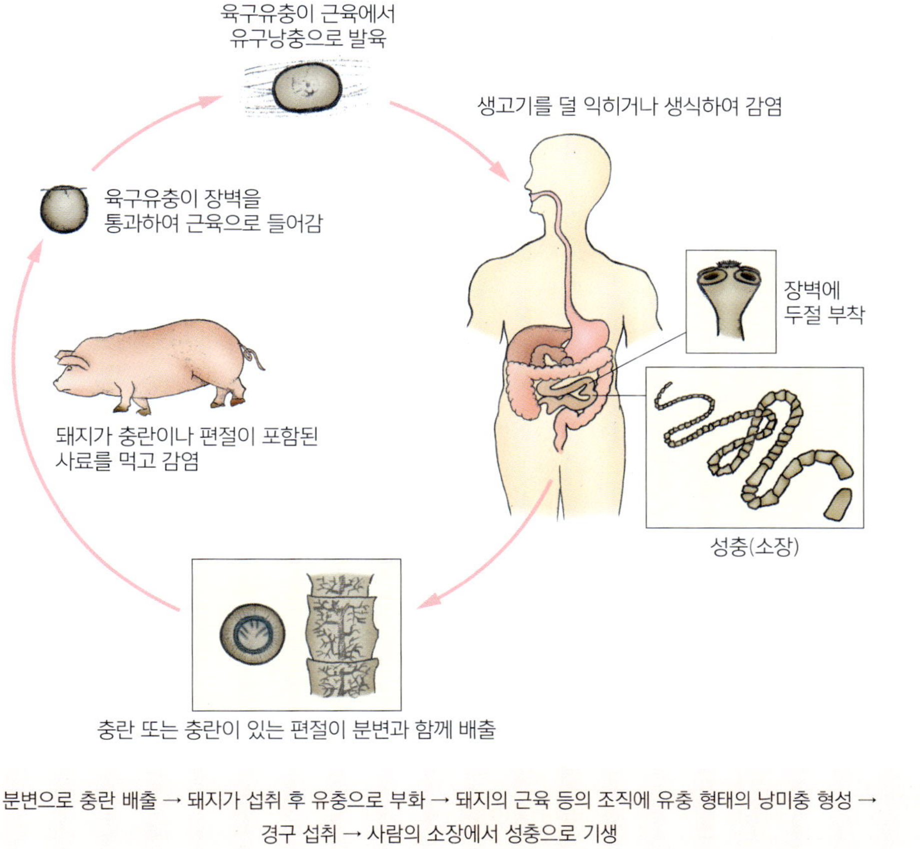

그림 7-7 유구조충의 감염경로

자료: CDC (2025)

3) 선모충

(1) 특징

선모충*Trichinella spiralis*에 의해 감염이 발생한다. 육식성 및 잡식성 동물에서 주로 발견되며, 성충과 유충은 단일 척추동물 숙주 내에 발생하고 감염된 동물은 최종 숙주 및 중간 숙주의 역할을 한다. 유럽과 미국 일부 지역에서 흔하게 나타난다.

(2) 감염경로 및 생활사

피낭유충이 포함된 덜 익힌 돼지고기를 섭취하여 발생하며, 소장에서 성충으로 성장하여 기생하게 된다. 성충은 수컷 1.2 mm, 암컷 2.2 mm 정도의 길이이다그림 7-8.

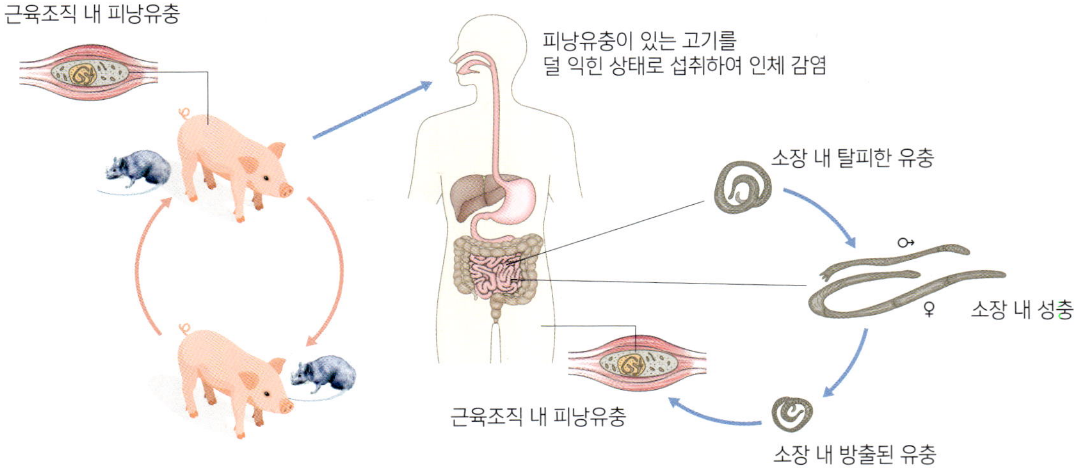

돼지의 근육 등의 조직에 피낭유충 형성 → 덜 익힌 돼지고기 섭취(사람), 감염동물의 고기 섭취(동물) → 사람 및 동물의 소장 내에서 유충 및 성충으로 성장 → 점막 내 유충 존재하며 순환

그림 7-8 선모충의 감염경로

자료: CDC (2025)

(3) 중간숙주

돼지, 쥐 등

(4) 증상

가벼운 감염은 증상이 없을 수도 있으며, 장에 기생 시 위장관 증상인 복통, 설사 등을 유발할 수 있으며, 횡격막이나 심근에 침해하는 경우 사망에 이르기도 한다.

(5) 예방

돼지고기의 생식을 금지하며 충분히 익혀 먹고, 쥐는 병원체를 보유하기 때문에 사체 및 배설물 처리에 주의해야 한다.

4) 톡소플라스마

(1) 특징

톡소플라스마*Toxoplasma gondii*의 최종 숙주는 고양이이며, 전 세계적으로 흔하게 발생한다.

(2) 감염경로 및 생활사

포유동물인 개, 고양이, 쥐, 토끼, 닭 등의 인축공통감염증으로 광범위하게 분포하고 있으며, 사람은 낭충을 내포하고 있는 돼지고기의 섭취나 고양이의 분변에 오염된 음식물에 의해 경구 감염된다. 톡소플라스마로 인한 질환을 톡소플라스마증이라고 하며, 톡소플라스마증은 전 세계적으로 가장 흔한 인간 감염 중 하나이다. 유럽에서는 날고기나 덜 익힌 고기를 섭취하는 것과 감염이 관련되어 있으나, 중앙 아프리카의 경우 난포가 건조한 환경에서도 생존하기에 길 잃은 고양이에 의해 감염되는 경우가 많다그림 7-9.

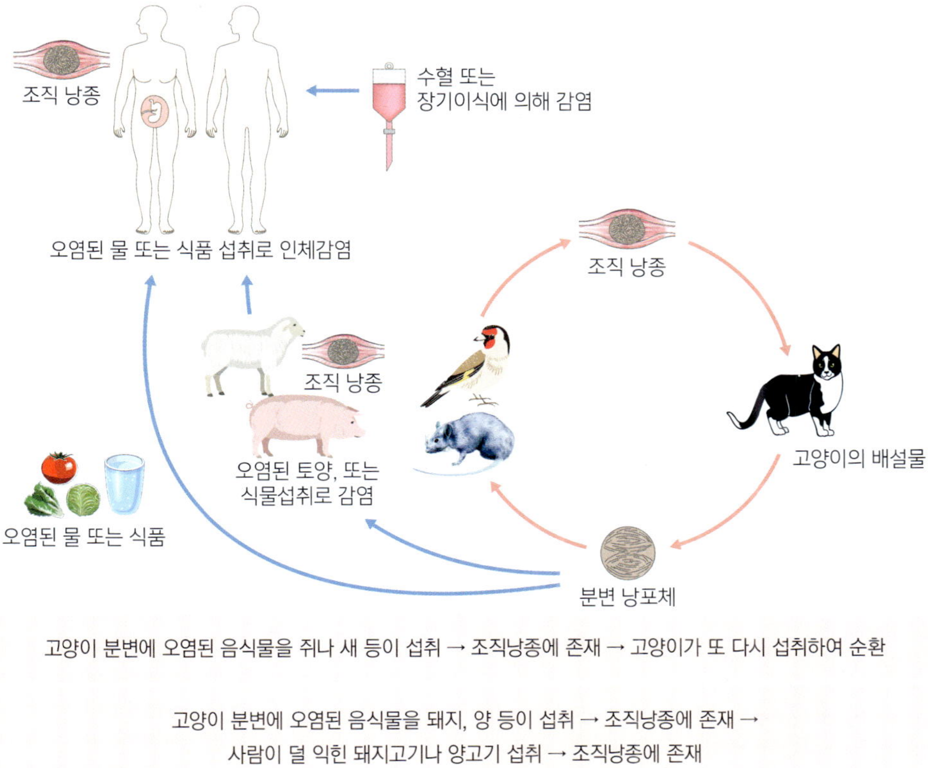

그림 7-9 톡소플라스마의 감염경로

자료: CDC (2025)

(3) 중간숙주

돼지, 쥐, 고양이 등

(4) 증상

가벼운 감염은 증상이 없을 수도 있으며, 임산부 감염 시 유산, 조산, 사산, 기형아 출산, 신생아는 뇌수종, 맥락망막염, 각막염, 어린이는 뇌염 증상, 어른은 폐렴 증상이 나타난다.

(5) 예방

돼지고기의 생식이나 덜익혀서 섭취하는 것을 금지하며, 고양이 배설물에 의한 식품오염을 방지해야 한다.

4. 어패류 유래 기생충

어패류에서 감염되는 대표적인 기생충은 간흡충, 폐흡충, 장흡충, 고래회충, 광절열두조충, 유극악구충 등이며, 중간숙주 체내에 존재하는 기생충의 충란이나 유충을 끓이지 않고 섭취 시 감염된다표 7-5.

표 7-5 어패류로부터 감염되는 기생충

종류	특성	감염경로		예방법
		제1중간숙주	제2중간숙주	
간흡충	• 낙동강, 영산강, 한강 등에서 발생 • 제4급 감염병 • 간비대, 복수, 황달 등	우렁이	담수어, 붕어, 잉어	• 어패류의 생식 섭취 금지 • 충분히 가열 후 섭취
폐흡충	• 산간지역에서 발생 • 제4급 감염병 • 기침, 객혈, 객담 등	다슬기	갑각류(민물 게, 가재)	
장흡충	• 섬진강에서 발생 • 제4급 감염병	다슬기	담수어, 반염수어(은어, 잉어, 붕어, 숭어 등)	
고래회충	• 아니사키스라고도 함 • 생선을 날것으로 섭취하는 지역에서 발생 • 고래가 최종 숙주	크릴새우	해산어(오징어, 고등어, 대구, 청어 등)	
광절열두조충	• 촌충 감염	물벼룩	담수어 반담수어(농어, 연어 등)	
유구악구충	• 개, 고양이가 최종 숙주	물벼룩	담수어(가물치, 메기, 뱀장어 등)	

1) 간흡충

(1) 특징

간흡충*Clonorchis sinensis*의 감염에 의한 간 및 담도 기생충 질환이다. 전세계적으로는 동아시아 및 동남아 지역에만 분포하고 있으며, 우리나라에서 가장 빈번하게 발생하는 풍토병 중 하나로, 낙동강, 영산강, 만경강, 금강, 한강 유역에서 많이 발생하고 있어 제4급 감염병으로 분류되어 있다. 길이는 15~25 mm 정도이며, 간흡충 유행지에 약 1,500만 명의 감염자가 있는 것으로 추정된다.

(2) 감염경로 및 생활사

간흡충은 감염된 사람이나 동물의 분변의 충란이 하천에 유입되면, 제1중간숙주인 담수 패류(민물 조개, 왜우렁이 등)가 이 알을 섭취하면서, 패류 내에서 유충으로 성장한다. 이 유충은 제2중간숙주인 잉어과에 속하는 민물고기(붕어, 잉어, 은어, 돌고기, 모래무지 등)에 침입하여 피낭유충이 되며, 최종 숙주인 사람이나 동물은 이 피낭유충이 들어 있는 민물고기를 덜 익힌 상태로 섭취 시 감염된다. 더불어 피낭유충에 감염된 민물고기를 사용한 젓갈, 조림이나, 조리 시 사용하는 칼, 도마 등을 통해 간접적으로 섭취하는 경우에도 감염될 수 있다그림 7-10.

(3) 잠복기 및 증상

잠복기는 3~4주 정도이다. 증상은 주로 무증상이나 소화불량, 황달, 식욕부진, 설사 등이 나타나기도 하며, 합병증으로는 담관염, 담석형성, 담도폐쇄, 간비대, 간경화 등으로 발전하기도 한다. 감염 시 격리는 필요 없으나, 구충제(프라지콴텔)를 복용한다.

(4) 예방

민물고기를 생식하면 안되며, 충분하게 가열 후 섭취해야 한다. 더불어 민물고기 조리 시 사용한 칼, 도마 등의 조리기구를 세척 및 소독해야 한다.

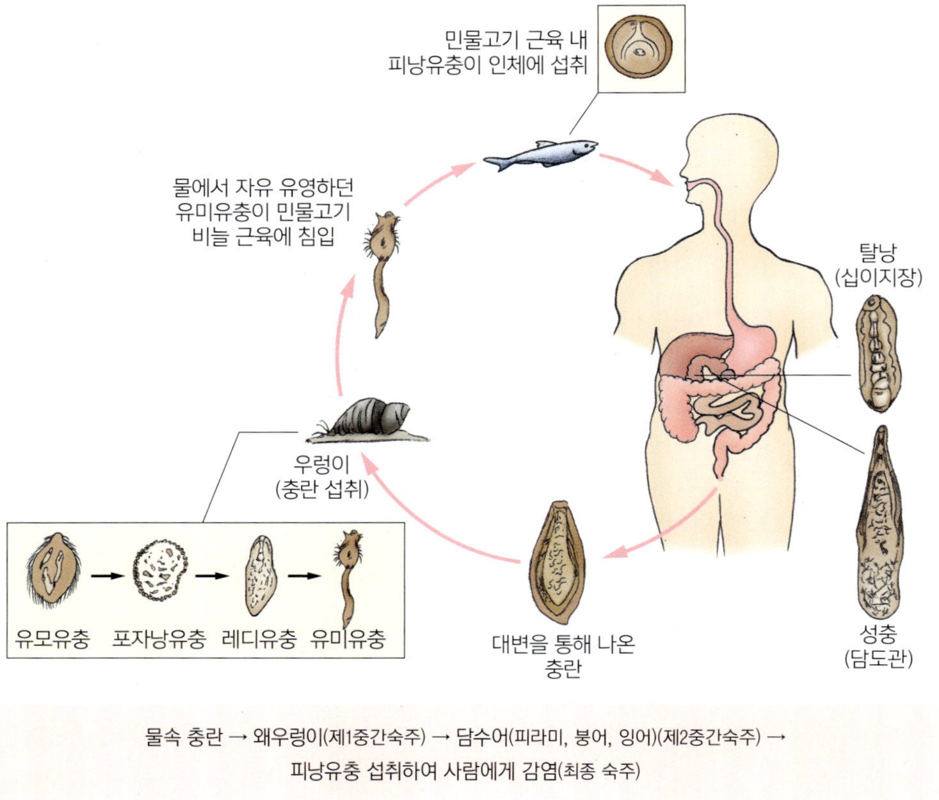

그림 7-10 간흡충의 감염경로

자료: CDC (2025)

2) 폐흡충

(1) 특징

폐흡충*Paragonimus westermani*의 감염에 의한 폐 기생충 질환이다. 전 세계적으로는 동아시아 및 동남아 지역에 분포하고 있으며, 우리나라에서 야생동물 생태계가 유지되고 있는 전라남도 일부 지역이나 산간 지역에서 발생한 적이 있고, 현재 거의 사라지기는 하였으나 아직까지는 제4급 감염병으로 분류되어 있다. 길이는 10~20 mm 정도이다.

(2) 감염경로 및 생활사

폐흡충은 감염된 사람이나 야생동물의 분변의 충란이 하천에 유입되면, 제1중간숙주인 패류(다슬기, 민물 조개 등)가 이 알을 섭취하면서, 패류 내에서 유충으로 성장한다. 이 유충은 제2중간숙주인 자연산 참게나 민물가재에 침입하여 피낭유충이 되며, 최종 숙주인 사람이나 동물은 이 피낭유충이 들어 있는 민물 갑각류를 덜 익히거나 게장으로 섭취 시 감염된다그림 7-11.

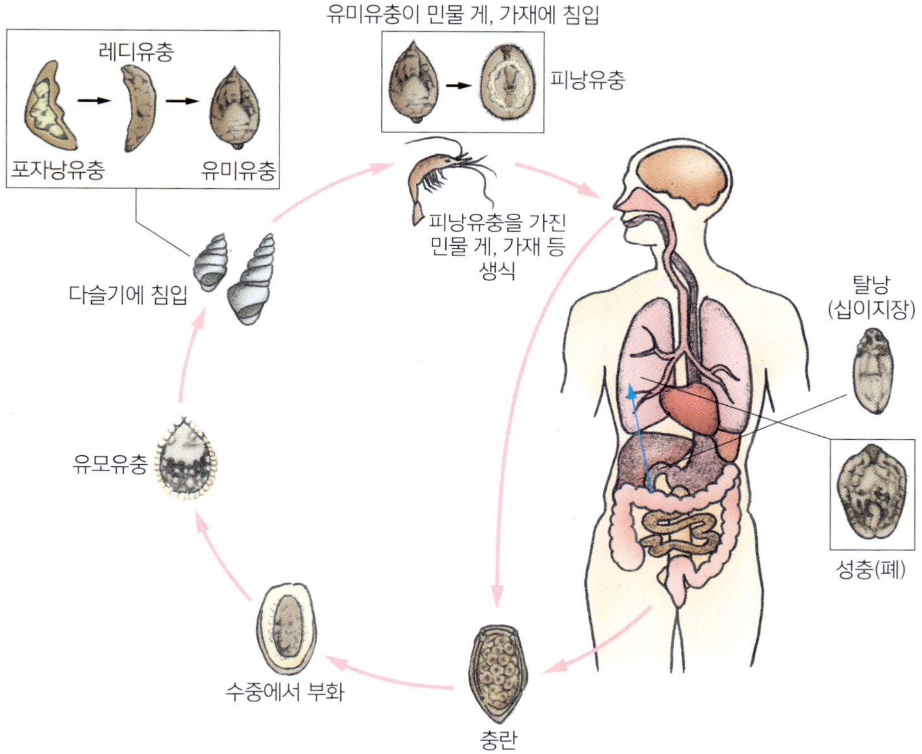

물속 충란 → 다슬기(제1중간숙주) → 갑각류(민물 게, 가재)(제2중간숙주) → 피낭유충 섭취하여 사람에게 감염(최종 숙주)

그림 7-11 **폐흡충의 감염경로**

자료: CDC (2025)

(3) 잠복기 및 증상

잠복기는 6주 정도이다. 증상은 감염자의 약 55%에서 폐 안으로 병소가 침입하여 심한 기침, 피 섞인 푸르스름한 색의 가래, 흉통 등이 나타나며, 감염자의 약 45%에서 폐 이외의 장기(흉부, 복부, 뇌 등)에 침범하여 복부 폐흡충증(복부 통증, 설사 등)이나 뇌 폐흡충증(발작, 두통, 뇌막염 등)이 나타난다. 감염 시 격리는 필요 없으나, 구충제(프라지콴텔)를 복용한다.

(4) 예방

민물 게, 가재를 생식하면 안되며, 충분하게 가열 후 섭취해야 한다. 더불어 민물 게로 담근 게장은 최소 7일 후 섭취해야 하며, 민물 게, 가재 조리 시 사용한 칼, 도마 등의 조리기구를 세척 및 소독해야 한다.

3) 장흡충

(1) 특징

요코가와흡충*Metagonimus yokogawai* 등의 감염에 의한 장내기생충 질환이다. 주로 일본, 중국 등의 극동아시아 지방과 러시아 동부, 시베리아, 이스라엘, 발칸반도 등의 지역에서 발견되고 있다. 우리나라에서는 요코가와흡충 등 18종의 인체 기생 장흡충류가 발견되었으며, 해안을 따라 유행하는 것으로 보고되고 있으며, 제4급 감염병으로 분류되어 있다. 해외 유입으로는 아프리카와 중동지역에서 감염 후 수입되는 동물에서 발견되는 경우도 있다. 길이는 1~2.5 mm 정도이다.

(2) 감염경로 및 생활사

장흡충은 요코가와흡충과 기타 장흡충류로 구분되며, 요코가와흡충은 감염된 사람이나 동물의 분변의 충란이 하천에 유입되면, 제1중간숙주인 다슬기가 이 알을 섭취하면서 유충으로 성장한다. 이 유충은 제2중간숙주인 민물고기(은어, 잉어, 붕어, 황어 등)나 반염수어(숭어와 같이 민물과 바닷물이 합쳐지는 지점에 서식하는 어류), 패류, 참굴 등에 침입하여 피낭유충(단단한 껍질로 둘러싸인 유충)이 되며, 최종 숙주인 사람이 피낭유충이 들어 있는 민물고기나 반염수어를 섭취 시 감염된다. 기타 장흡충류의 경우 피낭유충을 갖고 있는 제2중간숙주인 양서류, 파충류, 어류 및 패류 등을 날로 섭취하거나, 설익혔을 때 감염된다그림 7-12.

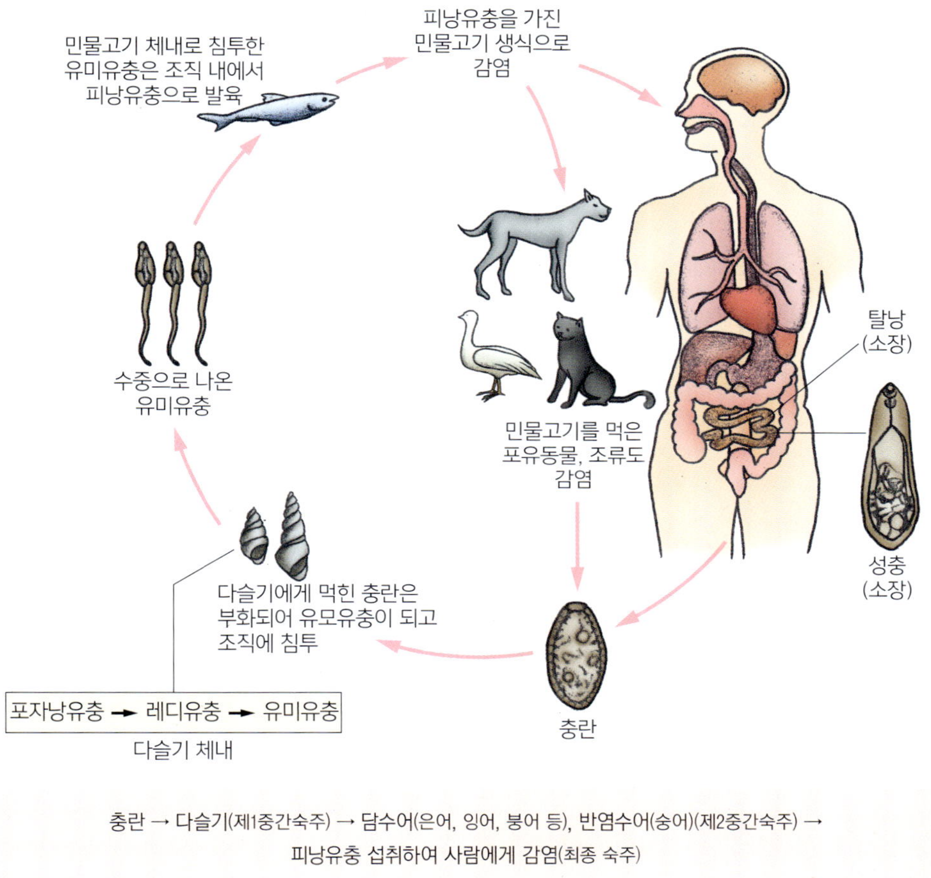

그림 7-12 장흡충의 감염경로

자료: CDC (2025)

(3) 잠복기 및 증상

잠복기는 7~8일 정도이다. 보통은 무증상이나, 다수 기생 시 설사, 복통, 식욕이상, 두통, 만성 장염이 나타난다. 기생충 알이나 유충이 혈관을 통해 몸속을 순환하다가 면역성이 약해진 조직에서 기생하기도 한다. 감염 시 격리는 필요 없으나, 구충제(프라지콴텔)를 복용한다.

(4) 예방

민물고기(담수어)나 반염수어를 생식하면 안되며, 충분하게 가열 후 섭취해야 한다. 민물고기나 반염수어 조리 시 사용한 칼, 도마 등의 조리기구를 세척 및 소독해야 한다.

4) 고래회충

(1) 특징

아니사키스 유충*Anisakis* 감염에 의한 장내기생충 질환이다. 주로 일본, 남아메리카의 태평양 연안, 북유럽 등의 지역에서 발견되고 있으며, 날것이나 절여서 섭취하는 생선요리가 인기 있는 지역에서 가장 많이 발생되고 있다. 길이는 2~3 cm 정도로 하얀 실과 같이 보인다.

(2) 감염경로 및 생활사

고래회충은 고래, 돌고래부터 배출된 충란이 바다에 유입되면, 제1중간숙주인 해산갑각류(크릴새우)가 이 알을 섭취하고, 제2중간숙주인 해산어(오징어, 고등어, 대구, 청어 등)의 내장에 기생하면서 유충으로 성장한다. 유충을 포함한 해산어를 섭취한 최종 숙주인 바다포유류(고래, 표범 등)의 체내에서 두 번 탈피하여 성충으로 발달한다. 더불어 최근에는 제2중간숙주인 해산어를 섭취한 인간의 감염도 보고되고 있으며, 인간 감염의 경우 해산어나 그 내장을 날로 섭취하거나, 설익혔을 때 감염된다그림 7-13.

(3) 잠복기 및 증상

일반적으로는 유충 섭취 후 몇 시간 이내에 급성 복부 증상이 나타나며, 소화성 궤양, 맹장염 등도 나타난다. 또한 유충이 장으로 들어가면 크론병과 유사한 증상이 나타나기도 하고, 인간 숙주에서는 장기간 생존할 수 없으나 조직 손상으로 인해 증상이 오랫동안 나타나기도 한다. 보통은 무증상이나, 다수 기생 시 설사, 복통, 위궤양과 유사한 증상 등이 나타난다. 기생충 알이나 유충이 혈관을 통해 몸속을 순환하다가 면역성이 약해진 조직에 기생하기도 한다. 감염 시 격리는 필요 없으나, 구충제는 효과가 없어 외과 수술을 실시해야 한다.

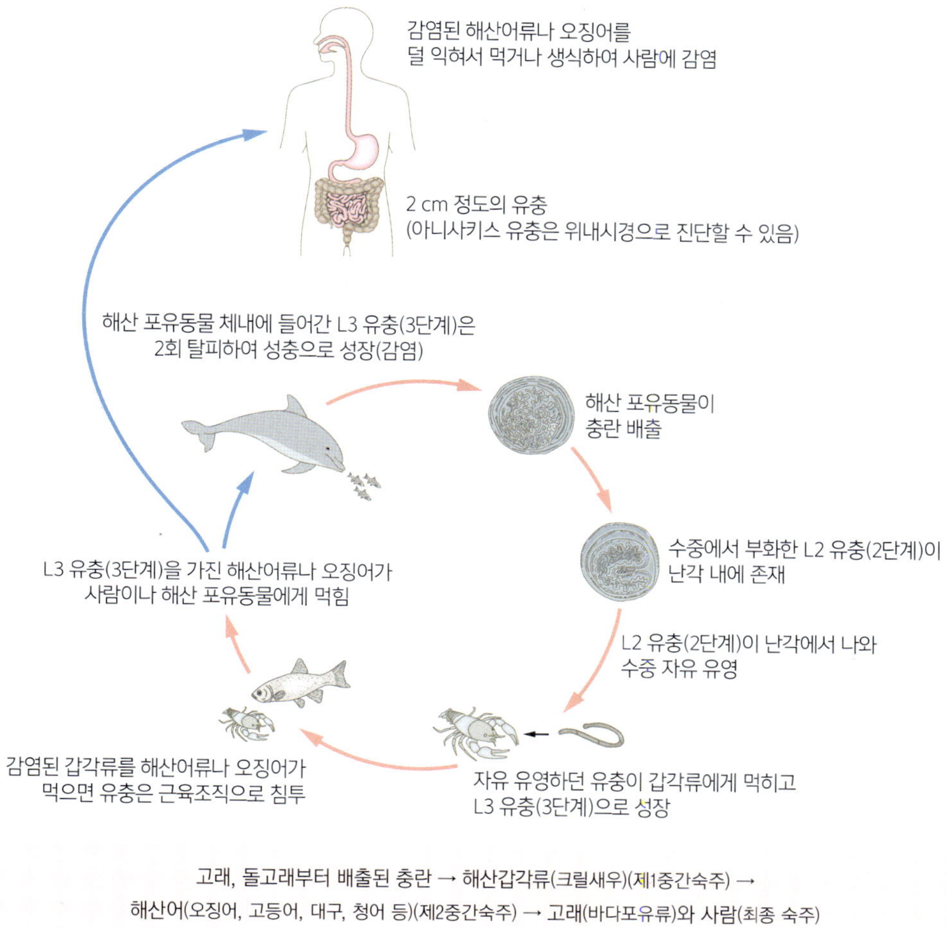

그림 7-13 고래회충의 감염경로

자료: CDC (2025)

(4) 예방

오래된 해산 어류 및 내장을 생식하면 안되며, -20℃ 이하에서 24시간 냉동시키거나, 충분하게 가열 후 섭취한다.

⌛ 갈치에서 고래회충이 나온다는데, 먹어도 괜찮은가요?

갈치, 삼치를 섭취하고 고래회충증에 감염되는 사례가 있다. 그 원인은 바닷물고기에 있는 고래회충의 유충에 의한 것이다. 하지만 고래회충은 열에 약하기 때문에 가열하면 쉽게 사멸되고, 사람이 섭취해도 문제는 없다. 더불어 익히지 않은 고래회충에 감염된 바닷물고기 섭취 시, 사람 체내로 들어가면 위산이 강하여 숨으려고 격렬하게 움직인다. 이 단계에서 두드러기나 복통 증상을 보이기도 하나, 위를 뚫는 일은 절대 일어나지 않으니 걱정하지 않아도 된다.

하지만 고래회충증에 걸리는 사람도 있는데, 이들은 대부분 바닷물고기 내장을 익히지 않고 섭취하거나 잡은지 오래된 바닷물고기를 섭취하는 경우이다. 따라서 고래회충을 예방하기 위해서는 신선한 생선회를 섭취해야 하며, 가열하지 않은 바닷물고기의 내장은 버리거나 익혀서 섭취하는 것이 안전하다.

자료: SBS (2017)

5) 광절열두조충

(1) 특징

광절열두조충*Diphyllobothrium latum*이라는 촌충 감염에 의한 질환이다. 주로 러시아나 북유럽 등의 지역에서 발견되고 있으며, 물고기를 섭취하는 동물, 새, 사람들이 최종 숙주인 경우가 많다. 광절열두조충의 성충은 3~10 m에 달할 만큼 길이가 대부분 길다.

(2) 감염경로 및 생활사

사람 장에 서식하는 광절열두조충이 알을 낳으면 그 알들이 분변과 함께 하수 시스템을 타고 물로 이동하며, 알이 부화해 유충이 나오고, 물벼룩이 이를 섭취 후, 연어, 송어, 농어와 같은 담수어나 반담수어에 먹힌 뒤 유충이 성장하게 된다. 이 유충을 플레로서코이드plerocercoid 유충이라고 하며, 이를 섭취한 사람, 새, 동물이 최종 감염되는 것이다**그림 7-14**.

(3) 잠복기 및 증상

보통은 무증상이나, 일부는 위장관 증상이나 빈혈, 영양장애 등이 나타나며, 구충제는 효과가 없어 외과 수술을 실시해야 한다.

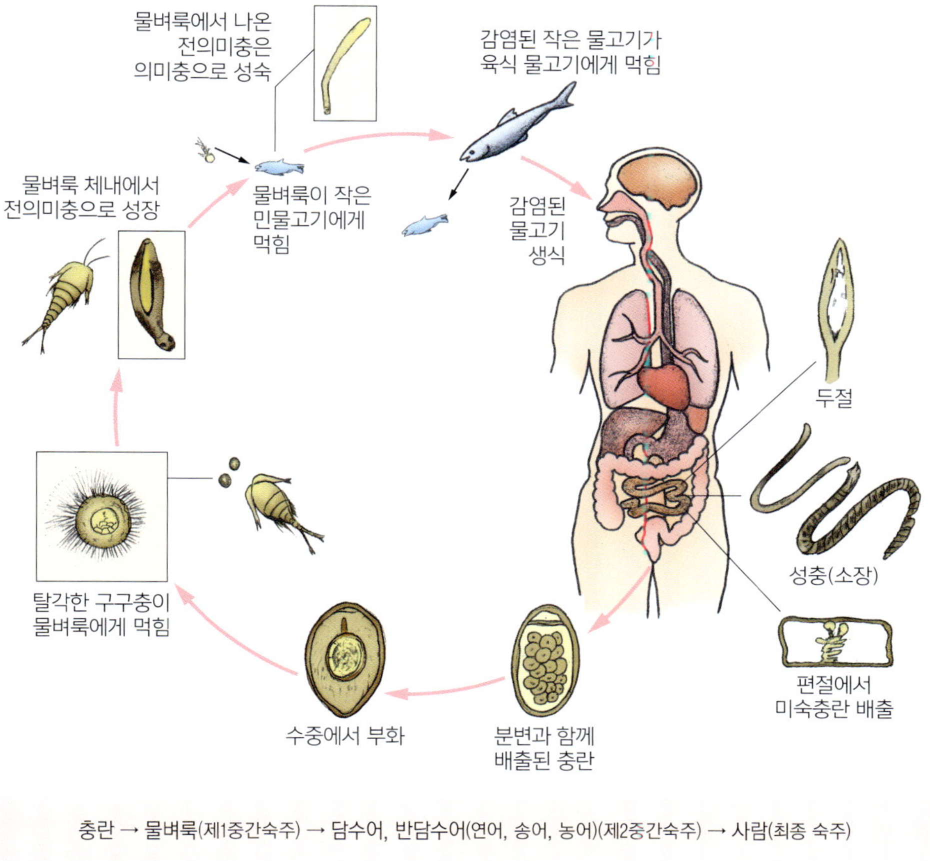

그림 7-14 광절열두조충의 감염경로

자료: CDC (2025)

(4) 예방

담수어나 반담수어의 생식을 금지하고, 50℃ 이상 가열 시 사멸하므로 가열 섭취한다.

6) 유극악구충

(1) 특징

유극악구충*Gnathostoma spinigerum* 감염에 의한 질환이다. 악구충은 유극악구충, 돼지악구충*G. hispidum*, 일본 악구충*G. nipponicum* 등을 포함한 10여 종이 있으나, 인체 감염은 주로 유극악구충에 의해 발생한다.

(2) 감염경로 및 생활사

개, 고양이 분변을 통해 충란이 물속으로 들어가고, 발육 후 제1중간숙주인 물벼룩 내에서 제1기 유충이 부화하여 나오고, 이를 제2중간숙주인 어류, 양서류 안으로 들어가면 제3기 유충으로 성숙한다. 최종 숙주인 개와 고양이는 제3기 유충을 가진 제2중간숙주 또는 운반하는 숙주인 가재 등을 섭취했을 때 감염되며, 사람도 운반숙주로서 완전한 성충으로 발육하지는 못하지만, 제3기 유충이 기생한 담수어의 생식으로 감염된다그림 7-15.

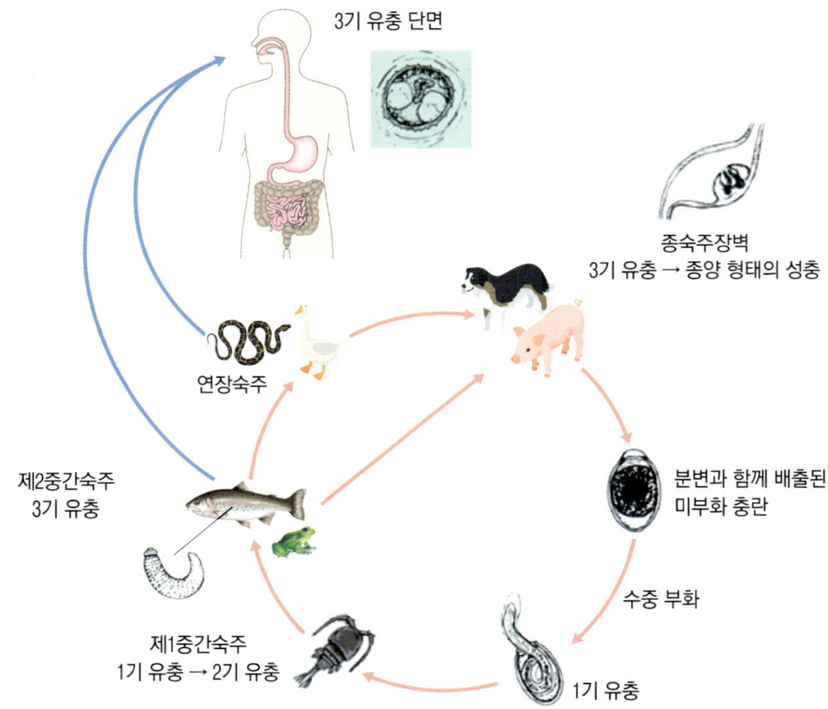

개, 고양이 등의 분변에서 배출된 충란 → 물벼룩(제1중간숙주) → 담수어(가물치, 메기, 뱀장어 등)(제2중간숙주) → 개, 고양이(최종 숙주)

그림 7-15 유극악구충 감염경로

자료: CDC (2025)

(3) 잠복기 및 증상

잠복기는 2~35일이며, 유충이 근육 또는 피하조직에 기생해 심한 부종을 일으키고 복통, 메스꺼움, 구토, 발열 등이 나타난다. 구충제는 효과가 없어 외과 수술을 실시해야 한다.

(4) 예방

가물치나 메기 등의 담수어, 양서류, 파충류, 조류, 포유류 등의 생식을 금지하고, 담수어 또는 조류, 포유류를 날로 다룬 오염된 도마 또는 조리사의 상처를 통해서도 감염될 수 있으므로 주의해야 한다.

5. 위생해충

위생해충이란 인체에 직접 및 간접적으로 해를 가하는 곤충을 얘기하고 있으며, 대부분은 동물의 분류 중 곤충강class에 속한다.

곤충의 분류단위

계(kingdom) → 문(phylum) → 강(class) → 목(order) → 과(family) → 속(genus) → 종(specise)

곤충강은 두부, 흉부, 복부 3부분으로 구분되며, 두부는 1쌍의 대안, 촉수, 구기, 흉부는 2쌍의 날개와 3쌍의 다리로 구성되어 있다. 곤충강의 종류로는 파리, 벼룩, 이, 모기, 바퀴벌레 등이 속한다. 거미강은 두흉부, 복부 2부분으로 구분되며, 두흉부는 촉각이 없고, 두흉부는 6쌍의 부족지 중 2쌍은 구부, 4쌍은 다리이다. 거미강의 종류로는 진드기, 거미, 전갈 등이 있다.

위생해충은 목order으로도 구분할 수 있으며, 바퀴목, 매미목, 이목, 벌목, 벼룩목, 나비목, 파리목, 진드기목으로 구분된다. 위생해충은 탈피과정을 거치는데, 탈피는 곤충의 새로운 외피를 만드는 과정으로 유충에서 번데기까지 보통 2회 이상 탈피한다.

위생해충의 탈피

- 위생해충의 탈피횟수는 바퀴벌레 6회, 빈대 5회, 모기 4회, 이 3회, 파리 2회이다.

알 —부화→ 유충 —용화→ 번데기 —우화→ 성충

- 부화 : 알에서 유충이 되는 과정
- 용화 : 유충에서 번데기로 탈피하는 과정
- 우화 : 번데기가 성충으로 탈피하는 과정

위생해충은 탈피하며 발육과정을 거치는데, 불완전변태와 완전변태로 구분할 수 있다 표 7-6.

표 7-6 위생해충의 탈피 후 발육과정

	불완전변태	완전변태
단계	알→ 유충 → 성충	알 → 유충 → 번데기 → 성충
특징	자충과 성충의 형태, 서식처, 방제방법, 먹이 동일함	많은 탈피 과정 거치면서 방제방법이 복잡
종류	바퀴벌레, 빈대, 이, 진드기 등	모기, 파리, 벼룩, 나방 등

위생해충은 사람에게 직접 및 간접적 피해를 입히는데, 직접 피해로는 절지동물이 흡혈 시 피부를 뚫고 들어가 생기는 상처인 기계적 외상, 물린 부위를 손톱으로 긁을 때 나타나는 2차 감염, 피부와 같은 인체 기생, 독성물질 주입, 알레르기성 질환 등이 나타난다. 더불어 간접 피해로는 곤충에 의해 병원체를 한 장소에서 다른 장소로 운반하는 기계적 전파와 병원체가 곤충 체내에서 발육이나 증식 등의 생물학적 변화를 거쳐 인체 감염이 가능해지는 생물학적 전파가 나타나기에 물리적인 방법으로 환경개선, 트랩 등을 이용하거나 살충제, 발육억제제, 불임제 등을 이용하여 방제하는 것이 효과적이다.

1) 쥐

(1) 형태

갉는 습성을 갖고 있으며, 청각, 촉각, 미각, 후각이 매우 예민하나 시각은 발달이 거의 되지 않았다. 야간 활동성을 갖고 있으며, 잡식성으로 구토능력이 없어 살서제의 효과가 크게 나타난다.

(2) 생활사

임신기간은 22일이며, 분만 2일 이후 교미가 가능하다. 더불어 1번에 낳는 새끼의 수가 시궁쥐 8~12마리, 지붕쥐 6~8마리, 생쥐 5~6마리로, 암컷 1마리는 2년 후에는 2억 마리로 개체 수를 늘릴 수 있다. 수명은 1년이다.

(3) 종류

가주성 쥐와 들쥐로 구분되며, 가주성 쥐에는 시궁쥐, 지붕쥐, 생쥐로 구분된다그림 7-16. 쥐는 종류별 체중, 몸체(두동장은 꼬리를 제외한 머리에서부터 몸통까지의 길이이며, 미장은 꼬리 길이임), 서식처 등이 다른 특징을 보인다표 7-7.

표 7-7 쥐의 종류 및 특징

구분	가주성 쥐			들쥐
종류	시궁쥐(집쥐)	지붕쥐(곰쥐)	생쥐	등줄쥐
체중	400~500 g	300~400 g	20 g	20 g
몸체	두동장 > 미장	두동장 < 미장	두동장 = 미장	두동장 > 미장
서식처	하수구, 쓰레기장	고층건물, 선박	도시지역	황무지, 농경지
특징	가장 널리 분포	수직등반 활발	호기심 강함	등부분 검은 줄

(4) 구제

환경개선을 하는 것이 가장 효과적이고 영구적이나, 장시간 소요된다. 트랩을 이용하기도 하며, 천적인 족제비, 고양이, 매, 부엉이, 뱀 등을 활용하기도 한다. 불임약제나 살서제를 사용하기도 하나, 낯선 물질에 예민하기 때문에 사전 미끼를 사용하는 것이 필요하다.

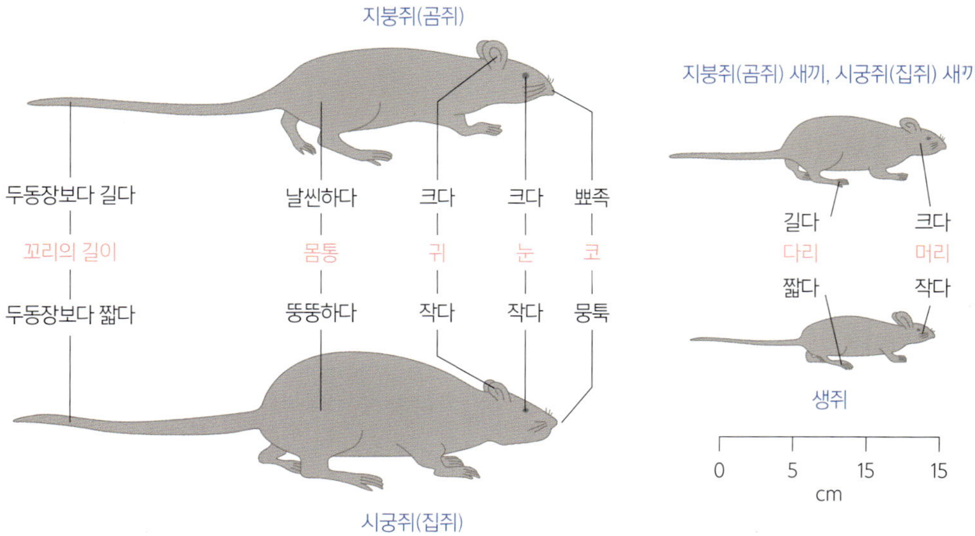

그림 7-16 가주성 쥐의 형태적 비교

2) 바퀴벌레

(1) 형태

두부, 흉부, 복부로 구분되며, 각 형태적 특징은 다음과 같다그림 7-17.

- 두부: 두부는 역삼각형으로 작으며, Y자형의 두 개선이 있다. 촉각은 길고 편상이고 100절 이상이며, 1쌍의 복안은 크고 1쌍의 단안은 작다. 구기는 저작형으로 되어 있다.
- 흉부: 타원형의 전흉배판으로, 날개는 2쌍으로 뒷날개인 후시의 경우 부채 모양이고, 다리는 질주에 적합하다.
- 복부: 복부는 10절로 되어 있다. 암수 모두 미모를 1쌍 갖고 있으며, 수컷은 1~2개의 미돌기를 갖고 있다. 복부 말단에는 난협이 있는데, 알 주머니를 말한다.

(2) 생활사

- 불완전변태(알-유충-성충)를 한다.
- 탈피는 5~8회 정도하며 탈피 횟수가 많을수록 몸집이 크다.
- 수명은 1년 정도이다.

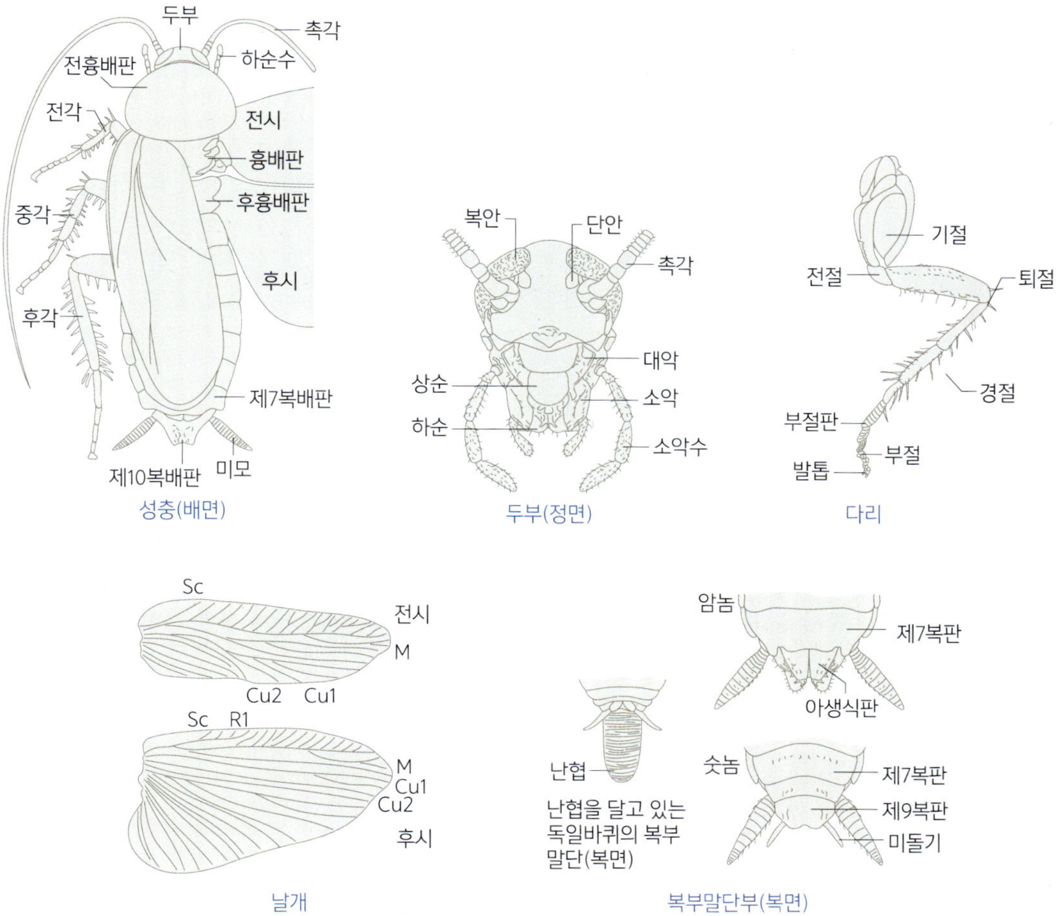

그림 7-17 **바퀴벌레의 외부 형태**

- 서식장소는 먹이와 온도(28~33℃), 습도가 적당한 곳이다.
- 습성으로는 잡식성, 가주성, 야간활동성, 군서습성, 질주성 등의 특징을 갖는다.

(3) 종류

바퀴벌레는 독일바퀴, 이질바퀴, 먹바퀴, 집바퀴로 구분된다표 7-8.

표 7-8 바퀴벌레의 종류 및 특징

구분	독일바퀴	이질바퀴(미국)	먹바퀴	집바퀴(일본)
분포	세계적	남부지방	제주도, 남부지방	중부지방
체장	10~15 mm	35~45 mm	30~38 mm	20~25 mm
체색	밝은 황색	광택성 적갈색	광택성 암갈색	무광택 흑갈색
전흉배판	2줄의 흑색종선	가장자리에 황색무늬가 윤상으로 있고 가운데는 거의 흑색임	-	약간 오목볼록형
성충 수명	100일	1년	1년	3~4개월

(4) 구제

- 음식물 관리 및 내부의 청결을 유지하는 환경위생 관리가 중요하다
- 비응고성 접착제에 유인제를 사용한 트랩을 설치한다.
- 살충제를 사용하는 데 잔류분무, 독먹이법, 연무 및 훈증법, 분제 살포 등의 방법이 있다.

3) 모기

(1) 형태

모기의 성충, 유충, 번데기, 알의 형태적 특징은 다음과 같다그림 7-18.

- 성충: 전방으로 돌출한 주둥이를 갖고 있으며, 2개의 겹눈인 큰 복안과 긴 촉각(장각아목)이 있으며, 온몸에 비늘이다.
- 유충: 장구벌레라고도 하며, 수서생활을 한다. 수중에서 움직일 수 있도록 유영모군과 호흡관, 호흡관모, 측절을 갖고 있다.
- 번데기: 수서생활을 하며, 호흡각이 발달하여 있다.
- 알: 알의 형태가 낱개로 되어있는 것이 있고, 난괴를 형성하며 모여 있는 것도 있다.

(2) 생활사

- 완전변태(알-유충-번데기-성충)를 한다.
- 유충은 4회 탈피한다.

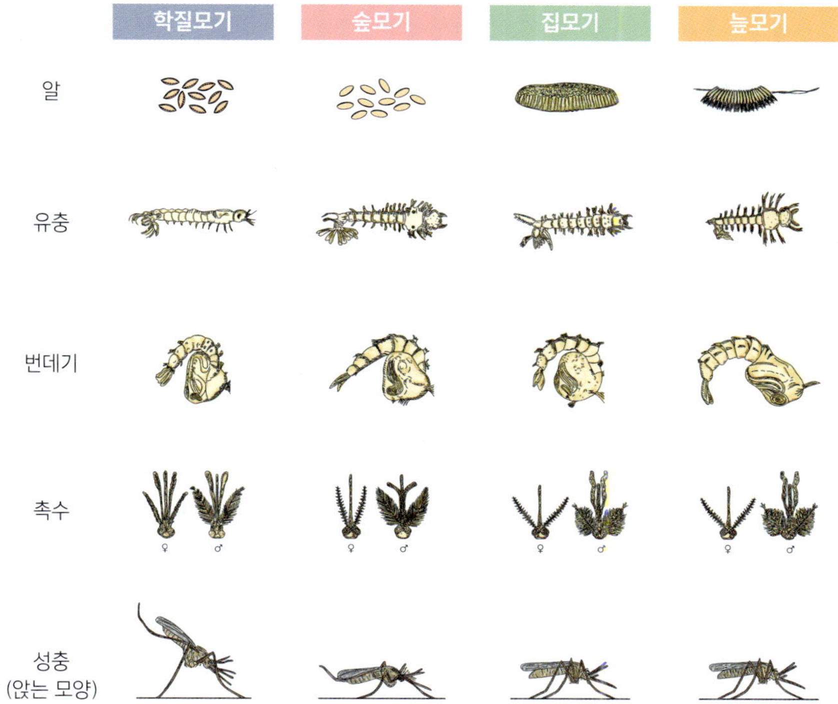

그림 7-18 모기의 종류별 형태

- 암컷 모기만 산란하기 위하여 흡혈하며, 근거리인 1~2 m 사이에서는 시각, 체온, 체습, 중거리인 10~15 m에서는 이산화탄소, 원거리인 15~20 m에서는 체취로 숙주 동물을 발견한다. 중거리에서 이산화탄소를 감지하는 감각기관은 촉수이다.
- 대부분은 야간활동성이나 숲모기는 주간활동성을 갖고 있다.

(3) 종류

모기는 크게 학질모기과와 보통모기과로 구분되며, 학질모기과에는 중국얼룩날개모기가 속하고, 보통모기과에는 숲모기, 집모기, 늪모기로 서식지에 따라 구분된다표 7-9.

표 7-9 모기의 종류 및 특징

구분		학질모기과	보통모기과		
		중국얼룩날개모기	숲모기	집모기	늪모기
알		날개, 부낭 형성, 흐르는 물	날개 산란, 침하 나무구멍, 해안 바위	난괴 형성, 인공용기	가시 모양 돌기, 난괴수서식물에 부착
유충		1쌍의 장상모, 방추형, 수면에 수평	호흡관 발달, 수면에 수직으로 뜸		
번데기		호흡각: 짧고 굵으며, 호흡관모 퇴화	호흡각 : 길고 가늘며, 1쌍의 호흡관모	호흡각 : 길고 가늘며, 3쌍의 호흡관모	호흡각 : 길고 가늘며, 식물조직에 호흡관 부착
성충	앉는 자세	벽면과 45~90° 각도	벽면과 수평 각도		
	촉수	주둥이와 거의 같음	암컷은 현저히 짧고 수컷은 길고 낫 모양		
	날개	대부분 반점	반점 없음		
	흡혈활동	야간	주간	야간	야간

(4) 구제

- 발생원과 서식지를 게저하는 것이 궁극적인 방법이나 이를 행할 수 없는 경우가 많다. 서식지 제거가 불가능한 경우에는 방충망을 설치하고, 트랩, 유문등 등을 설치한다.
- 유충을 구제하기 위해서는 서식지에 유화제, 수화제 등을 살포하거나, 발육억제제를 처리하는 방법이 있다. 성충을 구제하기 위해서는 에어로졸, 가열연무기 등으로 공간 살포하거나, 옥외에 잔류 살포하는 방법도 있다. 마지막으로 포식동물 등을 이용하여 유충은 물고기를 서식지에 풀거나 성충은 거미, 조류, 잠자리 등의 개체 수를 늘리는 방법도 있다.

4) 파리

(1) 형태

파리는 크게 집파리과, 검정파리과, 쉬파리과, 나방파리과로 구분되며, 집파리과에는 집파리, 아기집파리, 왕큰집파리, 침파리, 체체파리 등이 있고, 검정파리과에는 띠금파리속, 금파리속, 검정파리속 등으로 구분된다. 각 파리종류별 흉부, 시맥 등이 다르다.

- 구기: 집파리과의 구기는 흡수형, 컵형, 긁는형, 직접 섭취형이 있다.

(2) 생활사

- 완전변태(알–유충–번데기–성충)를 한다.
- 2회 탈피하며, 유충 기간은 평균 6~7일이다.
- 먹이 습성은 음식물, 배설물, 분비물 모두 섭취한다. 특히 발톱 사이에 있는 욕반에 접착성 물질 분비로 질병의 기계적 전파매개체이며, 반고체성 먹이 섭취 시 소낭의 내용물을 토하는 습성을 갖고 있다.

(3) 종류

집파리과의 대표적인 종류인 집파리에 대해 알아보면, 두부는 1쌍의 복안, 3개의 단안, 1쌍의 촉각, 구부로 구성되어 있다. 흉부는 중흉배판에 4개의 흑색을 조성하고 있으며, 시맥은 제4종맥이 심하게 굴곡되어 제3종맥과 근접해 있다.

(4) 구제

- 가장 이상적인 방법으로는 발생원과 서식처를 제거하는 방법이며, 파리통, 끈끈이, 트랩 등을 이용할 수도 있다.
- 화학적 방법으로 유충을 구제하기 위하여 발생원 표면에 유화제, 수화제 등을 분제 살포하고, 성충을 구제하기 위한 방법으로 잔류분무, 에어로졸, 가열연무기 등을 사용하기도 한다.
- 천적인 벌, 딱정벌레, 풍뎅이 등을 사용하여 개체수를 줄이는 방법도 있다.

집파리과의 먹이 종류에 따른 구기 형태의 변화

- 흡수형 : 우유, 시럽 등 엷은 막으로 액체 흡수
- 컵형 : 흡수형과 같으나 순판의 모양이 컵 모양으로 흡입
- 긁는 형 : 치즈, 혈액응고물 등의 단단한 물질 전구치로 섭취
- 직접섭취형 : 배설물, 침 등 반고체 섭취시 상순과 하인두로 섭취

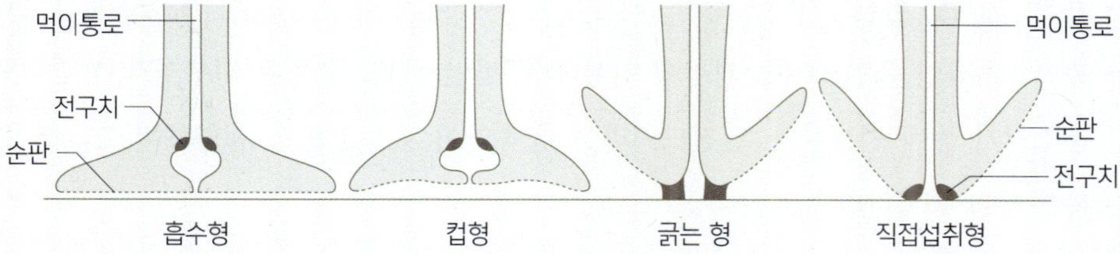

자료: 시대고시 (2024)

5) 진드기

(1) 형태

진드기는 큰진드기과와 좀진드기과로 구분하며표 7-10, 호흡계 및 기문에 따라 분류한다 그림 7-19.

표 7-10 진드기의 종류 및 특징

분류	부 분류	구분
큰진드기과	참진드기과, 물렁진드기과	후기문아목
좀진드기과	가죽진드기과, 가시진드기과, 집진드기과	중기문아목
	털진드기과, 여드름진드기과	전기문아목
	옴진드기과, 먼지진드기과	무기문아목

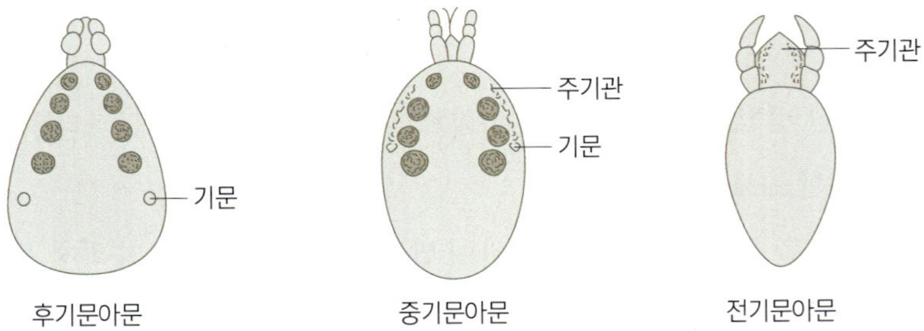

그림 7-19 진드기의 호흡계 및 기문에 따른 분류

(2) 생활사

- 불완전변태(알-유충-성충)를 한다.
- 유충 시에 흡혈을 하며 다리는 3쌍이고, 성충은 다리가 4쌍이다.

(3) 종류

- 큰진드기과인 참진드기와 물렁진드기는 흡혈하며, 이 중 물렁진드기는 자웅흡혈을 한다.
- 좀진드기과인 옴진드기는 피부에 기생하며, 집먼지진드기 등은 피부조각, 비듬, 음식 부스러기 등에 기생한다. 털진드기과는 유충만이 포유동물을 흡혈하여, 귀, 생식기, 항문 등에 기생한다.

(4) 구제

털진드기는 긴팔과 긴바지, 장화 등을 착용하여, 인체 접촉을 차단해야 하며, 벤젤벤조에이트, 디메틸 파라레이트 등의 기피제를 사용하거나 잔류분무를 실시하여 구제한다.

6) 위생해충으로 매개하는 질병

위생해충은 종류별로 각기 다른 질병을 매개하며, 이 책에서 다룬 쥐, 바퀴벌레, 모기, 파리, 진드기가 매개하는 질병은 다음과 같다표 7-11.

표 7-11 위생해충으로 매개되는 질병

종류	매개 질병
쥐	• 흑사병(열대쥐벼룩), 살모넬라증, 서교열, 렙토스피라증, 유행성출혈열 등을 직접 매개하기도 하고, 선모충증의 중간숙주로서도 매개함
바퀴벌레	• 병원체 전파 : 다리 털이나 극모에 묻히거나, 섭취한 먹이 토하거나, 소화기관으로부터 분 배설을 통해 병원체를 전파함 • 세균 전파 : 흑사병, 나병, 장티푸스, 콜레라, 파상풍, 결핵 • 바이러스 전파 : 급성회백수염, 유행성 간염
모기	• 중국얼룩날개모기 : 말라리아 • 숲모기 : 사상충증, 뎅기열, 황열 • 집모기 : 일본뇌염
파리	• 체체파리 : 아프리카 수면병
진드기	• 옴진드기, 집먼지진드기 : 피부병, 비염 등 • 털진드기 : 쯔쯔가무시병(양충병)

생각해 보기

1. 기생충의 정의 및 종류를 설명하시오.

2. 어패류의 기생충 중 숙주가 있는 감염경로에 대해 설명하시오.

3. 위생해충 중 쥐, 모기, 바퀴벌레, 파리, 진드기를 종류별로 비교하여 설명하시오.

4. 기생충 및 위생해충의 예방방법에 대해 설명하시오.

CHAPTER

8

보건영양

1. 보건영양의 개념 | 2. 영양관리 | 3. 만성질환 관리

학습목표

1. 보건영양의 정의를 설명할 수 있다.
2. 영양관리 방법에 대해 설명할 수 있다.
3. 만성질환을 정의하고 그 예방법을 설명할 수 있다.

최근 이슈 만성질환 진단 검사 표준화체계 강화

우리나라는 당뇨병, 이상지질혈증과 같은 만성질환을 쉽고 빠르게 진단하기 위하여 만성질환 진단검사 표준화 체계를 구축하고 있다. 이를 통해 만성질병의 선별, 조기 발견, 진단과 경과 관찰, 치료 및 예후 판정을 정확하게 수행하고, 개인과 국가의 의료비 부담을 낮추는 한편, 국내 보건의료 수준 향상을 강화하고 있다.

외국에서는 진단검사 표준화 및 질 관리를 위하여 진단검사 항목의 표준검사실 운영, 표준검사법 구축, 진단검사 시스템을 평가한다. 미국의 경우 1958년부터 질병예방통제센터(Center for Disease Control and Prevention, CDC)에서 지질표준검사실을 운영하였고, 당뇨병 진단관리를 위한 당화혈색소 검사에 미국 National Glycohemoglobin Standardization Program을 도입하였다.

우리나라는 질병관리청에서 「보건의료기본법」 제52조에 근거하여 보건의료서비스의 평가와 서비스 품질 향상을 위하여 2011년부터 국가 진단의학표준검사실을 설치·운영하고 있다. 현재까지 고혈압, 당뇨병, 이상지질혈증, 만성폐쇄성폐질환, 성인 천식, 만성콩팥병, 우울증, 심방세동 질환에 대한 임상진료지침서 개발을 완료하였다. 의사용 임상진료지침, 환자용 관리지침, 일반인을 위한 예방관리지침을 개발하여 일반인에게도 제공하고 있다. 이들 자료는 다음 사이트에서 다운로드 받을 수 있다.

- 질병관리청 누리집 http:www.kdea.go.kr
- 국가건강정보포털 http://health.kdca.go.kr
- 임상진료지침 정보센터 http://www.guidline.or.kr
- 디지털 가이드라인 http:www.digitalcpg.kr

자료 : 질병관리청 (2024)

1. 보건영양의 개념

보건영양public health nutrition은 지역사회 주민을 대상으로 집단의 영양문제를 다루고, 지역사회 주민 모두가 영양 부족, 영양 과잉, 영양 불균형 없이 적절한 영양상태를 갖도록 연구하는 분야이다. 보건영양은 지역사회의 영양문제에 대한 개선 대책과 정책에 초점을 맞추고 있어 지역사회영양community nutrition이라고도 한다.

보건영양사업의 목표는 국민의 건강 및 생활수준 향상이다. 세부 목표로 국민의 체력 향상과 건강 유지, 올바른 식생활을 통한 결핍증 및 만성질환 예방과 질병 이환율 및 사망률 감소, 임산부, 영유아, 노인 등 영양 취약계층의 영양관리, 근로자의 작업능률 향상 등이 있다.

2. 영양관리

1) 에너지 및 영양소

(1) 에너지 대사

생물이 생명을 유지하기 위해서는 에너지를 필요로 한다. 필요한 에너지를 공급받아 새로운 유기물질을 합성하는 것과 관련된 화학 과정을 에너지 대사라 한다. 하루에 소비되는 에너지는 기초대사량, 신체활동대사량, 식사성 발열효과로 구성된다.

① 기초대사량

몸의 기본적인 생리기능 유지에 필요한 최소한의 에너지로 체온 조절, 심근의 수축작용, 혈액순환, 호흡 등에 사용되는 에너지이다. 하루 총 에너지소비량의 60~75%를 차지한다. 기초대사량에는 체격, 체지방량과 근육량 비율, 연령, 성별, 기온, 체온, 영양상태, 수면, 정신상태 등이 영향을 미친다표 8-1.

표 8-1 기초대사량에 영향을 미치는 인자

인자	내용
체격	체격이 클수록 기초대사량 증가
체지방량과 근육량 비율	체지방량에 비해 근육량이 많을수록 기초대사량 증가
연령	연령이 낮을수록 기초대사량 증가
성별	남자가 여자보다 기초대사량 많음
기온	기온이 낮을수록 기초대사량 증가
체온	체온이 높을수록 기초대사량 증가
영양상태	영양상태가 좋을수록 기초대사량 증가
수면	수면 시 기초대사량 감소
정신상태	정신상태가 안정되지 않고 불안할수록 기초대사량 증가

② 신체활동대사량

가사활동, 노동, 운동 등 신체활동을 할 때 근육 수축 및 이완에 필요한 에너지로 하루 총 에너지소비량의 20~30%를 차지한다.

③ 식사성 발열효과

식사성 발열효과는 식품을 섭취하고 영양소를 소화, 흡수, 이동, 대사, 저장하는 과정에서 필요한 에너지로 특이동적 대사량이라고도 한다. 식사성 발열효과는 단백질이 20~30%, 탄수화물이 5~10%, 지방이 0~5%이며, 하루 총 에너지소비량의 10%를 차지한다.

(2) 영양소

영양소는 식품을 구성하는 물질 중 에너지를 공급하고, 몸을 구성하고, 생리기능을 조절하는 등 건강을 유지하는 데 필요한 성분이다. 탄수화물, 단백질, 지방을 3대 영양소라고 하고, 추가로 비타민, 무기질을 포함하여 5대 영양소라고 한다. 6대 영양소는 탄수화물, 단백질, 지방, 비타민, 무기질, 수분이다.

에너지를 공급하는 영양소는 '열량소'라고 하며, 탄수화물, 단백질, 지방이 있다. 몸을 구성하는 영양소는 '구성소'로 단백질, 지방, 무기질, 수분이 있으며, 생리기능을 조절하는 영양소는 '조절소'로 비타민, 무기질, 수분이 있다.

① 탄수화물

탄수화물은 탄소C, 수소H, 산소O로 구성되어 있으며, 1 g당 4 kcal의 에너지를 낸다. 탄수화물은 신체의 소화작용을 거쳐 포도당으로 분해되고 흡수되어 에너지를 내는 데 사용된다. 뇌와 적혈구는 포도당을 에너지원으로 사용하기 때문에 탄수화물 섭취가 필수적이다. 체내에 남은 탄수화물은 글리코겐 형태로 간, 근육, 지방에 저장된다. 탄수화물을 과잉으로 섭취하면 당뇨병, 비만의 원인이 될 수 있다. 탄수화물의 한 종류인 식이섬유는 변비 예방 및 비만 예방 효과가 있다. 탄수화물이 풍부한 식품으로 곡류 및 곡류 제품, 빵, 과자, 감자, 고구마, 옥수수 등이 있다.

탄수화물은 지방이 불완전 연소되는 것을 억제한다. 지방이 불완전 연소될 경우, 케톤체가 다량 생성되어 케톤증ketosis을 유발한다. 또한, 탄수화물은 단백질 절약 작용을 하기 때문에 조직 단백질이 에너지로 사용되는 것을 방지할 수 있다.

② 단백질

단백질은 탄소C, 수소H, 산소O, 질소N로 구성되어 있으며, 1 g당 4 kcal의 에너지를 낸다. 단백질은 뼈, 근육, 혈액, 세포의 구성 성분으로 체중의 약 16~17%를 차지한다. 또한, 대사와 관련된 효소, 호르몬, 항체의 주요 성분이다. 단백질은 체내 삼투압 유지, 혈액 및 조직 내 산-염기 평형 유지의 기능도 한다. 단백질이 풍부한 식품으로 육류, 생선, 달걀, 우유 및 유제품 등이 있다.

단백질의 기본단위인 아미노산은 약 20여 종으로 체내에서 합성되지 않는 필수아미노산과 체내에서 합성이 가능한 비필수아미노산이 있다. 총 9종의 필수아미노산(메티오닌, 류신, 이소류신, 발린, 라이신, 페닐알라닌, 히스티딘, 트레오닌, 트립토판)은 체내 합성이 되지 않기 때문에 반드시 식사로부터 섭취해야 한다.

단백질이 부족할 경우 발육 부진, 빈혈, 부종, 지방간 등의 증상을 보이는 콰시오커Kwashiorkor를 초래할 수 있으며, 에너지와 단백질이 모두 부족할 경우에는 저체중, 근육 쇠퇴, 신체소모증 등의 증상을 보이는 마라스무스Marasmus를 초래할 수 있다. 콰시오커나 마라스무스는 주로 저개발 국가의 유아에게 나타난다.

③ 지방

지방은 탄소C, 수소H, 산소O로 구성되어 있으며, 1 g당 9 kcal의 에너지를 낸다. 지방은 몸의 체온을 유지하고 피부를 보호하는 기능을 하며, 세포막, 뇌조직, 신경조직의 구성성분으로 사용된다. 또한, 지용성 비타민의 흡수와 소화를 용이하게 한다. 지방이 풍부한 식품으로 버터, 식물성 기름, 육류, 견과류 등이 있다.

체내 합성이 되지 않아 식사로부터 반드시 섭취해야 하는 필수지방산으로 리놀레산, α-리놀렌산 등이 있다. 리놀레산은 ω-6 지방산의 급원이며, α-리놀렌산은 EPAeicosapentaenoic acid, DHAdocosahexaenoic acid와 같은 ω-3 지방산의 급원이다. 필수지방산 섭취가 부족할 경우 성장 지연, 상처 회복 지연, 피부염 등의 증상을 유발하게 된다.

지방을 과잉으로 섭취하면 비만 위험이 증가할 수 있다. 포화지방산, 트랜스지방산, 콜레스테롤을 과잉으로 섭취할 경우에는 뇌·심혈관계 질환, 이상지질혈증, 당뇨병, 고혈압의 위험이 증가할 수 있다.

④ 비타민

비타민은 정상적인 체내 기능, 성장, 신체 유지를 위해 절대적으로 필요한 미량의 유기물질로서, 에너지를 내거나 구성 영양소로서 기능을 하지는 못한다. 하지만 체내 에너지 대사 및 각종 대사 과정을 원활하게 하기 위한 조효소로 작용하며, 세포의 분열, 시력, 성장, 상처 치유, 혈액 응고 등의 다양한 체내 생리기능을 담당하고 있다. 비타민은 용해되는 용매의 종류에 따라 기름에 용해되면 지용성, 물에 용해되면 수용성으로 구분된다. 지용성 비타민에는 비타민 A, D, E, K가 포함되며, 체내 필요량 이상 섭취 시 체내 간이나 지방조직에 저장되므로 매일 섭취할 필요는 없으며 오히려 과잉 섭취를 주의해야 한다. 수용성 비타민에는 비타민 B군complex과 C가 포함되며, 체내 필요량 이상 섭취하더라도 체외로 배설되므로 결핍증이 나타나지 않도록 매일 섭취해야 한다.

비타민은 인체에 극소량 필요하기 때문에 육류, 달걀, 간, 효모, 우유, 과일, 채소 등을 다양하게 섭취하면 부족한 경우는 거의 나타나지 않는다. 하지만 비타민의 섭취 부족, 성장, 임신 등으로 인하여 체내 요구량이 증가하는 경우 결핍증이 나타날 수 있으며, 이런 경우 비타민 보충제 섭취가 권장된다.

비타민 종류별 기능, 결핍증은 표 8-2와 같다.

표 8-2 비타민의 기능 및 결핍증

구분		기능	결핍증	함유식품
지용성 비타민	A	시각기능, 상피세포 합성 및 구조 유지, 항산화 작용	• 결핍증 : 야맹증, 안구건조증, 상피세포 건조 • 과잉증 : 두통, 탈모, 피부건조	간, 난황, 버터, 녹황색채소, 과일 등
	D	체내 칼슘과 인의 흡수 및 대사, 골격 및 치아 형성 등	• 결핍증 : 뼈 성장 부진, 구루병, 골연화증 • 과잉증 : 고칼슘혈증, 고칼슘뇨증, 신장결석 등	비타민 D 강화 식품(씨리얼, 우유 등), 효모, 버섯, 버터, 간유 등
	E	세포 항산화 기능	• 결핍증 : 용혈작용, 빈혈, 신경계 장애 • 과잉증 : 독성 거의 없음	곡류의 배아, 식물성기름, 견과류 등
	K	혈액 응고 인자 합성에 관여	• 결핍증 : 혈액응고 시간 지연, 신생아 출혈 • 과잉증 : 독성 거의 없음	녹색채소
수용성 비타민	B_1 (thiamin, 티아민)	탄수화물 대사에 관여하는 보조 인자로 작용, 뇌와 신경기능 보조	각기병(사지 감각, 운동 및 반사기능 장애), 식욕 감퇴, 소화불량	돼지고기, 곡류 배아, 두류, 효모, 견과류 등
	B_2 (riboflavin, 리보플라빈)	탄수화물, 지방, 아미노산 대사 과정의 보조 인자로 작용	구순구각염, 설염	우유, 치즈, 간, 달걀, 녹색채소 등
	niacin (니아신)	리보플라빈과 함께 탄수화물, 지방, 아미노산 대사 과정의 보조 인자로 작용	펠라그라(Pellagra)의 3D 증상 – 피부염(Dermatitis), 설사(Diarrhea), 정신이상(Dementia)	생선(고등어, 참치 등), 육류, 간, 달걀, 우유, 땅콩, 곡류의 배아 등
	pantothenic acid (판토텐산)	부신 피질 호르몬 합성에 관여, 콜라겐 합성	체중감소, 피부염, 부신피질 기능 저하	거의 모든 식품에 함유
	B_6 (pyridoxine)	단백질 및 아미노산 대사 과정의 보조 인자로 작용, 신경 및 면역계의 정상적인 반응에도 작용	피부염, 구각염, 말초신경 장애, 우울증	생선(고등어, 참치 등), 육류, 간, 달걀, 우유, 땅콩, 곡류의 배아 등
	biotin (비오틴)	탄수화물, 지방, 아미노산을 활용한 대사에 관여	피부염	간, 땅통, 난황, 토마토, 바나나 등
	folic acid (엽산)	핵산 합성, 세포분열, 적혈구 정상 생성에 관여, 유해한 호모시스테인 축적 방지	거대적아구성 빈혈, 설염	간, 녹색채소, 콩류, 견과류 등
	B_{12} (cobalamin, 코발라민)	핵산 합성, 조혈작용, 적혈구 형성에 보조 인자로 작용, 유해한 호모시스테인 축적 방지	거대적아구성 빈혈, 악성빈혈, 신경계 질환	간, 육류, 우유, 달걀 등 동물성 식품
	C	항산화 영양소, 철 흡수 촉진, 치아 및 골격 형성, 콜라겐 합성, 스테로이드 호르몬, 카르니틴, 헤모글로빈, 퓨린 등의 생합성에도 관여	괴혈병, 빈혈, 감염병 질환에 대한 저항력 감소, 상처 회복 지연, 결합조직의 변화	신선한 과일, 채소

⑤ 무기질

무기질은 금속이나 기체로 된 무기원소로서, 극소량이지만 체내 구성 및 조절 영양소로서 기능을 한다. 하루에 100 mg 이상 필요하거나 체중당 0.01% 이상 체내 존재하면 다량 무기질, 하루에 100 mg 미만 필요하거나 체중당 0.01% 미만 체내 존재 시 미량 무기질로 구분된다. 다량 무기질에는 칼슘Ca, 인P, 나트륨Na, 칼륨K, 염소Cl, 마그네슘Mg, 황S 등이 있고, 칼슘과 인은 뼈와 치아의 구성성분, 나트륨, 칼륨은 삼투압 유지 및 수분 평형, 산-알칼리 평형으로 인한 중성 유지, 칼슘, 마그네슘, 나트륨, 칼륨 등은 신경 자극 및 근육의 수축과 이완에 관여한다. 미량 무기질에는 철Fe, 구리Cu, 아연Zn, 요오드I, 코발트Co, 셀레늄Se, 불소F 등이 있다. 생체 대사과정의 촉매제로 작용하는데 철은 적혈구, 구리는 산화효소, 아연은 인슐린, 요오드는 티록신 등이 관여하고, 아연 및 셀레늄은 항산화, 불소는 충치 예방의 기능을 한다.

무기질 중 동물성 식품에 주로 함유된 인, 염소, 황은 산성을 나타내어 산성 식품이라고 하며, 식물성 식품에 주로 함유된 나트륨, 칼륨, 마그네슘 등은 알칼리성을 나타내어 알칼리성 식품이라고도 한다. 무기질은 다량이라고 하더라도 필요량이 많지 않기에 과잉 섭취되지 않도록 주의해야 한다.

무기질 종류별 기능, 결핍증은 표 8-3과 같다.

표 8-3 무기질의 기능 및 결핍증

구분		기능	결핍증	함유식품
다량 무기질	칼슘(Ca)	99%는 뼈와 치아 구성, 1%는 생리적 조절(근육 수축, 신경자극 전달, 혈액 응고) 기능	골다공증, 구루병	우유, 치즈, 멸치, 뱅어포, 녹색채소 등
	인(P)	칼슘 및 마그네슘과 결합, 뼈와 치아 구성, 체액의 산-염기 균형유지, 열량 대사에 관여, 핵산 구성성분	식욕감퇴, 허약, 골격 통증	우유, 치즈, 육류, 곡류 등
	나트륨(Na)	세포외액 구성성분으로 삼투압 및 체액량 조절, 체액의 산-염기 균형유지, 근육 수축작용, 신경자극	소화액 분비 저하가 나타나기는 하나, 결핍증 거의 없음 *과잉증 : 고혈압	동물성 및 식물성 식품, 장류(고추장, 된장, 간장 등) 및 식염 등
	칼륨(K)	세포내액 구성성분으로 삼투압 및 체액량 조절, 체액의 산-염기 균형유지, 근육 수축과 이완 작용	결핍증 거의 없음	채소 및 과일
	염소(Cl)	위산 형성, 체액의 산-염기 균형유지	구토, 경련	식염
	마그네슘(Mg)	근육 이완, 신경자극 전달, 에너지 대사의 보조인자로 작용	근육 경련, 언어장애	코코아, 견과류, 두류, 녹색 채소 등
미량 무기질	철(Fe)	혈색소인 헤모글로빈 구성, 산소 운반과 대사에 관여	철 결핍성 빈혈(특히 영유아, 임산부 등에게 많이 나타남)	간, 육류, 달걀, 무청, 시금치 등
	구리(Cu)	철의 체내 이용에 관여하는 효소인 셀룰라플라즈민 구성	저색소성 빈혈, 백혈구 감소증	동물의 내장, 어패류, 곡류 배아, 두류, 견과류 등
	아연(Zn)	효소 활성에 관여, 면역 기능, 피부, 눈, 생식기의 대사 및 유지	면역기능 저하, 성장장애, 피부 발진	어패류, 간, 견과류 등
	요오드(I)	갑상선에서 분비되는 호르몬인 티록신 구성요소, 기초대사율 조절과 관여	갑상선종	해조류, 어패류, 요오드 강화 소금 등
	코발트(Co)	비타민 B_{12} 구성성분	악성빈혈	동물성 식품
	셀레늄(Se)	항산화 기능	갑상선 기능 저하 유발, 케산병으로 인한 심근증이 나타나나, 결핍증 거의 없음	동물의 내장, 어패류, 곡류, 마늘 및 양파 등
	불소(F)	뼈와 치아의 골격 형성, 충치 예방	충치 발생, 골다공증 위험 증가	불소 첨가된 물이나 음료수, 해조류 등

표 8-4 성인(19~29세)의 영양소 섭취기준

영양소		남자				여자			
		평균 필요량	권장 섭취량	충분 섭취량	상한 섭취량	평균 필요량	권장 섭취량	충분 섭취량	상한 섭취량
에너지와 다량 영양소	에너지(kcal/일)	2,600				2,000			
	단백질(g/일)	50	65			45	55		
	탄수화물g/일	100	130			100	130		
	식이섬유(g/일)			30				20	
	수분(mL/일)			2,600				2,100	
	탄수화물 : 단백질 : 지질	55~65% : 7~20% : 15~30%				55~65% : 7~20% : : 15~30%			
지용성 비타민	비타민 A(μg RAE/일)	570	800		3,000	460	650		3,000
	비타민 D(μg/일)			10	100			10	100
	비타민 E(mg α-TE/일)			12	540			12	540
	비타민 K(μg/일)			75				65	
수용성 비타민	비타민 C(mg/일)	75	100		2,000	75	100		2,000
	티아민(mg/일)	1.0	1.2			0.9	1.1		
	리보플라빈(mg/일)	1.3	1.5			1.0	1.2		
	니아신(mg NE/일)	12	16		35	11	14		35
	비타민 B_6(mg/일)	1.3	1.5		100	1.2	1.4		100
	엽산(μg DFE/일)	320	400		1,000	320	400		1,000
	비타민 B_{12}(μg/일)	2.0	2.4			2.0	2.4		
	판토텐산(mg/일)			5				5	
	비오틴(μg/일)			30				30	
다량 무기질	칼슘(mg/일)	650	800		2,500	550	700		2,500
	인(mg/일)	580	700		3,500	580	700		3,500
	나트륨(mg/일)			1,500	2,300[a]			1,500	2,300[a]
	염소(mg/일)			2,300				2,300	
	칼륨(mg/일)			3,500				3,500	
	마그네슘(mg/일)	300	360		350[b]	230	280		350[b]
미량 무기질	철(mg/일)	8	10		45	11	14		45
	아연(mg/일)	9	10		35	7	8		35
	구리(μg/일)	650	850		10,000	500	650		10,000
	불소(mg/일)			3.4	10			2.8	10
	망간(mg/일)			4.0	11			3.5	11
	요오드(μg/일)	95	150		2,400	95	150		2,400
	셀레늄(μg/일)	50	60		400	50	60		400
	몰리브덴(μg/일)	25	30		600	20	25		500
	크롬(μg/일)			30				20	

[a]만성질환위험감소섭취량, [b]식품 외 급원의 마그네슘에만 해당

자료: 보건복지부 · 한국영양학회 (2020)

2) 한국인 영양소 섭취기준

한국인 영양소 섭취기준은 건강한 개인 및 집단의 건강을 유지 및 증진하고, 식사로 기인하는 만성질환 위험을 감소시켜 건강수명을 증진하기 위해 설정된 에너지 및 영양소의 섭취량 기준이다표 8-4. 영양소 섭취기준은 섭취 부족을 예방하는 기준치인 평균필요량, 권장섭취량, 충분섭취량, 섭취 과잉을 예방하는 기준치인 상한섭취량, 식사로 인한 만성질환 위험감소를 고려한 기준치인 에너지적정비율, 만성질환위험감소섭취량을 제시하고 있다 그림 8-1.

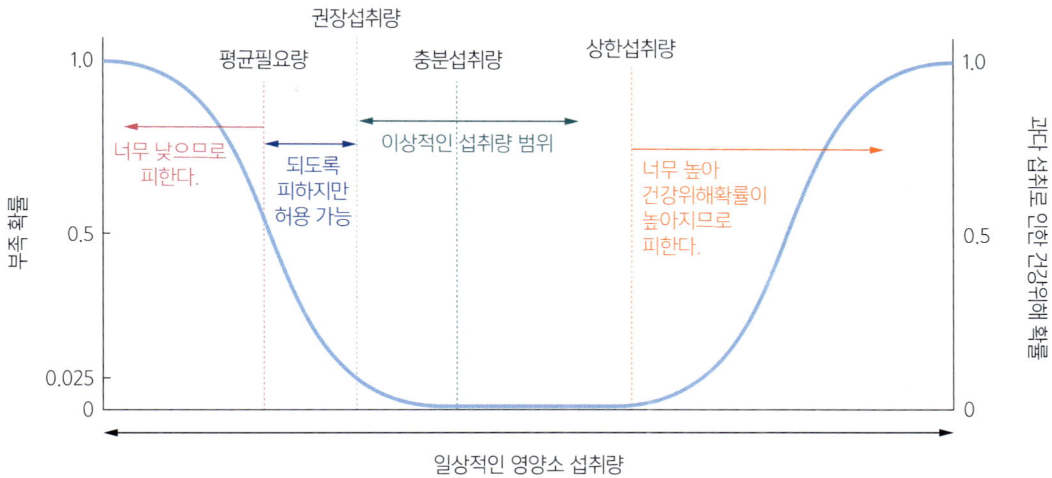

그림 8-1 한국인 영양소 섭취기준
자료: 보건복지부 · 한국영양학회 (2020)

(1) 평균필요량

평균필요량estimated average requirement, EAR은 건강인의 하루 영양소 필요량의 중앙값으로부터 산출한 수치이다. 평균 필요량 산출 시 영양소 섭취 상태에 대한 기능적 지표가 존재해야 하므로 과학적 근거가 충분한 경우에만 설정할 수 있어 일부 영양소 및 연령대는 평균필요량을 설정하지 못한 경우가 있다.

(2) 권장섭취량

권장섭취량recommended nutrient intake, RNI은 평균필요량에 표준편차 2배를 더하여 산출한 수치이며, 인구집단의 약 97~98%에 해당하는 사람들의 영양소 필요량을 충족시키는 기준이다. 권장섭취량 역시 과학적 근거가 충분한 경우에만 설정할 수 있어 일부 영양소 및 연령대는 권장섭취량을 설정하지 못한 경우가 있다.

(3) 충분섭취량

충분섭취량adequate intake, AI은 영양소 필요량에 대한 정확한 근거가 부족하거나 필요량의 중앙값, 표준편차를 산출하기 어려운 경우 제시하는 수치로서, 평균필요량이나 권장섭취량이 설정되지 않은 경우 제시한다. 충분섭취량은 인구집단의 건강을 유지하는 데 충분한 양을 설정한 수치이며, 건강한 사람의 영양소 섭취량을 관찰하여 관찰한 집단의 섭취량 중앙값을 근거로 설정한다.

(4) 상한섭취량

상한섭취량tolerable upper intake level, UL은 인체에 유해하지 않은 최대 영양소 섭취 수준이며, 과잉 섭취하면 건강에 나쁜 영향을 미칠 수 있다는 과학적 근거 확보 시 설정한다.

(5) 에너지적정비율

에너지적정비율acceptable macronutrient distribution range, AMDR은 전체 에너지 섭취량에서 에너지를 공급하는 영양소인 탄수화물, 지질, 단백질의 각 영양소 섭취량이 차지하는 비율의 범위를 제시하고 있으며, 에너지 섭취비율과 건강 관련성에 대한 과학적 근거에 따라 설정한다.

(6) 만성질환위험감소섭취량

만성질환위험감소섭취량chronic disease risk reduction intake, CDRR은 건강한 인구집단에서 만성질환 위험을 감소시킬 수 있는 영양소의 최저 수준 섭취량으로, 영양소 섭취 감소 시 만성질환의 위험을 감소시킬 수 있다는 과학적 근거에 따라 설정한다.

3) 한국인을 위한 식생활 지침

2021년 보건복지부, 농림수산식품부, 식품의약품안전처는 공동으로 한국인을 위한 식생활 지침을 발표하였다. 한국인을 위한 식생활 지침은 국민의 건강한 식생활을 위해 일반 대중이 쉽게 이해할 수 있고 일상생활에서 실천할 수 있는 권장 수칙이다. 만성질환 감소·비만 관리·위생적인 식문화 등을 강조한 9가지 수칙을 제시하였으며, 식품 및 영양섭취(①, ②, ③), 식생활 습관(④, ⑤, ⑧), 식생활 문화(⑥, ⑦, ⑨)의 3가지 내용으로 구성되어 있다그림 8-2.

① 매일 신선한 채소, 과일과 함께 곡류, 고기·생선·달걀·콩류, 우유·유제품을 균형있게 먹자.
② 덜 짜게, 덜 달게, 덜 기름지게 먹자.
③ 물을 충분히 마시자.
④ 과식을 피하고, 활동량을 늘려서 건강체중을 유지하자.
⑤ 아침식사를 꼭 하자.
⑥ 음식은 위생적으로, 필요한 만큼만 마련하자.
⑦ 음식을 먹을 땐 각자 덜어 먹기를 실천하자.
⑧ 술은 절제하자.
⑨ 우리 지역 식재료와 환경을 생각하는 식생활을 즐기자.

그림 8-2 한국인을 위한 식생활지침

3. 만성질환 관리

1) 만성질환의 정의 및 개요

만성질환non-communicable disease은 일명 chronic disease로 알려져 있는데, 질병 이완 기간이 길고 유전적 요인, 생리적 요인, 환경적 요인과 인간 행동적 요인에 의해서 서서히 진행되는 질환이다. 심혈관질환, 암, 비만, 당뇨병 등이 포함된다. 그중에서 심혈관질환cardiovascular disease은 전체 만성질환의 주요 원인이며, 그 외에 암, 만성호흡기질환, 당뇨가 만성질환의 4대 원인으로 보고된다. 만성질환의 발생 원인은 그림 8-3과 같이 행동적 위험인자, 대사적 위험인자, 환경적 위험인자로 인해 발생된다.

행동적 위험인자	흡연, 불량한 식습관(소금, 설탕, 지방의 과다 섭취), 알코올 남용, 불충분한 신체활동
대사적 위험인자	혈압 상승, 과체중과 비만, 혈당 상승, 이상지질혈증
환경적 위험인자	공기오염, 기후변화, 오존층 파괴

그림 8-3 만성질환의 위험인자

자료: WHO (2024)

2) 국내 만성질환 현황

2022년 기준으로 만성질환은 우리나라 전체 사망의 74.3%를 차지한다. 만성질환 진료비는 83조 원으로 전체 진료비의 80.9%에 달하며 매년 증가하고 있다. 65세 이상 고령자의 2개 이상 만성질환을 가진 복합만성질환의 유병률은 54.9%이고, 85세 이상 고령자의 3개 이상 만성질환을 가진 복합만성질환의 유병률은 42.1%에 달한다. 한편, 30세 이상 성인 10명 중 6명이 고혈압, 당뇨병 환자이거나 전단계인 상태로 나타나, 청장년층의 건강위해요인 관리도 필요한 실정이다.

3) 만성질환 예방 대책

만성질환을 예방하기 위해서는 금연, 절주, 신체활동 및 건전한 식습관 실천이 권장된다. 만성질환의 조기발견과 생활습관 개선관리를 통해서 고혈압, 당뇨병, 이상지질혈증, 비만 등 질병 악화 방지와 합병증으로 진행을 예방할 수 있다. 재활이 필요한 경우 재활 치료를 통해서 악화를 방지한다.

만성질환 관련 보건사업의 목적은 지역주민의 만성질환 노출을 최대한 줄이고, 건강증진 활동을 지원하여 삶의 질을 높이는 데 있다. 이를 위해 지역사회와 국가가 개입하여 지역사회 주민에게 취약한 만성질환을 확인하고 이의 예방관리를 위한 중재사업을 전개한다.

서울 중구보건소의 모바일 헬스케어 사업

모바일 앱을 이용하여 건강위험요인 대상자의 건강상태를 확인하고 맞춤형 건강상담을 제공하는 서비스이다. 의사, 코디네이터, 영양사, 간호사, 운동전문가의 도움하에서 진행된다.

서비스 수혜 대상자는 19세 이상 관내 거주자 또는 직장인 중 관련 건강위험요인 1개 이상 보유자이며, 최대 6개월간 서비스를 제공받을 수 있다. 사업에 등록한 지역주민은 최초 검진과 상담을 받은 후에 모바일 앱을 통해 12주간 개인 맞춤형의 건강생활 서비스를 지원받게 된다. 그 이후 중간 방문 검진과 상담을 통해 건강상태를 확인받는다. 다시 12주에 걸쳐 모바일 앱 기반으로 자신에게 맞는 최적의 건강생활지원 서비스를 제공받게 된다. 마지막 단계는 6개월간의 건강상태를 점검받고, 그 효과를 확인받는다.

step_01	step_02	step_03	step_04	step_05
최초 방문 검진·상담	전반기 모바일 앱 (APP)기반 맞춤형 건강생활지원	중간 방문 검진·상담	전반기 모바일 앱 (APP)기반 맞춤형 건강생활지원	최종 방문 검진·상담
1일차	1~12주차	12주(3개월)부터 4주 이내	13~24주	24주(6개월)부터 4주 이내

자료: 서울특별시 중구보건소 (2024)

4) 주요 만성질환

대표적인 만성질환은 비만, 고혈압, 당뇨병, 이상지질혈증이 있으며, 이들 질환별로 질환자를 판정하는 기준은 표 8-5와 같다.

표 8-5 만성질환별 질환자 판정 기준

건강위험요인	주요지표		질환자 판정기준
비만	허리둘레		≥ 90 cm : 성인남자 ≥ 85 cm : 성인여자
고혈압	수축기 혈압		140 mmHg 이상
	이완기 혈압		90 mmHg 이상
당뇨병	공복혈당		126 mg/dL 이상
이상지질혈증	중성지방		200 mg/dL 이상
	HDL-콜레스테롤	남	40 mg/dL 미만
		여	50 mg/dL 미만

(1) 비만

비만obesity은 에너지섭취량이 에너지소비량보다 많을 때 나타나나, 내분비장애, 약물복용으로 비만이 발생될 수도 있다. 비만은 만성질환을 유발하는 주요 인자이다. 과체중과 비만에 의한 합병증을 예방하기 위하여 판정과 관리가 필요하다. 비만 상태의 여부 판정은 체질량지수, 카우프지수, 뢰러지수, 브로카지수, 허리둘레, 허리-엉덩이둘레 비율 등 다양한 방법이 이용된다표 8-6. 관리는 표준체중으로 체중을 감량하고 비만 위험요인을 줄이는 것이다. 일반적으로 1주일에 0.5 kg 감량을 목표로 한다.

표 8-6 비만 측정 방법과 판정 기준

구분	계산식	내용	판정 기준
체질량지수 (body mass index, BMI)	$\frac{\text{체중(kg)}}{\text{키(m}^2\text{)}}$	성인 대상 비만도 판정에 널리 이용	BMI 23~24.9 kg/㎡ : 비만 전 단계(과체중 or 위험체중) BMI 25~29.9 kg/㎡ : 1단계 비만 BMI 30~34.9 kg/㎡ : 2단계 비만 BMI ≥ 35 kg/㎡ : 3단계 비만(고도비만)
카우프지수 (Kaup index)	$\frac{\text{체중(kg)}}{\text{키(m}^2\text{)}}$	영유아(3세 미만) 대상으로 가장 널리 사용되는 방법	13 이하 : 영양실조 13~15 : 여윔 15~18 : 정상 18~20 : 과체중 20 이상 : 소아비만
뢰러지수 (Röhrer index)	$\frac{\text{체중(kg)}}{\text{키(cm}^3\text{)}} \times 10^7$	학령기 이후 어린이의 비만판정에 주로 이용	신장 110~129 cm: 180 이상이면 소아비만 신장 130~149 cm: 170 이상이면 소아비만 신장 150 cm 이상: 160 이상이면 소아비만
브로카지수 (Broca index)	$\frac{\text{실제체중} - \text{표준체중}}{\text{표준체중}} \times 100$ 표준체중: 남자=(신장−100)×0.9 여자=(신장−100)×0.85	성인의 비만도 판정에 이용 표준체중을 구한 후 표준체중과 실제체중 간 차이를 표준체중으로 비교함	-20 미만: 매우 마름 -20~-10 미만 : 마름 -10~10: 정상 10~20: 과체중 20 이상: 비만
허리둘레		복부 지방량을 반영하는 지표	≥ 90cm : 성인 남자 ≥ 85cm : 성인 여자
허리-엉덩이둘레 비율 (waist-hip ratio, WHR)	$\frac{\text{허리둘레(cm)}}{\text{엉덩이둘레(cm)}}$	복부비만 진단	남자 0.8~1.0: 정상 여자 0.7~0.85: 정상

비만관리를 위해서 식사요법, 운동요법, 행동치료 요법이 있고, 심할 경우 수술요법을 병행한다. 미국국립보건원National Institutes of Health, NIH은 에너지섭취량을 평상시의 500~1,000 kcal로 감소하고, 총 지방은 에너지섭취량의 30% 이하, 포화지방산은 에너지섭취량의 8~10%, 단백질은 에너지의 약 15%, 칼슘은 하루 1,000~1,500 mg, 식이섬유는 하루 20~30 g을 권장한다. 또한 생활 속 신체활동을 활발히 하고 규칙적인 운동을 권장한다. 식사섭취일기 작성과 같은 자기관찰, 자기 상을 통해 체중감량 효과를 높일 것을 권장한다.

(2) 고혈압

고혈압hypertension은 동맥혈관 내에 압력이 증가하는 질병이다. 질병 발생의 주요 원인이 되는 위험인자이다. 고혈압의 진단 기준은 수축기혈압 140 mmHg 이상이거나, 이완기혈압 90 mmHg 이상이다. 혈압이 높아지면 운동 시 호흡이 곤란해지고, 손발 저림, 부종이 나타나며, 심하면 심장병, 뇌졸중, 골밀도 저하와 같은 합병증이 생긴다. 수축기 혈압이 정상 범위를 벗어날 경우 심혈관질환, 만성콩팥병, 망막증의 발생 위험이 높아진다. 특히 50세 이상인 경우 이완기혈압보다는 수축기혈압 관리가 중요하다. 수축기혈압을 10 mmHg 낮추면 심혈관질환, 관상동맥질환, 뇌졸중 위험도를 10~30% 낮출 수 있다고 보고되었다.

고혈압을 예방하기 위해서는 정상체중을 유지하고, 매일 30~45분간 유산소운동을 하며, 흡연과 음주를 삼간다. 식습관은 칼로리를 줄이고, 지방의 섭취를 줄이며, 채소, 과일, 생선류, 견과류와 유제품의 섭취를 늘이고, 나트륨의 섭취를 줄이며, 하루에 물 6잔 정도를 마신다.

한국인의 식습관에서 고혈압 예방을 위해서는 나트륨 섭취를 줄여야 한다. 나트륨의 섭취는 1일 1,950 mg 이하로 제한한다. 소금이 많이 함유된 식품은 된장, 고추장, 간장, 버터, 베이컨, 햄, 김치, 젓갈 등이므로 이들 섭취를 줄인다. 반면에 섬유소가 많은 식품, 채소와 과일을 충분하게 섭취하고, 기름기가 적은 육류와 생선을 섭취한다. 나트륨의 섭취를 줄이기 위해서는 짠 국물, 라면 국물의 섭취를 줄인다. 소금 대신 신맛이 나는 향신료를 활용하여 맛을 낸다그림 8-4.

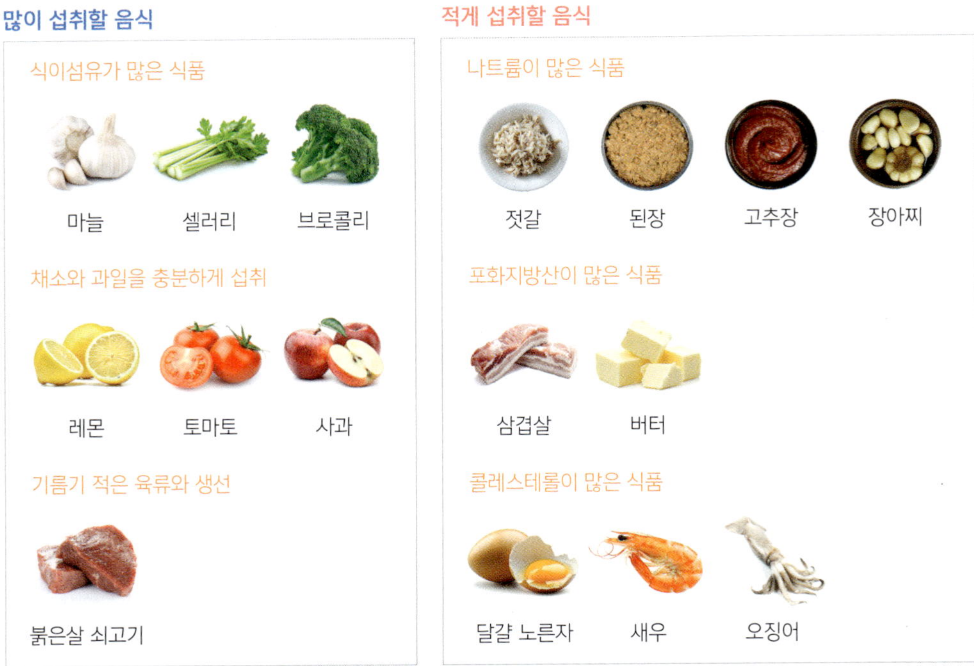
많이 섭취할 음식
식이섬유가 많은 식품
마늘
셀러리
브로콜리
채소와 과일을 충분하게 섭취
레몬
토마토
사과
기름기 적은 육류와 생선
붉은살 쇠고기
적게 섭취할 음식
나트륨이 많은 식품
젓갈
된장
고추장
장아찌
포화지방산이 많은 식품
삼겹살
버터
콜레스테롤이 많은 식품
달걀 노른자
새우
오징어

그림 8-4 고혈압 관리에 유익/불리한 식품

(3) 당뇨병

2020년 기준으로 우리나라 30세 이상 성인 중 당뇨병diabetes 환자수는 605만 명이다. 코로나 이후에 당뇨병 유병률은 16.7%로 더 높아졌다. 당뇨병 유병자 중 66.6%는 당뇨병이 있음을 인지하고 진료를 받고 있으나, 이들 중 당화혈색소가 6.5% 미만으로 조절되는 사람은 25%에 불과할 정도로 당뇨병 관리 능력은 낮은 편이다.

당뇨병 환자는 조기 진료를 통해 적정 혈당을 유지하는 것이 당뇨 합병증 진행을 방지하고 건강한 삶을 영위하는 데 중요하다. 당뇨병은 내분비, 신장질환으로 인해 초기 당뇨병이 발생하고, 중증으로 이완되어 당뇨 합병증이 동반되므로 이에 체중조절과 식생활관리를 통한 혈당관리 및 운동요법의 실천이 중요하다.

당뇨병은 몸 안에 인슐린이 부족하거나 인슐린이 정상적으로 분비되더라도 제 기능을 하지 못하는 상태로 혈액 내 포도당이 조직세포로 이동되지 않고 혈액에 남아 있음으로써 혈액 중 당의 수치가 높아지고 소변으로 배출되는 질환이다. 주요 증상과 합병증은 다뇨,

다식, 다갈증이며, 급격하게 체중이 감소하게 된다표 8-7.

표 8-7 당뇨병의 원인

분류	내용	세부 원인
1형 당뇨병	췌장 베터세포 파괴에 의한 인슐린 결핍	• 인슐린을 분비하는 췌장의 베타세포가 파괴되어 인슐린 부족 초래 • 자가면역질환의 일종으로 나타나는 경우와 자가면역성을 증명할 수 없는 특발성의 경우 인슐린 결핍이 서서히 진행됨
2형 당뇨병	인슐린 분비 및 작용에 의한 결함	• 인슐린 저항성과 인슐린 분비량 부족으로 초래 • 비만자의 경우 인슐린 저항성 감소가 주요 원인임
임신당뇨병	임신에 의한 당뇨	• 임신 24~28주에 75g 경구포도당부하검사를 실시하여 공복혈당 92 mg/dL, 포도당부하 후 1시간 180 mg/dL 이상, 포도당부하 후 2시간 153 mg/dL 이상 중에서 하나 이상일 경우 당뇨병으로 진단

당뇨병은 생활습관병이므로 규칙적으로 식사하기, 정상체중 유지하기, 매일 30~45분간 규칙적으로 운동하기, 흡연과 음주하지 않기, 편안한 마음 갖기, 약물치료를 병행하면 쉽게 조절된다. 일반적인 식사관리 원칙은 혈당을 정상적으로 유지하는 것이 주요 전략이다. ① 다양한 식품군을 골고루 섭취한다. 아침에 요플레, 육류찬 1가지, 야채찬 2가지, 밥량은 적게 섭취하고, 과식은 하지 않는다. ② 당분이 많은 식품의 섭취를 제한한다. ③ 식품 조리법은 튀김, 볶음, 전과 같이 지방이 많이 함유된 조리법보다는 구이, 찜을 활용한다. ④ 식이섬유가 풍부한 음식을 충분히 섭취한다. 현미, 잡곡, 채소, 해조류의 섭취를 권장한다. ⑤ 칼슘과 비타민을 적정량 섭취한다. ⑥ 혈당 조절을 위하여 채소류, 해조류, 달지 않고 맑은 음료, 곤약, 한천과 같은 식품을 섭취한다. 반면에 혈당을 쉽게 높여주는 식품은 적게 섭취해야 한다. 과일주스, 가당 요구르트, 과자, 사탕, 초콜릿과 같이 단순당이 높은 식품, 기름기가 많은 식품의 섭취를 줄인다.

당뇨 환자의 경우 혈당이 정상 수치보다 낮은 수준인 70 mmHg로 떨어지면 어지럼증, 손발 떨림, 불안증과 같은 저혈당 증세가 나타난다. 저혈당 증세는 규칙적으로 식사하지 않을 때, 인슐린이나 경구혈당강화제를 과도하게 사용할 때, 격한 운동을 했을 때 나타난다. 저혈당 증세가 있을 때는 요구르트, 사탕 2~3개를 먹고 15분간 경과를 확인하며 혈당을 체크한다. 혈당이 계속 낮은 상태로 유지될 경우에는 사탕이나 단 식품을 추가로 섭취한다.

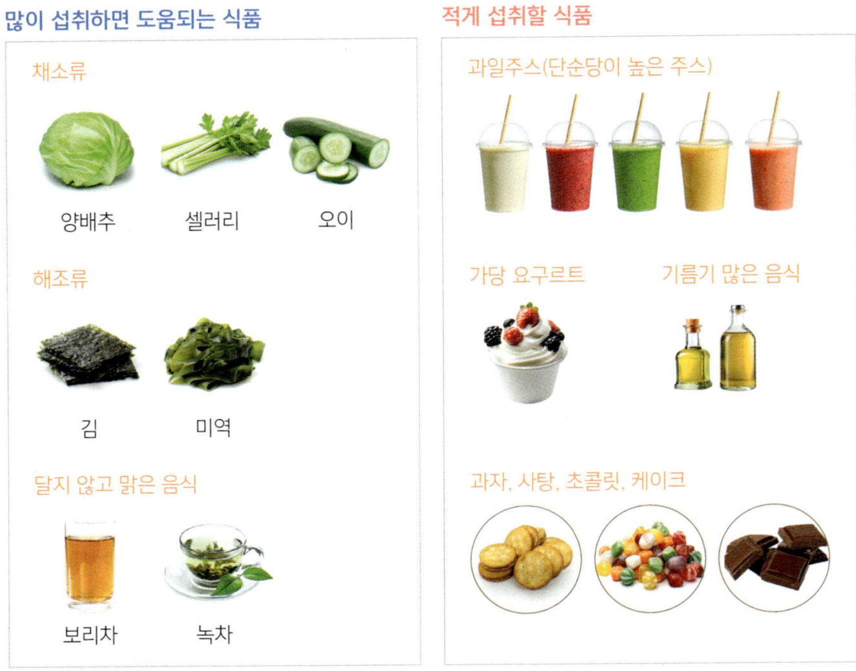
많이 섭취하면 도움되는 식품
채소류
양배추
셀러리
오이
해조류
김
미역
달지 않고 맑은 음식
보리차
녹차
적게 섭취할 식품
과일주스(단순당이 높은 주스)
가당 요구르트
기름기 많은 음식
과자, 사탕, 초콜릿, 케이크

그림 8-5 당뇨병 관리에 유익/불리한 식품

당뇨병 질환자의 연령별 맞춤식 영양 · 건강 행동 프로토콜 개발

질병관리청은 만성질환 위험 노출자의 질병예방을 위하여 연령별 맞춤식의 영양 · 건강 행동 프로토콜을 개발하고 카드뉴스를 제작하였다. 한 예로 당뇨병 질환자의 경우 합병증 예방을 위한 위험인자 관리를 최종 행동 목표로 설정하고, 건강행동 체크리스트를 통한 확인, 동기강화를 위한 심리교육을 실시하고 있다.

연령별 맞춤 영양·건강행동 프로토콜 개발 및 카드뉴스 등 자료 제작

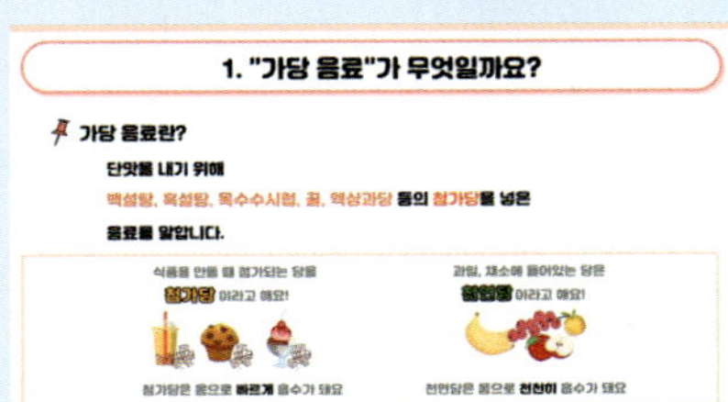

영양교육 및 상담 자료

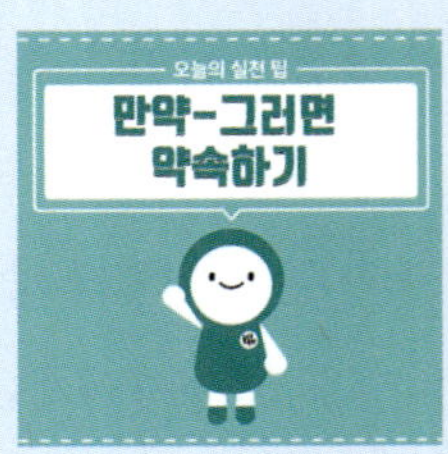
오늘의 실천 팁
만약-그러면
약속하기

동기강화를 위한 심리교육자료

자료: 질병관리청 (2024); 한림대학교성심병원 (2024)

국내 당뇨병 환자 특성에 따른 개별화 치료 전략

대한당뇨병학회에서는 한국인이 제2형 당뇨병 초기로 진단받을 경우 혈당조절을 위해 메트포르민(Metformin) 약물요법을 추천한다. 국내 당뇨병 환자의 경우 제2형 당뇨병 환자가 많은데, 이는 인슐린 분비 장애가 주요 특징이다. 국내 연구진은 장기간의 혈당 조절과 합병증 감소에 있어 메트포르민 이외 약제 사용 또는 초기 병용치료 등의 전략에 대한 효과성을 알아보는 연구를 실시하였다. 그 결과 초기 제2형 당뇨병 환자에게 6개월 동안 약물치료의 혈당 강하 효과는 단일요법보다는 이중 병합요법을 적용할 경우 더 우수한 효과를 거둘 수 있었다. 가장 효과적인 약물 중재는 메트포르민과 GLP-1(Glucagon-like peptide-1) 수용체 작용제 이중 병합요법으로 확인되었다.

자료: 질병관리청 (2024)

(4) 이상지질혈증

이상지질혈증dyslipidemia은 혈액 내 콜레스테롤이나 중성지방이 정상 수치보다 높은 상태이다. 총 콜레스테롤, 중성지방, HDL-콜레스테롤, LDL-콜레스테롤을 측정하여 판정한다. 이상지질혈증은 특별한 증상이 없으나 지방이 지나치게 공급되면 혈관 벽에 지방, 콜레스테롤이 쌓이게 되며, 동맥경화증, 심근경색, 뇌경색과 같은 합병증을 유발한다. 관상동맥질환자는 LDL-콜레스테롤 농도를 55 mg/dL 미만으로 관리하며, 이 관리가 어려운 경우는 기저치보다 50% 이상 감소할 것을 권장한다. 혈중 중성지방 농도가 500 mg/dL 이상인 경우 체중감소, 절주가 필요하며, 탄수화물 섭취를 줄이고, 당뇨병, 갑상샘기능저하증, 만성콩팥병, 지질대사이상이 있는지를 확인해야 한다.

생활습관은 정상체중을 유지하고 규칙적으로 운동한다. 활발히 운동하면, 혈액 내 콜레스테롤 농도가 낮아진다. 흡연과 음주는 삼가고 스트레스를 조절한다. 심혈관질환을 방지하기 위해서는 음주는 1주일에 100 g 이하로 제한할 것이 권고된다. 물은 하루에 6잔 정도 마시며, 약물치료는 의사과 상담하여 진행한다.

이상지질혈증을 예방하기 위해서는 포화지방산, 트랜스지방산 섭취를 줄이고, 총 탄수화물 섭취는 총 에너지섭취량의 65% 이내로 하고, 총 당류섭취량은 10~20% 이내로 제한한다. 당 함량이 높은 곡류 식품, 과일, 과채 음료의 섭취를 줄인다. 콜레스테롤 함량이 높은 달걀의 난황, 새우 등의 섭취를 줄이고, 일반 유제품, 크림, 치즈의 섭취도 줄인다. 포화지방산이 많은 식품인 버터, 돼지고기 기름, 프림, 생크림의 섭취도 줄이고, 단일 또는 다가 불포화지방산으로 대체하여 섭취한다. 콩류, 빵류, 국수류는 적당량을 섭취하여 식이섬유를 충분히 섭취한다. 채소와 과일을 충분하기 섭취하고, 달걀은 난백 위주로 섭취한다. 육류오 생선은 조리하기 전에 껍질을 제거하여 살코기만을 섭취한다. 또한 카놀라유, 옥수수 기름 올리브유, 콩기름과 같은 식물성 기름은 적당하게 섭취한다.

고콜레스테롤혈증, 알츠하이머병, 혈관성 치매 간 관련성

국내에서 심혈관질환 고위험군(노인) 코호트 연구가 실시되었다. 4년 주기 1차 추적조사(2016-2019, 2,520명), 2차 추적조사(2020-2023, 1,544명)에서는 노인중증질환의 임상적 특징과 위험요인 간 관계를 파악하였다. 이 연구를 통해 수면과 뇌 MRI 기능네트워크 지표 간에 상호 관련성이 확인되었고, 점프력과 골절 위험도 사이에도 상관관계가 있는 것으로 확인되었다. 노인그룹의 골절위험비는 점프력을 가진 노인그룹에 비해 1.45배 높았고, 근감소증 선별도구인 자기진단 설문지보다 흉부 X선 기반 근감소증 선별 모델이 더 나은 판별도구임을 확인하였다.

콜레스테롤은 아밀로이드 대사와 혈관의 죽상경화에 중요한 역할을 한다. 노인 코호트를 통해 LDL-콜레스테롤 농도가 증가할수록 아밀로이드 축적의 위험도와 해마 용적 감소의 위험도는 증가하였다. 한편 HDL-콜레스테롤 농도가 감소할수록 백질고신호강도는 증가하는 것으로 나타났다. 이 연구를 통해 아시아인종을 대상으로 혈중 콜레스테롤 농도에 따른 치매 예방의 근거를 마련하는 계기가 되었다.

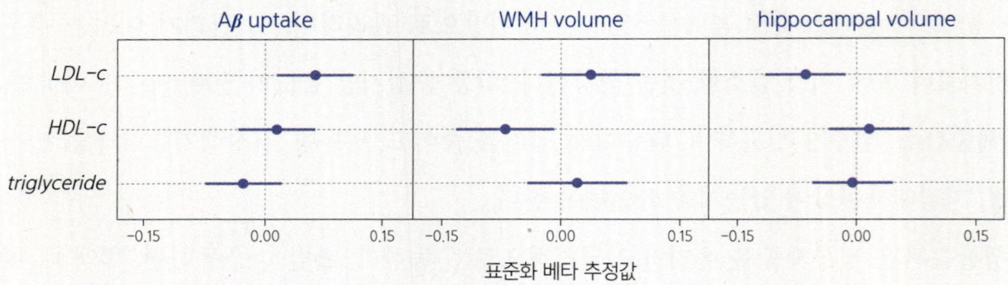

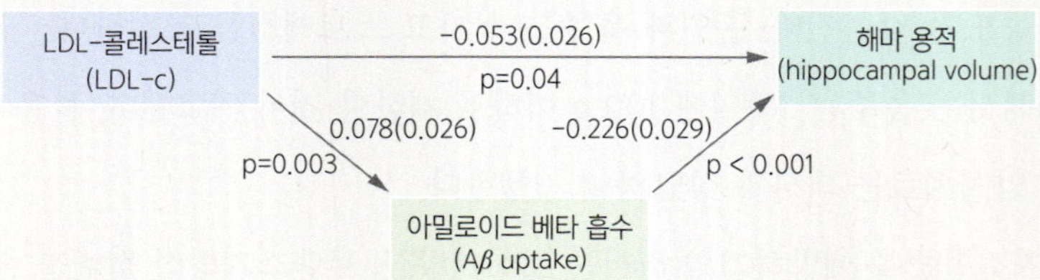

자료: Kang 외 (2023); 질병관리청 (2024)

생각해 보기

1. 한국인 영양소 섭취기준의 6가지 기준치를 설명하시오.

2. 한국인을 위한 식생활 지침을 설명하시오.

3. 당뇨병 유형 3가지를 기술하고, 제2형 당뇨병을 예방하기 위한 식생활 실천 지침을 기술하시오.

CHAPTER

9

인구보건·모자보건·보건통계

1. 인구보건 | 2. 모자보건 | 3. 보건통계

학습목표

1. 인구보건의 개념과 중요성을 설명할 수 있다.
2. 인구피라미드의 정의와 유형을 이해하고 설명할 수 있다.
3. 인구정태와 인구동태의 차이를 비교하여 설명할 수 있다.
4. 모자보건의 개념과 목표를 이해하고 설명할 수 있다.
5. 보건통계의 정의와 주요 지표를 이해하고 활용할 수 있다.

최근 이슈 출산율 0.72명 역대 최저, 신생아 첫 23만명대로 추락

한국의 저출산 문제가 심각한 사회적 과제로 대두되고 있다. 2023년 기준 합계출산율은 0.72명으로 역대 최저치를 기록했으며, 연간 출생아 수는 처음으로 23만 명대를 하회했다. 특히 4분기 합계출산율은 0.65명으로 하락하며 분기 기준 사상 처음으로 0.6명대를 기록했다.

지역별로는 전국 17개 시·도의 모든 합계출산율이 1명 미만으로 떨어졌다. 연령대별로는 30~34세 여성의 출산율이 가장 큰 폭으로 감소한 반면, 35세 이상 고령 산모의 비중은 증가하는 추세를 보였다. 산모의 평균 출산 연령은 33.6세로 통계 작성 이래 최고치를 기록했다. 또한, 인구 동향에서도 부정적인 흐름이 이어지고 있다.

한국은 4년 연속 자연 인구 감소를 경험하고 있으며, 2023년에는 12만 2,800명이 줄어들었다. 결혼 건수는 전년도 대비 소폭 증가했으나, 연말로 갈수록 감소세를 보였다.

이처럼 저출산 추세가 지속될 경우, 한국의 인구 구조와 사회적 시스템에 많은 영향을 미칠 것으로 예상된다.

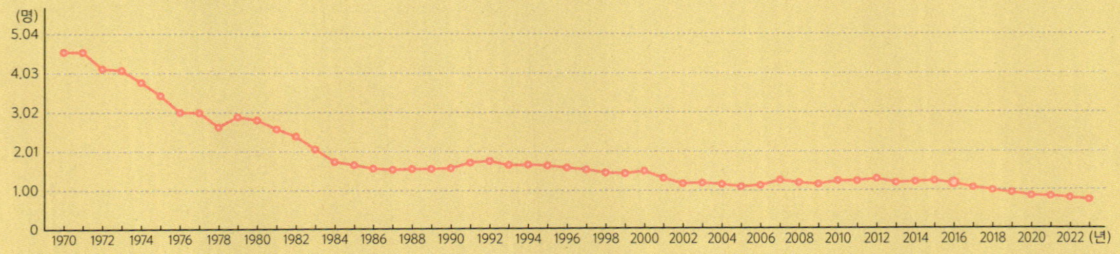

합계출산율

자료: 한겨레 (2024)

1. 인구보건

1) 인구보건

인구population는 특정 지역이나 국가에 거주하는 사람들의 총 수를 의미하며, 국가의 발전 계획과 사회·경제 정책 수립에 있어 중요한 기준으로 활용된다. 인구라는 용어는 라틴어 'populatio'에서 유래되었으며, 이는 '민중'이라는 의미를 가지고 있다.

인구의 특성을 파악하는 데 있어서 인구구조의 이해는 필수적이며 인구구조는 성, 연령, 산업, 도농(도시와 시골) 등으로 인구 집단이 어떻게 구성되어 있는지를 나타내며, 이러한 인구구조는 국가의 인구 규모와 함께 정책 수립의 기초 자료로서 중요한 역할을 한다.

2) 인구학

인구학은 인구의 규모, 구조, 그리고 인구 변동과 발전을 과학적으로 연구하는 분야이다. 이 학문은 인구에 관한 통계적 연구와 실제 인구 현상 및 문제를 다루며, 실용적인 접근을 포함한다.

근대 인구학의 선구자로 알려진 존 그랜트John Graunt는 현대 인구학, 역학, 그리고 생명표 분석의 기초를 마련하였으며, 런던의 상인이자 자치단체 공무원으로 활동하며 당시 런던에서 발행된 사망 통계표인 'Bills of Mortality'를 체계적으로 분석하여 인구 통계와 사망률에 대한 중요한 통찰을 제공했다.

3) 인구조사

인구조사는 일정 시점에 특정 국가나 지역에 거주하는 모든 사람과 가구를 대상으로 실시하는 조사로, 인구의 규모, 구성, 분포뿐만 아니라 사회, 경제, 문화적 특징을 분석하는 데 목적이 있다. 이는 국가의 정책 수립과 자원 배분을 위한 중요한 기초 자료로 활용된다.

(1) 총 인구

일정 시점에서 단위 지역 내에 거주하는 모든 인구를 의미하며 매월 말일 기준으로 내국인만을 집계한 주민등록 인구, 5년마다 내국인과 외국인을 조사한 총 조사 인구, 그리고 총 조사 인구와 출생· 사망·이동 등 인구 변동 요인을 고려하여 추정한 추계인구로 나뉜다. 인구 현황과 동향에 관한 자료는 특정 연도 사이의 연평균 인구 증가율 및 감소율을 의미하는 인구성장률 지표를 산출하는 데 이용된다.

통계청의 추계에 따르면, 한국의 총 인구는 2024년 약 5,175만 명을 정점으로 감소세로 전환되며, 외국인 인구는 계속 증가하여 2042년에는 전체 인구의 5.7~6.9%를 차지할 것으로 전망한다그림 9-1. 이러한 인구구조의 변화는 한국 사회와 경제에 중대한 영향을 미칠 것으로 예상되며, 특히 저출산과 고령화 문제에 대한 대응이 중요한 과제이다.

인구의 사망, 출생 등 자연변화 및 거주지 이전 등에 의한 인구의 규모 및 구성의 변화는 인구정태와 인구동태로 설명할 수 있다.

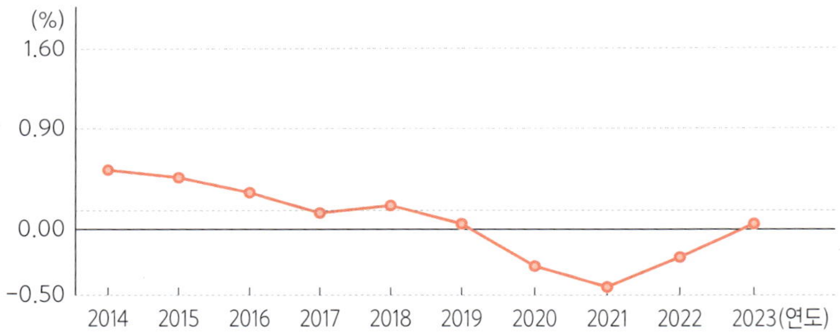

그림 9-1 인구증가율

자료: 통계청 (2023)

(2) 인구정태

어떤 특정한 순간의 상태, 인구의 크기, 자연적 구조(성별, 연령별), 사회적 구조(국적별, 가족관계별), 경제적 구조(직업별, 산업별), 구성, 분포, 밀도 등에 관한 조사이다.

(3) 인구동태

어느 일정 기간에 인구가 변동하는 상황으로 출생신고, 사망신고, 혼인신고와 전출입신고 및 이주신고 등 법적 신고 기록을 통해 파악된다.

인구동태의 핵심요소

인구증가율의 정의 및 유형 분석

- 인구증가율은 특정 기간 동안 한 지역이나 국가의 인구가 증가하거나 감소한 비율을 나타내는 지표. 보통 연간 단위로 측정하며, 출생률, 사망률, 순이주율에 의해 결정된다.

양의 인구증가율

- 출생률이 사망률보다 높거나, 이주 유입이 증가한 경우이다.
- 경제발전 초기 단계나 젊은 인구 비율이 높은 국가에서 흔히 나타난다.

음의 인구증가율

- 사망률이 출생률보다 높거나, 이주 유출이 많은 경우이다.
- 고령화와 저출산이 심화된 국가에서 발생한다.

0% 인구증가율

- 출생률과 사망률이 같고, 이주의 영향이 없을 때 발생한다.

4) 인구론의 발전

인구론은 인구와 관련된 이론 및 연구 분야로서 지속적으로 발전해왔으며 인구와 인구통계에 대한 이해를 심화시키고, 데이터 수집 및 분석 기술의 발전을 통해 보다 정밀한 연구가 가능해졌다.

(1) 고전적 인구론

고전적 인구론Classical Demography은 18세기와 19세기 인구론의 기초가 되는 이론들이 발전하면서 인구 증가와 구성에 대한 기본 원리가 제시되었다. 이 시기의 연구는 출생률, 사망률, 이주율 등의 요소가 인구 변화에 미치는 영향을 분석하며, 인구 동태에 대한 초기 모델을 형성했다. 특히, 토마스 맬서스의 인구론은 고전적 인구론의 대표적인 이론이다.

① 인구 증가와 식량 생산의 불균형

맬서스Malthus는 인구가 기하급수적으로 증가하는 반면, 식량 생산은 산술급수적으로 증가한다고 주장했다. 그는 인구 증가가 식량 생산의 속도를 초과할 경우, 필연적으로 식량 부족이 발생할 것이라고 보았다. 이러한 인식은 인구 증가가 제한되지 않을 경우 사회적 문제를 야기할 수 있다는 경고로 이어졌다.

② 식량 부족과 인구 제어

맬서스는 이러한 문제를 설명하기 위해 인구의 한계라는 개념을 제안했다. 그는 인구가 식량 생산을 초과하게 되면 필연적으로 기아와 질병, 전쟁 등으로 인해 인구가 감소하는 현상이 나타날 것이라고 설명했다. 이러한 자연적 제어 메커니즘은 인구와 자원의 균형을 유지하는 데 중요한 역할을 한다고 보았다.

맬서스의 이론은 당시의 사회적, 경제적 맥락에서 인구와 자원의 관계를 이해하는 데 큰 기여를 했으며, 현대 인구학 이론의 기초가 되었다.

③ 인구 조절

맬서스주의

맬서스의 인구론은 결혼 연령을 늦추고 도덕적 억제를 강조하여 자연스럽게 출생률을 낮추는 방식을 제안하였으나, 이 방법이 사회적 부작용을 초래할 수 있고 성범죄 증가 같은 부정적 현상을 불러올 가능성이 있다는 비판을 받았다. 또한 인구 조절을 식량 공급에만 초점을 맞춘 것으로, 생활수준이나 경제 상황 같은 다양한 요인을 고려하지 않았다는 한계점이 지적되었다. 따라서 맬서스의 인구 억제 방안은 당시의 사회에서는 부합되었지만 현대 복잡한 인구문제 해결에는 부족한 점이 많다고 평가된다.

신맬서스주의

영국의 프랜시스 플레이스Francis Place가 주장하였으며, 맬서스주의의 기본 이론을 바탕으로 인구 억제 방법만을 달리하여 피임을 통한 인구 억제를 강조하였다.

적정인구론

적정인구론은 영국의 캐논Cannan이 주장한 이론으로, 인구 과잉 문제를 식량문제에만 초점을 맞추지 않고 생활수준 조절을 통해 주어진 환경에서 최대 생산성과 최상의 생활수준을 유지할 수 있는 적정 인구 규모를 설정하는 것을 목표로 한다.

안정인구론

안정인구론은 미국의 로트카Lotka가 주장한 이론으로, 인구 이동이 없고 성별, 연령별 사망률, 가임 여성의 연령별 출생률이 일정하게 유지될 경우, 인구 규모는 변할 수 있으나 인구구조는 시간이 지나도 안정적으로 유지된다는 개념이다.

(2) 현대 인구론

현대 인구론Modern Demography은 20세기에 발전하여 인구 데이터의 수집 및 분석 방법이 향상되고, 이론적 모델링과 통계 기술을 통해 출생률, 사망률, 이주 등을 포괄적으로 연구하게 되었다. 이 연구는 사회학, 경제학, 보건학 등과 연계하여 복잡한 사회문제에 대한 통합적 접근을 강조하고, 컴퓨터 기술의 발전으로 정확한 예측과 모델링이 가능해지며, 글로벌 인구 동향 이해와 인구 정책 개발에 중요한 기여를 하고 있다.

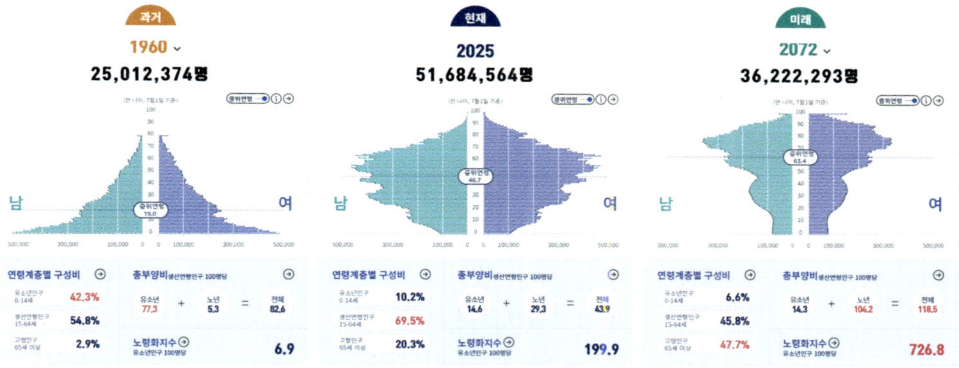

그림 9-2 인구상황판

자료: 통계청 (2025)

5) 인구구조

인구구조는 특정 지역, 국가 또는 지리적 지역 내에서 인구를 이루는 다양한 요소와 특성을 나타내는 것이다. 인구구조는 다음과 같은 주요 요소로 설명된다.

(1) 인구 구성

인구구조의 요소들은 총 인구 수를 비롯해 성별, 연령, 인종 및 민족성, 경제적 상태, 지역 분포(도시와 농촌), 가족 구성, 인구동태(출생률, 사망률, 이주율 등), 그리고 종교, 언어와 같은 기타 특성으로 이루어진다. 이러한 요소들은 사회 및 경제 정책, 도시계획, 복지 프로그램 등 다양한 분야에서 중요한 기초자료로 활용된다.

① 성비

여자 100명에 대한 남자의 인구비, 즉 성비 = (남자수/여자수) × 100

- 1차 성비 : 태아의 성비
- 2차 성비 : 출생시의 성비
- 3차 성비 : 현재 인구의 성비

② 연령별 구성

- 영아인구 : 1세 미만의 인구
- 소년인구 : 1~14세의 인구
- 생산인구 : 15~64세의 인구
- 노년인구 : 65세 이후의 인구
- 부양비 : 생산능력을 가진 인구(15~64세)에 대한 생산능력이 없는 영아 및 소년 인구(0~14세)와 노년 인구(65세 이상)의 비

$$\text{아동부양비} = \frac{\text{14세 이하의 인구수(비생산층인구)}}{\text{15~64세 인구수(생산층인구)}} \times 100$$

$$\text{부양비} = \frac{\text{14세 이하의 인구수} + \text{65세 이상의 인구수(비생산층인구)}}{\text{15~64세 인구수(생산층인구)}} \times 100$$

$$\text{노년부양비} = \frac{\text{65세 이상의 인구수(비생산층인구)}}{\text{15~64세 인구수(생산층인구)}} \times 100$$

6) 인구피라미드

(1) 인구피라미드의 정의

인구의 연령과 성별 구조를 시각적으로 나타낸 것을 인구피라미드라고 한다. 이는 한 지역의 인구 변화 요인(출생, 사망 등)에 따라 형성된 인구구조를 그래프로 표현하며, 해당 지역의 사회적·경제적 특성을 잘 반영하는 도구이다. 인구구조는 성·연령을 기준으로 하는 인구학적 측면과 생산가능 여부를 기준으로 하는 경제학적 측면에서 분석할 수 있다.

인구피라미드에서 연령층은 수직축을 나타내며, 수평 막대그래프의 길이는 각 연령그룹의 크기에 비례하여 나타낸다. 일반적으로 수평축의 중심에서부터 남자인구는 왼쪽에 여자인구는 오른쪽에 배치한다.

인구피라미드는 주어진 특정 연도의 연령구조를 한눈에 볼 수 있으며 그 지역의 사회경제적 특성과 인구학적 특성에 관한 개별적인 정보를 얻기 위한 가장 좋은 방법으로 이용되고 있다. 일반적으로 0~14세 인구를 유소년층, 15~64세 인구를 청장년층, 65세 이상의 인구를 노년층이라고 한다.

(2) 인구피라미드의 종류

① 피라미드형

출생률보다 사망률이 낮은 구조로서 후진국형이다. 인구가 증가할 수 있는 잠재력이 높아 인구증가형, 발전형이라고 한다. 14세 이하 인구가 65세 이상 인구의 2배 이상일 경우이며 이 형은 높은 출산률과 사망률을 지닌 인구구조이다.

② 종형

인구 정지형으로 출생률과 사망률이 다 낮으며, 선진국형 인구구조이다. 14세 이하의 인구가 65세 이상 인구의 2배 정도가 되는 인구구조이며 가장 이상적인 인구구조형이다.

③ 항아리형

출생률이 사망률보다 낮으며 평균수명이 높은 선진국에서 볼 수 있는 인구가 감소하는 인구구조이다. 14세 이하의 인구가 65세 이상의 인구의 2배 이하인 인구형이다.

④ **별형**

생산연령 계층의 인구가 도시로 많이 모여들고 있는 인구 유입형이다. 15~64세 생산인구가 전체 인구의 50%를 넘는 경우로서 생산층 인구가 증가되는 인구구조이다.

⑤ **호로형**

생산연령 인구가 많이 유출되어 있는 농촌의 인구 유출형이다. 15~64세 인구가 전체 인구의 50% 미만으로 생산층 인구가 감소하는 인구구조이다.

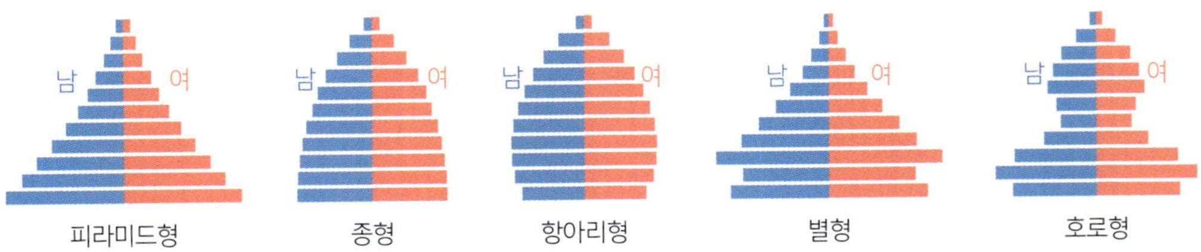

그림 9-3 인구피라미드 종류

(3) 인구피라미드의 변화

인구피라미드는 시간의 흐름에 따라 출생률, 사망률, 기대수명, 사회적·경제적 요인에 의해 변하며, 이를 통해 인구구조와 사회적 상태를 분석할 수 있다.

① **전통적 피라미드형에서 종형으로의 변화**

- 특징: 초기에는 출생률과 사망률이 모두 높아 피라미드형 인구구조를 형성한다.
- 변화 원인: 보건 의료의 발전, 위생상태 개선, 영양상태 향상으로 인해 사망률이 감소하며, 출생률도 점차 하락한다.
- 결과: 출생률과 사망률이 낮아지면서 인구 증가 속도가 둔화되고, 인구피라미드는 종형으로 전환된다.
- 주요 국가: 현재 대부분의 선진국은 종형 인구구조를 유지하고 있다.

② **종형에서 항아리형으로의 변화**

- 특징: 출생률이 더 낮아지고, 기대수명이 증가하며, 고령 인구 비율이 높아지는 구조이다.
- 변화 원인: 경제적 발전, 여성의 사회 진출 증가, 교육 수준 향상, 피임 사용 증가 등이

출생률 저하의 주요 원인이다.

- 결과: 젊은 인구 비율이 줄어들고 고령화가 심화되며, 인구 감소 현상이 발생한다.
- 주요 국가: 일본, 독일, 한국 등 고령화가 진행된 국가에서 나타난다.

③ 인구구조의 변화

최근 우리나라의 인구구조는 저출산으로 인한 유소년 인구 감소, 생산연령 인구의 높은 비중, 그리고 급속한 고령화로 인해 출산율 극저하로 청년층이 급감, 고령층이 더 많은 구조로 항아리형을 넘어 역삼각형으로 진행하고 있다.

7) 우리나라의 저출산 및 고령화 문제

우리나라는 현재 저출산 및 고령화 문제에 직면한 국가 중 하나로, 이러한 문제들은 국가와 사회의 중요한 과제로 인식되고 있다. 아래에서 한국의 저출산 및 고령화 문제를 자세히 살펴보겠다.

(1) 저출산 문제

① 출생률 하락

우리나라의 출생률은 상대적으로 낮고, 이로 인해 인구증가율이 감소하고 있다. 출생률이 급격하게 하락한 이유 중 하나는 경제적 부담과 여성의 사회적 활동과 삶에서의 역할 변화 때문이다.

② 경제적 부담

우리나라는 고등교육, 주택 가격 상승, 양육비용 등 경제적 부담이 출산을 어렵게 만드는 요소로 작용하고 있다.

③ 여성의 직업 및 가족 역할

여성들이 직업과 가족 역할을 균형있게 유지하기 어렵다는 인식도 저출산 문제에 영향을 미친다. 일과 가정 업무를 조화롭게 할 수 있는 정책 및 지원이 필요하다.

④ 출산 후 육아 지원

출산 이후의 육아 지원과 양육 환경이 개선되어야 한다. 육아휴직, 양육휴직, 어린이집 및 보육 시설 확충 등이 필요하다.

합계출산율(Total Fertility Rate, TFR)
여성 1명이 평생동안 낳을 것으로 예상되는 평균 출생아 수를 나타낸 지표로서 연령별 출산율(ASFR)의 총합이며, 출산력 수준을 나타내는 대표적 지표이다표 9-1.

표 9-1 2023년 합계출산율

연도	2014	2015	2016	2017	2018	2019	2020	2021	2022	2023
출생아 수	435.4	438.4	406.2	357.8	326.8	302.7	272.3	260.6	249.1	230.0
합계 출산율	1.205	1.239	1.172	1.052	0.977	0.918	0.837	0.808	0.780	0.720

자료: 통계청 (2024)

(2) 고령화 문제

① 고령 인구 비율 증가

우리나라는 고령 인구 비율이 빠르게 증가하고 있다. 65세 이상 인구의 비율이 상승하면서 고령화 문제가 부각되고 있다.

② 노인복지

고령화에 대한 대응책 중 하나는 노인복지 시스템의 강화이다. 노인들의 건강, 복지, 의료 서비스에 대한 지원이 필요하다.

③ 고용 및 노동 시장

노년층의 고용 문제와 노동 시장에서의 역할을 고민하는 것이 중요하다. 일부 노인들은 경제 활동을 유지하고자 할 수 있으므로 이를 지원하는 방안이 필요하다.

④ 사회적 연결성

고령화 사회에서는 사회적 연결성을 유지하고 외로움을 예방하는 데 중점을 두어야 한다. 다양한 세대 간 상호작용과 연계가 필요하다.

우리나라 정부와 사회는 저출산 및 고령화 문제에 대한 대응을 위해 다양한 정책과 프로그램을 개발하고 있다. 이러한 노력은 출산 환경의 개선, 노인복지 강화, 노동시장 개혁, 사회적 연결성 증대 등을 포함한다. 인구문제에 대한 대응은 국가의 지속가능한 발전과 사회적 안정을 위해 중요한 과제 중 하나이다.

8) 인구변화

(1) 인구동향

2025년 기준으로 우리나라의 추정 인구는 약 5,168만 명으로 이러한 추세는 초저출산과 고령화의 심화로 인한 것이다. 예상되는 인구피라미드는 중간 부분이 돌출된 항아리 모양을 나타내며, 중위 연령은 43세로 예상된다. 이는 고령화가 빠르게 진행되고 있음을 시사하고 있다그림 9-4.

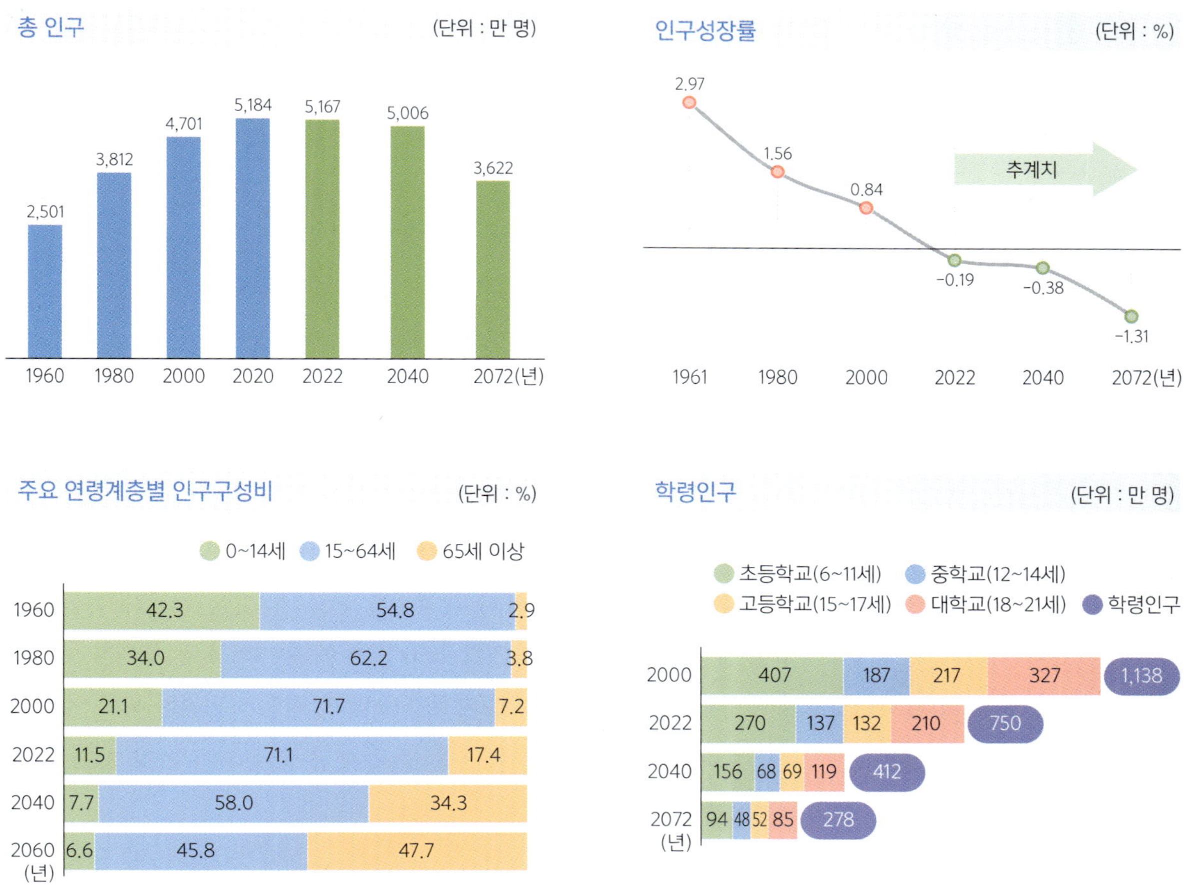

그림 9-4 장래인구추계 2022~2070

자료: 통계청 (2023)

2025년 예상 총 부양비는 43.9로, 생산가능 인구 100명당 43.9명을 부양해야 할 것으로 보인다. 또한, 노령화지수는 지속적으로 증가하고 있는 추세로, 고령 인구비율이 점점 더 높아지고 있음을 나타낸다.

장기적인 관점에서 볼 때, 한국의 인구는 지속적으로 감소하여 2072년에는 약 3,622만 명으로 줄어들 것으로 예상된다. 이는 1977년 수준의 인구로 회귀하는 것이며, 이러한 인구 감소와 고령화는 한국 사회 전반에 걸쳐 중대한 영향을 미칠 것으로 예측된다그림 9-5.

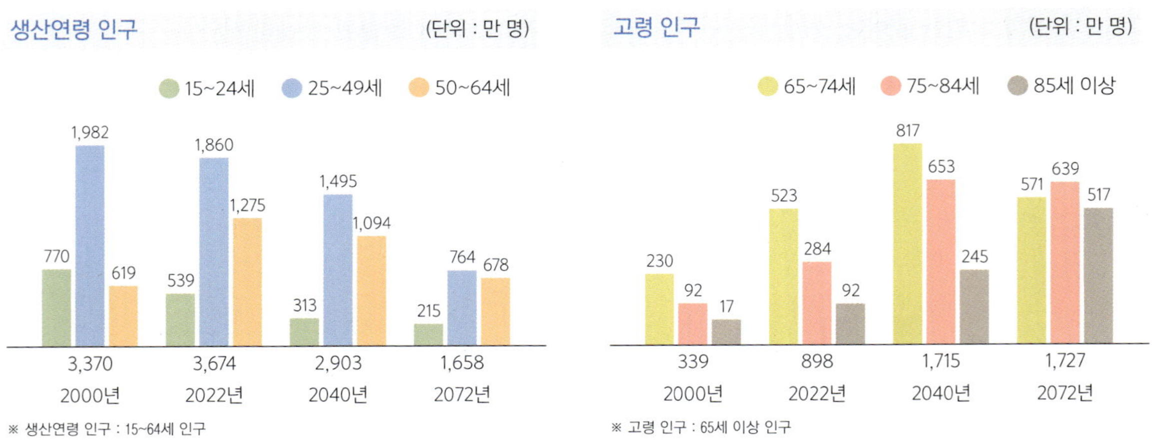

그림 9-5 생산연령 인구와 고령 인구

자료: 통계청 (2023)

(2) 외국인과 다문화

전국적으로는 경기, 서울, 경남, 인천 순으로 외국인 주민이 많이 분포한다. 외국인 노동력은 제조업에만 머물지 않고, 건설업, 도·소매업, 농업에 이르는 산업 전반에 걸쳐 확대되면서 외국인 주민 비율은 지속적으로 증가하는 추세이다.

외국 국적자의 경우 외국인 근로자, 결혼 이민자, 유학생, 외국 국적 동포 등으로 구분되는데 외국인 근로자와 유학생의 경우 3년 미만 체류자가 많고, 결혼 이민자나 외국 국적 동포의 경우에는 5년 이상 체류자가 많다. 국적별로는 중국 및 중국 동포가 가장 많고, 베트남, 태국, 미국, 우즈베키스탄 순으로 체류자가 많다.

이와 같이 외국인 인구동향은 다문화적 변화와 이민 정책에 대한 이해를 돕는 중요한 자료로 활용될 수 있으며, 외국인 주민의 증가와 다문화는 한국 사회에 구조적·문화적 변화를 가져오고 있으므로, 이에 맞는 정책 마련이 필요하다.

(3) 인구변천이론 단계별 설명

① C.P. Blacker의 인구변화 5단계론

블랙커Blacker는 인구변화 과정을 다섯 단계로 나누어 설명하며, 인구 증가와 감소의 패턴을 사회 발전과 연계시켰다. 그의 이론은 특히 인구학에서 인구구조의 변화를 이해하는 데 중요한 틀로 사용된다.

Blacker가 제시한 인구변화 5단계

1단계: 고정적 단계 (The Stationary Stage)

- 인구 규모: 출생률과 사망률 모두 높아 인구 증가가 거의 없다.
- 특징: 농업 중심 사회에서 흔히 나타나며, 전염병, 기근, 전쟁 등이 사망률을 높이는 주요 요인이다.
- 예시 지역: 18세기 이전의 아프리카와 아시아 대부분의 지역, 중세 유럽 등이다.

2단계: 초기 확장 단계 (The Early Expanding Stage)

- 인구 규모: 출생률은 여전히 높지만, 사망률이 급격히 감소하여 인구가 빠르게 증가한다.
- 특징: 보건 위생의 개선, 의학 발전, 식량 공급의 안정화가 사망률 감소의 주요 원인이다.
- 예시 지역: 19세기 유럽과 북아메리카, 현재 일부 아프리카 국가(예: 에티오피아, 니제르) 등이다.

3단계: 후기 확장 단계 (The Late Expanding Stage)

- 인구 규모: 사망률이 낮은 수준에서 안정화되며, 출생률이 서서히 감소하기 시작한다.
- 특징: 도시화와 산업화, 교육수준 향상, 여성의 사회적 지위 변화 등이 출생률 감소를 초래한다.
- 예시 지역: 20세기 초반 유럽과 미국, 현재 인도, 인도네시아, 브라질 등이다.

4단계: 저출산-저사망 단계 (The Low Stationary Stage)

- 인구 규모: 출생률과 사망률이 모두 낮아지며, 인구 증가가 거의 멈추거나 매우 완만해진다.
- 특징: 선진국에서 흔히 나타나는 단계로, 가족계획과 피임법의 보급, 사회적 가치관의 변화가 원인이다.
- 예시 지역: 독일, 캐나다 등이다.

5단계: 인구 감소 단계 (The Declining Stage)

- 인구 규모: 출생률이 사망률보다 낮아 인구가 감소한다.
- 특징: 고령화 사회로 진입하며, 노동력 감소와 인구 고령화 문제가 대두된다.
- 예시 지역: 한국, 이탈리아, 일본, 러시아, 동유럽 국가들(예: 우크라이나, 불가리아) 등이다.

9) 인구정책

인구정책은 국가가 인구의 규모, 구성, 분포, 성장률, 그리고 인구의 질을 조정하거나 개선하기 위해 수립하고 실행하는 정책이다. 이는 인구문제를 해결하고 사회경제적 목표를 달성하기 위해 정부가 주도적으로 개입하는 정책적 조치로, 출산, 사망, 이주와 관련된 다양한 계획을 포함한다.

새로운 인구 개념으로 생활인구 도입

지금까지의 인구관리 정책은 인구의 양적 확대에 중점을 두었으나 총 인구가 감소하는 상황에서 지방소멸에 대응하고 교통 · 통신의 발달로 이동성과 활동성이 증가하는 생활유형을 반영할 수 있는 인구관리 정책의 필요성으로 생활인구가 도입되었다.

생활인구는 기존의 주민등록인구나 상주인구, 정주인구와는 다른 개념이다. 생활인구는 특정 지역에 거주하거나 체류하면서 생활을 영위하는 사람이며, 주민등록인구 · 등록외국인(등록인구)과 월 1회, 하루 3시간 이상 통근, 통학, 관광, 휴양, 업무, 정기적 교류 등의 목적으로 특정지역을 방문하여 체류하는 사람(체류인구)으로 구성된다.

2. 모자보건

1) 모자보건의 개념

세계보건기구World Health Organization, WHO 모자보건전문분과위원회(1952)의 정의에 의하면, "모자보건이란 모성의 건강유지와 육아에 대한 기술을 터득하여 정상분만과 정상자녀를 갖도록 하며 예측가능한 사고, 질환 그리고 기형을 예방하는 사업"이다. 이러한 정의는 모자보건의 광범위한 측면을 다루며, 여기에는 임신 전과 임신 중, 그리고 출산 후의 건강관리뿐만 아니라 아동의 초기 성장과 발달까지 포함된다. 모자보건은 모성사망률과 영아사망률을 줄이고, 임신 중 발생할 수 있는 합병증의 위험을 감소시키는 것을 목표로 한다. 이를 위해 적절한 영양 섭취, 정기적인 건강검진, 안전한 분만 환경의 제공, 그리고 출산 후 적절한 신생아 관리 및 모유 수유 지원 등이 포함된다.

2) 모자보건의 중요성

모성과 유아의 건강은 서로 밀접하게 연관되어 있으며, 이는 국민 전체의 건강과도 연결된다. 따라서 모성과 유아의 건강증진을 위한 체계적이고 통합적인 대책이 필요하다. 각국은 이를 국민 보건의 중요한 과제로 삼아 다양한 수준에서 모자보건 사업을 추진해 왔다.

한국에서는 1964년부터 전국적으로 모자보건 사업을 시범적으로 시작하였으며, 1967년에는 분만기구 보급 사업이 추진되었다. 이후 1973년에는 「모자보건법」을 제정하여 체계적인 보건사업의 기틀을 마련하였다. 이와 같은 노력은 모성의 건강이 곧 태아, 영아, 유아의 건강으로 이어지며, 궁극적으로 국민 건강의 기반이 된다는 인식에서 비롯되었다.

따라서 모자보건 사업은 국민 건강을 증진하기 위한 핵심적인 출발점으로 볼 수 있다. 이를 통해 지속 가능한 건강관리 체계를 구축하고, 건강한 사회를 형성하는 데 기여할 수 있다.

3) 모자보건의 목표

1952년 세계보건기구WHO 모자보건전문분과위원회에서는 모자보건의 목표를 다음과 같이 정의하였다.

(1) 임산부의 건강 증진

모든 임산부가 건강을 유지하고 증진하며, 영유아 보건에 대한 지식을 습득할 수 있도록 돕고, 정상적인 분만 과정을 통해 건강한 아이를 출산하도록 지원하는 것이다.

(2) 어린이의 성장 환경 조성

모든 어린이가 가정 내에서 건강한 환경 속에서 보호받으며 성장할 수 있도록 하고, 적절한 영양 공급과 건강 관리, 효과적인 의료 서비스를 제공받도록 하며, 바람직한 생활 태도를 형성하도록 돕는 것을 목표로 한다.

4) 모자보건의 대상

(1) 광의의 모성인구

초경부터 폐경까지의 가임기를 거치는 여성들의 건강을 증진하는 것이다. 이 범주에 속하는 여성들은 일반적으로 15세에서 49세 사이로, 이 시기는 여성의 생식 건강과 관련된 중요한 변화들이 발생하는 시기이다. 이들 여성의 건강 관리는 단순히 임신 중 또는 출산 후에만 초점을 맞추는 것이 아니라, 생식가능한 전체 기간 동안 지속적인 건강 지원을 포함한다.

(2) 협의의 모성인구

임신 중인 여성, 출산 후 회복기인 산욕기에 있는 여성, 그리고 수유 중인 여성을 포함하여 정의된다. 이 시기의 여성들은 특히 민감하고 구체적인 보건 서비스가 필요하며, 이들의 건강 관리는 임신 중 발생할 수 있는 합병증을 예방하고, 출산 후 적절한 회복을 지원하며, 수유 기간 동안 영양 상태를 유지하는 것을 목표로 한다.

(3) 어린이 인구

태아부터 사춘기에 이르는 남녀 어린이를 포함하는 개념이다. 하지만 보건 사업의 실제 실행에서는 주로 0세부터 14세까지의 어린이가 중점적인 대상이 되며, 이 연령대의 어린이는 신체적·정신적으로 급속한 성장과 발달을 경험하는 중요한 시기이다. 이를 지원하기 위해 영양 공급, 정기적인 건강 검진, 질병 예방 및 조기 치료가 핵심적으로 다루어진다.

5) 정부의 사업

(1) 모자보건 사업

모자보건 사업은 '국민행복카드'를 통해 임산부에게 진료비를 지원하고 있으며 영유아의 건강 증진을 위해 산모·신생아 건강관리 지원, 난임 부부 지원, 예방접종, 산후조리 서비스 등을 제공하는 사업이다. 이를 통해 모자 건강을 보호하고 출산 및 육아 환경을 개선하는 데 목적이 있다.

(2) 영유아 사업

영유아 사업은 영유아의 건강과 발달을 지원하기 위해 아동수당, 영유아 건강검진, 예방접종, 선천성 난청·대사이상 검사 지원, 저소득층 기저귀·조제분유 지원, 보육·교육 서비스, 발달장애 조기 발견 및 치료 등을 제공하는 사업이다. 이를 통해 영유아의 성장과 양육 환경 개선을 목표로 한다.

3. 보건통계

1) 보건통계의 정의

보건통계학은 인구의 특성을 연구하며, 출생, 사망, 질병, 인구 변화 등과 같은 데이터를 다룬다. 이 학문은 생명, 건강, 질병, 의료와 같은 보건 관련 현상에서 나타나는 일반적 특성과 규칙성을 파악하고, 이를 바탕으로 현상을 설명하고 예측한다. 궁극적으로 보건통계는 건강과 질병에 대한 과학적 지식을 축적하고 이를 실천적으로 활용함으로써 건강 증진에 기여하는 응용과학의 한 분야이다.

2) 보건통계학의 분류

(1) 기술통계학

기술통계학descriptive statistics은 출생, 사망, 질병 등과 관련된 자료를 수집하고 이를 체계적으로 정리하여 표나 도표 형태로 제시하는 과정에 중점을 둔다. 또한, 자료의 대푯값이나 변동성을 분석하여 데이터의 핵심 내용을 요약하고 설명하는 데 활용된다.

(2) 추론통계학

추론통계학inferential statistics은 수집된 자료를 바탕으로 모집단의 특성을 예측하거나 추정하는 방법론을 다룬다. 이는 표본에서 얻어진 통계량을 이용하여 모집단의 특성을 일반화하는 과정으로, 자료에 내재된 정보를 분석하여 결과를 도출한다그림 9-6.

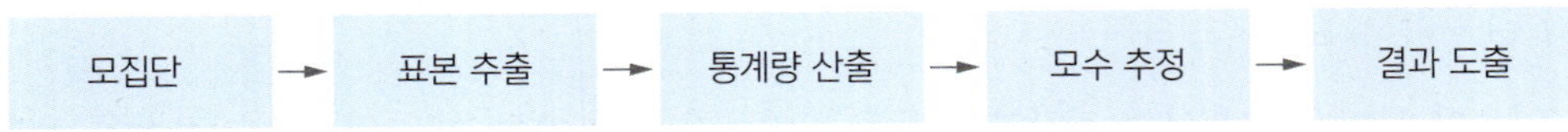

그림 9-6 표본으로부터 결과 도출 과정

(3) 보건통계의 범위

보건통계의 주요 범위는 다양한 건강 및 보건 현상을 포괄한다. 여기에는 질병에 관한 통계, 인구변동을 다루는 통계, 사망률 관련 통계, 신체적 능력을 평가하는 체력통계, 성장과 발달을 다루는 발육통계, 영양 상태를 분석하는 영양통계, 의료 서비스와 관련된 의료통계, 그리고 보건 행정과 정책에 필요한 데이터를 다루는 보건행정통계 등이 포함된다. 이러한 통계들은 보건 및 의료 분야에서 필수적인 정보를 제공하며, 건강 상태와 보건정책의 효과를 평가하는 데 기여한다표 9-2.

표 9-2 건강통계 지표

지표	내용
발생률	일정 기간에 새로 발병한 환자 수를 조사 대상의 인구로 나눈 값으로 초병률이라고도 함
유병률	조사 대상의 인구 중에 발병 시기에 관계 없이 조사 당시에 질병을 가지고 있는 모든 사람들이 대상임
발병률	질병을 일으킬 수 있는 위험 인자에 폭로된 사람 중에 발병한 환자 수 값

3) 보건통계의 목적

보건통계는 인구, 출생, 사망, 사산, 혼인, 이혼, 질병 등 다양한 보건 관련 현상의 수량적 관계를 명확히 파악하여 특정 지역이나 국가의 전반적인 보건 상태를 이해하는 데 목적이 있다.

이 통계는 지역사회와 국가의 보건 수준 및 상태를 평가하는 데 활용되며, 보건사업의 필요성 파악은 물론 계획 수립, 실행, 평가까지 통합적으로 수행하는 데 중요한 자료가 된다. 또한 보건 관련 입법 및 사업에 대한 공공의 지지를 이끌어내는 데 기여하며, 보건사업의 우선순위를 설정하고 이를 효과적으로 수행하기 위한 자료로 활용된다.

이와 더불어 보건사업의 절차나 분류 체계 등의 발전을 지원하며, 보건행정 활동에 중요한 지침을 제공한다. 이를 통해 보건사업의 성공 여부를 판단할 수 있는 근거 자료를 제공하고, 보건사업의 방향성을 설정하는 데 필요한 기반을 마련한다.

4) 모집단과 표본

(1) 모집단

모집단population은 특정 시점에 관심을 갖는 확률변수 값들의 전체 집합으로, 연구 대상이 되는 모든 통제 집단을 포함한다. 모집단의 크기에 따라 유한 모집단(구성원이 한정된 경우)과 무한 모집단(구성원이 무한한 경우)으로 나뉜다.

(2) 표본과 표집

전수 조사(모집단 전체 조사)는 높은 신뢰성을 제공하지만, 제약이 많아 모집단 일부만 조사하는 표본 조사sample survey가 일반적으로 사용된다. 표본은 모집단의 대표성을 가지는 일부를 의미하며, 표본을 추출하는 과정을 표집sampling이라 한다.

① 표본의 종류

- 확률 표본: 모집단 내 모든 구성원이 동일한 확률로 선택될 수 있어 대표성을 보장한다.
- 비확률 표본: 선택 과정에서 조사자의 주관이 개입되어 편향 가능성이 존재한다.

② 통계학에서 확률표본만 사용하는 이유

- 모집단 추정을 위한 수학적 공식의 활용이 가능하다.
- 표본 추출자의 편견 제거가 가능하다.

③ 표본 조사

- 집단 전체를 조사하지 않고 일부를 조사해 전체 특성을 추정하는 방법이다.
- 전수 조사가 불가능하거나, 시간과 비용을 절약해야 할 때 사용된다.

④ 표집 과정

- 연구 대상의 모집단을 설정한다.
- 표집틀을 작성한다.

- 표집방법과 표본 수를 결정한다.
- 표본요소를 선출한다.
- 선출된 표본요소, 즉 연구 대상과 접촉한다.
- 선정된 표본을 평가한다.

⑤ 표본 추출 방법

- 비확률 표본 추출: 모집단 대표성이 없어 모집단에 결과를 적용하기 어려움이 있다.
- 확률 표본 추출: 모든 모집단 구성원이 표본에 포함될 확률을 가지며, 이를 통해 편견 없이 모집단의 특성을 정확하게 반영할 수 있는 샘플링 방법이다그림 9-7.

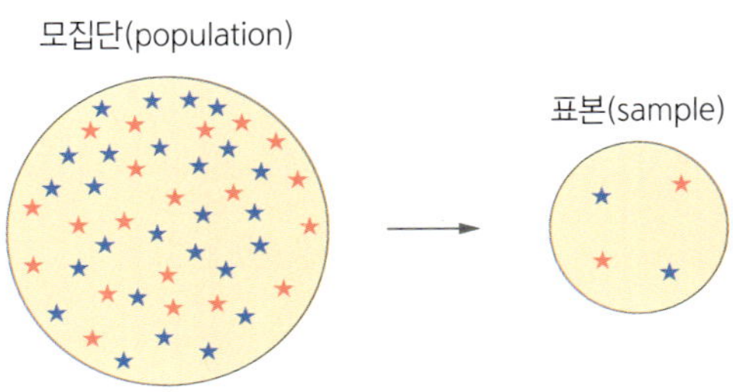

그림 9-7 모집단과 표본

5) 보건지표 이해

보건지표는 지역사회나 국가들의 건강 수준이나 건강특성뿐만 아니라 이에 관련된 보건 정책, 의료제도, 사회 환경, 인구구조 또는 국민의 보건에 대한 규범이나 가치관을 나타내는 포괄적인 개념으로 사용되고 있으며, 보건 향상을 위한 사회적 변화의 유도 및 통제, 보건의료정보조직의 개발 및 활용을 위해 필요하다.

보건통계에 사용되는 보건지표는 인구통계(출산통계, 사망통계), 질병통계, 병원통계 등이 있다.

경제협력개발기구Organization for Economic Cooperation and Development, OECD Health Data(2022)에 의하면 OECD 평균 영아사망률은 출생아 1,000명당 4.4명이었고, 우리나라는 3.2명으로 낮은 수준이다. 모성사망률은 2010년 출생아 10만 명당 OECD 평균은 7.7이었고, 우리나라는 15.7이었으나 2021년 기준 OECD 평균 모성사망률은 11이며 우리나라는 8.8로 낮은 수준이다.

6) 대표적인 건강지표

(1) 건강지표의 개념

건강지표는 개인이나 집단의 건강 수준을 반영하는 가장 기본적인 수단으로, 보건 정책과 사회 환경까지 포함하는 포괄적인 개념인 보건지표보다 좁은 의미로 사용된다. 하지만 건강 상태를 직접적으로 표현하는 방법은 여전히 개발되지 않은 상태이다. 이에 따라 건강하지 않은 상태를 기준으로 삼아 측정하는 방식이 일반화되었으며, 극단적인 건강 악화 상태인 사망률과 이환율을 주요 측정 기준으로 활용하고 있다.

(2) 세계보건기구의 건강지표

세계보건기구WHO는 개인 및 집단의 건강 수준을 수치로 나타내는 지표로 비례사망지수proportional mortality indicator, PMI, 평균수명expectation of life, 보통사망률crude death rate을 제시하고 있다. 이러한 지표는 사회의 건강 수준을 완벽히 대변한다고 보기 어렵다. 특히, 비례사망지수와 보통사망률은 인구구조의 차이로 인해 국가 간 비교가 어렵다는 한계가 있다. 그럼에도 불구하고, 많은 국가에서 보건의료정보체계가 부족하거나 데이터 수집이 어렵다는 점을 고려할 때, 상대적으로 측정이 간단하고 활용 가능한 지표로 채택되었다고 할 수 있다.

① 비례사망지수

비례사망지수PMI는 연간 총 사망자 중 50세 이상 사망자의 비율을 백분율(%)로 나타낸 지표이다. 이 지수가 높다는 것은 해당 지역의 건강 수준이 양호하며 장수 인구가 많다는 것을 의미한다. 우리나라의 경우, 영유아 사망률 감소와 더불어 평균수명이 연장되면서 비례사망지수가 꾸준히 상승해 선진국 수준에 가까워지고 있다.

② 평균수명

기대여명은 특정 연령의 개인이 평균적으로 얼마나 더 생존할 것으로 기대되는지를 통계적으로 나타내는 지표이다. 일반적으로 평균수명expectation of life은 0세의 기대여명을 의미한다. 평균수명이 증가한다는 것은 과학 기술과 문화의 발달로 인해 환경위생이 개선되고, 보건의료 서비스가 확충되며, 영양 상태가 좋아짐에 따라 전반적인 사망률, 특히 영유아 사망률이 감소한 결과로 볼 수 있다.

③ 보통사망률

보통사망률crude death rate은 연간 사망자 수를 연앙인구mid-year population(특정 연도의 중간 시점 인구) 1,000명당 비율로 계산한 지표로, 조사망률이라고도 한다. 일반적으로 인구 규모를 기준으로 사망률과 출생률을 산출할 때 해당연도의 중간인 7월 1일 기준으로 하는 경우가 많다. 보통사망률은 인구 구조에 따라 크게 영향을 받으므로 건강 수준을 민감하게 반영하지는 못하지만, 데이터 수집이 간편하다는 장점이 있다. 따라서 이 지표를 활용할 때는 인구 구조를 함께 고려해야 한다.

(3) 출생지표

출생지표는 주로 ① 호적 신고제도, ② 인구 센서스(국세조사), ③ 특수 출산력 조사 등을 통해 수집된 자료로 작성된다. 이러한 통계는 건강 평가와 관련하여 모자보건과 가족계획 측면에서 중요한 의미를 가지며, 더 나아가 인구 및 경제 문제와 밀접한 연관이 있어 보건학적으로 큰 관심을 받고 있다. 특히, 우리나라가 고령사회로 접어든 현재, 출생지표는 국가 경제성장률 예측과 국가경쟁력 평가에 활용될 수 있는 핵심적인 지표로 자리 잡고 있다.

① 보통출생률

보통출생률crude live-birth rate은 조출생률이라고도 불리며, 한 국가의 출생 수준을 평가하기 위한 지표로 사용된다. 이는 특정 연도의 연앙인구 1,000명당 태어난 출생아 수를 나타내는 지수로, 총 출생아 수에 사산은 포함되지 않는다.

여기서 연앙인구는 1년 중간 시점인 7월 1일을 기준으로 측정된 인구를 의미한다.

보통(조) 출생률 = 1년간 출생아 수 / 당해 연도 연앙인구 × 1,000

일반적으로 출생률과 사망률을 산출할 때 당해연도의 중간인 7월 1일을 기준으로 하는데, 이때의 인구를 연앙인구라고 한다.

② 일반출생률

일반출생률birth rate은 가임 여성인구의 출생률을 말하는 것으로 생식 가능한 여자 인구 1,000명당 출생률을 말한다. 임신이 가능한 여자(가임 여성)의 연령은 일반적으로 15~49세이다.

일반 출생률 = 연간 또는 특정 기간 중 출생아 수 / 임신 가능 여성 인구 × 1,000

(4) 인구의 재생산 통계

인구재생산통계는 현재의 출산율과 사망률이 유지된다는 가정 하에 다음 세대의 인구 변화를 비교하고 분석하는 데 활용되는 지표이다. 이는 한 세대에서 다음 세대로 인구가 어떻게 이어질지를 수량적으로 나타내는 중요한 통계이다.

① 총 재생산율

총 재생산율gross reproduction rate, GRR은 한 여성이 가임 기간 동안 평균적으로 몇 명의 여아를 출산할 것인지를 나타내는 지표이다. 이 통계는 출산력과 관련된 여성 인구의 재생산 수준을 평가하는 데 중요한 역할을 하며, 다음 세대의 여성 인구 규모를 예측하는 데 사용된다.

② 합계출산율(합계생산율)

합계출산율total fertility rate, TFR은 한 여성이 가임 기간(15~49세) 동안 평균적으로 몇 명의 아이를 낳을 것인가를 나타내는 지표이다. 이를 통해 특정 지역이나 국가의 출산 수준을 평가할 수 있으며, 합계출산율 또는 합계생산율이라는 명칭으로도 불린다.

③ 순재생산율

순재생산율net reproduction rate, NRR은 출산뿐 아니라 생존 가능성까지 반영한 지표로, 가임 연령에 도달하기 전에 사망하는 여성들을 고려하여 계산된다. 이는 연령별 생존율을 곱하여 산출되며, 순재생산율이 1.0일 경우 인구는 정체 상태를 유지한다. 반면, 1.0 이하라면 인구가 감소하고, 1.0 이상이라면 인구가 증가하게 된다.

(5) 사망통계

사망통계는 국가나 지역사회의 건강 수준을 평가하는 데 핵심적인 역할을 하는 자료이다.

이를 통해 지역사회의 건강 상태를 측정하려는 주된 이유는 다음과 같다. 첫째, 사망은 질병과 달리 명확히 식별할 수 있어 자료의 수집과 집계가 상대적으로 용이하다. 둘째, 대부분의 국가에서는 행정통계를 통해 사망 및 출생 데이터를 체계적으로 관리하고 있다. 셋째, 사망률은 해당 지역의 보건의료 수준과 직접적으로 연관되어 있어 건강 상태를 평가하는 데 유용하다.

① 보통사망률(조사망률)

보통사망률crude death rate, CDR은 특정 인구 집단의 사망 수준을 나타내는 기본적인 지표로, 연앙인구 1,000명당 1년 동안 발생한 사망자 수를 의미한다. 이 지표는 인구구조의 영향을 크게 받기 때문에 건강 수준을 세밀하게 반영하지는 못하지만, 산출 과정이 간단하여 널리 사용된다.

보통(조)사망률 = 1년간 사망자 수 / 당해 연도 연앙인구 × 1,000

② 영아사망률

영아사망률infant mortality rate, IMR은 국가나 지역사회의 보건 수준을 평가하는 데 있어 중요한 지표로서 높은 가치를 지닌다. 보통사망률에 비해 영아 사망률이 더 의미 있는 이유는, 보통사망률은 인구의 연령 구조에 크게 영향을 받는 반면, 영아사망률은 1세 미만의 동일한 연령 집단을 대상으로 하므로 이러한 영향을 받지 않아 통계적으로 신뢰도가 높기 때문이다.

또한, 영아 사망은 환경위생의 수준, 질병 관리 체계, 모자보건 서비스의 질, 영양 상태의 요소들과 밀접하게 연관되어 있다.

영아 사망률 = 연간 영아 사망자 수 / 연간 출생아 수 × 1,000

③ 신생아사망률

신생아는 생후 28일(4주) 미만의 영아를 의미하며, 신생아 사망은 주로 신생아 특유의 질환, 분만 과정에서의 문제, 또는 조산과 같은 요인에 의해 발생한다. 신생아 사망률neonatal mortality rate, NMR은 영아 사망률 중에서 신생아 사망이 차지하는 비중을 나타내며, 이를 통해 지역사회의 보건 수준을 평가할 수 있다.

만약 영아 사망 중 신생아 사망이 대부분을 차지한다면, 이는 감염병과 같은 외부 요인에 의한 사망이 없고 신생아 고유질환에 의한 사망이 주된 원인이라는 뜻이다. 이러한 상황은 해당 지역이나 국가의 보건 수준이 높은 상태임을 시사한다.

신생아 사망률 = 연간 신생아 사망 수(생후 28일 미만) / 연간 출생아 수 × 1,000

α-index의 의미

α-index는 영아기를 신생아 시기(생후 4주까지)와 그 이후의 시기로 나누어서 관찰하는 방법으로 영아 사망자 중에 신생아 사망의 비로 나타낸다. 즉, α-index가 1에 가까워질수록 신생아기 이후의 사망이 없었다는 뜻으로 보건수준이 높다고 할 수 있다.

α-index = 연간 영아 사망 수 / 연간 신생아 사망 수

④ 모성사망률

모성 사망은 임신, 출산, 또는 산욕기와 관련된 질병이나 임신 합병증으로 인해 임신 중이나 분만 후 42일 이내에 발생하는 사망을 의미한다. 다만, 임신 중 감염병이나 교통사고와 같은 임신과 무관한 원인으로 인한 사망은 포함되지 않는다.

모성사망률maternal mortality rate, MMR은 보통 출생아 10만 명당 또는 1만 명당 발생한 모성 사망 수로 표현되며, 이를 통해 지역사회나 국가의 모자보건 수준을 평가하는 데 중요한 지표로 활용된다.

모성 사망률 = 연간 모성 사망 수 / 연간 출생아 수 × 100,000

모성 사망은 직접적인 원인과 간접적인 원인으로 구분한다. 일반적으로 직접적인 원인은 모성 사망률의 80% 정도로 ① 출혈성 질환, ② 고혈압성 질환, ③ 자궁외 임신, ④ 감염증(산욕열, 패혈증) 등이고, 간접적인 원인은 심장 질환, 악성 종양, 신장 질환 등에 의한 사망이었다. 모성의 사망 시기는 주로 60~70%가 분만 후에 사망이고, 분만 전과 분만 중에 사망은 각각 20% 정도이다.

⑤ 유아사망률

유아사망률infant mortality rate은 1~4세의 사망을 의미하며, 보건 수준이 낮은 나라에서는

주로 감염병, 영양실조 등이 원인이 되고 있으나 선진국은 사고가 주원인이 되고 있으며 사망률도 일반적으로 낮다.

유아 사망률 = 연간 1~4세 사망자 수 / 연간 1~4세 인구 × 1,000

⑥ 출생·사망 성비

출생 성비는 여아 100명당 남아 출생 수이고, 사망 성비는 여아 사망자의 100명당 남아 사망자의 수이다. 성비(%)가 100보다 더 크면 남아 수가 더 많고, 100보다 더 적으면 여아 수가 더 많음을 뜻한다.

출생(사망) 성비 = 남아 출생아(남자 사망)의 수/여아 출생아(여자 사망)의 수 ×100

⑦ 기대수명(기대여명)

기대수명life expectancy은 생명표를 바탕으로 인간이 평균적으로 얼마나 오래 생존할지를 나타내는 지표이다. 이는 특정 시점에서 동일한 출생 집단의 연령별 생존 기간을 추정하는 방식으로 계산된다.

0세에서의 기대수명은 흔히 평균수명이라고 불리며, 이는 출생 직후부터 예상되는 전체 생존 기간을 의미한다. 또한 특정 연령에 도달한 개인이 앞으로 평균적으로 얼마나 더 생존할지를 나타내는 지표는 해당 연령의 평균여명이라고 한다. 기대수명은 인구 집단의 보건, 환경, 경제적 수준을 반영하는 중요한 지표로 활용된다.

⑧ 비례사망지수

비례사망지수proportional mortality indicator, PMI는 한 해 동안 발생한 전체 사망자 중 50세 이상이 차지하는 비율을 백분율(%)로 나타낸 지표이다. 이 지수가 낮으면 평균수명이 짧고 건강 수준이 낮은 상태를 반영하며, 반대로 높은 값은 해당 지역이나 국가의 건강 수준이 높고 장수하는 인구가 많다는 것을 의미한다.

비례사망지수는 평균수명이나 보통사망률과 함께 사용되어 보건 수준을 보다 정확히 이해하기 위한 보정지표로 활용될 수 있다.

비례사망지수 = 50세 이상의 사망자 수 / 연간 사망자 수 × 100

비례사망률과 비례사망지수

- 비례사망률(proportionate mortality rate or ratio, PMR): 일정 기간 특정 질병에 의한 사망자 수의 비율이다.
- 비례사망지수(proportionate mortality indicator, PMI): 전체 사망자 중 50세 이상의 비율이다.

생각해 보기

1. 인구정태와 인구동태의 개념을 비교하고, 현재 우리나라의 인구정태와 동태가 가지는 특징을 설명하시오.

2. 한국의 저출산 문제를 초래하는 주요 원인에 대해 기술하고, 이를 해결하기 위한 정책적 접근 방안을 제시하시오.

3. WHO가 제시한 모자보건 목표들 중 하나를 선택하여, 그 목표의 중요성에 대해 설명하시오.

4. 보건통계에서 모집단과 표본의 차이를 설명하시오.

5. 비례사망지수란 무엇이며, 이 지표가 높을 때 어떤 의미를 가지는지 설명하시오.

CHAPTER

10

보건교육과 학교보건

1. 보건교육 | 2. 학교보건

학습목표

1. 보건교육의 개념을 정의하고 목적을 설명할 수 있다.
2. 보건교육 이론을 설명할 수 있다.
3. 보건교육 매체별 장단점을 비교하고 목표 달성에 적합한 보건교육 방법을 설명할 수 있다.
4. 학교보건의 개념을 정의하고 중요성을 설명할 수 있다.
5. 우리나라 학교보건 관련 법령과 조직을 설명할 수 있다.
6. 학교보건 내용을 설명할 수 있다.

최근 이슈 **공부만 가르치는 학교에서 '마음건강'도 배우는 학교**

우리나라는 젊은 세대의 자살률 증가와 속도가 너무 가파르다. 2022년 청소년 건강 행태 조사에서 응답자의 28.7%가 우울감을 경험하였다고 응답했고, 자살을 생각한 비율은 14.3%로 나타났다. "모든 정신과적 증상의 과반은 14세부터 시작된다"는 세계보건기구의 발표와 같이 청소년기의 마음 교육은 향후 인생에 결정적 영향을 미친다.

지금까지 학교는 학생 정서행동 특성 검사를 통해 정신적 위험에 처할 가능성이 높은 학생인 고위험군을 조기에 발견하고 치료하는 방식으로 대응하였다. 그러나 현재의 시스템에선 자살·자해·중독·학교폭력 등과 같은 문제가 발생할 경우 학교 구성원 모두가 혼란에 빠지고 모두가 피해자가 되는 악순환의 고리가 반복되고 있다. 자해·자살·중독·학교폭력 등 청소년의 정신건강 문제를 다루는 패러다임은 지금과 같은 선별적·개별적 처방이나 사후 대응을 벗어나 모든 학생이 어릴 때부터 마음 건강에 대한 보편적 교육을 받도록 하자는 것으로 변화하여야 한다.

우리는 우울하거나 불안한 감정 문제에 맞닥뜨렸을 때 어떻게 대처해야 하는지를 배운 적이 없다. 감정을 조절하고 스트레스 관리 능력을 키우며 심리적 문제가 생겼을 때 스스로 이겨낼 수 있는 회복 탄력성을 길러줘야 자존감 있는 학교생활을 할 수 있다. 북미·유럽 등 선진국들은 '사회정서 역량'을 높이고자 교육목표를 변화하고 있다. 우리나라도 교육부 내에 사회정서성장지원과가 신설되어 관련 정책을 추진하고 있다. 우리의 미래인 청소년의 마음건강 문제를 다루는 체계적인 교육 시스템을 짜는 일은 더 이상 미룰 수 없는 과제이다.

*사회정서 교육은 생각 · 감정 · 행동을 인지하고 관리하며 사회적 관계와 공동체 안에서 소속감과 안정감을 느끼며 조화롭게 살아가는 데 필요한 지식 · 태도 · 기술을 갖추어 건강한 사회 구성원으로 성장하는 것을 도와주는 교육을 말한다.

자료: 중앙일보 (2024)

건강은 행복한 삶의 바탕이 되며, 아동·청소년기의 자기주도적 건강관리역량의 함양은 '미래를 준비하고 가꾸어 나갈 수 있는 힘'을 갖추도록 하는 것으로 보건교육 및 학교보건의 중요성이 더욱 강조되고 있다.

1. 보건교육

1) 보건교육의 이해

(1) 보건교육의 개념과 목적

보건교육은 개인이나 집단이 건강을 유지하고 증진하는 데 필요한 지식을 학습함으로써 올바른 건강 태도를 가지고 바람직한 건강생활습관에 따라 행동하도록 하는 방법으로 건강증진을 위한 가장 효과적인 방법이다.

보건교육은 개인의 역량에 영향을 주고 건강한 환경 조성을 지원함으로써 개인과 지역사회의 건강에 의미 있고 지속적인 변화를 가져온다. 건강 지식은 효과적인 보건교육의 결과이며, 적절한 건강 결정을 내리고 기본적인 건강을 유지하기 위해 건강정보에 접근하고 사용하는 개인의 역량을 향상시킨다. 건강한 공공정책은 건강행동 변화를 장려하고 강화하는 환경적 지원을 제공한다.

공중보건행정 수단으로 보건교육, 보건행정, 보건법규가 있으며 이 중 보건교육이 가장 중요한 요소이다. 보건교육은 저렴하고 파급 효과가 크며 효율적인 사업이다.

건강정보 이해능력(헬스 리터러시)이란?

건강정보 이해능력은 건강증진의 핵심전략으로 보건교육의 세부목표이다. 건강정보 이해능력은 '전 생애주기 동안 삶의 질을 유지하거나 향상시키기 위해 질병을 예방하고 건강을 증진하는 것과 관련하여 건강정보에 접근하고 이해하며 일상에서 내리는 결정을 판단하고 적용할 수 있도록 하는 지식, 동기, 능력'으로 정의한다. 최근에는 건강 유지 및 증진을 위해 정보에 접근하고 이를 이해하고 활용하는 개인 역량을 넘어 자신과 주변 사람들의 건강과 웰빙을 유지하고 증진하기 위해 정보와 서비스에 접근하고 이해 · 평가 · 활용할 수 있도록 공중보건과 조직의 책임이 강조되고 있다.

(2) 보건교육 계획과 평가

① 보건교육의 계획

보건교육의 계획 및 수행은 전체 보건사업과 함께 계획하되 사전에 지역사회 진단, 주민의 참여, 지역사회 자원 파악, 지역 협력 등을 포함하도록 권고하고 있다. 보건교육을 효과적으로 실시하려면 교육 대상자가 누구인지, 교육 대상자의 건강 및 사회적 특성, 신념, 태도, 가치, 기술, 과거 행동에 대한 이해를 바탕으로 설계되어야 한다. 이러한 교육 대상자는 개인, 집단, 조직, 지역사회의 사람들로 구성된다. 잠재적인 교육 대상자는 사회인구학적 특성, 민족적 또는 인종적 배경, 생명주기 단계, 질병 또는 위험 상태 등으로 구분할 수 있다.

보건교육 계획과정에서 우선적으로 고려해야 할 사항으로는 보건교육의 목적을 구체적으로 설정하고 보건교육을 잘 전달할 수 있는 매체를 활용할 수 있도록 보건교육 대상자의 입장에서 계획하며, 보건교육에 참여하는 인원과 예산을 정확하게 파악해서 계획하여야 한다. 보건교육의 학습과정은 교육적 가치가 있어야 하며, 교육이 시기적으로 적합하여야 한다. 교육 대상자는 교육을 받을 자세가 되어 있어야 하며, 교육내용에 대한 관심과 집중이 필요하다. 보건교육의 일반적인 습득과정으로 교육 대상자는 건강에 대한 새로운 사실과 잘못된 사실들을 알게 되어 관심을 갖게 되며 새롭게 알게 된 사실에 대해 스스로 평가하고 실제로 시도하고 이를 채택하여 실천하게 된다표 10-1.

표 10-1 보건교육의 목표(흡연 예방교육의 예)

목표	흡연 예방교육
건강에 대한 의식 변화 유도	흡연을 하는 것은 나쁘다.
지식 증대	흡연의 영향과 결과에 대해 안다.
자아 인식/지각 유도	과도한 흡연은 건강에 나쁜 영향을 미친다는 것을 깨닫는다.
태도 변화	흡연 습관을 고치는 것이 중요하다고 믿는다.
올바른 의사결정 유도	하루 3개피 이내로 흡연을 줄인다.
행동 변화 유도	평소보다 흡연을 덜 한다.
사회 변화 유도	담배값이 비싸다. 연령에 따라 흡연 규제가 엄격하다. 흡연이 가능한 장소를 찾기가 어렵다. 담배 광고가 금지된다.

② 보건교육의 평가

보건교육의 평가는 교육 내용과 교육 방법 등을 점검하고 확인하여 교육 목표를 달성하기 위함으로써 계획평가, 진행평가, 결과평가로 수행한다. 보건교육 평가유형은 평가의 시점과 평가의 수준에 따라 구분할 수 있다.

평가 시점에 따른 분류로는 진단평가, 형성평가, 총합평가가 있다. 진단평가는 사전평가로 대상자들이 교육에 대해 어느 정도 이해하고 있는지를 파악하고 교육계획 수립 시 무엇을 어떻게 교육해야 하는지 알아보기 위해 실시한다. 진단평가는 대상자의 지식수준, 태도, 흥미, 준비 정도 등을 파악할 수 있고 어떤 내용의 교육이 필요한지를 알 수 있으며 개인차를 이해하고 알맞는 교육 방법을 모색하는 데 유용하다. 형성평가는 교육이 진행되는 동안 학습의 진행 정도를 주기적으로 파악하여 중간 목표 달성을 점검하는 것으로 형성평가를 위한 목표 설정은 최저의 성취 수준으로 해야 한다. 총합평가는 최종평가라고도 하며 교육을 마친 후에 목표 달성 여부를 알아보는 것이다.

평가 수준에 따라서는 과정평가, 영향평가, 성과평가 등으로 구분된다. 과정평가는 프로그램이 계획한 대로 시행되었는지를 평가하여 프로그램을 운영하는 데 필요한 기초자료와 평가의 영향, 성과를 해석하는 기초를 제공한다. 영향평가는 대상자의 지식, 태도, 행동, 신념, 가치관 등의 변화를 통해 프로그램을 투입한 결과를 평가하는 데 목적이 있다. 예를 들어, 음주에 대한 보건교육을 평가하면 대상자의 음주에 관한 지식, 태도, 행동, 신념 등을 측정한다. 성과평가는 프로그램을 시행한 결과 얻은 개선점을 측정하는 것으로 장기적 성과를 측정한다. 음주에 대한 보건교육을 받은 대상자 가운데 음주로 인한 이환율이나 사망률이 얼마나 감소하였는지를 평가하는 것이다. 성과평가는 상당한 기간이 경과되어야 알 수 있기 때문에 과정평가나 영향평가에 비해 어렵다.

보건교육 평가는 기록과 보고서, 설문지, 관찰, 면접, 토의, 조사, 사진, 통계자료, 감정표 등을 이용하여 명확한 목표와 기준으로 객관적으로 평가하여야 한다. 평가 내용으로는 보건교육 활동의 적합성, 교육대상 선정의 적절성, 보건에 대한 지식, 태도, 습관의 변화 등이 있다. 보건교육 평가대상은 피교육자, 교육담당자뿐만 아니라, 학습환경, 교육과정 등이 포함되어야 하며, 평가는 명확한 기준을 명시하여 객관적이고 지속적으로 실시되어야 한다.

보건교육의 평가를 시기에 따라 구분할 때 계획평가에 해당하는 것은 진단평가이다.

2) 보건교육 이론

건강행동과 관련한 보건교육 이론은 개인 수준 이론, 개인 간 수준 이론, 집단 및 지역사회 수준 이론, 사회 전체 수준 이론 등이 있다.

(1) 개인 수준 이론

개인 수준의 이론에는 건강신념 모델과 합리적 행동이론 모델, 계획된 행동이론, 범이론적 모델 등이 있다.

① 건강신념 모델

건강행동을 설명하고 예측하려는 심리 모델로 개인의 태도와 신념에 초점을 맞춘다그림 10-1. 어떤 사람들이 건강 행위를 잘하는지, 어떤 사람들은 좋은 것을 알면서도 건강 행위에 참여하지 못하는지에 대한 이유를 설명하는 데 사용된다. 건강신념모델Health Belief Model, HBM은 인지가 의사결정에 가장 중요한 역할을 하며 신념이 어떤 행동의 결과에 대한 기대를 불러일으키는 것으로 본다.

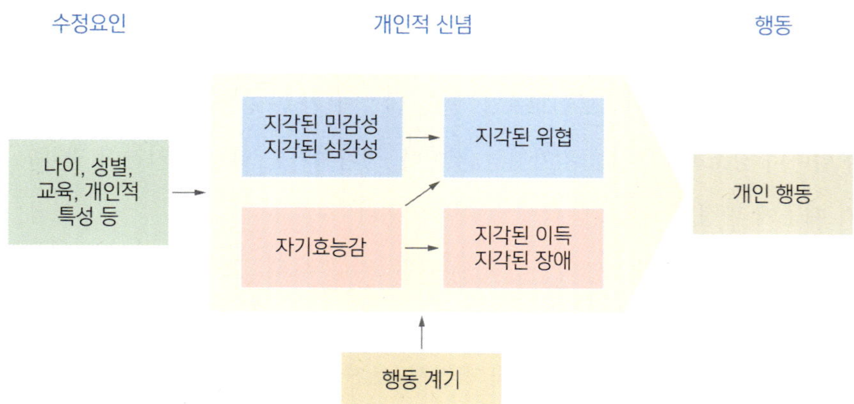

그림 10-1 건강신념 모델

건강신념 모델은 개인의 건강행동을 이해하고 예측하는 데 중요한 도구이다. 개인이 자신의 건강과 관련한 결정을 내리는 데 도움을 주는 이론적 기초를 제공한다. 건강신념 모델은 예방접종, 암 검진, 금주, 금연 등 건강증진 프로그램에서 활용되며, 사람들의 건강행동을 이해하고 실천할 수 있도록 하는 데 도움을 준다.

개인의 인지적 요인에 초점을 두고 사회적, 경제적, 환경적 요인을 충분히 고려하지 못한다는 한계가 있다. 개인의 신념과 행동이 일치하지 않는 경우, 행동 변화에 영향을 미치는 다른 요인을 충분히 설명하지 못한다는 한계가 있어 종합적인 접근이 필요하다.

건강신념 모델 사례 : 암 예방

- 지각된 민감성 : 자신이 암에 걸릴 위험이 있다고 생각할수록 암 예방에 더 관심을 기울일 가능성이 높다.
- 지각된 심각성 : 암이 생명을 위협하거나 삶의 질을 떨어뜨린다고 생각할 때, 개인은 암을 예방하려는 동기가 더 강해진다.
- 지각된 이득 : 건강한 식생활과 규칙적인 운동, 암 검진이 암 발생을 예방한다고 믿는 사람은 건강한 식생활과 규칙적인 운동, 암 검진을 할 가능성이 높다.
- 지각된 장애 : 암 예방을 위한 건강행동에 대한 장애물로서 경제적 비용, 시간, 노력, 불편함 등을 크게 인식할수록 건강행동을 할 가능성이 낮다.
- 행동 계기 : 암 예방을 위한 건강행동을 하도록 하는 외부 자극에는 가족이나 친구의 조언, 암 예방 캠페인, 질병 발생 등이 포함되며, 내부 자극으로는 신체 증상이나 감정적 경험 등이 있다.
- 자기효능감 : 암 예방을 위한 건강한 식생활, 규칙적인 운동, 암 검진 등을 할 수 있다는 자신감을 의미한다.

② 합리적 행동이론 모델

합리적 행동이론Theory of Reasoned Action, TRA은 인간은 합리적인 존재로 이용 가능한 정보를 활용하며, 행동에 대한 의도가 행동을 하는 결정요인이다그림 10-2. 행동 의도를 결정하는 요소로는 행동의 결과가 긍정적일 것이라는 결과에 대한 태도와 행동과 관련된 사회적 압력에 대한 인식으로서의 주관적 사회규범이 행동 의도에 영향을 미친다. 자신의 건강행동 결과에 만족하고 건강행동을 하도록 하는 사회적 압력이 있다고 인식할 때 건강행동을 하게 된다. 합리적 행동이론은 개인의 행동은 의도에 의해서 결정되며, 행동이 의지로 조절되기 때문에 특정 행동의 의도를 파악함으로써 행동을 예측하는 이론이다. 합리적 모델은 '지식, 태도, 실행 모델KAP'로 사람의 지식이 늘어나면 행동이 변화한다는 전제에 기초한다. 합리적 모델에 기초한 보건교육은 건강에 관한 기본지식을 습득할 뿐만이 아니라 건강한 행동에 대한 태도를 형성하는 데 도움을 주는 학습 경험을 제공한다.

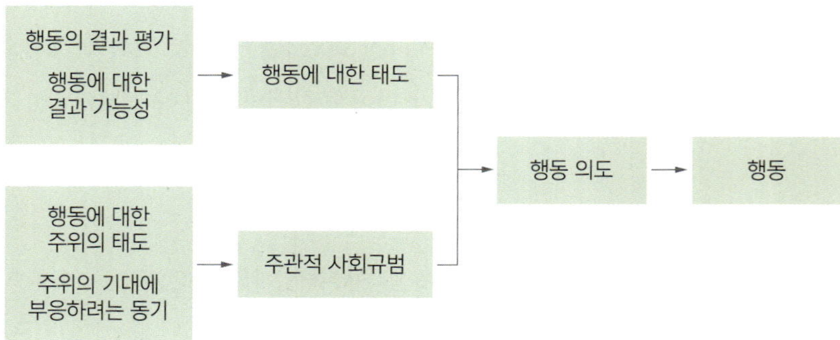

그림 10-2 합리적 행동이론 모델

합리적 행동이론 모델 사례 : 우울증 상담

우울증 상담을 받으려는 행동에 대한 태도와 우울증 상담에 대한 주관적 사회규범이 우울증이 있을 때 상담을 받으려는 의도에 영향을 미쳐 우울증이 있을 때 상담을 받도록 한다.

③ 계획된 행동이론

계획된 행동이론은 행동 의도와 행동을 이해하고 예측하는 데 사용되는 이론이다그림 10-3. 계획된 행동이론은 건강한 행동에 대한 태도, 건강한 행동에 대한 주관적 규범, 건강한 행동에 대한 지각된 행동 통제가 건강한 행동 의도에 영향을 미친다고 가정한다. 건강한 행동 의도는 건강한 행동에 영향을 미치는 동기적 요인으로 의도가 강할수록 건강한 행동을 할 가능성이 높아진다. 건강한 행동에 대한 태도는 건강한 행동에 대해 긍정적이거나 부정적인 평가이다. 주관적 규범은 건강한 행동을 하거나 하지 않도록 하는 사회적 압력이다. 지각적 행동 통제는 핵심적인 역할로 건강한 행동을 실행하는 것이 쉬운지 어려운지에 대한 개인의 인식을 나타낸다.

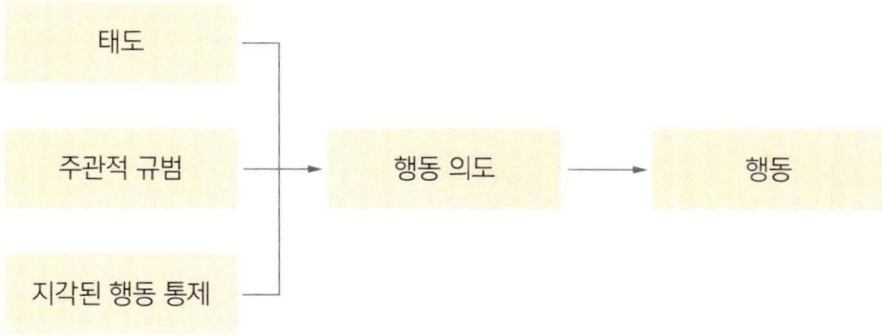

그림 10-3 계획된 행동이론

계획된 행동이론 사례

계획된 행동이론의 사례로는 대학생 콘돔 사용 행동 결정이 있다. '대학생의 콘돔 사용에 대한 태도', '대학생 콘돔 사용에 대한 주관적 사회규범의 인식', '인지된 행동통제'가 '대학생 콘돔 사용 관련 행동의 의도'에 영향을 미치고, 그 의도가 대학생 콘돔 사용 행동 결정으로 이어진다.

④ 범이론적 모델

범이론적 모델은 개인의 행동 변화에 중점을 두고 행동의 변화과정과 변화단계를 중심으로 인간의 행동 변화를 설명한다. 행동 변화는 사전 고려, 숙고, 준비, 행동, 유지의 5단계를 거쳐 진행된다. 사람들은 단계마다 구체적인 정보를 요구하며, 보건교육자는 대상자의 변화 단계에 따라 가장 효과적인 개입 전략을 제공할 수 있다.

범이론적 모델 사례: 청소년 음주에 대한 금주 행동 변화

- 사전 고려: 음주 문제 행동을 깨닫지 못하고, 6개월 안에 금주 의도가 없다.
- 숙고: 음주 문제 행동을 깨닫고 6개월 안에 금주하려는 의도를 갖는다.
- 준비: 최근 6개월 동안 금주하였으며, 불규칙적으로 몇 가지 변화가 발생했다.
- 행동: 금주의 규칙적인 변화가 일어났으며 거의 6개월 동안 지속되었다.
- 유지: 금주 유지 변화가 6개월 이상, 5년까지 지속되었다.

(2) 개인 간 수준 이론

개인 간 수준 이론으로는 사회적 인지이론, 사회적 관계망과 사회적 지지 이론 등이 있다.

① 사회적 인지이론

사회적 인지이론은 개인의 인지적 요소와 행동적 요소, 환경적 요소가 서로 상호 영향을 주고받아 효과적으로 행동 변화를 유도할 수 있다는 이론으로 가장 널리 적용되는 건강행동 모델이다. 이 이론은 주로 사람들에게 건강을 증진시키는 습관을 갖게 하고 건강을 해치는 습관을 줄이도록 정보를 제공하고, 동기부여하는 데 사용하며, 개인 및 집단 차원의 변화를 시작하여 행동 변화를 유지하고 재발을 방지하는 데 적용되고 있다. 사회인지이론은 개인의 건강행동 변화 가능성에 영향을 미치는 세가지 요인으로 자기효능감, 목표, 결과에 대한 기대 등을 제시한다. 즉, 개인이 자기효능감이 있으면 장애물에 직면하더라도 행동을 바꿀 수 있음을 강조한다.

사회적 인지이론 사례: 청소년의 전자담배 끊기

전염병처럼 확산되고 있는 청소년의 전자담배 사용을 끊기 위해 자기효능감은 전자담배를 끊는다는 개인의 능력에 대한 자신감으로 설명할 수 있다. 전자담배에 대한 인식은 흡연의 인식된 위험과 이점을 통해 나타나며, 이는 전자담배를 사용하는 행동이 변화하는 데 영향을 미칠 수 있다. 사회적 규범은 친구, 가족 및 지역사회에서 개인의 전자담배 사용을 사회적으로 수용하는 것으로 이해할 수 있으며, 이를 통해 개인의 전자담배 사용을 계속하거나 중단하려는 의도에 영향을 미친다.

② 사회적 관계망과 사회적 지지 이론

사회적 관계망과 사회적 지지 이론은 사회적 관계의 특성과 사회적 관계 속에서 주고받는 사회적 지지 행동이 개인의 건강에 영향을 준다고 설명한다. 사회적 관계망은 사회적 지지의 원천으로 사회적 지지는 어려움이 처했을 때 가족, 친구, 지역사회 구성원 등 사회적 관계망에 있는 구성원이 정서적, 물질적, 정보적, 평가적으로 도움을 제공하는 것이다. 사회적 관계망의 긍정적 기능은 정서적, 물리적, 정보적, 평가적 지지 측면을 가지며, 부정적 기능으로는 간섭, 비난, 무시, 불화 등이 있다. 사회적 관계망 및 사회적 지지가 건강에 미치는 영향은 그림 10-4와 같다. 새로운 사회적 관계망 개발 프로그램으로 멘토 프로그램, 버디 프로그램, 자조 그룹 등이 있다.

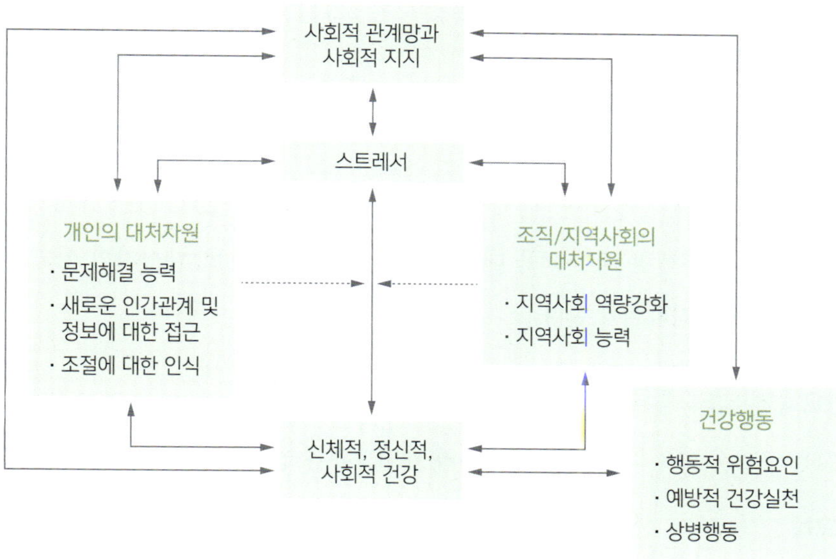

그림 10-4 사회적 관계망과 사회적 지지

사회적 관계망 및 사회적 지지 이론 사례: 치매 환자 가족 자조모임

치매 환자를 돌보는 가족은 일반 가족에 비해 사회적 지지체계가 약하다. 치매 환자를 돌보는 이웃과 의사소통하거나 사회적 프로그램에 참여하면서 사회적 관계망을 제공하고 심리적, 정서적 갈등과 스트레스를 해소할 수 있다.

(3) 집단과 지역사회 수준 이론

문화, 사회적 규범과 분위기, 사회적 지지, 사회자본이 집단과 지역사회 수준에서 건강행태를 결정하는 요인이다. 집단 및 지역사회 수준 이론은 커뮤니케이션 이론, 지역사회 조직 이론 등이 있다. 커뮤니케이션 이론은 대상자에 따라 다단계 전략이 필요함을 강조한다. 개인 수준에서는 맞춤형 메시지, 단체 수준에서는 타깃형 메시지, 커뮤니티 수준에서는 사회적 마케팅, 정책 수준에서는 미디어 활용, 인구 수준에서는 대중 매체 캠페인 등이 필요하다.

(4) 사회 전체 수준 이론

사회 전체 수준 이론으로는 생태학적 모형과 정책 개발 결정이론 등이 있다. 사회 전체 수준에서 건강 지원적인 사회적, 물리적 환경을 조성하는 여러 분야의 공공정책 등이 건강 행태를 결정하는 요인이다.

3) 보건교육 방법의 이해

보건교육 방법을 선택할 때는 교육 대상 집단의 크기, 학습목표, 대상자의 성숙 정도, 교육 장소와 환경을 고려하여야 한다.

(1) 보건교육 방법의 종류

보건교육 방법은 교육 대상자의 수에 따라 개별교육과 집단교육으로 구분할 수 있다.

① 개별교육

개별교육은 건강상담, 진찰, 가정방문, 전화, 편지 등의 방법이 있으며, 노인층이나 저소득층에 적합한 방법이다. 개인이나 소규모 집단은 직접 대화를 통한 접촉이 가장 강한 설득력을 가지게 되며 상호 관계 형성이 중요하다. 개별교육을 통한 보건교육은 교육 대상자의 신뢰를 얻을 수 있도록 하여 교육 대상자가 솔직하게 이야기할 수 있도록 유도한다. 개별교육 시 필요한 목적을 명확히 달성할 수 있도록 화제에서 벗어나지 않도록 하며 교육 대상자의 이야기를 많이 듣고 급격한 질문이나 대답을 강요하지 말아야 한다. 개별교육은 교육 효과 측면에서는 가장 효과적인 교육방법이나 많은 시간과 인력, 비용이 소요된다.

> 노인이나 저소득층에게는 개별교육으로 개인접촉방법이 적합하다 개인접촉 방법은 교육 내용을 한 사람 한 사람에게 맞추어 자세하게 알려줄 수 있으나, 많은 시간과 비용이 필요하다.

② 집단교육

집단교육은 대상자가 여러 명일 때 사용하며 집단의 특성과 요구에 맞추어 교육한다면 비교적 적은 비용으로 효과적인 교육이 이루어진다.

- 강연회 : 일방적인 교육 방법으로 강의, 연설 등이 있으며 많은 사람을 상대로 교육할 수 있는 효율적인 방법으로 낮은 수준의 학습에 적합하다. 단점으로는 대상자가 수동적이며 흥미를 지속하기 어렵다.

• 집단토론 : 복수의 인원이 정해진 주제에 대해 논의하는 방법이다. 집단토론은 각자 의견 발표 후 사회자가 전체 의견을 종합하며 일반적으로 10~20명으로 구성된다. 집단토론은 적은 수의 대상자에게 적합하며 높은 수준의 인지와 정의적 학습에 적합하다. 단점으로는 시간이 오래 걸리고 적극적인 참여자와 소극적인 참여자로 분리되며 중심 주제에서 벗어날 가능성이 높다.

• 심포지엄 : 일정한 주제에 대해 여러 전문가가 각각의 입장에서 발표한 다음 청중과 질의 토론하는 형식이다. 주제는 학술적인 것이 많으며 사회자가 전체적인 정리를 한다. 청중이 주제에 대한 지식이 없을 때 비효과적이며 발표를 맡을 전문가를 구하기 어렵다.

심포지엄은 어떤 주제에 대해 서로 다른 견해를 가진 소수의 전문가들이 사회자의 안내에 따라 토의를 진행하는 방법이다.

• 패널토의 : 특정한 주제에 대해 대립되거나 다양한 의견을 가진 전문가가 사회자의 진행에 따라 토론을 한 후 청중과 토론자 간 질의응답 방식으로 이루어진다. 청중들은 전문가의 다양한 의견을 들은 후 참여하여 토론한다. 우리가 흔히 보는 '100분 토론'과 같은 형식이다. 문제가 실제적이기 때문에 어떻게 할 것인가 하는 답을 뚜렷이 도출하

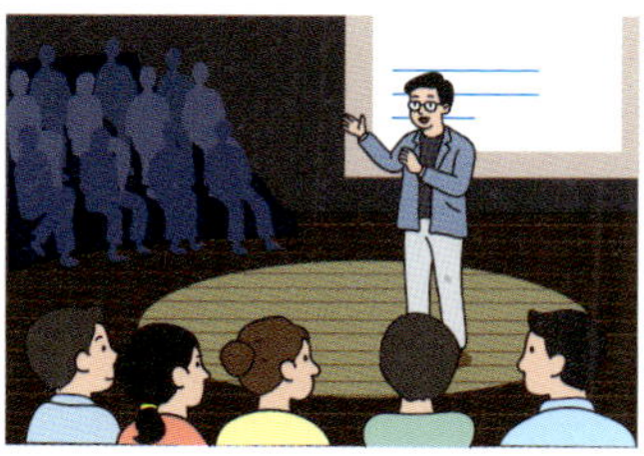
강연회

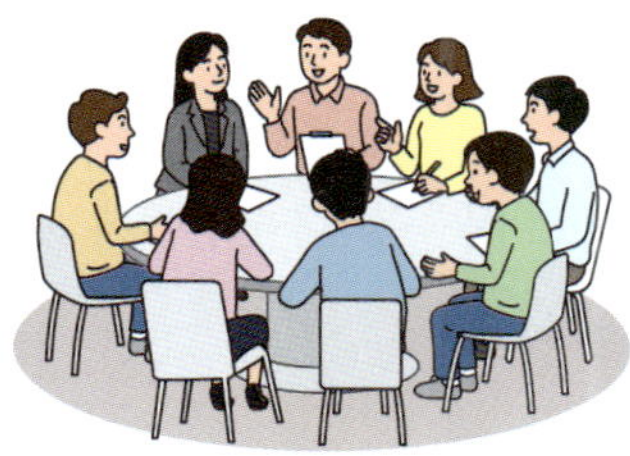
집단토론

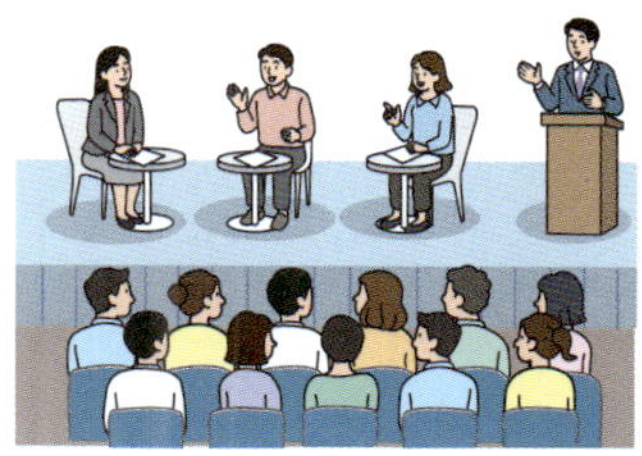
심포지엄

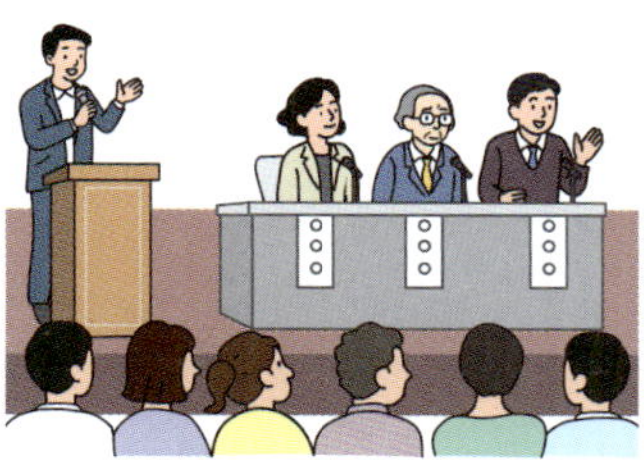
패널토의

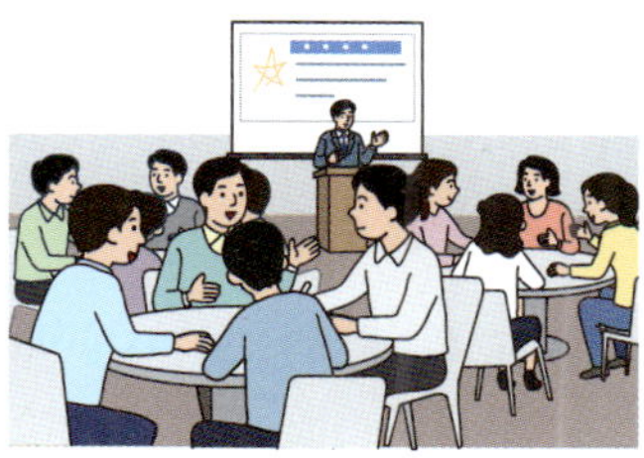
분단토의

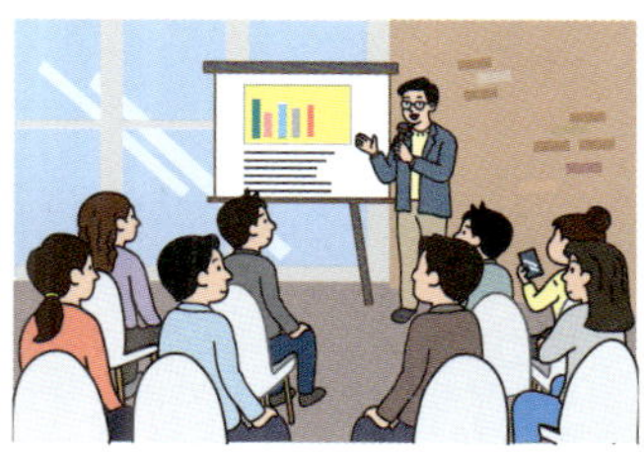
워크숍

그림 10-5 집단교육의 종류

여야 하며 사회자의 역할이 중요하다. 전문 토론 진행 능력이 있는 사회자를 필요로 하며 청중의 수준이 너무 떨어지면 토론의 내용을 이해하기 어렵다.

- 분단토의(버즈 세션) : 참여자가 많은 경우에 전체를 몇 개의 집단으로 나누어서 토의시키고 다시 전체 회의에서 분단 대표가 발표하는 과정을 거쳐 전체의 의견을 종합하는 방법이다.
- 역할극(시범) : 역할극은 어떤 상황이나 문제를 해결하기 위해 역할을 설정하여 시연함으로써 문제점을 파악하거나 평가하고 보다 바람직한 행동을 할 수 있도록 지원하는 교육 방법이다. 역할극은 흥미를 유발하며 교육자가 대상자를 보고 문제를 진단하는 것이 가능하다. 단점으로는 시간이 많이 소요되며 인지적 학습의 모든 면을 다루는 데 한계가 있다.

역할극은 대상자들이 직접 실제상황 중의 한 인물을 연기하면서 그 인물의 입장이나 처지를 이해하고 건강 문제나 상황을 분석하여 해결 방안을 모색하는 보건교육 방법이다.

- 워크숍 : 워크숍은 전문적인 기술이나 아이디어를 시범적으로 실시하면서 검토하는 연구협의회 및 세미나를 뜻한다. 주요 목표는 회의와 실습 등을 통해 참가자 상호 간 협업을 촉진하고 소통을 통해 해결책을 찾거나 공유된 교육 경험에 참여할 수 있다.

③ 대중교육 방법

TV, 라디오, 신문, 포스터 등으로 불특정 다수인에게 교육을 하는 방법으로 양적인 효과는 있으나 교육 효과는 높지 않다.

텔레비전 방송 등은 불특정 다수를 대상으로 하는 보건교육 방법으로 코로나바이러스 감염증과 같은 급성 감염병이 유행할 때 국민들에게 신속하게 보건교육을 하기에 좋은 대중교육방법이다.

(2) 보건교육 실시 과정에서 고려해야 할 사항

보건교육을 실시하는 과정에서는 교육 대상이 되는 개인과 지역사회의 사회경제적 요인, 교육, 문화 수준이 충분히 고려되어야 한다. 보건교육 내용은 자연과학 및 사회과학적 근거가 확실해야 한다. 보건교육자는 교육자로서의 자질이 고려되어야 하며 알아듣기 쉬운 용어를 사용하는 것이 매우 중요하다.

보건교육을 받는 대상자에 따라 학교보건교육, 산업보건교육, 지역사회보건교육 등으로 나누어진다. 보건교육은 대상 집단의 특성과 요구에 따라 교육이 이루어져야 하며, 공중보건학적 효과 측면에서 학교보건교육이 가장 효과적이다. 초등학교 교육은 담임교사를 중심으로 교과과정을 통한 보건교육 및 전체 학교생활을 지도한다. 따라서 초등학교 보건교육에 가장 중요한 역할은 담임교사이다.

학교보건교육은 지역사회에 미치는 파급효과가 크며 지속력이 높은 보건교육이다.

2. 학교보건

1) 학교보건의 이해

(1) 학교보건의 개념

학교보건이란 학생 및 교직원의 건강을 유지하고 증진하기 위한 포괄적인 보건활동이다. 이를 위해 보건에 관한 지식을 제공하고 건강한 생활습관을 통해 스스로 건강을 관리할 수 있게 하며, 건강하고 안전한 학교환경을 조성함으로써 학습능률을 향상시키는 것을 목적으로 한다. 학생들의 건강은 삶의 기초이기도 하지만 학교에서 교육을 받는 것과도 불가분의 관계가 있다. 많은 연구에서 건강한 학생이 더 효과적으로 학습할 가능성이 높으며, 건강을 증진하는 것은 학교가 교육 성취 목표를 달성하도록 하는 데 도움이 될 수 있음을 제시하고 있다. 아동과 청소년의 건강과 학습을 지원하는 책임은 교육과 보건 부서 등 다른 부서와의 협력을 통해 교육 환경 내에 통합되어야 한다. 학교보건은 모든 학생이 배우고 성장하고 번창할 수 있는 힘을 가지고 건강한 삶의 실천 능력을 키우는 데 필요한 도구를 갖춘 지원적인 환경을 만드는 것이라 할 수 있다.

학교건강증진의 통합적 접근

학교에서의 건강증진은 학교 공동체 내 학생, 교직원 등 모든 사람의 건강을 보호하고 증진시키기 위한 모든 활동을 의미한다. 학교에서 좋은 교육을 제공하는 것은 건강 결과를 향상 시킬 뿐만 아니라, 학교에서 적극적으로 건강증진에 노력하는 것은 학생들의 교육 및 건강 결과를 모두 향상시킬 수 있다. 학교에서의 건강증진을 위한 핵심은 교육부처와 보건부처 간 중요한 소통과 협력이다. 교육과 건강의 관계에 대해 우리나라뿐만 아니라 많은 선진국에서도 정부의 보건부처와 교육부처가 서로 다른 목표를 가지고 별도의 업무를 수행함에 따라 학생들의 건강증진에 한계점을 가지고 있다. 그러나 교육 구성원들이 교육과 건강을 바라보는 이러한 관점이 학생건강관리, 범 부처가 함께 발표한 학생건강증진 기본계획이 실효성 있게 성공적으로 수행되는데 핵심적인 내용이 될 것이다.

다행히 교육과 건강의 관계를 통합적으로 바라보는 관점이 교육계에서도 확산되고 있다. 이는 OECD에서 '교육2030'이라는 미래교육 비전을 발표하면서, 2015년 중학생이 2030년을 살아가는 데 필요한 역량이 무엇인가를 중심으로 제시하고 있다. OECD의 '교육2030' 학습나침판을 살펴보면 학생이 자기주체성을 가지고 자신만의 나침판을 가지고 찾아가는 목적으로 웰빙2030, 개인 및 공동체의 웰빙을 제시하고 있으며, 국제학업성취도 조사인 PISA에서도 2015년부터 3년마다 학생 웰빙 조사를 추가하여 발표하는 등 교육의 목적에 학생들이 인지적, 사회적, 신체적, 정신적으로 잘 지내는 웰빙을 추가하여 통합적으로 교육의 목적을 바라보고 있다. 선진국을 중심으로 국가 정책이나 교육 정책에서 웰빙을 비전이나 목표로 제시하고 있으며, 미국 'HEALTHY PEOPLE 2030 보고서'에서 모든 부처가 협력하여 통합적으로 추진할 수 있도록 '건강'보다는 '웰빙'으로의 전환을 제시하고 있다. 팬데믹 이후 학생건강관리를 위해 선진국을 중심으로 학교에서의 전체적 건강접근방법으로 건강증진학교를 적극적으로 추진하고 있다.

(2) 학교보건의 중요성

학교는 지역사회의 중심으로 그 중요성이 크다. 학교보건의 대상은 초등학교에서 대학교로 많은 수를 차지하고 있어 국민의 건강 수준을 향상시키는 데 중요하다. 아동과 청소년은 깨어 있는 시간의 대부분을 교실에서 보내기 때문에 학교는 학생들의 삶의 질을 위한 필수적인 환경으로 건강증진에 중요한 역할을 할 수 있다. 이 시기에 학습한 내용은 성인기 삶의 질에 영향을 미치고 학생을 통한 가족과 지역사회에 대한 보건교육의 확산을 기대할 수 있는 등 보건교육을 통해 효과적인 결과를 얻을 수 있다. 학교는 집단생활을 하므로 감염병 발생 가능성이 높으며 전파 파급력에 미치는 영향력이 크다.

2) 학교보건 관련 법령 및 인력

(1) 학교보건 법령

우리나라의 학교보건 관련 근거 법령은 「학교보건법」, 「학교급식법」, 「교육환경보호에 관한 법률」 등이 있으며, 동법 시행령, 시행규칙과 5년마다 범 부처가 합동으로 수립 발표하는 학생건강증진 기본계획, 교육부가 매년 수립하여 시행하는 학생건강증진 분야 주요 업무 추진방향이 있다그림 10-6. 「학교보건법」은 1967년에 제정되어 초기에는 건강증진보다는 건강보호의 책무를 중시하여 왔으며, 2000년 이후 사회적 문제 발생 시 대응을 위한 목적으로 수시 개정되는 경향을 나타내고 있다.

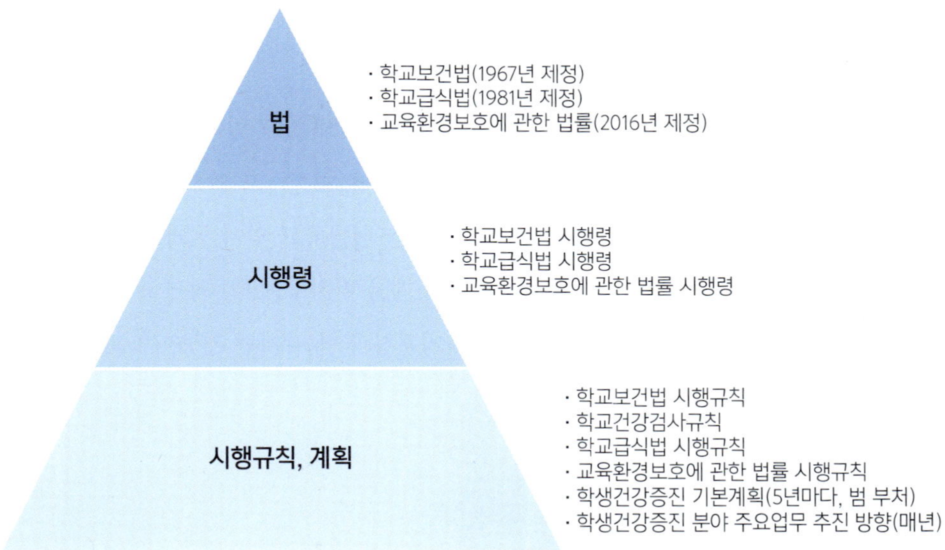

그림 10-6 학교보건 관련 법령

자료: 법제처 (2025)

신종감염병 위기로 누적된 학생들의 건강결손, 건강격차가 심화되면서 학생들의 불안, 우울, 자살 등 정신건강 문제가 증가하고 있으며 장기간의 비대면 활동에 따른 신체활동 부족, 영양 불균형 등 신체적 건강과 정신적 건강 위기가 동시에 나타나고 있다. 또한 다양하고 복잡한 사회환경의 영향으로 청소년 마약, 도박 등 새로운 위험이 대두되고 있어 학생들의 건강한 삶을 위해 관계부처가 협력하여 학생건강증진 기본계획이 시행되고 있다.

(2) 학교보건 조직과 인력

학교 단위에서 학교보건은 학교장이 총괄하고 있으며, 학교보건교육과 학생들의 건강관리를 담당하는 보건교사, 실천자로서 담임교사가 있다. 학교보건조직 구성은 학교장, 보건교사, 체육교사, 영양교사, 학교의사, 약사, 치과의사 등이 있다.

학생들의 건강관리와 학교보건교육을 전담하는 인력으로는 보건교사가 있다. 「학교보건법 시행령」에서의 보건교사의 직무는 학교보건계획의 수립, 학교 환경위생의 유지 · 관리 및 개선에 관한 사항, 학생과 교직원에 대한 건강진단의 준비와 실시에 관한 협조, 각종 질병의 예방처치 및 보건지도, 학생과 교직원의 건강 관찰과 학교의사의 건강상담, 건강평가 등의 실시에 관한 협조, 신체가 허약한 학생에 대한 보건지도, 보건지도를 위한 학생 가정 방문, 교사의 보건교육 협조와 필요시의 보건교육, 보건실의 시설 · 설비 및 약품 등의 관리, 보건교육 자료의 수집 · 관리, 학생건강기록부의 관리, 간호사 면허를 가진 사람에 해당하는 의료 행위와 그 밖에 학교의 보건관리가 있다.

학교보건을 담당하는 행정조직으로 교육부와 시·도교육청이 있다. 교육부는 중앙기관으로 학교보건정책에 대해 국가 단위의 포괄적인 지침을 제시하고 있으며, 시·도교육청은 교육부의 지침을 기초로 지역 특성을 고려한 정책을 시행하고 있어 국가사무에 대해서는 종속적 관계, 지방사무에 대해서는 상호 의존적 관계를 가지고 있다. 최근 교육자치가 강화되고 학교 자율화가 추진되고 있음에 따라 교육지원청의 학교 지원 기능이 더욱 더 강화되고 있다.

학교에 두는 의료인 · 약사 및 보건교사 직무

1. 학교의사의 직무

가. 학교보건계획의 수립에 관한 자문
나. 학교 환경위생의 유지 · 관리 및 개선에 관한 자문
다. 학생과 교직원의 건강진단과 건강평가
라. 각종 질병의 예방처치 및 보건지도
마. 학생과 교직원의 건강상담
바. 그 밖에 학교보건관리에 관한 지도

2. 학교약사의 직무

가. 학교보건계획의 수립에 관한 자문

나. 학교환경위생의 유지관리 및 개선에 관한 자문
다. 학교에서 사용하는 의약품과 독극물의 관리에 관한 자문
라. 학교에서 사용하는 의약품 및 독극물의 실험 · 검사
마. 그 밖에 학교보건관리에 관한 지도

3. 보건교사의 직무

가. 학교보건계획의 수립
나. 학교 환경위생의 유지 · 관리 및 개선에 관한 사항
다. 학생과 교직원에 대한 건강진단의 준비와 실시에 관한 협조
라. 각종 질병의 예방처치 및 보건지도
마. 학생과 교직원의 건강관찰과 학교의사의 건강상담, 건강평가 등의 실시에 관한 협조
바. 신체가 허약한 학생에 대한 보건지도
사. 보건지도를 위한 학생가정 방문
아. 교사의 보건교육 협조와 필요시의 보건교육
자. 보건실의 시설 · 설비 및 약품 등의 관리
차. 보건교육자료의 수집 · 관리
카. 학생건강기록부의 관리
타. 다음의 의료행위(간호사 면허를 가진 사람만 해당한다)
  1) 외상 등 흔히 볼 수 있는 환자의 치료
  2) 응급을 요하는 자에 대한 응급처치
  3) 부상과 질병의 악화를 방지하기 위한 처치
  4) 건강진단결과 발견된 질병자의 요양지도 및 관리
  5) 1)부터 4)까지의 의료행위에 따르는 의약품 투여
파. 그 밖에 학교의 보건관리

자료: 학교보건법 시행령 제23조

3) 학교보건 내용

학교보건의 주요 내용은 학교보건서비스, 학교환경위생, 학교보건교육, 학교급식관리, 학교정신보건, 사고예방과 응급처치 등이 있다. 우리나라 학교보건의 주요내용의 기초는 교육부에서 매년 발표하고 있는 학생건강증진 분야 주요업무 추진방향에 기초한다. 학생건강증진 분야 주요업무 추진방향을 기초로 주요 학교보건사업을 살펴보면 건강관리, 환경관리, 급식관리의 3개 영역으로 구분하고 있다. 건강관리는 보건교육과 학생건강검사, 감염

병, 마약, 흡연, 음주 등 예방, 학교 내 응급상황, 정신건강 관리, 건강증진 전문기관 운영 등이 있다. 환경관리는 교육환경보호제도와 학교 석면 건축물 관리, 먹는 물 위생관리, 공기질 등 환경위생 개선이 있다. 급식관리는 학교급식의 운영 내실화, 위생, 안전관리, 안전하고 우수한 식재료, 영양관리, 영양·식생활 교육 등이 있다.

(1) 건강관리

건강관리는 보건교육과 학생건강검사, 감염병, 마약, 흡연, 음주 등 예방, 학교 내 응급상황, 정신건강 관리, 건강증진 전문기관 운영 등이 있다.

① 학교보건교육

학교 보건교육은 영양, 신체 활동, 정신건강, 질병 예방과 같은 주제에 대한 교육과정 기반의 교육이다.「학교보건법」제9조에서는 학교의 장이 학생의 신체발달 및 체력증진, 질병의 치료와 예방, 음주·흡연과 마약류를 포함한 약물 오용誤用·남용濫用의 예방, 성교육, 이동통신단말장치 등 전자기기의 과의존 예방, 도박 중독의 예방 및 정신건강 증진 등을 위하여 필요한 조치를 하도록 하고 있다. 초등학교의 보건교육은 보건교사, 담임교사 등을 통해 체육, 도덕, 실과, 과학 등 유관 교과, 주제중심 통합수업 등을 통해 시행하며, 창의적 체험활동 등을 통한 학교특색사업, 건강 중심 특화학교, 각종 대회 등 학교행사, 학급특색 교육과정, 계기교육 등으로 이루어지고 있다. 건강 서비스는 학생들에게 기본적인 의료, 치과, 상담 서비스를 제공한다.

② 학생건강검사

「학교보건법」 및「학교건강검사규칙」에 근거하여 학생 건강실태를 파악하고자 매년 초등학교 1학년과 4학년, 중학교 1학년, 고등학교 1학년을 대상으로 실시한다. 검진항목은 신체 발달상황, 구강 및 병리검사 등 기존 10개 항목 외에 교육·상담항목이 포함된다.

(2) 환경관리

건강하고 안전한 학교환경을 조성하기 위하여 안전하고 깨끗하며, 지지적인 물리적·사회적 환경을 보장하기 위한 조치이다. 교육감은 교육환경보호구역을 설정 고시하며, 교육환경보호구역은 절대보호구역과 상대보호구역으로 나뉜다. 절대보호구역은 학교 출입문으로부터 직선거리로 50 m까지의 지역, 상대보호구역은 학교 경계선으로부터 직선거리로 200 m 지역 중 절대보호구역을 제외한 지역이다. 학교환경위생정화구역이 2017년 2월 4일 「교육환경보호에 관한 법률」이 시행됨에 따라 '교육환경보호구역'으로 변경되었다. 학교 교실에 요구되는 적당한 조도 기준은 300 Lux 이상이다. 이산화탄소는 실내공기의 오염지표로 사용되며 교실의 이산화탄소 허용농도는 1000 ppm(0.1%)이다.

교육환경 보호에 관한 법률에서 교육환경보호구역을 설정 고시하여야 하는 자는 교육감이다. 「교육환경보호에 관한 법률」에서 절대보호구역은 학교 출입문으로부터 직선거리로 50 m까지의 지역이며, 상대보호구역은 학교경계 등으로부터 직선거리로 200 m까지인 지역 중 절대보호구역을 제외한 지역이다.

(3) 급식관리

① 영양관리

현대 사회에서는 과다한 영양 섭취와 영양 불균형으로 인한 질환 발생이 증가하고 있으며 고혈압, 당뇨병 등 만성질환은 건강하지 못한 식습관과 높은 관련성이 있다. 따라서 개인과 지역사회의 건강을 증진하기 위해 적절한 영양 섭취와 식습관 개선 노력이 매우 중요하다. 적절한 영양관리와 올바른 식습관 형성은 개인이나 지역사회의 건강을 결정하는 주요 요인으로 보건영양은 영양관리와 식습관 개선을 통해 인구집단의 건강을 유지하고 증진시키는 것을 목적으로 한다. 영양관리는 영양소의 부족과 과잉 등으로 인한 질병을 예방하는 것이며 영양소의 특성에 대한 이해가 필요하다. 영양소는 에너지를 내고, 신체를 구성하며, 체내 생리작용을 조절하여 사람의 건강을 유지하는 기능을 한다. 우리 몸에 필요한 필수영양소는 탄수화물, 지방, 단백질, 비타민, 무기질, 물로 6가지이다. 보건복지부는 「국민영양관리법」에 근거하여 한국인 영양소 섭취기준을 정하고 있다.

학교급식은 학생들의 심신 발달의 도모와 국민 식생활 개선을 주요 목적으로 학교 또는 학급의 학생을 대상으로 학교의 장이 실시하는 급식이다. 학교급식은 교육의 일환으로 성장기 학생들에게 필요한 영양을 제공함으로써 몸과 마음이 건강하게 자랄 수 있도록 도와주며, 영양교육을 통해 영양과 건강한 식생활에 대해 바르게 이해하며 학생 스스로 올바른 식습관을 갖도록 한다. 우리나라는 1981년에 「학교급식법」과 「학교급식시행령」이 제정되었다. 학교급식은 1993년 초등학교부터 크게 확대되어 1998년부터는 전국 모든 초·중·고등학교에서 실시하고 있다.

학교급식 영양관리기준은 영양적으로 균형 잡힌 학교급식을 계획하기 위한 도구로 활용된다. 학교급식 영양관리기준에서는 유치원생, 초등학교 저학년 남녀, 초등학교 고학년 남녀, 중학생 남녀, 고등학생 남녀를 구분하여 한 끼 급식에서 충족해야 할 기준량을 제시하고 있다. 에너지(kcal)와 단백질(g) 기준량을 제시하고 있으며, 비타민 A(㎍ RAE), 티아민(mg), 리보플라빈(mg), 비타민 C(mg), 칼슘(mg), 철(mg)에 대한 평균필요량과 권장섭취량을 제시하고 있다. 비타민 A, 티아민, 리보플라빈, 비타민 C, 칼슘, 철의 경우, 권장섭취량 이상으로 제공하는 것을 원칙으로 하되 최소 평균필요량 이상을 제공해야 한다. 또한, 만성질환 예방을 위해 탄수화물, 단백질, 지방의 에너지비율을 각각 55~65%, 7~20%, 15~30%로 제시하고 있다. 학교급식 영양관리기준은 급식으로 제공해야 할 한 끼의 기준량을 제시하고 있으나, 학생 집단의 성장 및 건강 상태, 활동 정도, 지역적 상황 등을 고려하여 탄력적으로 적용할 수 있다.

② 영양교육

영양교육은 건강한 삶을 목표로 생활습관을 학습하는 것으로 영양교육의 목표는 건강한 식습관과 영양지식을 습득하는 것이다. 건강한 식생활은 영양교육의 행동적 목표로 신체적으로 좋은 음식, 안전한 물, 규칙적인 식사, 좋은 위생을 의미한다. 정신적으로는 음식과 식단의 모든 측면을 즐기고 감사하며 다른 사람과 관련하여 좋은 태도를 유지하는 것이다. 사회적으로는 다른 사람과 함께 식사하고 음식을 공유하며 다른 사람의 필요를 인식하는 등 모든 사회적 측면에서 잘 대응하는 것이다. 영양 문해력 측면에서 영양교육은 학생의 행동을 바꾸는 것만이 아니라 학생들에게 스스로의 행동을 형성할 수 있는 인지적 능력을 심어주는 것이다.

(4) 건강증진학교

건강증진학교는 세계보건기구World Health Organization, WHO에서 1995년 제시하였으며 건강과 교육 사이의 상호 관계에 대해 이해하고, 학교에서의 건강증진에 대한 전체론적 접근의 필요성을 기반으로 하고 있다. WHO에서 발표한 건강증진학교의 국제표준시스템은 학교

학교급식의 영양관리기준(제5조제1항관련)

성 별	구 분		에너지 (kcal)	단백질 (g)	비타민A (μg RAE)		티아민 (비타민B_1) (mg)		리보플라빈 (비타민B_2) (mg)		비타민C (mg)		칼슘 (mg)		철 (mg)	
					평균 필요량	권장 섭취량	평균 필요량	권장 섭취량	평균 필요량	권장 섭취량	평균 필요량	권장 섭취량	평균 필요량	권장 섭취량	평균 필요량	권장 섭취량
유 치 원 생			400	7.1	66	85	0.12	0.15	0.15	0.17	10.0	12.8	142	170	1.5	2.0
남	초등 학생	1~3학년	570	11.7	104	150	0.17	0.24	0.24	0.30	13.4	16.7	200	234	2.4	3.0
		4~6학년	670	16.7	137	200	0.24	0.30	0.30	0.37	18.4	23.4	217	267	2.7	3.7
	중학생		840	20.0	177	250	0.30	0.37	0.40	0.50	23.4	30.0	267	334	3.7	4.7
	고등학생		900	21.7	207	284	0.37	0.44	0.47	0.57	26.7	33.4	250	300	3.7	4.7
여	초등 학생	1~3학년	500	11.7	97	134	0.20	0.24	0.20	0.27	13.4	16.7	200	234	2.4	3.0
		4~6학년	600	15.0	130	184	0.27	0.30	0.27	0.34	18.4	23.4	217	267	2.7	3.4
	중학생		670	18.4	160	217	0.30	0.37	0.34	0.40	23.4	30.0	250	300	4.0	5.4
	고등학생		670	18.4	150	217	0.30	0.37	0.34	0.40	26.7	33.4	234	267	3.7	4.7

비고: 유치원생의 경우 제공되는 간식을 제외하고 산출된 수치임.

1. 학교급식의 영양관리기준은 한끼의 기준량을 제시한 것으로 학생 집단의 성장 및 건강상태, 활동정도, 지역적 상황 등을 고려하여 탄력적으로 적용할 수 있다.
2. 영양관리기준은 계절별로 연속 5일씩 1인당 평균영양공급량을 평가하되, 준수범위는 다음과 같다.
   가. 에너지는 학교급식의 영양관리기준 에너지의 ±10%로 하되, 탄수화물 : 단백질 : 지방의 에너지 비율이 각각 55~65% : 7~20% : 15~30%가 되도록 한다.
   나. 단백질은 학교급식 영양관리기준의 단백질량 이상으로 공급하되, 총공급에너지 중 단백질 에너지가 차지하는 비율이 20%를 넘지 않도록 한다.
   다. 비타민A, 티아민, 리보플라빈, 비타민C, 칼슘, 철은 학교급식 영양관리기준의 권장섭취량 이상으로 공급하는 것을 원칙으로 하되, 최소한 평균필요량 이상이어야 한다.

그림 10-7 학교급식의 영양관리 기준

자료: 학교급식법 시행규칙 [별표 3]

단위에서 학교교육과정, 물리적 환경, 심리사회적 환경, 건강서비스 등을 기초로 하고 있다.

건강증진학교는 건강한 생활, 학습, 업무를 위한 환경을 조성하며 지속적으로 역량을 강화하는 학교이다. 주요 내용으로 건강정책을 개발하고 건강 관련 주제를 학교 교육과정에 통합하며, 학교의 물리적·사회적·정신적 환경이 학생, 교직원의 건강과 복지를 지원하도록 보장하여야 한다. 학생과 학교 건강을 지원하기 위한 학부모, 보호자 및 지역 사회의 참여가 필수적이다.

학생 건강증진을 위한 보건·영양·체육을 연계한 사업 시행

학생의 건강증진을 위한 프로그램 중 보건, 영양, 체육에서 중복되는 사업들이 진행됨에 따라, 일부 교육청에서는 중복되는 예산 및 내용을 방지하고 각 영역 간 협력을 통한 학생 건강증진을 위한 상승효과를 기대할 수 있음에 따라 보건, 영양, 체육 분야를 연계하는 프로그램을 구성하고 있다. 해당 프로그램은 학생의 맞춤형 체력 향상이 이루어질 수 있도록 학생주도의 지원사업을 운영하고 있다.

경기도교육청에서는 '학생 맞춤형 체력향상 건강드림학교'를 운영하고 있으며, 학생 개인별 수준에 맞는 운동, 건강한 식생활을 위한 영양교육, 질병 예방교육 프로그램을 운영하여 협력하고 있다.

더불어 유휴공간을 활용하여 신체활동 공간을 확보하고 있으며, 해당 시설에서는 보건, 영양, 체육 영역간 협력을 실시하고자 체험관을 구축하여 학교에서 접하기 어려운 체험 위주의 프로그램이 실현될 수 있도록 디지털 연계 공간들을 마련하고 있다.

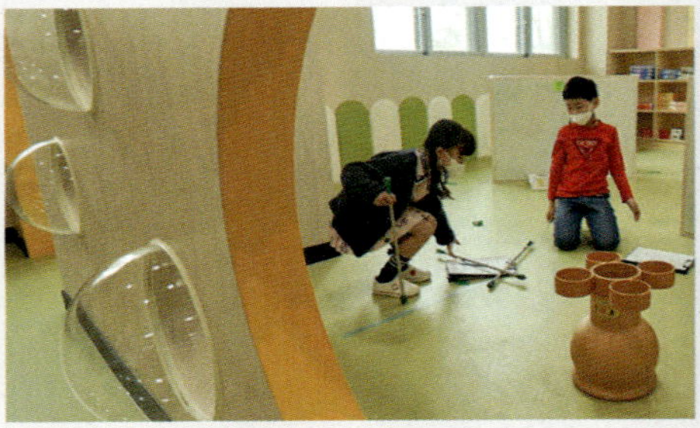
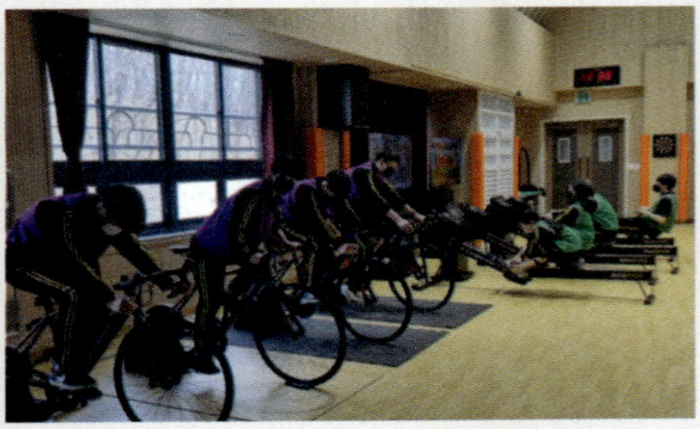

자료: 대한급식신문 (2023)

생각해 보기

1. 보건교육의 개념을 설명하시오.

2. 보건교육 방법의 종류와 장단점을 설명하시오.

3. 우리나라 학교보건 사업 및 정책을 설명하시오.

4. 건강증진학교 개념과 주요 내용을 설명하시오.

CHAPTER

11

정신보건

1. 정신보건의 개념 | 2. 국외·국내 정신질환의 역사적 배경과 발전 | 3. 정신질환의 원인 | 4. 주요 정신질환 유형 | 5. 생애주기별 정신건강 문제 | 6. 정신보건 문제 | 7. 정신건강정책 | 8. 정신건강관련 기관

학습목표

1. 정신보건의 개념과 역사적 배경을 이해하고 설명할 수 있다.
2. 정신질환의 원인과 주요 유형을 파악하고 사례를 통해 설명할 수 있다.
3. 국내외 정신건강 정책 및 관리체계의 현황과 문제점을 분석할 수 있다.
4. 생애주기별 정신건강 문제와 예방 및 관리 방안을 제안할 수 있다.

최근 이슈 트라우마의 시대 '심리적 응급처치' 이런 행동이 필요하다

최근 몇 년간 우리 국민은 코로나19 대유행과 같은 여러 크고 작은 재난을 겪으며 빈번한 스트레스를 받았다. 이러한 스트레스는 일상에 지장을 주는 외상(트라우마)으로 발전할 수 있으며, 의료인, 경찰, 소방관뿐만 아니라 언론이나 유튜브 등을 통해 소식을 접한 일반인에게도 나타날 수 있다. 특히, 특정 사건의 당사자가 아니더라도 자신에게 일어난 일처럼 느끼고 충격과 불안 증상을 보이는 것을 대리 외상 증후군(간접 외상 스트레스 또는 2차 외상 스트레스)이라고 한다.

이러한 트라우마를 겪는 사람들은 심리상담을 잘 이용하지 않는 경향이 있다. 이에 대한 해결책으로 주변 사람들의 도움이 필요하며, 가장 대표적인 도움 방법은 심리적 응급처치(psychological first aid, PFA)다. PFA는 트라우마나 위기 사건 직후 고통을 겪는 사람들에게 인도적이고 지지적인 도움을 제공하는 것으로, 세계보건기구(WHO)는 이러한 상황 직후 PFA를 시행하도록 권장한다.

PFA의 핵심은 3L로, '보기(Look)', '듣기(Listen)', '연결하기(Link)'의 영문 첫 글자를 의미한다. '보기'는 평소와 다르게 스트레스 반응을 보이는 사람을 확인하는 것이며, '듣기'는 도움이 필요한 사람에게 다가가 상대방의 말을 경청하는 것이다. '연결하기'는 상담이나 치료 등 사회적 지원과 연결해 주는 것을 말한다. 이러한 방법들을 통해 트라우마를 겪는 사람들에게 적절한 지원을 제공하고, 심리적 회복력을 높일 수 있다. 이는 결국 트라우마로 인한 심리적 부담을 줄이고, 건강한 사회를 만드는 데 중요한 역할을 할 수 있게 하며, 이러한 지원이 지속적으로 이루어져야 한다.

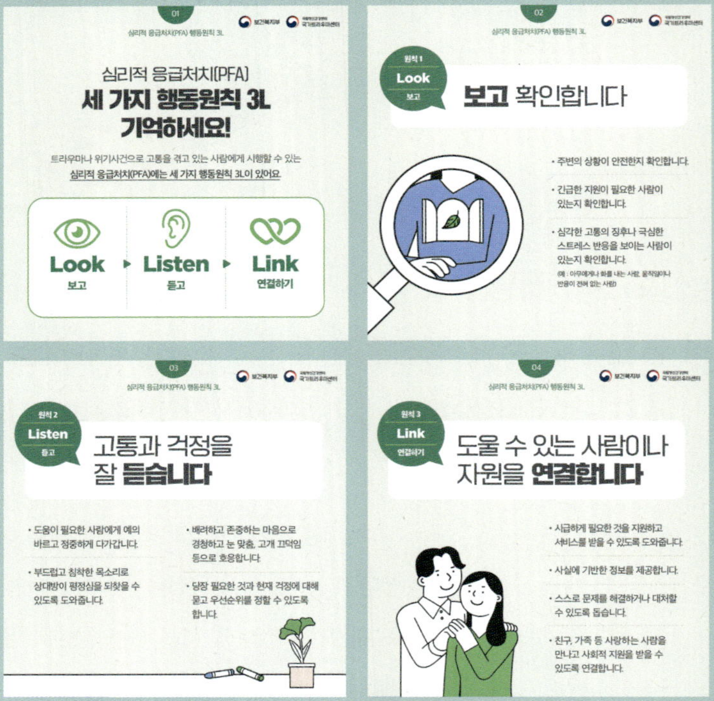

01
심리적 응급처치(PFA) 행동원칙 3L
심리적 응급처치(PFA)
세 가지 행동원칙 3L
기억하세요!
트라우마나 위기사건으로 고통을 겪고 있는 사람에게 시행할 수 있는
심리적 응급처치(PFA)에는 세 가지 행동원칙 3L이 있어요.
Look 보고
Listen 듣고
Link 연결하기
02
원칙 1 Look 보고
보고 확인합니다
• 주변의 상황이 안전한지 확인합니다.
• 긴급한 지원이 필요한 사람이 있는지 확인합니다.
• 심각한 고통의 징후나 극심한 스트레스 반응을 보이는 사람이 있는지 확인합니다.
03
원칙 2 Listen 듣고
고통과 걱정을 잘 듣습니다
• 도움이 필요한 사람에게 예의 바르고 정중하게 다가갑니다.
• 부드럽고 침착한 목소리로 상대방이 평정심을 되찾을 수 있도록 도와줍니다.
• 배려하고 존중하는 마음으로 경청하고 눈 맞춤, 고개 끄덕임 등으로 호응합니다.
• 당장 필요한 것과 현재 걱정에 대해 묻고 우선순위를 정할 수 있도록 합니다.
04
원칙 3 Link 연결하기
도울 수 있는 사람이나 자원을 연결합니다
• 시급하게 필요한 것을 지원하고 서비스를 받을 수 있도록 도와줍니다.
• 사실에 기반한 정보를 제공합니다.
• 스스로 문제를 해결하거나 대처할 수 있도록 돕습니다.
• 친구, 가족 등 사랑하는 사람을 만나고 사회적 지원을 받을 수 있도록 연결합니다.

자료: 시사저널 (2025); 국립정신건강센터 (2024)

1. 정신보건의 개념

1) 정신보건의 정의

정신보건mental health은 정신장애인의 치료뿐만 아니라, 국민 전체의 정신적 건강을 향상시키기 위해 생물학적·의학적·교육적·사회적 측면에서 협력하는 분야이다. 세계보건기구World Health Organization, WHO는 건강을 단순히 질병이 없거나 허약하지 않은 상태로 정의하지 않고, 신체적·정신적·사회적으로 완전히 안녕한 상태를 의미한다고 설명한다. 이러한 정의에 따라 정신보건은 개인과 사회가 보다 나은 인간관계를 형성하고 유지할 수 있도록 지원하는 중요한 역할을 한다.

정신적으로 건강한 사람은 여러 가지 특징을 가지고 있다. 자기의 주체성을 가지고 인생의 목표를 자발적으로 추구하는 사람은 자신의 삶을 주도적으로 살아가는 능력을 가지고 있으며, 이는 정신건강의 중요한 요소이다. 또한, 현실과 환경의 변화를 잘 수용하여 적응하는 사람은 변화에 대한 유연성을 가지고 있어 스트레스를 잘 관리할 수 있다. 상대방의 입장과 요구를 이해하여 대인관계를 지속적으로 유지하는 사람은 긍정적인 대인관계를 형성하고 유지하는 능력을 가지고 있으며, 이는 사회적 안녕감을 높이는 데 기여한다. 만족스러운 이성관계를 유지하는 사람은 개인의 정서적 안정과 행복에 중요한 역할을 한다. 마지막으로, 본인 능력의 한계를 현실적으로 받아들이고 직업생활을 통해 성취감을 얻으려는 사람은 자신의 역량을 잘 이해하고 이를 통해 직업적 만족을 얻는 능력을 가지고 있다. 이러한 특징들은 정신적으로 건강한 사람의 중요한 요소로 작용한다. 이는 결국 개인과 사회가 보다 나은 삶을 영위할 수 있도록 돕는 정신보건의 중요한 역할을 강조한다.

2) 정신보건의 목적

「정신건강증진 및 정신질환자 복지서비스 지원에 관한 법률」에 의하면 정신보건은 "정신질환의 예방·치료, 정신질환자의 재활·복지·권리보장과 정신건강 친화적인 환경 조성에 필요한 사항을 규정함으로써 국민의 정신건강증진 및 정신질환자의 인간다운 삶을 영위하는 데 이바지함"을 목적으로 한다. 정신보건의 궁극적 목표는 지역사회 전체 주민의 정신건강을 유지, 증진, 회복 및 예방하기 위해 필요한 지식과 기술을 탐구하는 것이다. 이를 통해, 국민의 정신적 효율을 증진시켜 건강한 사회를 만드는 데 기여하고자 한다.

즉, 「정신건강증진 및 정신질환자 복지서비스 지원에 관한 법률」의 주된 목적은 국민의 정신건강을 증진함으로써 건강한 사회 구축에 이바지하는 것이다. 이 목적을 달성하기 위해 법은 정신질환의 예방과 치료, 그리고 정신질환자의 사회 복귀를 지원하는 다양한 조치들을 포함하고 있다. 이러한 조치들은 지역사회 내에서 정신건강의 유지와 증진을 위한 지식과 기술의 탐구와 적용을 촉진한다. 결국, 이러한 노력은 국민의 정신적 효율을 높이고, 이를 통해 더욱 건강하고 통합된 사회를 만드는 데 기여한다.

3) 정신보건의 중요성

주요 정신질환들이 초기 성인기에 발병하여 만성적으로 진행되는 경향이 있다는 사실은 개인, 가족, 그리고 사회적·국가적 측면에서 상당한 부담과 손실을 야기한다. 이러한 질환들은 환자가 활동성이 가장 높은 인생의 시기를 투병하며 보내게 한다. 이는 단순히 개인적 차원의 문제를 넘어서 국가적 차원의 중요한 문제가 된다. 특히 정신질환자들이 병에 대한 인식 부족이나 스스로 치료를 받을 수 없는 상황은 장기적인 치료의 필요성과 함께 국가적인 정책적 지원의 필요성을 강조한다.

세계보건기구WHO는 세계인의 건강에 부담을 주는 주요 장애 중 우울장애, 조현병, 양극성장애, 알코올 남용, 강박장애 등 다수의 정신질환을 포함시키며, 이는 정신건강 문제의 광범위함과 심각성을 전 세계적으로 인지시키는 중요한 지표가 된다. 이러한 지적은 각국이 정신건강 증진을 위한 노력을 강화해야 하는 필요성을 부각시킨다.

따라서, 정신질환의 발병과 만성화는 단순히 개인이나 가족에게만 영향을 끼치는 것이 아니라 국가적 차원에서도 중대한 영향을 끼치므로, 이에 대한 적극적인 대처와 정책적 지원이 필요하다. 이는 국가가 정신질환자의 인식 향상, 접근성 있는 치료 제공, 장기적 치료 지원 등을 포함한 종합적인 정신건강 정책을 마련하고 실행해야 함을 의미한다. 이러한 노력은 개인의 건강과 행복은 물론, 국가의 사회적·경제적 부담을 경감시키고, 건강한 사회를 구축하는 데 기여할 것이다.

2. 국외 · 국내 정신질환의 역사적 배경과 발전

1) 국외

고대와 중세 시대에는 정신질환이 주로 초자연적인 원인으로 설명되었으며, 신의 노여움이나 악령의 영향 등이 그 예였다. 고대 그리스와 로마에서는 이러한 증상을 가진 사람들이 신화 속 신들에게 벌을 받는다고 여겼고, 히포크라테스Hippocrates는 정신질환을 뇌의 불균형으로 설명하며 의학적 접근의 기초를 마련했다. 르네상스 시대에 들어서면서 필립 피넬Philippe Pinel과 같은 인물들이 인간 중심적 접근을 주장하며 정신질환자에 대한 보다 인간적이고 과학적인 치료를 요구했다. 피넬은 파리의 비체트르 병원에서 정신질환 환자들의 사슬을 풀고, 인간적인 치료 환경을 조성하는 개혁을 주도했다.

19세기에는 프로이트Freud가 등장하여 정신분석학의 기초를 다지며 정신질환의 내적 원인과 무의식에 대한 연구를 진행했다. 20세기에는 항정신병 약물의 개발과 인지 행동 치료와 같은 심리 치료 기법들이 발전하였고, 정신장애 진단 및 통계 편람diagnostic and statistical manual of mental disorders, DSM과 같은 진단 기준이 정립되면서 정신질환 이해와 연구가 표준화되었다. 현대에 이르러서는 정신질환에 대한 사회적 인식이 개선되고 있으며, 공개적인 토론과 교육이 확대되어 오해와 편견이 줄어들고 있다. 이러한 변화는 정신질환자들이 사회의 통합적인 구성원으로서 삶의 질을 향상시킬 수 있는 긍정적인 환경을 조성하는 데 기여하고 있다.

2) 국내

한국의 정신질환 역사에서 초창기에는 주술적이고 종교적 관점이 지배적이었다. 고조선 시대에는 정신질환을 신의 벌이나 악령의 작용으로 해석하고, 이를 퇴치하기 위한 주술적 의례가 행해졌다. 조선 시대에 들어서면서 유교의 영향이 지속되었지만, 일부 학자들은 의학적 접근을 시도하기 시작했다. 19세기 말 개화기를 맞아 서양 의학이 도입되면서 정신질환에 대한 이해가 확대되었고, 일제 강점기에는 일본의 영향을 받아 정신의학이 본격적으로 소개되었다. 이 시기에 정신질환은 신체질환처럼 다루어지며 의학적 접근이 강조되었다.

해방 이후 한국은 전쟁과 사회적 혼란 속에서도 정신건강의 중요성을 점차 인식하기 시작했다. 1970년대와 1980년대에는 「정신건강법」이 제정되고 정신보건 시설이 확대되었으며, 치료 방법도 다양화되어 약물치료와 인지행동치료가 도입되었다. 21세기에 들어서면서는 공공 캠페인과 교육 프로그램을 통해 정신질환에 대한 사회적 인식이 개선되고 있으며, 디지털 기술을 활용한 원격 정신건강 서비스와 모바일 애플리케이션이 등장하여 더 많은 사람들이 쉽게 도움을 받을 수 있는 환경이 조성되고 있다. 이러한 변화는 한국 사회에서 정신건강 문제를 보다 효과적으로 다루고, 환자들이 사회의 통합적인 구성원으로서 삶의 질을 향상시킬 수 있는 긍정적인 기여를 하고 있다.

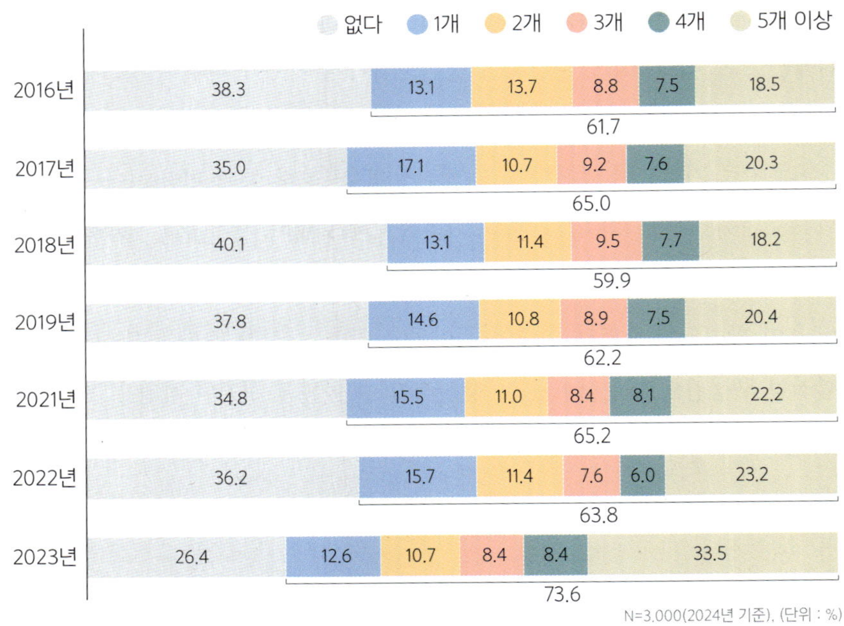

그림 11-1 지난 1년간 경험한 정신건강 문제

자료: 국립정신건강센터 (2024)

우리나라 정신보건 현황

최근 우리 사회는 사회적 스트레스, 정신건강 인식 개선, 노령 인구 증가 등으로 정신질환자 수가 지속적으로 증가하고 있다. 그림 11-1은 2016년부터 2023년까지 정신건강 문제를 경험하지 않은 비율은 감소(38.3% → 26.4%)했으며, 5개 이상의 문제를 경험한 비율은 증가(18.5% → 33.5%)하여 복합적인 정신건강 문제가 심화되고 있음을 보여주고 있다. 대부분의 정신질환 관리는 요양시설에 의존하고 있어, 통합적 지역사회 서비스가 부족함을 나타낸다. 이로 인해 환자의 사회적 통합과 복귀가 어렵고, 의료 전달 체계의 비체계성과 연속성 부재로 치료 접근과 결과가 부정적으로 영향을 받는다. 그러나 정신질환에 대한 사회적 편견에도 불구하고, 정신건강의 중요성 인식이 점점 확대되면서 정신질환자를 위한 특화된 서비스와 정책 개발에 대한 관심이 증가하고 있다. 이는 앞으로 정신질환자의 치료와 사회적 통합을 개선하는 데 긍정적인 영향을 미칠 것으로 기대된다.

3. 정신질환의 원인

1) 유전적 요인

유전적 요인은 정신질환의 중요한 원인으로 여겨진다. 혈통조사, 쌍생아 연구, 가족연구 등에서 높은 정신질환 발생률을 나타내고 있으나 유전적 요인이 증명된 질환은 극소수에 불과하다.

2) 신체적 요인

정신질환은 뇌 조직의 손상(뇌혈관 장애, 두부 손상, 종양, 독극물 중독, 진행성 마비 등)이나 일시적이고 회복 가능한 변화(임신, 감염, 내분비계 장애 등)에 의해 발생할 수 있다. 이러한 요인들은 뇌의 기능에 영향을 주어 정신질환을 유발하기도 한다.

3) 환경적 요인

(1) 심리·사회적 요인

환경적 요인 중 심리·사회적 요인은 사람 간 관계에서 비롯될 수 있으며, 특히 어머니와의 관계에서 형성된 경험이 공격성, 압박감, 불안 등과 깊은 관련이 있다. 또한, 도시화로 인한 사고 증가, 대기오염, 극단적인 자극 등이 사회적 관계를 위축시키고 내적 갈등을 심화시키는 원인이 될 수 있다.

(2) 생물·물리·화학적 요인

다양한 전염성 유기체 및 바이러스, 영양결핍, 생활환경 또는 사업장 내 물리·화학적 인자 등도 정신질환과 밀접한 관련이 있으며 매독, 풍진, 뇌염, 뇌막염, 홍역 등에 이환될 경우 정신질환을 일으킬 수 있다. 또한 납, 수은, 일산화탄소, 비소, 이황화탄소 등은 중추신경계에 심각한 장애를 일으킬 수 있으며 모르핀, 코카인, 헤로인 등 마약과 알코올 등에 중독될 경우 중추신경계 장애를 일으킬 수 있다.

4. 주요 정신질환 유형

1) 성인 ADHD

성인 ADHDattention deficit/hyperactivity disorder는 부주의, 과집중, 불안으로 내면화하기도 하는 과잉행동, 감정조절장애, 산만한 생각의 특성을 보인다.

주요 증상으로 ADHD는 주의집중 어려움, 과잉행동, 충동성을 보이며, 유아기부터 불규칙한 수면/수유 패턴, 과도한 움직임, 짧은 주의력 등의 징후가 나타날 수 있어 조기 관찰이 중요하다. 또한 성인 ADHD 환자는 지시 수행, 정보 기억, 집중력 발휘, 과업 조직 및 구성, 기한 내 임무 완수, 약속 시간 준수에 있어 지속적인 어려움을 보인다.

성인 ADHD 치료는 약물치료와 비약물적 치료를 병행하는 통합적 접근이 효과적이다. 약물치료로 도파민과 노르에피네프린 조절을 통해 증상 개선에 도움을 주는 약물을 사용한다. 비약물적 치료로는 인지행동치료, 마음챙김 기반 인지치료, 코칭, 심리교육 등이 활용되며, 이를 통해 일상생활 기술 향상과 증상 관리 능력을 개선할 수 있다.

2) 우울증

우울증depression은 우울장애 또는 주요우울장애라고도 불리며, 우울감과 무기력, 즐거움 상실, 또는 짜증과 분노의 느낌을 지속해서 유발하는 '장애'이다. 기분, 생각 및 행동 방식에 영향을 미치며 다양한 정서적·신체적 고통을 유발할 수 있다. 일상적인 활동을 하는 데 어려움을 겪을 수도 있고 때로는 인생의 가치가 없는 것처럼 느껴질 수도 있다. 기분이 상하는 일은 삶의 자연스러운 일부이며, 슬픔이나 분노를 유발하는 사건은 모든 사람에게 발생할 수 있다. 그러나 이러한 감정이 주기적으로 반복되거나 지속적으로 희망이 없다고 느껴진다면, 우울증을 겪고 있을 가능성이 있다.

우울증은 개인의 잘못이나 의지 부족으로 인해 발생하는 것이 아니며, 단순히 시간이 지나간다고 저절로 회복되는 것은 아니다. 적절한 치료가 필요할 수 있으며, 치료 과정은 예상보다 길어질 수도 있다. 그러나 대부분의 우울증 환자는 약물치료, 정신치료 또는 두 가지 치료를 병행함으로써 증상을 완화하고 회복할 수 있다.

3) 불안장애

불안장애anxiety disorder는 불안이나 공포가 있는 스트레스 상황에서 누구나 경험할 수 있는 정상 반응이며, 불안이나 공포를 경험했다고 꼭 병적인 상태로 볼 수는 없다. 불안과 공포를 경험하면서 미리 대비를 하거나 위험에 빠르게 대처할 수 있으며 스트레스에 적응하게 된다는 점에서 자기방어 기전이라고 할 수 있다. 하지만 스트레스 상황에서 불안, 공포에 압도되어 대처가 불가능하거나 과도한 불안, 공포 반응으로 인해서 일상생활이나 업무 수행에 지장이 생긴다면 병적인 상태라고 할 수 있다그림 11-2.

(1) 불안

스트레스, 위험, 고통 등이 예상되는 상황이나, 예상하지 못한 일이 발생할 수 있는 상황에서 경험할 수 있는 감정이다. 불안은 크게 신체적 반응과 정신적 반응으로 나누어 볼 수 있다. 신체적인 반응으로 빠른 숨, 가슴 두근거림, 근육의 긴장, 땀 분비 증가, 두통, 소화장애 등이 나타나며, 정신적 반응으로 불쾌하고 모호한 두려움, 긴장, 불면, 우울감 등이 나타난다.

(2) 공포

두려움의 대상이 불안보다 명확하고 구체적인 경우 발생한다. 예를 들면, 길에서 무서운 대상으로 사나운 개를 만나게 되는 경우 경험하는 감정을 공포, 특별한 이유 없이 경험하는 걱정과 초조감을 불안이라고 할 수 있다.

(3) 공황

갑작스럽게 심장마비나 호흡곤란 같은 응급 상황으로 느껴지는 극심한 불안 증상이 발작attack처럼 경험되는 상태이다. 뚜렷한 신체 증상이 동반되는 것이 특징이다.

주요 증상으로 신체적인 반응인 빠른 숨, 가슴 두근거림, 근육의 긴장, 땀 분비 증가, 두통, 소화장애 등과 정신적 반응인 불쾌하고 모호한 두려움, 긴장, 불면, 우울감 등이다.

불안장애 치료는 주로 심리치료와 약물치료를 병행하는 통합적 접근을 사용한다. 심리치료 중 인지행동치료cognitive & behavioral therapies, CBT가 가장 효과적이다. 약물치료로는 항우울제가 주로 사용되고, 개인의 상태에 맞는 맞춤형 치료가 중요하다. 규칙적인 운동, 충분한 수면 등의 생활 습관 개선도 치료에 도움이 될 수 있다그림 11-2.

불안: 뚜렷한 원인 없이 생기는 불쾌하고 모호한 두려움 등으로 표현되는 기분상태이다.

공포: 명확하고 구체적인 대상에 대한 두려움, 이에 비해 불안은 대상이 명확하지 않고 추상적인 경우가 많다.
예를 들면, 길에서 무서운 대상으로서 사나운 개를 만나게 되는 경우 가지는 감정을 공포라고 하고, 특별한 이유 없이 걱정과 초조감이 드는 경우는 불안이라고 할 수 있다.

공황: 심장마비나 질식과 같은 응급 상황에서 가질 수 있는 극심한 불안, 발작 상태를 말한다. 다른 불안 증상에 비해 신체 증상이 현저하고 심각한 것이 특징이다.

그림 11-2 불안, 공포, 공황

4) 불면증

불면증insomnia은 다음날 활동을 하는데 지장을 줄 정도로 양적, 질적으로 충분한 잠을 못 자는 상태이다.

정신생리성 불면증은 스트레스로 인해 우선 불면증상이 생긴 후, 불면증상이 지속되면 '어떻게 하나?'라는 불안 및 두려움으로 인해 자율신경이 흥분되고 이로 인해 불면이 다시 찾아오는 악순환을 겪는 불면증이다그림 11-3 .

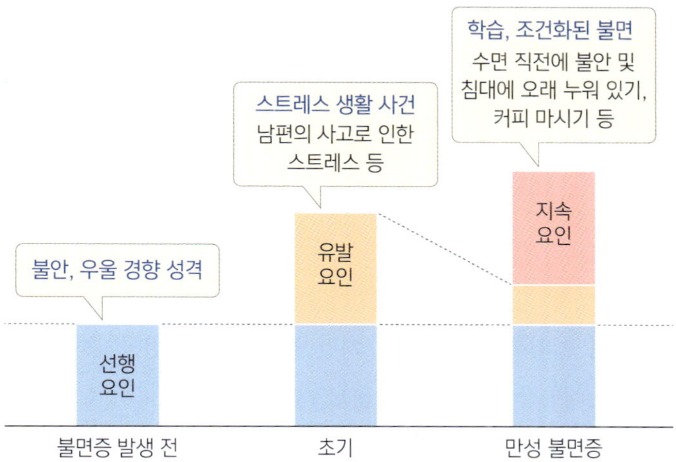

그림 11-3 불면증의 발생과정

만성 불면증의 대부분은 이러한 인지적 및 행동적 왜곡에 의해 발생하고 지속된다. 따라서 불면증을 효과적으로 치료하기 위해서는 먼저 불면증이 악화되고 장기화되는 원인을 이해하는 것이 중요하다.

불면증 치료는 비약물치료와 약물치료를 병행하는 다각적 접근이 효과적이다. 비약물치료로는 인지행동치료CBT와 수면위생교육이 중요하며, 약물치료는 단기적으로 효과적이지만 장기 사용 시 주의가 필요하다. 개인의 상태와 원인에 따른 맞춤형 치료가 필요하며, 특히 만성 불면증의 경우 인지행동치료를 통한 수면에 대한 잘못된 인식과 행동 패턴 교정이 중요하다.

5) 조현병

'조현'은 현악기의 줄을 고른다는 뜻이다. 뇌의 신경계 혹은 마음의 조율이 제대로 되지 않아 뇌의 기능에 문제가 생기지만 치료를 통해 신경계와 마음의 균형을 맞출 수 있다는 의미를 포함한다. 조현병은 재발하는 특성이 있어 안정기에 접어든 이후에도 갑작스럽게 급성기 증상이 나타나는 경우도 종종 있다.

경과는 환자마다 다양하게 나타나 조기에 치료하여 회복하는 환자도 있고, 악화와 관해(질병의 증상이나 징후가 사라지거나 완화되어 더 이상 나타나지 않는 상태)가 반복되며 나타나는 경우도 있으며 일부는 관해 없이 만성화되기도 한다.

조현병의 경과와 예후는 매우 다양하며 환자 개개인마다 다를 수 있다는 것을 숙지할 필요가 있다. 조현병은 청소년기 또는 청년기에 발병이 시작되는 질환이다.

(1) 전구기

명백한 정신병적 증상이 나타나기 전 단계이다. 환자의 일상생활 기능이 변화하는 시점부터 명백한 정신병이 발병하기 전까지의 기간에 해당한다. 전구기는 며칠에서 몇 년까지 다양한 기간 동안 나타날 수 있다. 전구기에서 나타나는 증상과 징후는 매우 다양하다. 불안, 짜증, 분노, 우울감, 감정기복 등 정서적 증상, 의욕 저하, 공허함, 피곤, 집중력 저하, 모호한 신체 통증, 불면 등 다른 정신질환에서 보일 수 있는 증상이 나타나 처음에는 다른 질환과 구분하기 어렵다. 또한 사회적 위축, 대인관계 예민함, 충동성 등의 행동 변화도 나타날 수 있다.

(2) 급성기

전구기를 지나 망상, 환각, 와해된 행동 및 언어 등 급성 정신병적 증상이 나타나는 시기이다.

(3) 잔류기(안정기)

잔류기(안정기)는 치료를 통해 양성 증상이 호전된 후, 일부 경미한 증상이 남아 있거나 음성 증상과 인지 기능 저하가 주요한 문제가 되는 시기이다.

조현병의 치료는 항정신병 약물을 통한 증상 조절과 재발 방지가 핵심이며, 인지행동치료, 가족치료, 사회기술 훈련 등 정신사회적 중재를 병행하는 통합적 접근이 효과적이다. 조기 발견과 지속적인 관리가 중요하며, 환자의 상태에 따라 맞춤형 치료와 재활 프로그램이 필요하다. 또한, 환자와 가족에게 질병에 대한 교육과 지지를 제공하여 장기적인 예후를 개선할 수 있다.

6) 조울병

조울병bipolar disorder, BD(양극성장애)은 순환정신병, 감정정신병이라고도 하며 조현병과 함께 2대 내인성 정신질환을 이루고 있다. 감정의 장애가 주요 증상이며 조증기manic phase와 우울기depressive phase가 반복해 나타나거나 또는 한 가지 증상이 반복적으로 나타난다. 발병원인은 복합적이며, 부모 중 어느 한쪽이 조울병 환자일 경우 자녀의 30% 전후에서 발병하며 부모 모두 증상을 가지고 있을 경우 약 60%가 발병한다고 보고되고 있다.

주요 증상으로 조증기 증상은 기분이 들뜨고 과대망상을 하며 쉬지 않고 많은 활동을 하며 우울기 증상은 우울한 기분과 무력감, 자기 비하, 절망감으로 의욕 상실 등의 감정이 몇 주일 지속되어 일상생활에 지장을 받을 정도가 된다.

조울병 치료는 약물치료(기분안정제, 항정신병 약물 등), 정신치료, 교육 및 사회적 지지, 생활습관 관리, 그리고 심각한 경우 전기경련 요법을 포함한다. 이 질환은 만성적이므로 지속적인 관리가 필요하며, 적절한 치료를 통해 증상을 효과적으로 관리하고 일상생활을 유지할 수 있다.

7) 외상 후 스트레스

살면서 누구나 한 번쯤은 죽을 뻔한 상황이나 이와 비슷한 충격을 경험할 수 있다. 놀란 마음은 며칠씩 가슴을 두근거리게 하고 위험했던 상황을 떠올리게 하며 자다가 꿈에 나오는 경우도 있다. 대부분은 시간이 지나가면서 상황이 정리되고 무서웠던 기억이 잊혀지면서 차차 안정을 찾으며 이러한 사고를 경험하는 사람들 중 열에 한 명은 한 달 이상 지속적으로 악몽에 시달리며 사고에 대한 불안과 긴장이 가시지 않아 작은 소리에도 놀라는 극도의 예민한 상태와 이와는 정반대로 무기력한 상태가 번갈아 가며 나타나는 '외상 후 스트레스'를 경험하게 된다.

외상후스트레스장애post-traumatic stress disorder, PTSD는 사고의 크기보다는 개인의 기질과 과거 경험, 그리고 뇌의 편도체와 전대상피질의 비정상적 작동에 의해 발생하며, 특히 신체적 손상이나 법적 절차가 동반될 때 증상이 장기화될 수 있다.

또한 기존의 우울장애나 물질관련장애가 있는 경우 발생 위험이 높아지고 새로운 정신장애가 동반될 수 있어, 음주와 같은 부적절한 대처를 피하고 적절한 치료적 개입이 필요하다. 치료는 수면제, 항우울제, 항불안제 등이며 증상들이 다소 안정되고 나면 회피증상에 초점을 맞춰 안구운동 민감소실 및 재처리요법eye movement desensitization and reprocessing, EMDR이나 노출요법 등의 정신심리요법을 시행한다.

8) 강박장애

강박장애obsessive-compulsive disorder, OCD는 통제 불가능한 강박사고와 강박행동을 갖고 있고, 그로 인해 학교생활이나 사회생활에 어려움을 겪는 질병이다. 강박장애는 대표적인 뇌기능 장애로, 약물치료, 인지행동치료, 비약물적 치료 등을 시행한다.

9) 자살과 자해

자살suicide 원인은 정신과적 질환, 특히 기분장애(우울증, 조울병), 알코올 및 물질 남용 등이 높은 비율을 차지한다. 또한 정신과적 질환 이외에도 경제적 어려움, 대인관계 갈등과 같은 스트레스에 노출되는 것이 자살을 유발한다는 많은 연구들이 있다. 세계보건기구 연구에 의하면, 낮은 사회경제적 지위, 실업, 사회적 스트레스를 가진 사람에게 자살 실행의 가능성이 더 높아진다고 한다.

우리나라 사람들에게는 정신의학적 상담, 치료에 대한 편견이나 저항감이 적지 않아 자살사고가 악화되어도 쉽게 도움을 요청하지 못하는 것 또한 자살률을 높이는 요소가 된다.

자살 예방은 개인과 사회 모두의 노력이 요구되는 중요한 공중보건 문제이다. 개인적으로는 정신건강의학과 전문의의 진료를 받는 것이 가장 효과적인 방법이며, 병원을 방문하기 부담스럽다면 상담소나 정신건강복지센터를 활용할 수 있다.

또한 알코올 남용은 자살 유발 요인이므로 음주를 자제하고, 규칙적인 식사, 수면, 가벼운 운동을 통해 정신건강을 관리하는 것이 중요하다. 사회적으로는 가족과 지인의 관심과 격려가 자살 위험군에게 큰 도움이 될 수 있다. 경쟁적이고 스트레스가 많은 사회환경에서 서로에게 관심을 기울이고 이해하려는 노력이 필요하며, 이는 인간만이 가진 소중한 자원으로서 자살 예방에 핵심적인 역할을 한다.

10) 알코올 사용장애

알코올 사용장애alcohol use disorder, AUD는 음주 조절능력을 상실하고 술에 대한 집착이 생기며, 건강이나 일상생활에 부정적 결과가 발생해도 지속적으로 음주를 하게 되는 상태를 의미한다. 특히 의도한 것보다 더 많은 양의 술을 마시게 되고, 조절 시도가 실패하며, 직장과 가정에서 문제가 발생함에도 음주를 지속하는 등 신체적, 정신적 의존 증상이 특징적으로 나타나는 중독성 장애이다.

알코올 사용장애 치료는 약물치료, 정신사회적 치료, 자조모임 등 다각적 접근이 필요한 복합적인 과정이다. 효과적인 치료를 위해서는 개인의 상태에 맞는 맞춤형 치료 계획을 수립하고, 약물치료와 정신사회적 개입을 결합한 장기적 관리가 필요하다.

11) 인터넷 중독 및 스마트폰 중독

인터넷 중독은 인터넷 사용을 조절하지 못하고 강박적으로 사용하여 일상생활 적응에 심각한 문제가 생겨난 상태를 의미한다. 구체적으로는 인터넷 사용을 중단하거나 감소하면 정신 운동성 초조나 불안, 강박적 사고 등의 증상이 나타나며, 중요한 사회적, 직업적 활동이 포기되는 상태를 말한다.

스마트폰 중독은 스마트폰 사용으로 인해 일상생활에 지장을 받거나, 가족과의 대화에 어려움을 겪는 등 문제적 행동을 보이는 상태를 의미한다.

인터넷 및 스마트폰 중독의 치료는 사용시간 관리, 대안활동 찾기, 사용환경 제한, 알림 최소화 등 개인의 행동 변화를 통해 시작된다. 또한, 전문가의 도움을 받아 인지행동치료를 진행하고, 가족관계를 개선하며, 시간관리 도구를 활용하는 등 종합적 접근이 효과적이다.

5. 생애주기별 정신건강 문제

생애주기별로 나타나는 정신건강 문제를 효과적으로 관리하기 위해서는 예방에 초점을 맞춘 공중보건학적 접근이 필수적이다. 각 연령대에 따라 정신건강 문제가 가지는 특성과 원인이 다르므로, 이를 예방하기 위한 국가적 차원의 전략적 노력이 필요하다. 이를 위해 정부와 관련 기관은 정신건강 교육과 대중 인식 개선 활동을 강화하고, 정책적 지원을 통해 정신건강 문제 발생을 줄이고, 건강한 발달을 촉진해야 한다.

더불어, 정신건강 문제를 조기에 발견하고 대응할 수 있는 체계적인 지원 시스템이 중요하다. 조기 개입은 정신건강 문제가 악화되는 것을 막고, 개인이 심각한 어려움을 겪기 전에 적절한 도움을 받을 수 있도록 한다. 이를 위해 학교, 직장, 지역사회에서 정기적인 정신건강 평가와 상담 프로그램을 제공하며, 필요한 경우 전문가의 치료를 신속히 연결할 수 있도록 서비스 접근성을 높이는 것이 중요하다.

지역사회는 주민의 정신건강을 보호하고 증진하는 데 핵심적인 역할을 한다. 지역사회 내 정신건강 서비스와 지지 체계를 강화하고, 정신건강센터, 상담소, 자조모임과 같은 지원 네트워크를 활성화함으로써 누구나 쉽게 지원받을 수 있는 환경을 조성해야 한다. 이러한 노력은 개인의 정신건강 회복뿐만 아니라 지역사회의 유대감과 사회적 안정성에도 긍정적인 영향을 미칠 것이다.

또한, 정신건강 문제와 신체건강 문제를 통합적으로 관리하는 접근이 필요하다. 정신적 건강과 신체적 건강은 상호 밀접한 연관이 있으므로, 이를 분리하지 않고 통합적으로 진단하고 치료할 수 있는 시스템을 구축해야 한다. 이를 위해 일선 의료기관에서는 정신건강 문제를 신체 건강과 함께 다룰 수 있는 통합 서비스를 제공하고, 분야별 전문가 간 협력 체계를 강화해야 한다.

이처럼 예방적이고 통합적인 공중보건 측면의 접근은 생애주기별로 다양한 정신건강 문제를 체계적으로 관리하며, 국민의 정신적 안녕과 삶의 질 향상에 크게 기여할 것이다.

1) 유아기와 아동기의 정신건강 문제

유아기와 아동기의 정신건강 문제는 발달장애, 불안, 두려움, 그리고 트라우마 등 다양하게 나타날 수 있으며, 이들의 일상과 학습에 큰 영향을 미친다. 조기 발견과 적절한 치료가 필수적이며, 부모교육과 놀이치료 같은 치료적 개입은 아동의 건강한 정신발달을 지원한다. 특히, 안전하고 지지적인 환경 제공은 아동이 자신감을 가지고 성장하는 데 중요한 역할을 한다.

2) 청소년기의 정신건강 문제

청소년들은 학업 부담과 성적 경쟁으로 인해 심각한 스트레스를 경험하며, 이는 우울증과 불안증으로 이어질 수 있다. 급격한 신체 변화와 또래관계의 갈등 또한 정신건강 문제를 유발하는 주요 요인이다. 이에 대응하기 위해 학교상담 프로그램, 정신건강 교육, 그리고 가족 및 또래의 지지 네트워크를 강화하는 것이 중요하며, 특히 자살 위험이 있는 청소년에 대한 초기 개입은 공중보건 측면에서 매우 중요하다.

청소년기의 학업 스트레스

C고등학교는 시험 기간마다 학생들의 학업 스트레스를 줄여주기 위해 명상 프로그램과 개별 상담을 운영하고 있다. 학생들은 이 프로그램을 통해 스트레스를 효과적으로 관리하고 학업에 대한 긍정적인 태도를 기를 수 있다. 특히 학업 부담이 큰 청소년들에게 이러한 스트레스 관리 프로그램은 정신건강을 지키고 자살과 같은 심각한 위험을 예방하는 데 필수적인 역할을 한다. 이는 청소년이 더 건강하게 성장할 수 있는 환경을 조성하는 데 중요하다.

3) 성인 초기와 중기의 정신건강 문제

직장에서의 과도한 업무 부담과 갈등은 직무스트레스를 유발하며, 이는 종종 우울증과 불안장애로 발전할 수 있다. 결혼, 직업, 경제적 문제와 같은 다양한 사회적 요인들이 복합적으로 작용하여 정신건강 문제와 중독 문제를 초래하기도 한다. 이러한 문제들을 예방하고 관리하기 위해 직장 내 정신건강 프로그램, 스트레스 관리 교육, 그리고 전문 상담 서비스 제공이 필요하다.

4) 노년기의 정신건강 문제

노년기에는 알츠하이머병과 같은 신경인지 장애가 주요한 치매 형태로 나타날 수 있으며, 이는 종종 배우자의 사망, 은퇴, 사회적 고립과 같은 요인으로 인해 우울증이 발생할 수 있음을 보여준다. 또한, 신체적 건강의 악화와 연관된 불안장애도 흔하게 경험하게 된다. 이러한 정신건강 문제를 예방하고 관리하기 위해서는 치매의 조기 진단, 사회적 지지망의 강화, 그리고 노인 대상 심리상담 프로그램이 효과적이다.

지역사회 정신건강 지원 프로그램

A시는 지역사회 기반의 정신건강 지원 프로그램을 통해 주민들에게 무료 상담 서비스와 심리교육을 지속적으로 제공하고 있다. 특히 코로나19 팬데믹 동안 고립감을 경험한 노년층에게는 정기적인 심리상담과 지역 행사 참여 기회를 제공하여 정신적 안정을 되찾을 수 있도록 지원하였다. 이 프로그램은 노인들 뿐만 아니라 지역사회 전체의 정신건강을 향상시키고, 지역사회에 소속감을 높이는 등 긍정적인 영향을 미쳤다.

6. 정신보건 문제

1) 자살문제

정신보건 문제 중에서도 자살은 특히 심각하며, 이는 공중보건의 주요 관심사 중 하나이다. 자살은 개인이 의도적으로 자신의 생명을 종결시키려는 행위로, 중독이나 신체적 손상 등을 수반할 수 있다.

2000년대 초반부터 우리나라는 OECD 국가 중에서 자살 사망률이 가장 높은 국가가 되었다. 이는 한국 사회에 있어 심각한 보건학적 문제로 여겨지며, 국가 차원에서의 주의와 개입이 요구된다. 이에 따라 정부는 자살 예방을 위해 종합적인 대책을 수립하고 다양한 예방 활동을 추진해 오고 있다.

자살 예방을 위한 정책과 대책은 '생명 존중 문화'의 조성을 목표로 한다. 이러한 정책은 주로 법률과 국가 차원의 제1차 및 2차 자살 예방 종합 대책에 근거를 두고 있으며, 이 대책들은 자살 예방의 개념적 틀로서 정신보건 개입의 스펙트럼 모델을 적용한다그림 11-4.

정신보건 개입의 스펙트럼 모델은 크게 세 단계로 구분한다.

- 예방prevention: 자살 위험이 있는 인구를 조기에 확인하고, 개입하여 자살 행위를 미연에 방지한다.
- 치료treatment: 자살 시도를 한 개인이나 자살 생각이 있는 개인에게 적극적인 정신건강 치료를 제공하여 즉각적인 위험을 관리한다.
- 유지/관리maintenance/management: 자살 위험에서 벗어난 이후에도 장기적인 관리와 지원을 통해 재발을 방지한다.

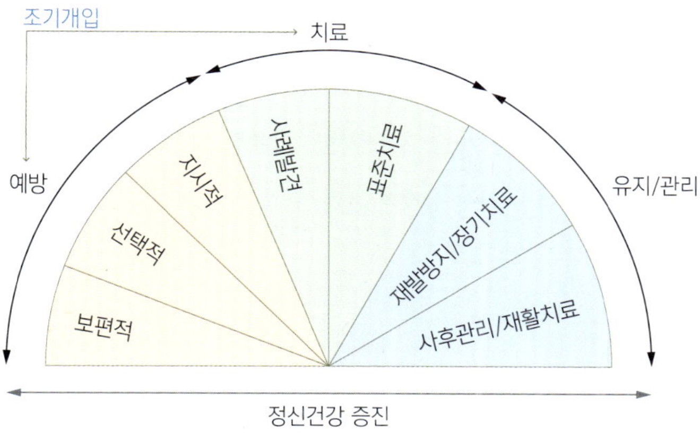

그림 11-4 정신보건 개입의 스펙트럼 모델

여기에 다시 예방단계는 보편적 예방개입, 선택적 예방개입, 지시적 예방 개입으로 분류된다.

- 보편적 예방개입: 미래에 정신질환을 가질 수 있는 전체 인구집단
- 선택적 예방개입: 현재 정신질환 증상이나 징후는 없지만 장차 정신과적 장애의 위험이 높은 사람 대상-우울증 부모의 자녀, 성적 학대 경험 아동 등
- 지시적 예방 개입: 정신질환 초기 증상이나 징후를 보이는 사람 대상, 조기치료나 자해행동 관리 등 포함

이러한 단계별 접근은 자살 문제를 포괄적으로 다루며, 개인의 생명을 보호하고 사회적·경제적 비용을 줄이는 데 중요한 역할을 한다. 국가와 지역사회는 이러한 모델을 통해 자살률 감소를 목표로 지속적인 노력을 기울여야 할 것이다.

2) 음주문제

알코올은 일부 신경계통에 대해서는 억제작용을 하고 소량의 알코올 농도에서는 조정기능에 영향을 주며 사고의 판단이나 억제 등 뇌 중추에 영향을 주게 된다. 또한 고혈압, 암을 유발할 수 있으며, 과도한 음주는 간질환, 관상동맥, 심장질환 및 뇌졸중 위험을 높인다. 과도한 음주는 영양결핍과 수면장애를 유발하고, 우울감 및 자살률 증가와 관련이 있다. 알코올 금단 증후군의 증상은 가슴 두근거림, 식은땀, 손 떨림, 메스꺼움, 구토 등이다. 심한 경우 환각, 경련, 금단 섬망(정신 상태의 혼란, 환각 등이 동반되는 응급 상태) 등 인지기능 장애 및 사망에까지 이를 수 있다.

(1) 음주와 신체건강

① 흡수

알코올은 주로 위장과 십이지장에서 흡수되며, 공복 상태에서 섭취하면 약 25분 후 최대 흡수에 도달하여 혈중 알코올 농도가 급격히 증가한다. 이 과정은 알코올이 빠르게 혈류로 들어가 신체에 영향을 미치게 만든다그림 11-5.

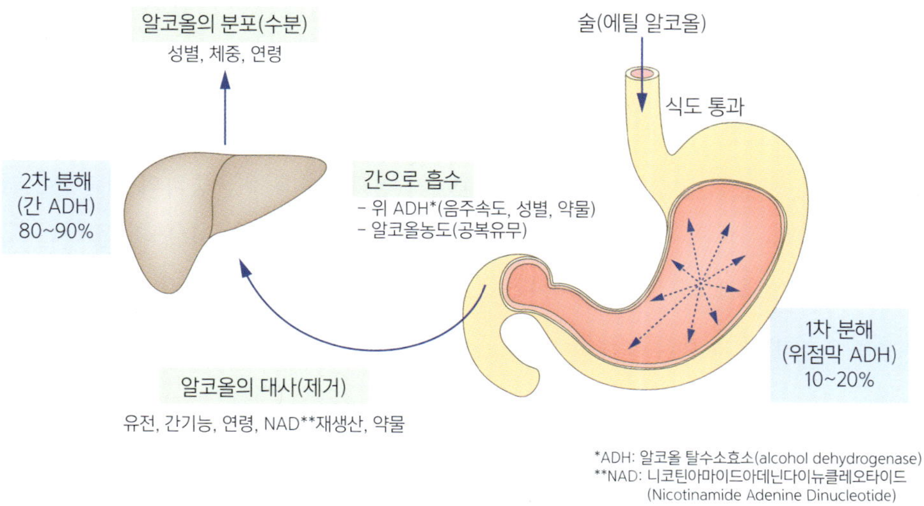

그림 11-5 알코올의 체내 흡수, 분포, 대사
자료: 한국건강증진개발원 (2019)

② 대사

흡수된 알코올의 약 80～90%는 간에서 대사되어 아세트산으로 변환되며, 이 과정은 알코올이 분해되어 에너지로 전환되는 주요 경로이다. 나머지 알코올은 호흡, 땀, 소변 등을 통해 몸 밖으로 배출되어, 체내에서 처리되지 않은 알코올이 제거된다.

③ 혈중 알코올 농도(BAC)

혈액 내 알코올 농도를 나타내는 값으로, 다음과 같이 표현된다.

- % w/v: 혈액 부피(v)당 알코올 질량(w)
- % w/w: 혈액 질량(w)당 알코올 질량(w)

우리나라에서는 alcohol% 또는 mg/100 mL of blood로 표시된다.

④ 혈중 알코올 농도의 변화

술을 한 잔 섭취한 후 약 30～60분 이내에 혈중 알코올 농도는 최대치에 도달하며, 이 최대치는 대략 0.02～0.03%이다. 이는 알코올이 신속하게 체내에 흡수되어 빠르게 혈액 내에 분포되며, 그 효과가 단시간 내에 명확하게 나타나는 것을 의미한다.

(2) 음주와 정신건강

① 음주와 기분장애

알코올은 중추신경억제제로 작용하여 우울증 수준을 증가시키고, 기존의 정신질환 증상을 악화시킬 수 있다. 연구에 따르면 음주 문제가 심각할수록 우울증과의 연관성이 더욱 뚜렷해지며, 고위험 음주 빈도가 높은 개인에서는 우울증 발생 가능성이 평소보다 2~4배 더 높아질 수 있다. 이는 음주가 정신건강에 부정적인 영향을 미치며, 특히 지속적인 과음은 우울증을 유발할 수 있는 중대한 위험 요소임을 시사한다.

② 음주와 불안장애

알코올은 중추신경억제제로서 일시적으로 긴장을 완화하고 불안을 줄이는 효과를 제공한다. 이 때문에 불안장애를 가진 사람들이 불안감 감소를 위해 술을 섭취하는 경우가 많다. 그러나 알코올의 이러한 이완 효과는 일시적이며, 술이 깨면서 더 강한 불안감, 공포심, 불편한 신체 증상이 나타날 수 있다. 이는 술의 금단 현상이나 반동 효과로, 초기의 불안 경감 효과를 상쇄시키는 부작용을 초래한다.

③ 음주와 수면장애

음주는 수면의 질을 저하시키는 주요 원인 중 하나이다. 알코올을 섭취하면 렘 수면과 깊은 수면 단계가 감소하고, 수면의 연속성이 떨어져 자주 깨게 되며, 결과적으로 각성 삽화가 늘어나 수면의 구조가 파괴된다. 이로 인해 알코올을 섭취한 후의 수면은 대체로 얕게만 이루어지고, 다음 날 아침에도 피로가 해소되지 않아 개운하지 않은 상태로 일어나게 된다.

3) 흡연문제

흡연은 니코틴의 빠른 흡수와 도파민 시스템 자극으로 강한 중독성을 가진다. 니코틴이 뇌에 도달하면 보상 회로를 활성화해 쾌감을 유발하지만, 이 효과는 단기적이다. 이후 혈중 니코틴 수치가 감소하면 금단 증상이 나타나며, 불안과 짜증 같은 심리적 불편함을 초래한다. 흡연자는 이를 스트레스의 원인으로 오해하고 증상을 완화하기 위해 다시 흡연을 하며, 이로 인해 악순환이 반복된다. 이러한 과정에서 심리적 요인은 니코틴 의존성을 심화시키는 중요한 역할을 한다. 따라서 흡연의 중독 메커니즘과 정신건강에 미치는 영향을 이해하는 것은 금연과 건강한 삶을 위한 중요한 과정이다그림 11-6.

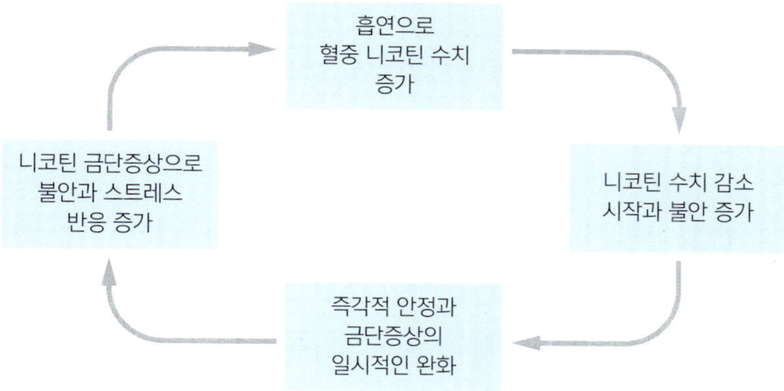

그림 11-6 흡연과 스트레스의 악순환

연구에 따르면 흡연은 스트레스와 우울증과 같은 정신건강 문제에 기여하는 주요 요인이다. 이를 바탕으로 금연이 정신건강을 개선할 수 있다는 기대가 커지고 있다. 일상적으로 10개비 이상 피우는 흡연자를 대상으로 한 연구에서는 참가자들이 24시간 금연 후 그 상태를 유지하거나 다시 흡연을 시작하는 경우를 6개월 동안 추적 조사하였다.

6개월 동안 지속적으로 금연을 유지한 그룹은 금연을 시도하지 않았거나 다시 흡연을 시작한 그룹에 비해 스트레스지수가 지속적으로 낮게 유지되었다. 추가적으로, 금연 후 다시 흡연을 시작한 경우 스트레스지수가 오히려 증가하는 경향을 보여주었다.

이러한 결과는 금연이 초기에는 스트레스를 증가시킬 수 있으나 장기적으로는 스트레스를 감소시키고 정신건강에 긍정적인 영향을 미칠 수 있음을 시사한다. 이는 금연이 단순히 스트레스를 유발하는 요소가 아니라, 장기적으로는 정신건강을 개선할 수 있는 중요한 수단이 될 수 있음을 보여준다. 또한 금연이 정신건강에 미치는 긍정적인 영향을 강조하며, 금연을 촉진하는 정책과 프로그램의 중요성을 재확인시켜 준다.

4) 약물 남용 및 중독 문제

약물 남용 및 중독은 오래된 문제로, 고대부터 다양한 문화에서 약물의 치료적 또는 의식적 사용이 보고되었다. 1800년대 이후 합성 약물의 개발로 문제는 더욱 심화되었으며, 20세기 중반부터는 강력한 중독성을 가진 약물이 널리 퍼졌다. 이를 해결하기 위해 1960년대부터 약물 규제와 법적 통제가 강화되었으나, 약물남용은 여전히 심각한 공중보건 문제로 남아 있다.

약물남용의 원인은 복합적이며, 신체적·심리적·사회적 요인이 얽혀 있다. 신체적 요인으로는 약물의 화학적 특성이 중독성을 유발하고, 금단 증상을 피하려는 사용자가 의존성을 갖게 된다. 심리적으로는 스트레스 해소와 같은 일시적 만족감이 반복적 사용으로 이어질 수 있다. 사회적 요인으로는 가족문제, 경제적 어려움, 약물 접근성 등이 주요 배경으로 작용한다.

문제를 해결하기 위해서는 개인 맞춤형 치료, 정신건강 지원, 사회적 네트워크 강화, 약물 접근성 제한과 같은 복합적인 접근이 필요하다. 이를 통해 약물남용의 근본적 원인에 대처할 수 있다.

(1) 중독을 일으키는 향정신성 약물 종류

① 아편류

아편류는 양귀비에서 추출되며, 이 중에서 몰핀과 헤로인 같은 약물이 가장 널리 알려져 있다. 의료적으로는 주로 진통제로 활용되지만, 남용 시 심각한 중독을 유발할 수 있으며, 중단 시에는 금단 증상이 나타난다.

② 각성제-암페타민류

암페타민은 중추신경을 자극하여 기분을 고양시키고 에너지를 증가시키는 효과가 있다. 이러한 각성제는 의료적으로는 주의력 결핍과 과잉행동장애 치료에 사용되기도 하지만, 오남용 시 심각한 부작용을 초래한다.

③ 코카인

코카인은 남미 코카나무에서 추출되는 물질로, 사용자에게 강한 기분 고조와 에너지 증가를 유발한다. 그러나 이는 빠른 의존성 형성과 심각한 심리적·신체적 부작용을 초래할 수 있다.

④ 환각제

환각제는 사용자의 지각, 감각 및 인식에 극적인 변화를 일으키며, 이는 강렬한 환각을 유발하며, 장기적인 사용은 정신건강 문제를 야기할 수 있다.

⑤ 마리화나

대마에서 추출되는 마리화나는 사용 초기에는 긴장 완화와 기분 전환을 일으키지만, 고용량 사용 시 인지기능 저하 및 다양한 정신적·신체적 문제를 유발할 수 있다.

⑥ 카페인

카페인은 음료 등에 널리 포함된 자극제로, 적당량 섭취 시 각성 효과를 제공하지만, 과다 섭취 시 신경과민, 소화기장애, 심장문제 등을 유발할 수 있다.

⑦ 흡입제

흡입제는 주로 화학 용제로서, 사용 시 즉각적인 신경 억제 효과를 나타내지만, 장기적인 남용은 뇌 손상 및 다양한 건강 문제를 일으킬 수 있다.

(2) 신종마약(불법)

① 알킬 니트라이트(일명 러쉬)

인터넷사이트에서 러쉬rush, 정글주스jungle juice 등으로 판매하고 있으며, 복용 시 의식상실, 심장발작 등 심각한 부작용이 있다.

② 합성대마

대마초의 환각효과를 나타내는 테트라히드로칸나비놀tetrahydrocannabinol, THC 성분을 화학적으로 합성·제조한 신종마약으로 현재 미국·유럽 등 선진국에서 심각한 사회문제를 일으키고 있다.

2023년 마약류 폐해인식 실태조사 결과

최근 조사에 따르면 성인 100명 중 약 3명(3.1%), 청소년 중에서는 2.6%가 마약류를 사용한 경험이 있다고 응답했다. 이러한 수치는 마약류 사용이 일부 계층에서 여전히 존재한다는 것을 시사한다. 또한, 성인의 92.7%와 청소년의 84.4%는 국내에서의 마약류 문제가 심각하다고 인식하고 있어, 마약 문제에 대한 사회적 경각심이 높은 상태이다.

마약류의 접근성에 대해서는 성인 89.7%, 청소년 84%가 인터넷, SNS, 지인 소개 등 다양한 경로를 통해 쉽게 마약류를 구할 수 있다고 응답했다. 이는 정보기술의 발달이 마약류 접근성을 증가시키는 역할을 하고 있음을 보여준다.

마약류 사용의 주된 동기는 성인과 청소년 모두 우울이나 스트레스와 같은 정신적 불안정을 대처하기 위한 것으로 나타났다. 이는 개인들이 정신적 고통을 완화하는 수단으로 마약류를 선택할 가능성이 높다는 점을 보여주며, 이에 대해 보다 효과적인 예방 및 치료 전략이 필요함을 시사한다.

정부의 대응 방안

정부는 중독 재활을 위한 지원 인프라를 강화하기 위해 전국에 17개의 중독재활센터를 설립하여 확대하였다. 또한, 중독 문제에 대응하기 위해 '24시 마약류 전화상담센터'를 운영하고 있으며, 이는 언제든지 도움을 요청할 수 있는 접근성을 보장한다. 사법 체계와 치료 재활을 연계하는 모델 역시 전국적으로 확대하여 중독자들이 적절한 치료와 함께 법적 지원을 받을 수 있도록 하였다.

맞춤형 예방교육 및 홍보 부문에서는 청소년과 군인을 주요 대상으로 한 교육 프로그램을 진행하고 있다. 이와 함께, AR 및 VR 같은 첨단 가상현실 기술을 활용하여 교육 콘텐츠를 개발하여, 보다 실감나고 효과적인 예방 교육이 가능하도록 하였다. 다양한 매체를 통한 홍보 또한 강화하여, 마약류의 위험성에 대한 사회적 인식을 높이고 있다.

의료용 마약류 관리를 강화하기 위해 '마약류 오남용 통합감시 시스템(K-NASS)'을 구축하였다. 이 시스템은 의료용 마약류의 오남용을 예방하고 관리하는 데 활용되며, 의료기관에서의 마약류 사용을 철저하게 감독하고 통제함으로써 오남용으로 인한 문제들을 최소화하는 데 기여한다.

자료: 식품의약품안전처 (2024)

약물중독

최근 청소년 마약사범이 증가하고 있다. 청소년들이 마약에 접근하는 경로 중 하나는 다크웹과 SNS와 같은 인터넷 플랫폼이다. 이들은 호기심에 몇 번의 검색만으로 마약 거래 및 투약 방법을 학습하며 쉽게 마약에 손을 댈 수 있게 된다.

또한, 마약 유통의 활발화로 인해 가격이 저렴해져 피자 한 판 값으로 필로폰 1회 투약분을 구입할 수 있을 정도가 되었으며, 이로 인해 청소년들 사이에서도 마약 구매가 증가하고 있다. 청소년들은 또래 문화를 쉽게 수용하는 경향이 있어, 일부 청소년의 마약 사용이 주변 친구들에게도 영향을 미쳐 마약 사용이 더욱 확산되는 경향이 있다. 이러한 상황은 청소년 사이에서 마약 유통이 더욱 재확산되는 위험을 가중시키고 있다.

마약류별 투약 시 증상 및 금단증상

구분	의학적 효능	투약시 증상	금단증상
애더럴	집중력 향상	과다 집중, 우울증, 기면증	우울증 등 정신장애, 자살충동
디에타민 등	식욕 억제	식욕감소, 불면증, 불안 등 정신장애	극도의 피로, 우울증, 불면, 정신이상
졸피뎀 등	수면, 진정	술과 함께 투약시 의식 및 기억 상실	의식 및 기억 장애, 우울증, 자살충동
케타민	전신마취	환각, 흥분, 방향감각 상실 등	불안, 초조, 금단
펜타닐	진통	극도의 황홀감, 근육통, 의식 혼란, 호흡정지 등	강한 통증, 경련, 구토, 설사, 호흡촉박
프로포폴	전신마취	진정, 저혈압, 무호흡, 기도폐쇄 등	심한 초조감, 불안, 일시적 기억상실
필로폰	-	식욕저하, 불면, 게임 등 특정 행위에 과다집중 등 다양한 이상증세	폭식, 공격적 행동, 불안, 우울증, 망상 등 정신 장애 지속

자료: 대검찰청 보도자료 (2023)

7. 정신건강정책

정부는 일상적인 마음 돌봄을 통한 정신건강 문제의 예방에 주력하고 있다. 이를 위해 2027년까지 100만 명을 대상으로 전문 심리상담 서비스를 제공하고, 모바일 앱과 웹서비스를 통한 자가진단 서비스를 연계하고 있다. 또한, 자살예방교육을 의무화하고, 109번 자살예방 상담전화와 SNS 상담 서비스를 도입하여 청년층의 정신건강 검진 주기를 10년에서 2년으로 단축하는 등의 조치를 시행하고 있다.

치료 분야에서는 정신응급 대응 및 치료체계를 재정비하여 적시에 적절한 치료를 보장하기 위한 노력이 진행 중이다. 모든 시·군·구에 정신응급병상을 확대 설치하고, 정신질환 입원 환경을 신체질환과 동등한 수준으로 개선할 계획이다. 자·타해 위험이 있는 환자를 위한 외래치료지원제를 활성화하고, 퇴원 환자의 경우 필요시 본인 동의 없이도 정보 연계 및 치료가 가능하도록 체계를 마련하고 있다.

회복 지원을 위해 모든 시·군·구에 정신재활시설의 최소 설치기준을 마련하고, 직업훈련과 사회적응훈련 등 다양한 재활서비스를 제공한다. WHO의 권고에 따라 동료지원 쉼터, 지원주택 등의 사업모델을 개발하고 있으며, 활동 및 주거 지원을 포함한 복지서비스를 확대하고 공공후견 대상 범위를 넓혀 권리 보호를 강화하고 있다. 이러한 조치들은 개인의 정신건강 회복을 지원하고 사회적 통합을 촉진하는 데 중요한 역할을 할 것이다.

8. 정신건강관련 기관

정신건강관련 기관은 광역정신건강복지센터 17개소, 기초정신건강복지센터 244개소, 자살예방센터 255개소, 중독관리 통합지원센터 58개소가 설치·운영되고 있으며, 정신건강증진시설로는 정신요양시설 59개소, 정신 재활시설 351개소, 정신의료기관 2,109개소가 운영되고 있다표 11-1.

표 11-1 전국 정신건강관련 기관 현황

(단위: 개소)

구분		기관수	주요기능
계		3,093	
정신건강복지센터	소 계	261	• 지역사회 내 정신질환 예방, 정신질환자 발견·상담·정신재활훈련 및 사례관리 • 정신건강증진시설 간 연계체계구축 등 지역사회 정신건강사업 기획·조정
	광 역	17	
	기 초	244	
자살예방센터	소 계	255	• 중앙 및 지자체 자살예방사업 지원, 민간협력 네트워크 구축을 통한 자살예방활동 지원 *자살예방센터 미설치 시, 광역·기초정신건강복지센터 전담팀 등에서 자살예방사업 수행
	독립형	6	
	부설형	48	
	전담팀*	201	
중독관리통합지원센터		58	• 중독 예방, 중독자 상담·재활훈련(광역형 5 / 기초형 53)
정신재활시설		351	• 병원 또는 시설에서 치료·요양 후 사회복귀 촉진을 위한 훈련 실시
정신요양시설		59	• 만성 정신질환자 요양·보호
정신의료기관		2,109	• 정신질환자 진료, 지역사회 정신건강증진사업 지원

※ 2022.12.31. 기준

자료: 2022 전국정신건강관련 기관 현황집

1) 지역사회 정신건강관련 기관

(1) 정신건강복지사업지원단

전문적이고 효과적인 정신건강증진사업을 자문 및 지원하기 위하여 보건복지부에서는 중앙정신건강복지 사업지원단을 설치·운영하며, 각 시·도에는 지방정신건강복지사업지원단을 설치·운영하고 있다.

(2) 정신건강복지센터

지역사회 중심의 통합적인 정신질환의 예방·치료, 중독관리 체계 구축, 정신질환자의 재활과 정신건강 친화적 환경 조성으로 국민의 정신건강 증진을 도모한다.

(3) 자살예방센터

우리사회의 자살률 증가를 막고 생명존중문화 조성을 위해, 중앙정부 및 지방자치단체의 자살예방 사업을 전문적으로 지원하고, 민관협력 네트워크를 구축하여 사회각계의 자살예방 활동을 지원한다.

(4) 중독관리통합지원센터

지역사회 중심의 통합적인 중독정신질환의 예방·치료, 중독관리 체계 구축, 중독정신질환자의 재활과 정신건강 친화적 환경 조성으로 국민의 정신건강 증진을 도모한다.

(5) 정신재활시설

정신의료기관에 입원하거나 장기요양시설에 입소하지 아니한 정신질환자 등이 지역사회에서 직업 활동과 사회생활을 할 수 있도록 상담·교육·취업·여가·문화·거주·사회참여 등 각종 재활활동 및 복지서비스를 제공한다.

(6) 정신요양시설

가족의 보호가 어려운 만성 정신질환자를 정신요양시설에 입소시켜 요양 및 보호함으로써 이들의 삶의 질 향상 및 사회복귀를 도모한다.

(7) 정신의료기관

급성 정신질환자를 정신의료기관에 입원 또는 외래 치료함으로써 재활 및 사회복귀를 도모한다.

생각해 보기

1. 정신보건이란 무엇을 의미하며, 중요성에 대해 설명하시오.

2. 정신질환의 원인 중 환경적 요인이 어떻게 작용하는지 설명하시오.

3. 주요 정신질환 유형에 대해 대해 설명하시오.

CHAPTER

12

산업보건

1. 산업보건의 개념 | 2. 산업보건관리 특성 |
3. 산업재해 | 4. 직업병 | 5. 산업재해 예방대책

학습목표

1. 산업보건의 정의 및 의의를 설명할 수 있다.
2. 산업보건관리상의 특성을 설명할 수 있다.
3. 직업병의 원인과 사고 방지 대책을 설명할 수 있다.
4. 위험성 평가법을 단계별로 설명할 수 있다.
5. 작업환경 특성에 맞춰 산업재해 예방대책을 설명할 수 있다.

최근 이슈 안전한 근로환경 조성을 위한 중대재해처벌법 도입

'사람은 안전한 환경에서 근무할 권리가 있다'는 말은 헌법에서 규정하는 기본권리이다. 사람의 생명은 매우 소중한 가치이다. 그러나 2020년 한 해에만 2,062명이 산업재해로 생명을 잃었다. 이와 같이 산업현장에서 발생하는 사고를 줄이고 안전한 근로환경 조성하기 위하여 「중대재해 처벌 등에 관한 법률(중대재해처벌법)」이 2021년 1월 26일에 제정되었고, 2022년 1월 27일부터 시행되었다. 2024년 1월 27일부터는 50인 미만(근로자 5인 이상) 사업장으로 확대 시행되었다. 고용의 형태가 아르바이트, 즉 단기 혹은 임시 고용직이더라도 「근로기준법」에 따라 상시 근로자가 5인 이상이면 사업장의 형태와 무관하게 「중대재해처벌법」 적용 대상이 된다. 그간 대형 건설업, 제조업 등의 법인과 그 경영책임자가 주요 적용 대상이었지만 이제는 개인사업주가 운영하는 서비스업 등도 「중대재해처벌법」 적용 대상이 된다.

음식점의 채소절단기 칼날에 손 끼임 사례

음식점 조리실에서 채소절단기를 이용하여 파를 절단하는 작업 중에 착용한 고무장갑이 절단기 칼날에 빨려 들어가면서 손가락이 끼이는 부상 사고가 발생하였다. 채소를 투입할 때 투입봉 등 보조기구를 사용하지 않고 손으로 밀어 넣은 것이 사고의 원인이었다. 더구나 채소절단기에는 메인 전원 이외에 비상시 절단기를 정지시킬 수 있는 비상정지스위치가 설치되지 않아 비상조치를 할 수 없었다. 이 사례에서 채소절단기에 의한 사고를 예방하기 위해서는 채소절단기에 비상정지 스위치를 설치하고, 채소를 밀어 넣을 때 투입봉을 사용해야 한다는 교훈을 준다.

위 사례를 통해 소규모 사업장에서도 무심코 넘긴 괜찮겠지가 사고를 초래한다는 것을 알 수 있다. 50인 미만 사업자는 고용노동부에서 제시하는 자율점검표를 확인하고 '위험성 평가'를 자발적으로 실시하여 작업과 관련된 위험 요인을 정확히 인지하고 사업주와 근로자가 서로 협력하는 산업안전관리체계를 구축해야 한다. 이러한 활동은 근로자의 건강과 산업재해를 방지하는 데 중요한 역할을 할 것이며, 결국 사업체의 지속가능성 확보에 기여할 것이다.

자료: 고용노동부 (2022, 2024)

1. 산업보건의 개념

1) 산업보건의 정의

산업보건은 산업 현장에서 근로자의 건강을 보호하기 위한 학문분야이다. 세계보건기구WHO와 국제노동기구ILO는 산업보건을 "모든 산업장에서 일하는 근로자들의 신체적·정신적·사회적 건강을 최고도로 유지·증진되도록 하는 것"으로 정의한다. 우리나라는 「산업안전보건법」을 제정하여 산업안전·보건에 관한 기준을 확립하고, 유해한 작업환경으로부터 근로자를 보호하고 산업재해를 예방하며, 물리적 또는 정서적으로 적합한 작업환경을 조성함으로써 근로자의 안전, 보건, 건강을 증진하고 있다.

2) 산업보건의 의의

ILO와 WHO에 따르면 산업보건은 근로자의 건강을 유지하고 증진시키며, 산업재해를 예방하는 데 그 의의가 있다. 만약 산업보건을 확보하기 못한다면, 근로자에게 정신적·육체적·기능적 고통을 줄 뿐 아니라 기업에게는 막대한 경제적 손실을 초래할 수 있다. 산업보건의 중요성은 다음과 같다.

- 근로자의 육체적·정신적·사회적 건강을 유지하고 증진시킨다.
- 산업장의 작업 조건이 근로자의 건강을 해치지 않도록 한다.
- 건강에 유해한 작업을 방지하고, 건강 유해인자에 노출되지 않도록 한다.
- 신체적·정신적으로 적성에 맞는 작업환경에 근로자를 배치한다.
- 산업재해로부터 인명과 재산을 보호하기 위해 유해·위험 요인을 제거한다.
- 근로자가 안전하고 쾌적한 환경에서 일할 수 있도록 한다.
- 사업체의 지속가능한 운영을 확보할 수 있다.

3) 산업보건의 범위

우리나라는 1953년에 「근로기준법」이 처음으로 공포되었다. 현재는 근로자를 배치한 모든 사업에 「산업안전보건법」이 적용되며, 그 적용 범위는 유해 또는 위험 수준, 사업의 종류와 상시근로자 수 등을 고려하여 이 법의 전부 또는 일부가 적용된다. 고용노동부는 산업안전보건본부 산하에 산업안전보건정책관, 산재예방감독정책관을 두고 있다. 산업안전보건정책관은 산업안전보건, 산재보상, 산업안전기준, 산업보건기준, 직업건강증진 관련 업무를 추진한다. 산재예방감독정책관은 안전보건감독을 기획하고 산재예방지원, 건설산재예방 정책 추진, 중대산업재해 감독, 화학사고예방에 관한 업무를 추진한다.

산업보건에서 다루는 내용은 그림 12-1과 같다. 첫 번째는 노동수준, 노동강도, 노동조건을 정비하여 근로자의 건강과 안전을 확보한다. 두 번째는 산업의 합리화 유도이다. 근로자의 정신적·육체적 능력을 고려하여 그들의 능력에 맞는 업무에 배치하여 작업능률과 생산성을 높인다. 세 번째는 근로자의 영양 및 보건을 철저하게 관리한다. 근로자에게 필요한 영양소를 충분하게 제공하고 작업 중에 안전에 위해가 되는 요소를 파악하고 이를 제거함으로써 근로자의 건강을 확보한다. 네 번째는 산업과 연관된 질병의 발생 예방이다. 유해한 작업 환경에서 근로자에게 발생될 수 있는 질병을 확인하고, 직업병 발생을 최소화하는 대책을 강구한다. 다섯 번째는 여성 근로자, 연소근로자를 포함하여 취약근로자에 대한 보

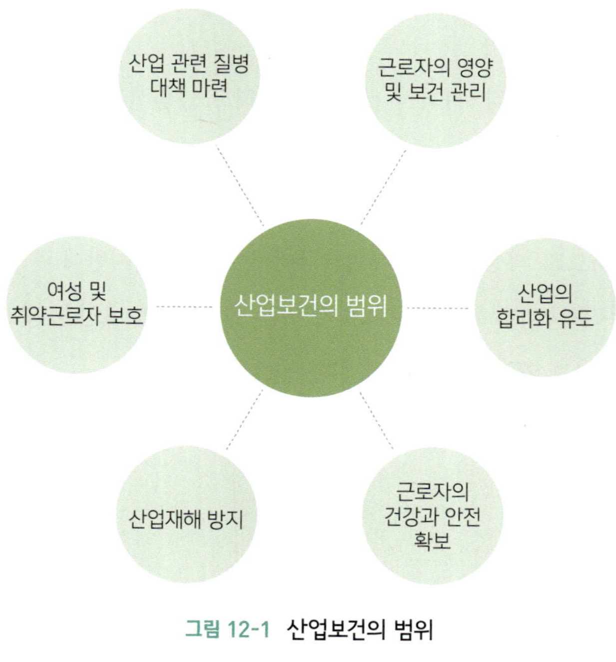

그림 12-1 산업보건의 범위

호대책을 수립한다. 환경에 적응하지 못하고 안전에 쉽게 노출될 수 있는 취약근로자를 보호하고 근무활동에 잘 적응할 수 있도록 대책을 마련한다. 마지막으로 산업재해의 원인을 파악하고 이에 관한 정보를 근로자와 공유하며 예방대책을 마련한다.

2. 산업보건관리 특성

산업보건관리의 목적은 근로자의 건강 유지와 생산성 향상에 있다. 이를 위해 산업장의 환경관리, 작업관리, 근로자관리 세 가지 요소를 고려한다.

1) 산업장의 환경관리

산업장의 환경관리는 산업장의 입지조건, 작업환경의 요건, 산업장이 갖추어야 할 시설을 구비하는 것을 포함한다. 산업장의 입지조건은 폭발, 화재, 소음 등으로부터 근로자의 안전을 확보할 수 있고, 공해 발생을 줄일 수 있는 시설 설비를 갖추어야 한다. 작업환경 요건은 채광, 조명, 냉난방 등을 최적 조건으로 유지할 수 있도록 하고, 근로자의 편의실, 휴게실을 구비하여 근로자 후생복지를 확보한다. 산업장에 갖추어야 할 시설의 경우, 예를 들면 유기화학물질이 배출되는 작업장에서는 오폐수가 배출될 경우 환경파괴뿐 아니라 작업자가 직업병에 노출될 수 있으므로 오폐수 시설을 설치하여 작업자와 환경을 보호한다.

2) 작업관리

작업관리는 근로강도를 고려하여 인력을 적재적소에 배치해야 한다. 근로강도는 비교에너지대사율relative metabolic rate, RMR 또는 작업대사율을 계산하여 파악할 수 있다. 이는 어떤 작업을 할 때 육체적으로 필요한 에너지량으로 근로강도를 나타내는 지표이다. 그 산출 방식과 분류는 다음과 같다.

$$\text{RMR} = \frac{\text{작업 시 소비에너지량} - \text{안정 시 소비에너지량}}{\text{기초대사량}}$$

$$= \frac{\text{근로대사량}}{\text{기초대사량}}$$

- $0 < \text{RMR} \leq 1$ 경노동
- $1 < \text{RMR} \leq 2$ 중등노동
- $2 < \text{RMR} \leq 4$ 강노동
- $4 < \text{RMR} \leq 7$ 중重노동
- $\text{RMR} > 7$ 격노동

일반적으로 여성은 RMR 2 이하의 낮은 강도의 업무에 배치한다. 또한 작업자의 근로강도에 따라 작업시간과 휴식시간을 다르게 관리해야 한다. RMR 4 업무는 60분 작업 후 휴식, RMR 5는 40분 작업 후 휴식, RMR 6 이상은 25분 작업 후 휴식을 제공하여 작업자를 보호한다.

법정근로시간과 휴게시간은?

상시근로자 5인 이상인 사업장 근로자의 1일 근로시간은 「근로기준법」 제50조에 따라 휴게시간을 제외하고 8시간, 1주간의 근로시간은 휴게시간을 제외하고 40시간을 초과할 수 없다. 당사자 간에 합의하면 1주간에 12시간을 한도로 근로시간을 연장할 수 있다(동법 제53조).

사업자는 근로시간이 4시간인 경우에 30분 이상, 8시간인 경우에 1시간 이상의 휴게시간을 근로시간 도중에 주어야 하며(동법 54조), 휴게시간은 근로자 임의로 자유롭게 활용할 수 있다.

자료: 고용노동부 (2024)

3) 근로자의 관리

(1) 근로자 채용 시 신체검사

근로자 관리에서 중요한 것은 작업장 환경에 맞게 적재적소에 인력을 배치하는 것이다. 작업을 충분히 수행할 수 있는 능력을 지닌 근로자를 배치해야 한다. 직무 수행에 중요한 기능을 담당하는 신체 기관에 이상이 있을 경우 작업 수행이 불가능할 수 있으므로 그 여부를 확인하는 것도 중요하다. 따라서 채용 시 신체검사를 통해 질병 유무를 파악하고 작

업환경에 적합한 신체적 조건을 갖춘 사람을 선발한다. 채용 시 신체검사 기록의 유지관리는 특정 질병이 직무 수행과정에 후천적으로 습득된 질환인지, 채용 당시부터 갖고 있던 질환인지 그 여부를 파악하는데 주요 근거 자료로 활용될 수 있다.

(2) 근로강도를 고려한 식사 제공

① 근로강도를 고려한 영양관리

근로자의 작업수행 능력과 건강을 확보하기 위하여 근로강도, 작업환경을 고려하여 식사를 계획하고 위생적 품질이 확보된 식사를 제공한다. 근로자의 근로강도에 따라 요구되는 에너지요구량은 다르다. 보건복지부와 한국영양학회에서 발표한 '2020년 한국인 영양소 섭취기준'에 따르면 근로자의 활동을 저활동적, 활동적, 매우활동적으로 분류하고, 근로자의 성별과 나이, 근로강도를 고려하여 영양소 섭취기준을 제시하였다표 12-1.

표 12-1 성별과 신체활동수준에 따른 에너지 필요추정량(단위: kcal)

성별·연령별		저활동적	활동적	매우활동적
남자	19~29세	2,600	2,900	3,400
	30~49세	2,500	2,800	3,200
	50~64세	2,200	2,500	2,900
여자	19~29세	2,000	2,300	2,600
	30~49세	1,900	2,200	2,500
	50~64세	1,700	2,000	2,300

자료: 보건복지부·한국영양학회 (2020)

② 작업에 따른 영양관리

작업 특성에 따라 요구되는 영양소는 다르다. 그러므로 근로자의 작업수행 환경에 따라 특정 영양소의 충분한 공급이 필요하다. 고온의 작업환경에서 근로자는 땀을 많이 배출한다. 그래서 식염과 무기질을 함유한 수분을 공급하고, 비타민 A, 비타민 B_1, 비타민 C을 충분하게 공급한다. 저온환경, 특히 냉동시설에서 작업하는 경우에는 에너지 방출량이 높다. 지방질을 충분히 공급하고, 비타민 A, 비타민 B_1, 비타민 C, 비타민 D를 공급해야 한다. 소음이 많이 발생하는 환경하에서 비타민 B_1의 충분한 공급이 권장된다. RMR 4 이상의 근로강도가 높은 작업에서는 칼슘 강화식품 제공을 통해 뼈 건강을 확보하는 것이 필요하다.

③ 식사의 위생적 품질 확보

위생적으로 품질이 확보된 식사 제공으로 식중독 발생을 예방한다. 근로자에게 제공하는 식사는 식품 원산지, 제조업체명, 소비기한 등이 명시된 양질의 식재료를 구매하여 위생적인 취급 기준에 따라 생산되어야 한다. 특히 식수관리를 철저히 하여 식중독을 예방한다.

(3) 취약근로자 특성 및 보호

「근로기준법」 제74조에 제시된 여성근로자와 연소근로자를 위한 보호 규정은 표 12-2와 같다.

① 여성근로자

직무 경험이 적은 미숙련 여성근로자의 경우 직무 환경에서 많은 스트레스를 받으며, 여성 특유의 생리현상으로 작업능력에 영향을 미칠 수 있다. 기혼여성의 경우 가사, 육아, 근로자의 3중 부담을 가질 수 있으므로 이들 근로자의 보호가 필요하다. 여성근로자는 갱내 근로의 금지, RMR 2 이하의 작업에 종사, 공업독물과 화학물질 취급을 제한하며, 임산부 보호, 산전·산후 휴가를 신청할 수 있다. 생후 1년 미만의 유아를 가진 여성근로자는 1일 2회 각 30분 이상의 유급 수유시간 부여 등으로 보호를 받는다.

표 12-2 근로기준법에 제시된 연소근로자와 여성근로자의 보호 규정

구분	여성근로자	연소근로자
RMR 2 이하 (예: 취급물의 중량제한)	○	○
갱내근로의 금지	○	○
적절한 휴식시간 제공	○	○
공업독물, 화학물질 취급 제한	○	○
생리휴가, 임산부 보호(산전, 산후 휴가 제공)	○	
육아시간, 태아검진 시간 허용	○	
근로시간 제한(1일 7시간 주 35시간이내, 합의에 따라 1일 1시간, 주 5시간 한도로 연장 가능)		○
야간근로 및 휴일근로 제한(예:도덕·보건상 유해 및 위험업무 금지)	○	○
최저 연령과 취직인허증		○

여성근로자의 유급 출산휴가는 90일!

사업주는 임신 중인 여성근로자에게 출산 전과 후를 통하여 90일(둘 이상 자녀 임신한 경우 120일)의 출산전 · 후 휴가를 주어야 한다. 이 경우 출산 후의 휴가기간이 연속하여 45일(둘 이상 자녀를 임신한 경우 60일) 이상이 되어야 한다(근로기준법 제74조). 이 기준에 미치지 못하는 근로계약은 위법으로 간주된다.

따라서 회사의 취업규칙상 출산전 · 후 휴가를 30일만 사용하도록 규정하였다면 이 조항은 무효이며, 근로기준법을 따라야 한다. 만약, 근로기준법을 따르지 않는다면, 사용자는 2년 이하의 징역 또는 2,000만 원 이하의 벌금에 처한다.

자료: 고용노동부 (2024)

② 연소근로자

우리나라 「근로기준법」은 15~18세를 보호연령으로 규정하고 이 나이대의 근로자를 연소근로자로 규정한다. 따라서 사업자는 15세 미만 근로자를 고용할 수 없다. 단, 중학교에 재학 중인 18세 미만자가 의무교육에 지장이 없음이 확인된다면 고용노동부장관의 취직인허증을 발급받은 후 근로에 참여할 수 있다. 근로시간은 1일 7시간 주 35시간 이내로 제한되나, 사업자와의 합의에 따라 1일 1시간, 주 5시간 한도로 연장할 수 있다. 연소근로자는 여성근로자와 마찬가지로 야간 업무, 보건상 유해하고 위험한 사업에 종사할 수 없다. 신체적 · 정신적으로 성장 발육 중인 상태이므로 중노동에 노출되면 신체 발달과 성장이 저해되며, 유해한 작업환경에 노출될 경우에는 직업병과 공업중독에 쉽게 피해를 입을 수 있으므로 중노동이나 유해 환경에서의 작업을 금한다.

3. 산업재해

1) 산업재해의 정의

산업재해industrial accident는 산업활동에 의해 발생하는 사고이다. 이 사고로 사업체는 인적 피해, 물적 피해를 입게 된다. 「산업안전관리법」 제2조에서는 산업재해를 "노무를 제공하는 사람이 업무에 관계되는 건설물, 설비, 원재료, 가스, 증기, 분진 등에 의하거나 작업 또는 그 밖의 업무로 인하여 사망 또는 부상하거나 질병에 걸리는 것"으로 정의하였다. 우리나라 고용노동부는 매년 근로자의 직무수행과 연관된 사망, 부상, 질병에 대해 근로복지공단에서 승인한 산재보상 건을 집계하여 산업재해 현황을 발표한다.

산업재해와 중대재해의 차이

중대재해는 산업재해 중에서 피해 정도가 더 심각한 경우로 다음의 산업재해가 해당된다.

- 사망자 1명 이상 발생
- 동일한 사고로 6개월 이상 치료가 필요한 부상자가 2명 이상 발생
- 동일한 유해요인으로 직업성 질병자가 1년 이내 3명 이상 발생

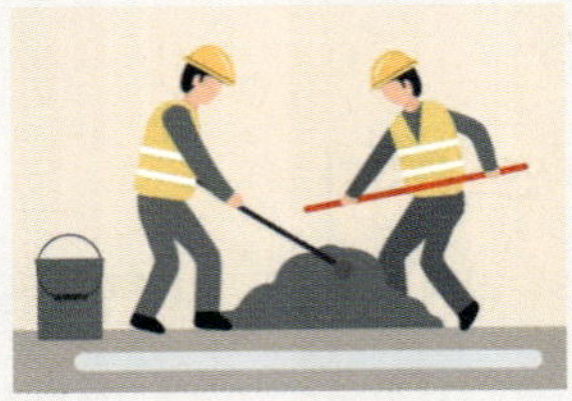

직업성 질병자의 범위는 산재보험법상 직업성 질병을 참고하여 인과관계 명확성, 사업주의 예방가능성, 중대성을 고려하여 선정한다.

자료: 고용노동부 (2023)

산업피로란?

산업피로는 "정신적, 육체적 그리고 신경적인 노동 부하에 반응하는 생체의 태도"로 정의된다. 어떤 작업을 연속적으로 수행하여 피로감이 축적된 상태이나 작업자가 인지하지 못하고 상태가 악화거나 작업수행능력이 저하되는 현상이다. 산업피로가 발생하면 근로자의 주의력이 산만해지고, 감각이 둔화되어서 산업재해에 쉽게 노출될 수 있다. 근로시 일정 강도 이상의 작업후에는 적절한 휴식을 취해 산업피로를 방지해야 한다.

산업피로는 아래와 같이 작업적 인자, 근로자의 신체적 인자, 심리적 인자에 의해 발생된다. 산업피로를 방지하기 위해서 위 요인을 감소시킬 수 있는 작업 환경 구축이 요구된다.

작업적 인자	근로자의 신체적 인자	근로자의 심리적 인자
· 근로시간 연장, 높은 작업강도 휴식시간 부족 · 작업환경불량 : 조명, 온도, 환기, 소음 · 작업조건 불량 : 시설 배치, 운반방법, 작업속도 등	· 체력의 저하 : 임신, 수면부족, 음주 · 질병의 발생 : 직업병의 발생, 전염병, 만성질환	· 직업에 대한 불만 · 대인관계의 마찰 · 과중한 책임감 · 승진, 보수의 갈등 · 직장내 이성문제, 가정불화

산업피로 원인

2) 산업재해 발생 현황

고용노동부에서 발표한 2024년 1~9월의 산업재해 현황에서 재해자수는 105,119명이며, 이 중에서 사고재해자 수는 85,705명, 질병재해자 수는 19,414명이었다. 산업재해자 수는 기타의 사업(37.5%), 5~49인 사업장(40.0%), 60세 이상 근로자(38.1%), 넘어짐(20.0%)에서 많이 발생하였다. 특히 재해 유형별로는 넘어짐(20.0%), 떨어짐(10.3%), 끼임(9.2%), 부딪힘(7.8%), 절단·베임·찔림(7.5%) 순이었다그림 12-2.

사망자 수는 1,567명이며 사고사망자 수는 617명, 질병사망자 수는 950명이다. 사고사망자는 건설업(250명, 40.5%), 5~49인 사업장(278명, 45.1%), 60세 이상 근로자(293명, 47.5%)에서 많이 발생하였고, 재해유형은 떨어짐(35.8%)이 가장 많았고, 끼임(12.2%), 교통사고(10.5%), 부딪힘(7.9%), 화재·폭발·파열(7.9%) 순이었다. 질병사망자는 광업(34.9%), 5~49인 사업장(32.6%), 60세 이상 근로자(54.6%), 진폐(38.9%)에서 많이 발생하였다. 질병유형별로는 진폐(38.9%), 뇌심질환(31.2%), 직업성 암(16.8%) 순으로 나타났다.

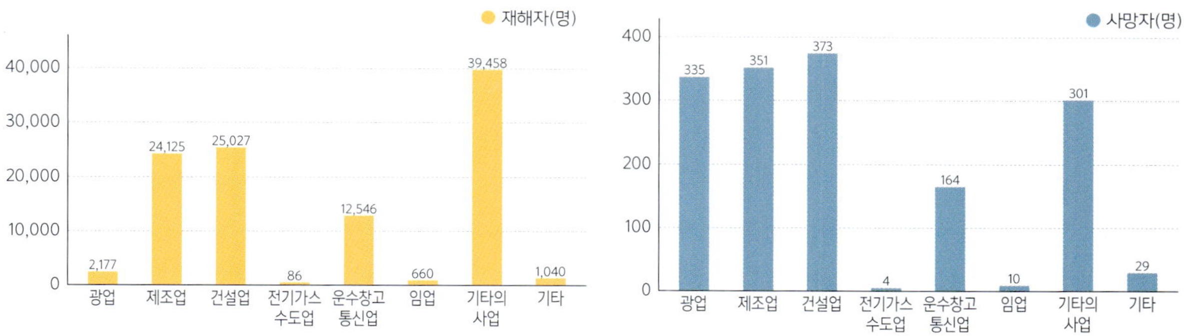

※ 기타의 사업 : 서비스업으로 도·소 매업, 보건 및 사회복지사업, 음식·숙박업 등
※ 기타 : 어업, 농업, 금융보험업 등

그림 12-2 업종별 산업재해 현황

자료: 고용노동부 (2024)

3) 산업재해의 원인

(1) 환경적 요인

환경적 요인에서는 산업시설물 등의 불량이나 부적합, 작업환경 불량(온도, 환기, 소음 등), 높은 작업강도나 작업속도, 안전장치 미비, 감독자의 관리 부실 등이 원인이다. 특히 감독자의 산업재해에 대한 민감성과 예방대책 마련 의지와 실천은 산업재해 예방에 매우 중요한 요소이다.

(2) 인적 요인

근로자가 느끼는 산업재해에 대한 태도나 민감성이 중요하다. 산업재해에 대한 근로자의 무관심이나 부정적인 태도가 문제가 된다. 작업관리상 원인은 직무 지식 부족, 숙련도 부족, 인력 부족, 돌발사고 대처능력 부족이다. 근로자의 생리적 원인도 문제시된다. 약물 복용이나 신체적 결함, 수면 부족 등에 의해 발생될 수 있다. 심리적 원인으로 정신력 부족, 정신 결함, 무기력, 강박 관념 등이 원인이 된다.

4) 측정지표

산업재해는 산업재해보상보험을 적용하는 근로자 수를 기준으로 사고로 인한 재해자 수와 사망자 수를 집계한다. 여기서 재해자 수는 산업재해로 인해 사고, 질병이 발생한 사망자와 부상자, 질병이환자를 합한 수이다. 재해자 수는 사고재해자 수(업무상 사고로 인해 발생한 사망자와 부상자의 합계)와 질병재해자 수(업무상 질병으로 인해 발생한 사망자와 질병이환자의 합계)로 구분된다. 사망자 수는 업무상 사고 또는 질병으로 인해 발생한 사망자 수이며, 사고사망자 수(업무상 사고로 인해 발생한 사망자 수)와 질병사망자 수(업무상 질병으로 인해 발생한 사망자 수)로 구분하여 집계한다.

산업재해 지표에는 산업재해의 발생 빈도를 측정하는 도수율과 사고의 심각성을 나타내는 강도율이 있다. 그 외 재해율, 사망만인율, 재해만인율 등이 있으며 산출식은 표 12-3과 같다.

표 12-3 산업재해 지표

지표	내용	계산식
건수율(발생률)	산업재해 발생현황을 총체적으로 파악	(재해건수/평균 근로자수)×1,000
강도율	산업재해 발생의 심각성 파악 근로시간 1,000시간당 재해사고 발생하는 근로손실일수 (단, 사망 또는 영구 노동불능인 경우 근로손실일수는 7,500일로 계산)	(근로손실일수/연근로시간)×1,000
도수율	산업재해의 발생 빈도 파악 근로시간 1,000,000 시간당 재해발생건수	(재해건수/연근로시간)×1,000,000
재해율(%)	근로자 100명당 발생하는 재해자수의 비율	(재해자수/근로자수)×100
사고재해율(%)	근로자 100명당 발생하는 업무상 사고재해자수의 비율	(사고재해자수/근로자수)×100
질병재해율(%)	근로자 100명당 발생하는 업무상 질병자수의 비율	(질병재해자수/근로자수)×100
사망만인율(‱)	근로자 10,000명당 발생하는 사망자수의 비율	(사망자수/근로자수)×10,000
사고사망만인율(‱)	근로자 10,000명당 발생하는 업무상 사고사망자수의 비율	(사고사망자수/근로자수)×10,000
질병사망만인율(‱)	근로자 10,000명당 발생하는 업무상 질병사망자수의 비율	(질병사망자수/근로자수)×10,000
질병만인율(‱)	근로자 10,000명당 발생하는 업무상 질병자수	(질병자수/근로자수)×10,000

하인리히(Heinriech)의 재해 비율

현성재해(휴업재해) : 불현성재해(불휴업재해) : 잠재성 재해 = 1 : 29 : 300

큰 사고에 의한 재해(현성재해, 휴업재해)는 작은 재해(불현성재해, 불휴업재해) 29건, 사소한 재해(잠재성 재해) 300건의 비율로 발생한다는 이론이다. 큰 사고는 우연이 발생하는 것이 아니고, 큰 사고가 발생되기 전에 그와 관련된 불현성재해 29건, 잠재성 재해 300건이 발생되어서 큰 사고의 발생가능성을 경고해 준다. 따라서 사소한 사고가 발생될 때 큰 사고의 발생 가능성을 예견하고 즉각적으로 개선 대책을 마련해야 한다.

4. 직업병

1) 직업병 정의 및 원인

직업병은 특정 직업에서 전개되는 직무수행 과정에서 발생하는 요인에 의해 일어나는 질환이다. 3대 직업병은 규폐증, 납중독, 벤젠중독이 있다. 직업병은 물리적 작업환경이 불량한 경우, 과도한 근로강도, 근로조건 불량과 연관된다. 직업병은 다음과 같은 요인과 종류에 의해 발생한다표 12-4.

표 12-4 직업병의 원인 및 종류

원인	종류	정의
물리적 요인	분진	규소, 규산 또는 1~100 ㎛ 크기의 미세 먼지에 장기간 노출
	소음	소음성 난청을 유발할 수 있는 85데시벨(A) 이상의 소리
	진동	착암기, 손망치 등 공구의 사용으로 인해 발생되는 백랍병·레이노 현상·말초순환장애 등의 국소 진동 및 차량 등을 이용함으로써 발생되는 관절통·디스크·소화장애 등의 전신 진동
	방사선	직접·간접으로 공기 또는 세포를 전리하는 능력을 가진 알파선·베타선·감마선·엑스선·중성자선 등의 전자선
	이상기압	게이지 압력이 제곱센티미터당 1킬로그램 초과 또는 미만인 기압
	이상기온(고온, 저온)	고열·한랭·다습으로 인하여 열사병·동상·피부질환 등을 일으킬 수 있는 기온
화학적 요인	공업중독(납, 수은, 카드뮴, 크롬 등의 중금속), 입자상 물질(흄, 미스트, 스모그, 섬유 등), 가스상 물질(가스, 증기), 유기용매 등	
생물학적 요인	생물체	바이러스, 진균, 리케치아, 세균, 곰팡이 등
	혈액매개 감염인자	B형·C형 간염바이러스, 매독바이러스, 인간면역결핍바이러스 등 혈액을 통해 다른 사람에게 전염
	공기매개 감염인자	결핵·수두·홍역 등 공기 또는 비말감염 등을 매개로 호흡기를 통하여 전염
	곤충 및 동물매개 감염 인자	쯔쯔가무시증, 유행성출혈열 등 동물의 배설물 등을 매개로 전염, 브루셀라병, 탄저병 등 가축 또는 야생동물로부터 사람에게 감염
인간공학적 인자	작업방법, 작업자세, 시간, 중량물 취급 등에 의한 건강장해 유발	야간 교대작업, 컴퓨터 작업시 VDT(video display terminal) 증후군
사회심리적 인자	직무스트레스, 감정 노동, 직장내 괴롭힘 등에 의한 건강장해 유발	

자료: 산업안전보건법 (2024); 정혜선 등 (2019)

2) 직업병의 분류

(1) 물리적 작업환경 인자

① 이상고온

열중증heat disorder은 고온 환경의 밀폐된 공간에서 오랜 시간 작업하여 체열이 방출되지 못하고 고열을 동반하는 질환이다. 열중증에는 열경련, 열허탈증, 일사병, 열쇠약증이 있다. 원인에 따라 체온조절 장애, 순환기능 장애, 수분과 염분 손실로 인해 현기증, 수의근 경련이 나타난다. 이상고온에 의한 열중증 현상의 유형별 증세는 표 12-5와 같다. 열중증은 열발산이 적고 격심한 근육노동을 요하는 작업, 용광로 작업 등에서 자주 발생된다. 특히 심장병, 고혈압, 비만 등을 보유한 작업자는 더욱 위험성이 높으므로 주의해야 하며, 고온 환경의 밀폐된 작업시설에 환기시설, 국소냉풍장치를 설치해야 한다.

표 12-5 열중증의 종류별 증상

구분	증상
열경련 (heat cramp)	• 정의: 고온환경에서 심한 육체운동 시 체내 수분, 염분의 손실로 근육경련 발생 • 증세: 혈압이나 체온 상승은 없으나, 현기증, 수의근 경련, 구토, 발한 정지에 의한 피부 건조 • 조치: 근육마사지, 물 공급
열허탈증 (heat exhaustion)	• 정의: 일명 열피로. 특히 고온에서 극심한 근육 노동시 땀을 많이 흘리고, 말초혈액의 순환이 안 되어서 극심한 피로 및 창백증 발생 • 증상: 무력감, 권태감, 현기증, 혈압강하 • 조치: 수분 및 전해질 공급
일사병 (heat stroke)	• 정의: 일명 울열증, 머리에 태양 복사열을 지나치게 받아 체열이 방출되지 않고 축적되어 고열을 동반하고 의식을 상실함 • 증상: 뇌막혈관 충혈, 뇌 온도가 상승하여 중추신경계에 이상을 보임 • 조치: 곧바로 119 신고하고, 시원한 곳으로 옮겨 몸에 열을 낮춤
열쇠약증	• 정의: 고열에 의한 만성적인 체력소모 및 만성 열중증 • 증상: 전신권태, 식욕부진, 빈혈 • 처치: 비타민 B_1 투여, 영양공급, 휴식

고열작업 시 발생하는 근로자의 건강장해를 예방하기 위해 사업주는 근로자를 대상으로 폭염의 위험성을 알리고 응급조치에 관한 교육을 실시해야 한다. 실외 작업장에서는 고열작업 시간 후에 충분한 휴식과 그늘, 물을 제공해야 하며, 실내 작업장의 경우 국소냉방

장치 및 환기를 통한 바람, 물, 충분한 휴식을 제공해야 한다. 근로자가 온도와 습도를 파악할 수 있도록 작업장소에 온도계와 습도계를 비치한다. 근로자의 일상생활(식사, 음주, 수면)과 건강상태를 확인하고, 불안정한 경우 폭염 속 작업 제한, 노동강도를 고려한 작업시간과 휴식시간을 배분한다. 작업시 발한 방지용 보호크림 사용, 정기적인 수분 공급, 0.2% 식염 첨가한 물 제공, 비타민 B군과 비타민 C를 충분하게 공급한다.

온열질환 환자가 발생한 경우, 환자를 바람이 잘 통하는 곳에 환자를 눕히고 얼음찜질,

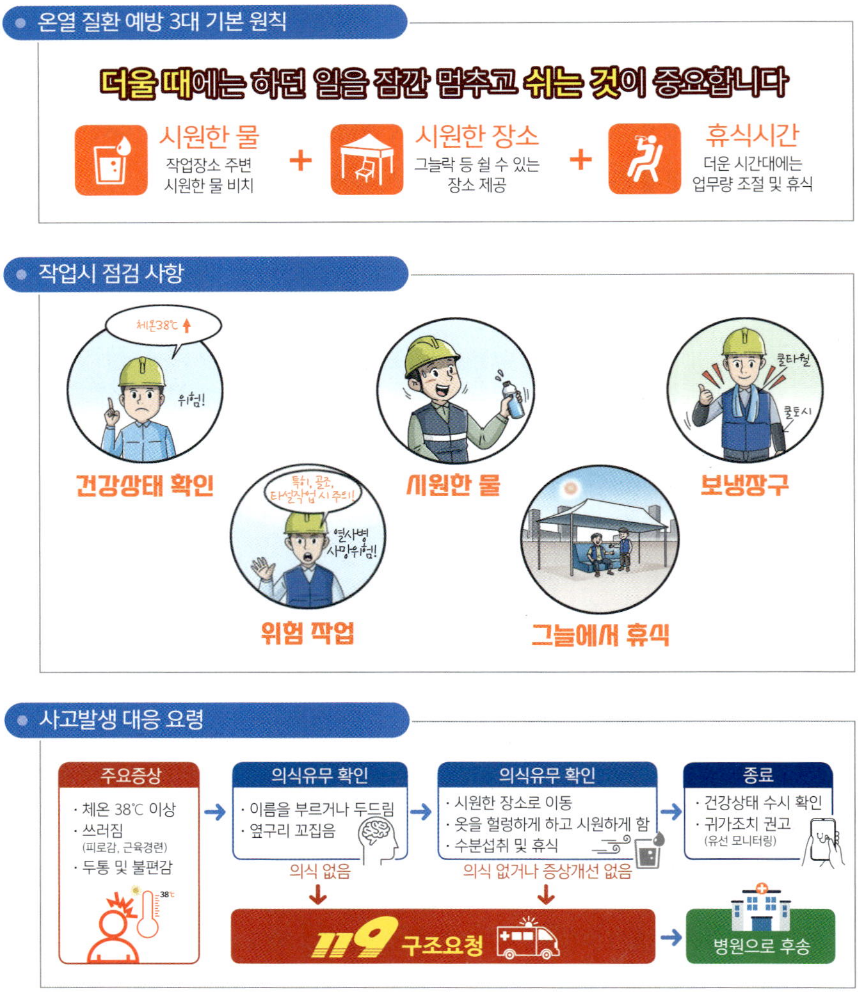
온열 질환 예방 3대 기본 원칙
더울 때에는 하던 일을 잠깐 멈추고 쉬는 것이 중요합니다
시원한 물
작업장소 주변 시원한 물 비치
시원한 장소
그늘막 등 쉴 수 있는 장소 제공
휴식시간
더운 시간대에는 업무량 조절 및 휴식
작업시 점검 사항
체온38℃
위험!
건강상태 확인
시원한 물
보냉장구
위험 작업
그늘에서 휴식
사고발생 대응 요령
주요증상
· 체온 38℃ 이상
· 쓰러짐 (피로감, 근육경련)
· 두통 및 불편감
의식유무 확인
· 이름을 부르거나 두드림
· 옆구리 꼬집음
의식 없음
의식유무 확인
· 시원한 장소로 이동
· 옷을 헐렁하게 하고 시원하게 함
· 수분섭취 및 휴식
의식 없거나 증상개선 없음
종료
· 건강상태 수시 확인
· 귀가조치 권고 (유선 모니터링)
119 구조요청
병원으로 후송

그림 12-3 온열질환 예방 가이드

자료: 고용노동부 (2023)

얼음물을 마시게 하여 체열을 방출할 수 있도록 응급처치를 한다. 환자가 의식이 없거나 응급처치 후 증세가 개선되지 않는다면 곧바로 119에 신고하고 병원으로 후송한다그림 12-3.

② 이상저온

10℃ 이하의 온도에서 장시간 작업할 경우 피부 혈관의 수축되어 신경염, 류머티스가 나타나고 참호족, 동상, 레이노이드 증상이 나타난다. 이상저온에 의한 직업병의 종류와 증상은 표 12-6과 같다.

이를 예방하기 위해서 사업주는 저온작업 시 보호장갑을 포함하여 방한장구를 지급하고 착용하게 한다. 물에 젖기 쉬운 작업 시 방수 기능이 있는 보온장갑, 방한화를 착용하게 한다. 작업 중 적정 수준의 휴식시간과 따뜻한 물, 난방장치가 구비된 따뜻한 휴식처를 제공한다. 혈액순환을 원활하게 하는 운동 지도와 지방, 비타민을 적정 수준으로 섭취할 수 있도록 영양지도를 제공한다.

표 12-6 이상저온 직업병의 종류와 증상

구분	증상	
참호족(침수족)	장시간 물, 습기에 노출되어 발의 모세혈관이 손상되어 부종, 통증, 괴양이 나타나나, 동상상태는 아님	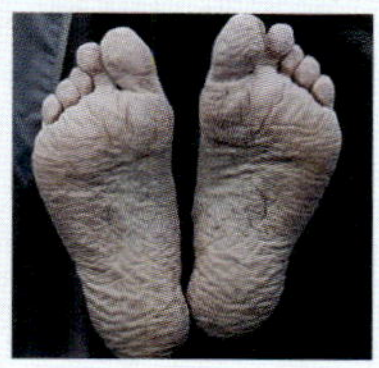
동상	피부가 동결되어 세포구조에 파괴 일어남 • 1도 동상: 발적, 부종 • 2도 동상: 수포 형성에 의한 삼출성 염증 상태 • 3도 동상: 국소조직의 괴사상태 • 4도 동상: 괴사 및 조직 손실	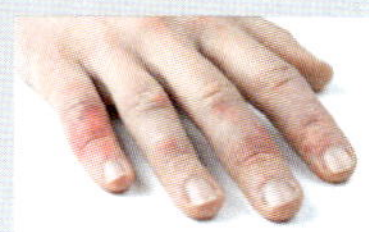
레이노이드 증상	저온에 의해 혈관이 교감신경 자극에 의해 과도하게 수축되어 손발이 하얗거나 검푸른색으로 변했다가 붉은색으로 변화됨. 심한 경우 교감신경절제술 시행이 필요함	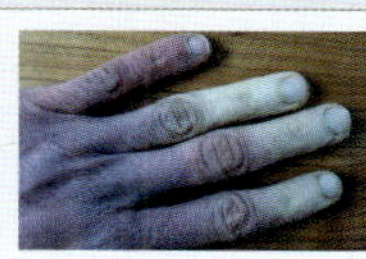

③ 이상기압

이상기압은 게이지 압력이 제곱센티미터당 1킬로그램 초과 또는 미만인 기압을 의미한다. 이상고압 하에서는 호흡수, 맥박수가 감소된다. 이상저압 하에서는 관절통 발생이 발생되고, 반신불수, 전신불수가 동반되고 잠함병을 유발한다.

잠함병은 높은 기압 환경에서 작업하던 사람이 낮은 기압 환경으로 급격하게 이동하게 되면, 감압현상이 나타나 질소가스가 체조직으로 들어가서 질소기포를 형성한다. 이것이 체외로 배출되지 못하고 혈액 중에 용해되어 인체조직에 확산되고 조직에 남아 혈액순환을 저해하고 조직을 손상시키는 질환이다. 감압병의 증세는 피부소양감, 사지관절통, 척추마비, 혈액순환 및 호흡기 장애이다. 예방대책은 1기압 감압 시 20분 이상 단계적인 감압을 실시한다. 고압하에서의 작업시간을 줄이고 감압이 끝난 후에는 인공산소를 공급하며 반복 잠수를 금지한다.

④ 방사선

방사선은 방사능 물질에서 나오는 α입자, β입자, 중성자, γ선, X선이 있다. 이들 방사선은 짧은 파장을 지니고 에너지가 커서 공기와 세포 원자에서 전자를 떼어 내서 이온화시키는 능력을 갖고 있는 광선이다. 방사선 투과력은 X선, γ선>β입자>α입자 순이다. 방사선에 노출되는 작업환경에서는 조혈작용 방해로 인한 빈혈, 백혈구와 적혈구 감소, 악성종양, 생식기 장애에 의한 불임증, 유전적 장애, 피부장애 등이 나타난다. 방사선에 감수성이 큰 기관은 골수, 림프조직, 조혈장기, 고환·난소 등의 생식기이며, 감수성이 낮은 부위는 근육, 성숙한 골, 신경 조직이다. 방사선 작업 근로자는 연간 노출선량이 50 mSV를 넘지 않는 범위에서 작업해야 한다. 작업시 호흡용 보호구, 보호의, 보호장갑, 신발덮개, 보호모를 착용해야 한다.

⑤ 소음

소음에 지속적으로 노출되면 난청이 발생된다. '산업안전보건기준'에 관한 규칙에서 소음작업은 1일 8시간 작업을 기준으로 85데시벨dB(A) 이상의 소음이 발생되는 작업을 의미한다. 소음은 강렬한 소음작업과 충격 소음작업으로 구분된다표 12-7. 강렬한 소음작업은 90 dB(A) 이상에서 8시간 노출, 충격소음작업은 140 dB(A) 초과의 소음이 1초 이상의 간격으로 100회 이상 나타나는 작업이다. 강렬한 소음작업은 115 dB(A) 초과하는 소음에 노출되어서는 아니되며, 충격음 기준으로는 120 dB(A)의 경우 1일 10,000번 이상 노출되어서는 아니된다.

소음에 노출될 경우 소음성 난청을 초래하며, 청력 손실, 수면장애가 나타난다. 소음성 난청은 혈압, 맥박이 증가하고 근육이 긴장되며, 이명, 두통, 현기증을 동반하며 작업능률이 저하된다. 90 dB(A) 이상에서는 자율신경계 변화, 심전도 변화가 일어난다. 또한 소음에 의해 일상생활에서 대화가 곤란해지고 의사소통에 차질을 초래한다표 12-8.

표 12-7 소음작업 유형별 노출 강도와 시간

강렬한 소음작업		충격소음작업	
1일 노출시간	소음 강도 dB(A)	1일 노출횟수	충격소음 강도 dB(A)
8	90 이상	10,000회 이상	120 초과
4	95 이상	1,000회 이상	130 초과
2	100 이상	100회 이상	140 초과
1	105 이상		
0.5	110 이상		
0.25	115 이상		

자료: 국가법령정보센터 (2025)

표 12-8 소음 수준별 음압소리 및 인체 영향

dB(A)	해당 음압 소리	생리 변화	작업능률	위험도
140 이상	제트기 엔진			
120~139	프로펠러 비행기			매우 위험함
100~119	판금공장, 전기톱. 도로천공, 아크용접	심전도 변화	타이프 속도 저하, 작업량 감소	
90	큰 트럭, 사업장, 동력 드릴	자율신경 내분비계의 변화, 에너지대사 증진	문장이해도 저하, 전화 대화곤란	손상가능함
80	트랙터 운전석			위험함
70	실내경기장, 시끄러운 초등학교 교실	수면방해(상업지역)	주의집중력 저하	대화 불가능
60	일상 대화	수면방해(주거지역)	계산능력 저하	불쾌한 자극
50	낮은 소리 대화	호흡, 맥박 증가, 수면방해(병원)		
40	조용한 사무실	뇌파 변화		
30	조용한 도서관			
0~29	TV 및 스튜디오			

자료: 질병관리청 국가건강정보포털 (2024)

소음작업(85 dB(A) 이상)을 하는 모든 사업장은 청력보존프로그램을 실시해야 한다. 이는 소음성 난청을 예방하고 관리하기 위한 종합적 계획이다. 소음의 노출평가, 소음 노출에 대한 공학적 대책, 청력보호구의 지급과 착용, 소음의 유해성 및 예방 관련 교육, 정기적 청력검사를 실시하고 예방관리 대책을 마련한다. 또한 소음작업장에 해당되는 사업주는 작업장소의 소음수준, 인체에 미치는 영향과 증상, 보호구 선정과 착용 방법, 소음에 의한 건강장해 방지대책을 근로자에게 알려주어야 한다.

⑥ 진동

진동작업은 착암기, 동력을 이용한 해머, 체인톱, 엔진커터, 동력을 이용한 연삭기, 임팩트렌치 등의 공구를 이용하여 작업하는 것을 의미한다. 진동작업과 연관된 직업병은 국소진동 장해와 전신 진동 장해가 있다. 국소 진동 장해는 손, 발 등 특정 부위에 진동이 전파되는 것으로 백랍병, 레이노 현상, 말초순환장애가 있다. 전신진동 장해는 항공기, 선박, 차량을 운행할 때 다리, 엉덩이를 통해 몸 전체가 진동에 노출되는 것으로 집중력 감소, 관절통, 디스크, 소화장애가 발생될 수 있다.

⑦ 분진

분진은 1~100 ㎛ 크기의 입자로 물질의 파쇄, 선별, 퇴적, 운송, 기계적 처리 시 방출되는 미세물질이다. 작업장의 보건 상태에 의해 분진이 많이 발생하는 곳에서 진폐증, 규폐증, 석면폐증과 같은 직업병이 발생한다. 진폐증은 폐에 분진이 침착하여 폐세포에 염증이 생기거나 섬유화(흉터)가 생기는 병적상태의 폐를 유발한다. 규폐증은 유리규산 SiO_2의 분진 흡입으로 발생하는 질환이다. 석면폐증은 2~5 ㎛ 크기의 석면섬유가 세소기관지에 침입하여 발생하는 병이다. 분진에 의한 주요 증상은 호흡곤란, 기침, 다량의 담액 배출 곤란, 흉통 등이 동반된다. 작업장내 분진 농도를 줄이고, 환기시설을 설치하여 분진 발생을 최소화한다. 예방법은 작업 시에 보호구나 마스크 등을 반드시 착용하여 체내에 흡수되는 것을 방지해야 한다. 정기적인 건강진단이 필요하다. 칼슘과 철이 풍부한 음식을 많이 섭취한다.

(2) 화학적 인자

인화성 가스, 인화성 액체, 에어로졸, 산화성 가스, 고압가스, 금속부식성물질, 금속산화물의 증기를 다량 흡입 또는 유해 화학물질을 접촉하는 경우 질병에 노출된다. 특히 납, 수은, 아연과 같은 중금속과 가스 유기용매 등의 화학물질을 다루는 작업에서 직업병이 자주 발생된다. 유해성이 있는 화학물질로 트리클로로에틸렌, 노말헥산, 디메틸포름아미드, 포름알데히드, 납, 수은, 니켈, 카드뮴, 크롬, 망간, 벤젠 등이 있으며 위험성 평가를 통한 예방대책을 제시해야 한다표 12-9.

표 12-9 직업병 발생 화학물질의 특성과 사례

유해인자	물질 특성	직업병	사례
크롬	• 크롬 6가 화합물은 물보다 무거운 은백색의 금속으로 부식작용과 산화작용이 강함 • 착색, 유약제, 합금제로 사용	• 비중격 천공(재채기, 두통, 콧물이 자주 흐르고 콧속물렁뼈 양쪽이 헐고 구멍이 나는 질환)	• 조립금속제품 제조, 금속처리업종에서 빈발하고 크롬 도금공정, 배합공정, 혼합공정, 도장공정에서 노출 • 저독성의 3가 크롬화합물로 대체 권장
포름알데히드	• 상온, 상압에서 무색의 기체로 주로 37~50% 농도의 포르말린 수용액으로 판매됨	• 눈, 코, 기관지 등 염증, 호흡곤란, 코와 목에 부종, 알레르기성 접촉피부염	• 합판제조업 접착제 사용 시 노출, 합성수지, 화학제품 제조업 작업자 • 화합물제조업: 수지원료, 화학도금 합성중간체 • 금속주조업: 주물사 결합제 • 의료업: 방부제, 생검조직 보존제로 사용
벤젠	• 방향족 탄화수소 화합물이며, 고인화성 액체 및 증기	• 급성골수성 백혈병 (조혈기계, 호흡기 손상, 눈, 피부자극)	• 목재 자르는 작업, 목재 붙이는 작업자 • 인쇄업 작업자가 솔벤트 잉크에 노출 • 자동차부품제조업 성형 공정에 사용 • 합성고무 및 플라스틱물질 제조업
망간	• 은백색의 광택있는 전이금속, 물에 잘 녹지 않음	• 파킨슨증후군(보행장애, 손발저림, 손 떨림)	• 공기 중 분진 형태로 호흡기로 흡수 • 조선조 용접공정, 제조 공종, 비철금속 주조공정, 자동차 피막제 제조 공정에서 사용
디메틸포름아미드	• 무색 액체로 암모니아 냄새가 나며, 상온에서 공기중에 쉽게 증발	• 강력한 간 독성(복통, 구역질, 만성피로 등 급성간염 증상)	• 인조피혁 제조 시 배합 및 세척 공정, 섬유제품의 코팅 공정, 화학약품 제조 시 사용 • 노출: 호흡기, 피부, 소화기관을 통한 흡수
트리클로로에틸렌	• 무색의 액체이며 달콤한 냄새가 나며 상온에서 공기 중에 쉽게 증발	• 스티븐스존스 증후군(간조직 괴사, 피부 노출 시 홍반, 수포, 호흡곤란, 폐부종, 현기증, 기억력 감소)	• 조립금속제품, 반도체 부품 제조시 세척 공정에 사용, 고무제품 제조 시 코팅 공정 • 노출경로: 호흡기, 피부 통한 흡수
노말헥산	• 무색의 액체, 약한 가솔린 냄새가 나며 상온에서 쉽게 증발	• 말초신경염 • 손, 발 감각 저하, 보행장애	• 신발 제조 시 세척작업, 전자부품 제조 시 세척, 식품제조업에서 추출과정에 노출 • 유입경로: 호흡기, 피부, 소화기관을 통해 흡수
납	• 은회색의 금속으로 축전지 제조, 페인트, 염료 제조에 사용됨	• 말초신경염(손발 저림, 떨림), 빈혈, 신장염 등	• 고철을 용접기로 절단, 분해 공정, PVC 혼합하여 벽지나 천정용 판 제조 시 절단, 포장 공정
니켈	• 은백색의 광택있는 금속	• 접촉성 피부염, 알레르기 천식, 폐암	• 선박제조업의 용접 공정에서 금속흄, 도금 공정, 배합 공정, 주물 주조 공정 등 • 노출경로: 호흡기, 소화기, 피부 통해 흡수
카드뮴	• 청백색의 금속 또는 분말, 물에 잘 녹지 않음	• 신장질환, 폐암	• 플라스틱 제조 시 안정제 배합, 카드뮴 도금 공정, 폐배터리 용해 공정 • 노출경로: 호흡기, 소화기관, 피부 통한 흡수

자료: 한국산업안전보건공단 (2024)

수산화나트륨에 의한 산업재해 방지 및 안전 대책

수산화나트륨sodium hydroxide은 일명 양잿물로 불리며, 식품산업(예: 산분해간장 제조), 펄프 제조, 치약, 비누 산업에 널리 사용되는 화학물질이다. 소금물을 전기분해하면 수산화나트륨이 나오는데, 이 물질은 강염기성 물질로 부식성과 반응성이 높아서 다른 화학물질 반응하여 열과 가스를 발생한다.

수산화나트륨을 흡입, 섭취, 피부에 접촉하게 되면 피부, 눈, 폐에 화상이나 폐수종이 나타난다. 따라서 수산화나트륨의 안전한 취급을 위해서 마스크를 착용하고 마개를 열 때 피부 노출과 폐로 흡입되지 않도록 유의한다. 수산화나트륨이 노출되는 곳에서 음식물 섭취를 삼가고, 수산화나트륨 취급 시 개인보호구를 착용하며, 취급 후에는 취급 부위를 철저하게 세척한다. 제조공정에서 환기시설, 국소배기장치를 설치하여 흄에 의한 피해를 줄인다. 수산화나트륨의 안전한 보관을 위하여 직사광선이 들지 않는 곳에서 용기를 밀폐한 상태로 보관하며, 환기가 잘 되는 곳에 보관한다.

응급시 조치 요령

눈에 들어갔을 때
물로 조심해서 씻고 콘택트렌즈를 제거하세요.

피부에 접촉했을 때
경미한 피부 접촉 시 오염 부위가 확산되지 않도록 조치하세요.

흡입했을 때
즉시 의료조치를 받으세요.

먹었을 때
물질을 먹었을 경우, 인공호흡을 하지 말고 적절한 호흡의료장비를 이용하세요.

취급시 주의 사항

취급방법

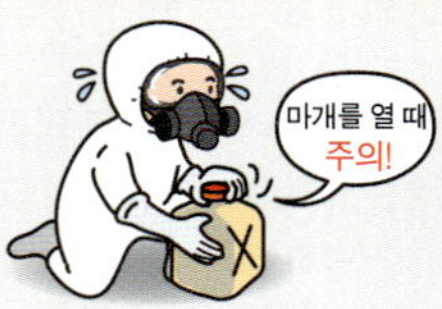

마개 개봉 시 주의

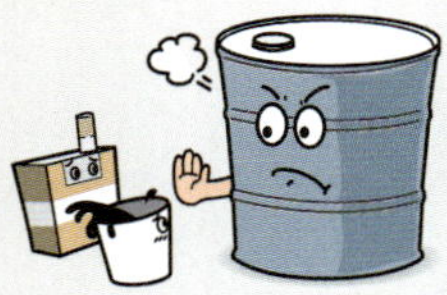
음식물 섭취 또는 흡연 금지

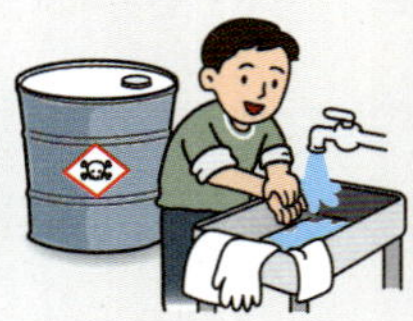
취급 부위를 철저히 세척

저장방법

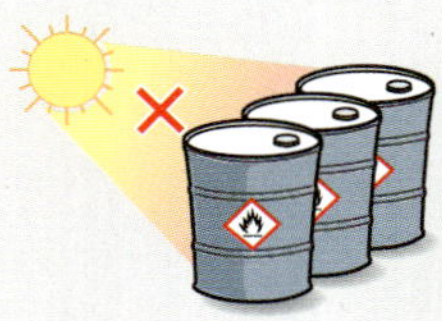
직사광선 주의

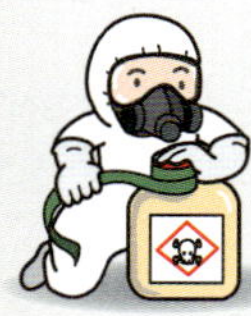
용기 밀폐

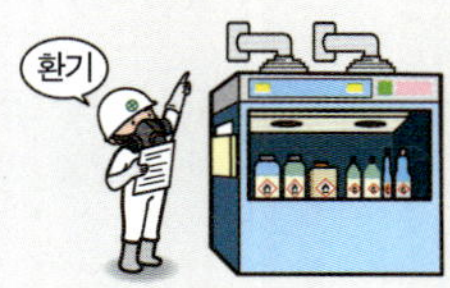

환기가 잘 되는 곳에 보관

자료: 고용노동부 (2024)

(3) 생물학적 인자

생물학적 인자는 세균, 진균, 바이러스, 리케치아, 원생동물 등과 같은 살아있는 생명체의 형태로 영향을 주는 인자로 혈액매개 감염인자, 공기매개 감염인자, 곤충 및 동물매개 감염인자 등에 의해 발생된다.

(4) 사회심리적 인자

직장내 집단 따돌림, 놀림은 근로자의 인간관계뿐 아니라 직무 불만족, 직무 성취도, 고용 불안정에 영향을 미친다. 이로 인해 직무 스트레스가 유발되고 근로자의 건강장애와 우울증, 불안증을 유발할 수 있으며, 직무 대처능력에 부정적 영향을 준다. 최근에 우리 사회는 사회심리적 인자에 의한 직업병 발생에 많은 관심을 가지고 상담 프로그램을 통해 근로자의 정신 건강을 돕고 있다. 사업주는 근로자의 개인 특성을 고려한 스트레스 관리 프로그램과 집단적 스트레스 관리 프로그램을 운영해야 한다.

(5) 인체공학적 인자

야간 근무 또는 교대 근무, 과도한 반복작업으로 인해 근로자의 근로환경은 나빠진다. 단순 반복 업무, 자동화에 따른 빠른 작업속도, 작업흐름에 위배되는 기기 배치, 부적절한 자세 등은 근로 의욕을 낮추고 근골격계질환 유발 및 유연성 감소를 초래한다. 따라서 인체공학적 설계를 통해 작업 부담을 줄이고 합리적인 작업관리를 유도한다. 최근에는 컴퓨터 작업시간 증가로 손목터널 증후군과 장시간 의자에 앉은 근무가 문제되고 있다.

이를 위해 올바른 자세를 유지하고 작업 전에 간단한 체조로 목운동, 어깨운동, 손목운동, 허리운동을 실시하여 근골격계질환을 방지한다. 또한 근로강도에 맞춰 적절한 휴식을 제공하여 피로를 줄일 수 있도록 작업을 설계한다그림 12-4.

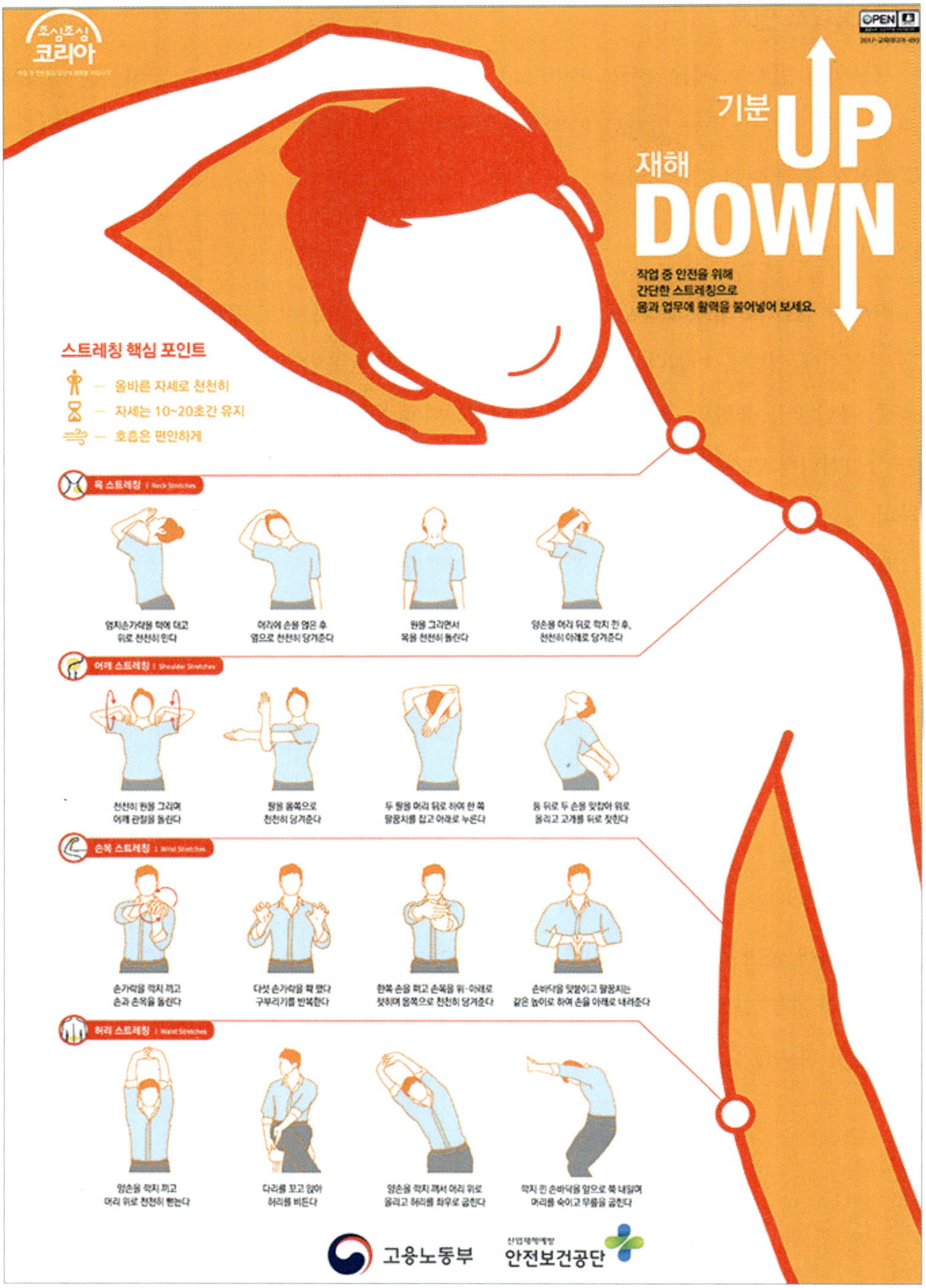

그림 12-4 근골격계 질환 예방을 위한 운동

5. 산업재해 예방대책

산업재해를 예방하기 위하여 작업장 내 위험성을 평가하고 이에 맞는 예방대책의 수립과 실천이 필요하다.

1) 위험성평가

산업재해를 방지하기 위하여 근로자의 작업 환경을 개선하고 작업 중에 노출될 수 있는 유해인자를 제거해야 한다. 위험성평가를 활용하여 안전보건관리체계를 확립하면 산업재해를 방지할 수 있다. 위험성평가risk assessment는 노사가 협력하여 사업장에서 발생가능한 위해요인, 위험요인을 자발적으로 찾아내고, 위험성을 제거, 대체, 감소를 위한 대책을 수립하고 실행하는 예방적 차원의 활동이다그림 12-5.

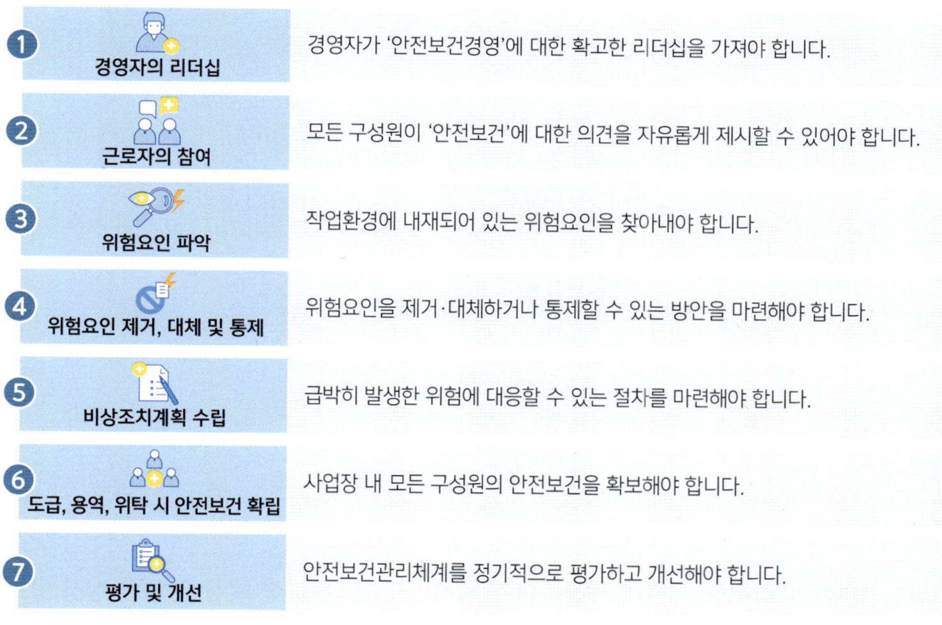

그림 12-5 안전보건관리체계 구축 7요소

자료: 고용노동부 (2023)

2) 위험성평가 절차

예전에는 위험성평가를 4단계(유해·위험요인을 파악, 평가, 개선, 재검토)로 진행했으나, 최근에는 사전 준비단계, 위험성 평가의 공유, 기록 및 보존의 3단계를 추가하여 7단계로 실시한다그림 12-6.

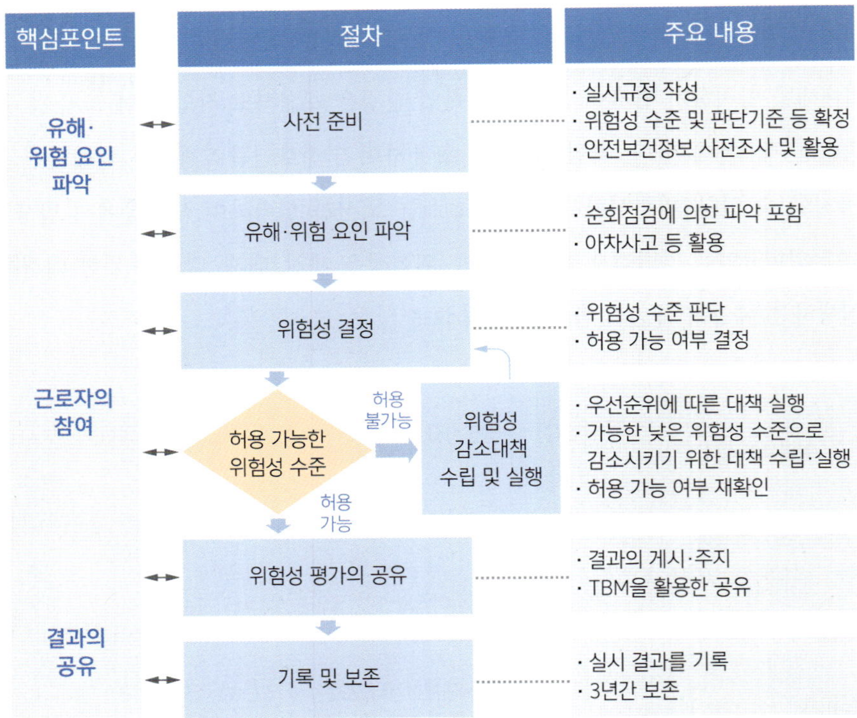

그림 12-6 위험성 평가 단계

자료: 고용노동부 (2023)

(1) 사전 준비

위험성평가를 실시하기 전에 사전준비 단계를 거친다. 위험성 실시를 위한 실시 규정을 작성하고, 위험성 수준 및 판단 기준을 결정하며, 해당 작업에 대한 사전조사를 수행하여 안전보건 정보를 수집한다.

(2) 위해·위험요인 파악

사업장에서 발생할 수 있는 위해·위험요인을 파악한다. 순회점검 및 사고기록을 참고한다.

- 전략 1: 위험요인에 대한 정보를 수집하고 정리한다.
- 전략 2: 산업재해 및 아차사고를 조사한다.
- 전략 3: 위험 기계, 기구, 설비를 파악한다.
- 전략 4: 위해인자를 파악한다. 산업보건에서 위해를 일으킬 수 있는 인자는 화학적 인자(화재, 폭발, 누출 가능성 있는 화학물질) 물리적 인자(진동, 소음), 생물학적 인자(감염병 등), 인체공학적 인자(근골격계 등) 등이 있다. 화학물질의 경우 물질안전 보건자료(MSDS)를 확인한다.
- 전략 5: 위험 장소 및 작업형태별 위험요인을 파악한다.

(3) 위험성 결정

유해·위험요인의 사고 또는 질병의 발생 가능성 또는 발생 빈도와 위험성의 심각성 또는 중대성(위험성의 크기)를 추정한다. 그 결과에 따라 위험요인별 우선 순위를 정리한다.

(4) 위험성 감소대책 수립

위험의 크기에 따라 관리 대상의 우선순위를 결정한다. 가능한 낮은 수준으로 위험성을 감소시키기 위한 대책을 검토하고 결정한다. 위험요인별 제거, 대체, 통제, 개인보호구 순으로 정보를 검토한다그림 12-7.

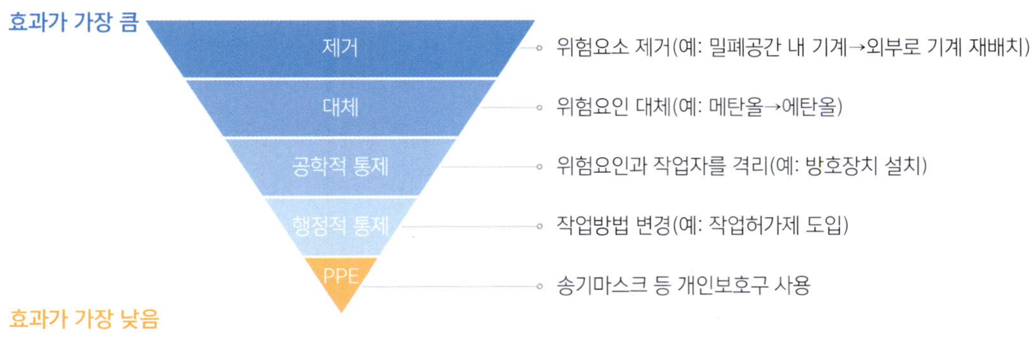

그림 12-7 위험성 감소대책 실행방법

(5) 위험성 감소 대책 실행

위험의 제거 또는 감소 대책을 실행한다. 그 결과 허용가능한 범위 이내로 위험 인자가 통제되는지를 확인하다.

(6) 위험성평가의 공유

위험성 감소 대책의 실행 이후에 결과를 게시하고 직원들과 공유한다.

(7) 기록 및 보존

실시 결과를 기록으로 남기고 3년간 보존한다.

3) 산업재해 예방대책

산업재해 예방책은 작업장 내 유해·위험요인를 최소화하는 전략으로 설명된다. 즉, 위험요인의 제거, 대체, 격리, 환기, 행정적 대책, 교육, 보호구 착용의 7단계 또는 위험요인의 제거 및 대체, 공학적 통제, 행정적 통제, 보호구 착용 4단계로 축약될 수 있다. 먼저 위험요인를 제거하거나 다른 방법으로 위험요인을 대체한다. 두 번째는 공학적 방법으로 위험요인으로부터 작업자를 격리할 수 있도록 환기설비를 설치하거나 작업설비, 작업조건, 작업환경을 개선한다. 세 번째는 다양한 행정적 대책을 마련한다. 작업 환경을 측정하고 모니터링한다. 근로자에게 작업 시 위험요소를 알리고 안전교육을 정기적으로 실시한다. 위험물질을 사용하는 장소에 MSDS를 비치하고 작업안전표지판을 부착한다. 근로자를 배치하기 전에 건강검진 실시, 배치 후 특수건강진단을 정기적으로 실시하며, 샤워실을 마련하여 작업 후에 샤워하게 한다. 작업장에서 흡연, 음식 섭취를 금지하게 한다. 마지막으로 개인보호구를 지급하고 작업 시 착용하게 하여 위험물질로부터 근로자를 보호한다.

표 12-10 위험요인별 제거, 대체 및 통제방안 실행방법

위험요인	제거·대체	공학적 통제	행정적 통제	개인보호구(PPE*) 방안
작업장 개구부, 고소작업	개구부 최소화	안전난간 또는 덮개 설치	'추락 위험' 표지판 설치	안전모·안전대 착용
낙하물	낙하 부위에 방호물 설치	후크해지장치 설치	작업지휘자 배치, 출입통제	안전모
끼임 위험 기계 기구	끼임 위험이 없는 자동화 기계 도입	덮개 등 방호장치 설치	Lock Out, Tag Out** 작업 허가제 도입	말려 들어갈 위험이 없는 작업복 착용
분진	분진 저발생 원료 사용	국소배기장치 비산방지덮개 설치	분진측정 및 관리	방진마스크
유해화학물질	유해물질 제거 또는 저독성 물질로 대체	국소배기장치 설치, 누출방지조치 등	작업절차서 준수, 작업환경 측정을 통한 노출관리	방독마스크, 내화학장갑, 보안경 등 착용
인화성 가스	인화성 완화 (예: 아세틸렌-LPG)	전기설비 방폭 조치(점화원 관리), 가스검지기 긴급차 단장치 연동 설치, 환기배기장치 설치	작업절차서 준수, 정비작업허가제 도입	제전작업복 착용, 가스검지기 휴대, 방폭공구 사용
밀폐공간	밀폐공간 내부 기계 기구 제거 (예: 내부모터-외부모터)	환가배기장치 설치, 유해가스 경보기 설치	밀폐공간프로그램 운영, 출입금지, 표지판 설치, 감시인 배치	송기마스크
소음	저소음 기계 도입	공기 배출구 및 분사구에 소음기 장착, 차단벽 또는 막 사용	교대근무 시 고소음작업과 저소음작업 전환	귀마개, 귀덮개 등 청력보호구 착용
고열	고열원 최소화	가열된 공기 배출장치 설치, 열차단막, 커튼 설치	적정한 휴식시간 부여 소금과 음료수 등 비치	보안경, 방열복, 방열장갑 등 착용

*PPE: personal protective equipment, 개인보호구

**Lock Out, Tag Out: 정비, 수리 등의 작업수행을 위해 기기를 정지시킨 후 다른 사람이 기기를 운전할 수 없도록 잠금 장치 또는 표지판 설치 등의 조치

자료: 고용노동부 (2021)

산업재해 발생 시 업무절차

산업재해 발생 시 업무 담당자의 업무 처리 절차는 4단계로 진행된다.

첫 번째는 재해유형을 확인하고 보고한다. 산업재해 보상보험의 처리를 위해서 먼저 환자를 병원으로 후송하고 산업안전관리팀에 보고한다.

- 3일 이상 휴업이 필요한 산업재해는 고용노동부에 산업재해조사표를 사고발생일로부터 1개월 이내에 지방고용노동부(산재예방지도과)에 제출해야 한다.
- 중대재해일 경우 고용노동부에 사고 즉시 보고해야 한다.

두 번째 단계는 산업재해조사표 제출이다. 재해 발생일로부터 1개월 이내 고용노동부에 제출해야 하며, 업무상 질병인 경우는 산재 승인일 기준으로 1개월 이내 이다.

세 번째 단계는 '재발 방지계획 수립과 이행'이다. 재발방지계획서를 작성하고, 수시 위험성 평가와 유해요인 조사를 실시한다.

네 번째 단계는 관련 서류의 보존이다. 3년간 보관해야 한다.

요양급여를 받으려는 근로자는 산재보험 의료기관의 소견서를 근로복지공단에 신청해야 한다. 그러면 근로복지공단에서 업무상의 재해 여부를 조사하고 승인 여부를 결정하여 공지해 준다. 산업재해를 당한 근로자는 치료가 종결된 이후에 장애가 발생한 경우 장해급여를 신청할 수 있다. 장해급여는 근로자가 업무상의 사유로 부상, 질환 발생으로 인해 근로자에게 지급되는 산업재해보상 보험 급여이다.

재해유형 확인 및 보고	→	산업재해조사표 제출	→	재발방지계획 수립 및 이행	→	서류보존

산업재해 업무담당자 차원의 업무 절차

자료: 고용노동부 (2024); 울산광역시교육청 (2024)

안전보건표지

산업보건에서 안전보건표지는 산업재해 예방을 위해 필수적이며, 근로자에게 위험 요소를 시각적으로 전달하여 안전의식을 높이고, 법적 요구 사항을 준수하며, 다국적 근로자 간에도 효율적인 의사소통 수단으로 작용한다. 이를 통해 재해를 사전에 방지하고 인적 · 물적 손실을 줄이며, 안전 행동이 습관화될 수 있도록 돕는 중요한 역할을 한다.

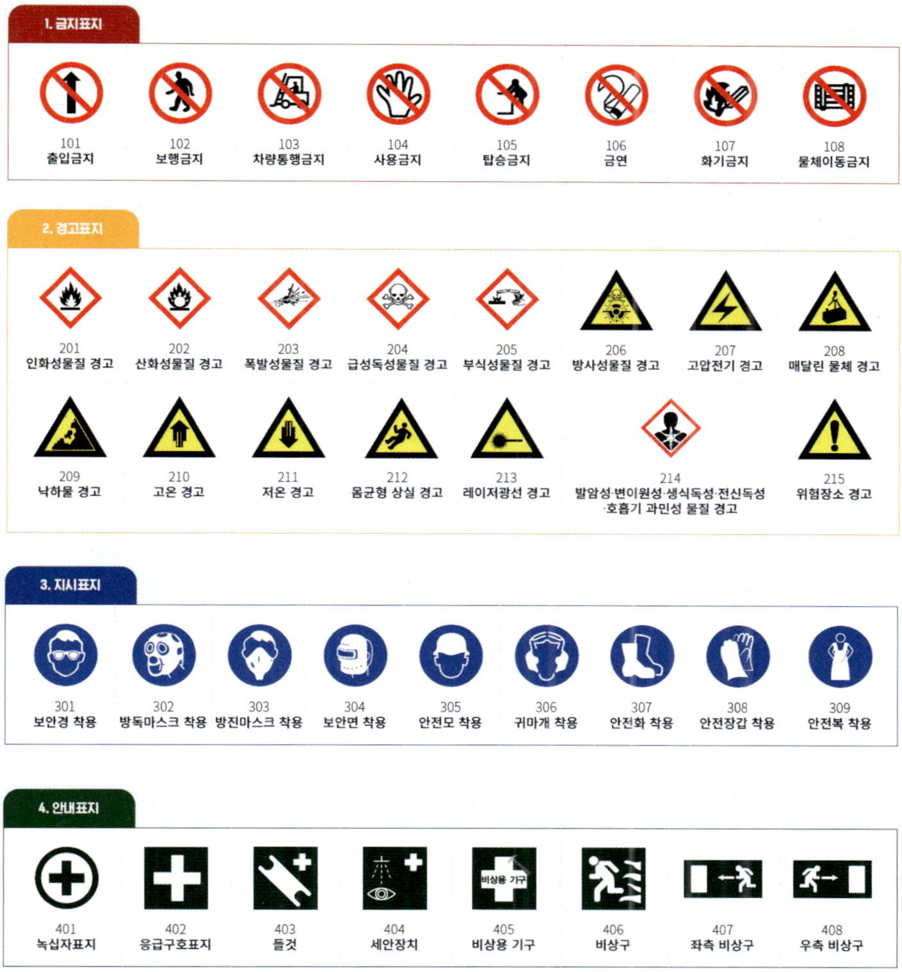
1. 금지표지
101 출입금지
102 보행금지
103 차량통행금지
104 사용금지
105 탑승금지
106 금연
107 화기금지
108 물체이동금지
2. 경고표지
201 인화성물질 경고
202 산화성물질 경고
203 폭발성물질 경고
204 급성독성물질 경고
205 부식성물질 경고
206 방사성물질 경고
207 고압전기 경고
208 매달린 물체 경고
209 낙하물 경고
210 고온 경고
211 저온 경고
212 몸균형 상실 경고
213 레이저광선 경고
214 발암성·변이원성·생식독성·전신독성·호흡기 과민성 물질 경고
215 위험장소 경고
3. 지시표지
301 보안경 착용
302 방독마스크 착용
303 방진마스크 착용
304 보안면 착용
305 안전모 착용
306 귀마개 착용
307 안전화 착용
308 안전장갑 착용
309 안전복 착용
4. 안내표지
401 녹십자표지
402 응급구호표지
403 들것
404 세안장치
405 비상용 기구
406 비상구
407 좌측 비상구
408 우측 비상구

자료: 산업안전보건법 (2024)

생각해 보기

1. 산업재해 또는 직업병의 사례를 조사하고 그 원인을 기술하시오. 해당 산업재해를 예방하기 위한 방지 대책 5가지를 기술하시오.

2. 산업안전을 해치는 유해물질 관리 방안 6단계 조치를 기술하시오.

3. 산업재해 지표에서 근로시간 중에 사고의 발생 빈도를 측정하는 지표를 설명하시오.

4. 위험성 평가 7단계를 설명하시오.

CHAPTER

13

노인보건

1. 노인보건의 개념 및 목표 | 2. 노인인구의 특성 | 3. 노인인구의 보건학적 문제 | 4. 노인보건관리 | 5. 노인보건사업

학습목표

1. 노인보건을 정의하고 목표를 설명할 수 있다.
2. 노인인구의 특성에 대해 설명할 수 있다.
3. 노인보건관리의 방법을 설명할 수 있다.
4. 노인보건사업에 대해 설명할 수 있다.

최근 이슈 다양해진 고령친화우수식품, 완성되는 고령친화식단

국·탕·찌개류 등 다양한 제품으로 어르신을 위한 한끼 식단 완성

농림축산식품부는 환자용 식품 위주로 개발되어 온 고령식품을 고령자 모두를 위한 보편식으로 확대하였다. 또한, 2021년부터 고령친화우수식품 지정제도를 운영하고 있다. 이 제도는 제품을 물성에 따라 3단계로 구분하여 우수식품으로 지정·관리하는 제도이다. 치아 섭취가 가능한 1단계, 잇몸 섭취가 가능한 2단계, 혀로 섭취가 가능한 3단계로 구분된다. 2023년 말까지 지정된 고령친화우수식품은 34개 기업의 176개 제품으로, 1단계가 90개, 2단계가 12개, 3단계가 74개이다. 지정된 고령친화우수식품 섭취유형은 반찬류가 102개, 죽류가 51개로 반찬류와 죽류의 비중이 높았다.

한편, 농림축산식품부와 한국식품산업클러스터진흥원은 2023년 실증사업을 통해 고령친화우수식품을 활용한 고령친화식단을 제공하는 것이 고령자의 영양상태와 건강상태를 개선하는데 효과가 있다는 사실을 입증하였다. 65세 이상 고령자 180명을 대상으로 고령친화식단을 5개월간 제공한 결과, 영양불량률이 전체 대상자의 11.7%에서 6.5%로 감소하였으며, 혈당, 총 콜레스테롤, 중성지방이 유의하게 감소하였음을 보고하였다.

현장에서는 고령자가 음식을 섭취할 때 액체류가 흡착 또는 기도로 넘어갈 우려가 있다는 의견을 지속적으로 제시해왔다. 농림축산식품부는 이러한 의견을 반영하여 2024년부터는 기존 3단계 제품에만 적용하던 점도 기준을 제품 특성에 따라 1단계와 2단계 제품에도 적용하여 국·탕·찌개류 등도 고령친화우수식품으로 지정할 예정이다.

자료: 농림축산식품부 (2024)

고령친화우수식품 표시 도형

구분	1단계	2단계	3단계
섭취가능	치아 섭취 가능	잇몸 섭취 가능	혀로 섭취 가능
표시도형	고령친화우수식품 치아섭취	고령친화우수식품 잇몸섭취	고령친화우수식품 혀로섭취

자료: 농림축산식품부 (2021)

1. 노인보건의 개념 및 목표

1) 노인보건의 정의

노인보건은 노인의 신체적·정신적·사회심리적·영적 건강뿐 아니라 질병 치료, 질병 예방, 건강증진, 장기요양서비스 등을 모든 노인에게 제공하는 것이다. 노인문제로 빈곤, 질병, 무위, 고독과 같은 노인의 4고苦가 있는데, 노인보건사업은 이러한 문제들을 포함하여 종합적으로 실시되어야 한다.

우리나라는 1981년에 「노인복지법」을 제정하였고, 매년 10월 2일을 노인의 날, 10월을 경로의 달로 지정하여 운영하고 있다. 「노인복지법」 제2조에 의하면, 노인복지의 기본 이념은 다음과 같다. 첫째, 노인은 후손의 양육과 국가 및 사회의 발전에 기여하여 온 자로서 존경받으며 건전하고 안정된 생활을 보장받는다. 둘째, 노인은 그 능력에 따라 적당한 일에 종사하고 사회적 활동에 참여할 기회를 보장 받는다. 셋째, 노인은 노령에 따르는 심신의 변화를 자각하여 항상 심신의 건강을 유지하고 그 지식과 경험을 활용하여 사회의 발전에 기여하도록 노력하여야 한다.

2) 노인보건의 목표

노인보건의 목표는 노인기를 건강하게 보내는 것에 있다. 건강한 노인기를 보내기 위해서는 질병 및 장애 예방, 신체적·정신적 기능상태 유지, 적극적 사회활동이 필요하다. 세계보건기구WHO는 노인기 삶의 질을 향상시키기 위해 건강, 사회 참여, 안전보장의 세 영역에서 국가적 개입을 강조하고 있으며, 노인보건의 목표를 건강수명의 연장에 두고 있다.

건강수명이란 기대수명에서 질병 또는 장애를 가진 기간을 제외한 수명을 말하며, 신체적·정신적으로 특별한 이상 없이 생활하는 기간을 의미한다. 2012년 한국인의 기대수명은 80.9세였고, 건강수명은 65.7세로 건강하지 못한 상태의 생존기간이 15.2년이었다그림 13-1. 2022년에는 기대수명이 82.7세, 건강수명이 65.8세로 건강하지 못한 상태의 생존기간이 16.9년으로 증가하였다. 따라서 질병 및 장애 예방, 만성질환의 조기 진단 및 관리, 신체 기능상태 유지 및 회복 등의 노인보건사업이 실시되어야 할 것이다.

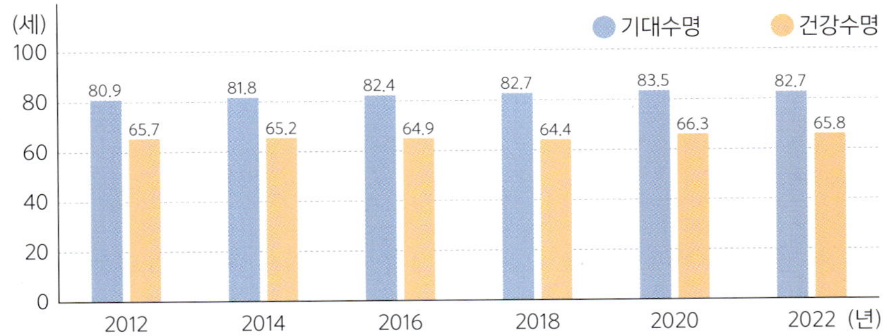

그림 13-1 한국인의 기대수명 및 건강수명 추이

자료: 통계청 (2023)

2. 노인인구의 특성

1) 사회의 고령화

「노인복지법」에 의하면, 한국 노인은 65세 이상을 말한다. 유엔United Nations, UN은 65세 이상 인구가 전체 인구의 7% 이상인 사회를 고령화사회, 14% 이상인 사회를 고령사회, 20% 이상인 사회를 초고령사회로 규정하였다.

한국의 노인인구 비율은 2015년 12.8%였으나, 2018년 14.3%, 2021년 16.6%, 2024년 20.0%로 급격하게 증가하고 있다. 한국은 2018년 고령사회에 진입하였으며, 2024년 초고령사회에 진입하였다그림 13-2.

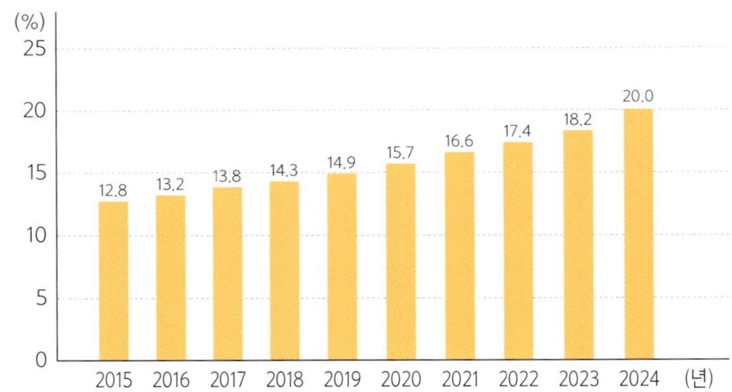

그림 13-2 한국의 65세 이상 인구 비율(%)

자료: 통계청 (2023)

2) 노인기의 변화

노인기에는 신체적 노화, 생리적 노화, 사회·심리적 노화가 진행된다그림 13-3.

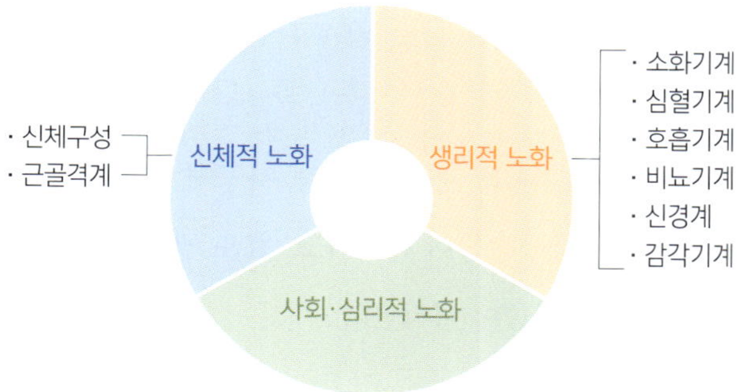

그림 13-3 노인기의 주요 변화

(1) 신체적 노화

① 신체 구성

노화가 진행되면서 신체 구성 세포의 수가 감소한다. 신경세포와 근육세포는 새로운 세포를 생성하지 않으며, 피부 및 점막 상피세포, 간, 신장은 새로운 세포를 생성하지만 재생속도가 낮아 세포의 수가 감소하게 된다.

② 근골격계

근육, 연조직, 뼈, 수분의 양은 감소하고, 지방량은 증가한다. 뼈의 질량 감소는 뼈에 구멍이 생겨 골다공증이 유발된다. 폐경 이후의 여성은 여성호르몬이 감소되어 골흡수가 억제되고 남성에 비해 골다공증이 발생되기 쉽다.

(2) 생리적 노화

① 소화기계

타액 분비 감소로 구강건조증이 발생하고, 치아 손실로 섭식 기능이 저하되며, 식도와 기도의 근육 약화로 연하곤란이 발생한다. 또한, 위산 및 소화효소 분비 감소로 소화력이 떨어지고, 장 점막 위축 및 모세혈관 수축으로 영양소 흡수율이 저하된다.

② 심혈관계

심장근육이 감소되어 심박동력이 약해지고, 혈관의 탄력성이 감소되어 혈압이 높아진다.

③ 호흡기계

폐포의 수와 탄력성이 감소되어 폐활량이 50%까지 줄어들게 된다.

④ 비뇨기계

신장의 질량이 감소하고, 네프론 수, 신장 혈류량, 사구체 여과율이 감소하여 신장기능이 저하된다. 방광 용적 감소로 빈뇨 증상이 나타나고, 요도 괄약근 기능 감소로 요실금이 증가한다. 남성의 경우, 전립선 비대증이 나타난다.

⑤ 신경계

뇌세포의 수 및 크기가 감소한다. 대뇌피질의 뉴런 감소로 기억력이 감퇴되고, 치매가 발생하기도 한다.

⑥ 감각기계

시력이 저하되고, 백내장이 흔하게 발생된다. 청력이 저하되어 난청이 발생하고, 촉각, 미각, 후각이 둔화된다.

(3) 사회·심리적 노화

노인기에는 신체 능력이 저하되어 활동량이 감소하고, 은퇴를 하면서 사회적 활동이 감소하게 된다. 또한, 경제력이 감소되어 사회적 관계가 위축된다. 이로 인해 소외감과 고독감을 느끼게 되고, 우울, 불안 등의 심리적 노화가 발생한다.

3) 노인성 질환

노인기는 노화 및 퇴행성 변화로 만성질환 유병률이 높다. 노인기에 유병률이 높은 만성질환으로 고혈압, 당뇨병, 고지혈증, 골관절염 및 류마티스 관절염, 요통 및 좌골 신경통, 골다공증, 백내장 등이 있다표 13-1. 또한, 정신건강을 위협하는 치매 유병률이 높아 본인뿐만 아니라 가족과 사회에 심각한 문제가 되고 있다.

표 13-1 주요한 노인성 질환의 종류

구분	내용
고혈압	연령이 증가함에 따라 고혈압 유병률이 증가
당뇨병	연령이 증가함에 따라 당뇨병 유병률이 증가
고지혈증	지질대사가 감소되기 때문에 고지혈증이 많이 발생
관절염	연령이 증가하면서 연골과 활액의 뼈 말단 보호 작용이 약해져 관절염 발생
신경통	노인에게 흔히 발생하는 질병
골다공증	골량이 30대 초까지 증가하다가 연령이 증가함에 따라 점차 감소하여 골다공증 발생
백내장	대부분의 노인에게 발병
노인성 치매	연령이 증가함에 따라 치매 발생률 증가, 남성보다는 여성에게 많이 발생

(1) 고혈압

연령이 증가함에 따라 고혈압 유병률이 증가한다. 노인은 심장, 대동맥, 세동맥의 기능이 감퇴하여 수축기 혈압이 상승하게 된다. 고혈압은 심근경색, 뇌경색, 사지 괴저를 유발한다. 뇌경색의 경우, 지체장애나 언어장애와 같은 후유증을 나타낸다.

(2) 당뇨병

노인에게 나타나는 당뇨병은 대부분이 포도당 내성 저하로 인한 인슐린 비의존성 당뇨병이다. 연령이 증가함에 따라 당뇨병 유병률이 증가한다. 주요 원인은 노화로 인한 포도당 내성 저하, 근육 소실, 인슐린 분비 저하, 조직 감수성 저하 등이다. 당뇨병은 동맥경화증, 신경염, 관절염, 백내장 등의 합병증을 일으킨다.

(3) 고지혈증

고지혈증은 혈액 속에 지질 성분이 증가한 상태로, 발병 주요 원인은 고기 위주의 식사, 운동 부족, 비만, 음주, 흡연, 스트레스 등이다. 노인기에는 지질대사가 감소되기 때문에 고지혈증이 발생하게 된다. 고지혈증은 동맥경화를 일으켜 심혈관질환을 유발하며, 이로 인해 일상생활 유지 기능이 저하되어 독립적인 생활이 어려워질 수 있다.

(4) 관절염

한국 노인들에게서 가장 흔한 관절염은 퇴행성 관절염인 골관절염이다. 연령이 증가하면서 연골과 활액의 뼈 말단 보호작용이 약해지면 관절염이 발생된다. 관절염 증상으로 관절통증, 부어오름 등이 있으며, 이로 인해 활동이 제한된다.

(5) 신경통

신경통은 말초신경이 놓여 있는 경로에 따라 발작적으로 일어나는 아픔 또는 신경에 생기는 격심한 통증이다. 요통 신경통은 허리에 통증이 있는 경우이고, 좌골 신경통은 허리나 엉덩이에서 시작하여 다리까지 뻗치듯이 통증이 있는 경우이다. 신경통은 신경 자체의 손상이나 병변, 퇴행에 의해 주로 발생한다. 노인에게 흔히 발생하는 질병이다.

(6) 골다공증

골다공증은 골량이 감소되고, 미세구조가 약화되어 뼈가 쉽게 부러질 수 있는 상태의 질병이다. 골량은 30대 초까지 증가하다가 이후로 연령이 증가함에 따라 점차 감소하게 되며, 남성보다는 여성에게서 골다공증 발생률이 높다. 특히 폐경 후 골량이 급격하게 감소되기 때문에, 50세 이후 여성에게 골다공증이 많이 나타난다. 골다공증이 있을 경우, 척추, 허리끝 뼈, 손목뼈, 고관절에서 흔하게 골절이 발생한다. 노인의 고관절이 골절되면 합병증으로 인해 1년 이내에 약 20%가 사망한다는 보고가 있다. 골다공증은 요통, 관절통, 척추통 등의 통증을 유발하여 활동을 제한하게 된다.

(7) 백내장

노화가 진행됨에 따라 안구의 수정체가 두꺼워지고 혼탁해지는 현상이 나타나는데, 이로 인해 시력장애가 초래되는 현상이다. 수정체 단백질이 오랜 기간 햇빛에 노출되면 수정체 단백질 보호 기능이 저하되기 때문에 대부분의 노인에게 발병된다.

(8) 노인성 치매

치매는 뇌의 질환으로 인해 기억력, 사고력, 이해력, 언어 능력, 감각 능력 등이 지속적으로 감소되는 신경계 불치병이다. 정도가 심해지면 기억력이 완전히 소실되어 무능 상태가 된다. 치매 발생률은 연령이 증가함에 따라 증가하며, 남성보다는 여성에게 많이 발생한다. 65세 이상 연령에서 발생하는 치매를 노인성 치매라고 한다. 치매는 알츠하이머성 치매, 혈관성 치매, 알코올성 치매로 분류된다.

① 알츠하이머성 치매

알츠하이머성 치매는 노화에 의해 뇌세포 기능이 상실되고 뇌신경세포가 죽어가는 퇴행성 질환으로 치매 유형 중 가장 유병률이 높다. 뇌신경세포 손상으로 인해 초기에는 기억력 저하가 나타나다가 점점 참을성이 저하되고 방향감각을 상실하기도 한다. 병이 더 진행되면 가족을 알아보지 못하고 누워서 지내게 되며 독립적인 생활을 할 수 없게 된다. 알츠하이머성 치매 원인으로는 노화, 뇌 손상, 유전, 우울증 등이 있다.

② 혈관성 치매

뇌혈관 사고, 뇌졸중 등으로 뇌에 손상이 생기는 치매이다. 위험요인으로 뇌졸중, 고혈압, 당뇨병, 고지혈증, 유전, 비만, 흡연 등이 있다. 혈관성 치매는 경미한 뇌졸중으로 발생하기 때문에 뇌졸중을 유발할 수 있는 고혈압, 동백경화 등에 대한 치료가 중요하다.

③ 알코올성 치매

알코올을 만성적으로 남용하여 뇌 손상이 발생한 상태이다. 술에 취하지 않은 상태에서도 기억력이 저하되고 인지력이 떨어진다. 계속적으로 금주를 하면 증상을 개선할 수 있다.

3. 노인인구의 보건학적 문제

1) 사망 및 질병 현황

2023년 65세 이상 노인의 10대 사망원인은 악성신생물(암), 심장질환, 폐렴, 뇌혈관질환, 알츠하이머병, 당뇨병, 고혈압성 질환, 패혈증, 코로나 19, 만성하기도질환이었다표 13-2. 악성신생물(암)로 인구 10만 명당 23명이 사망하였고, 그 뒤로 심장질환(10명), 폐렴(10명), 뇌혈관질환(7명), 알츠하이머병(4명), 당뇨병(3명), 고혈압성 질환(3명), 패혈증(3명), 코로나 19(2명), 만성하기도질환(2명) 순으로 사망률이 높았다.

표 13-2 65세 이상 노인의 사망원인 순위

순위	65세 이상 전체		65세 이상 남자		65세 이상 여자	
	사망원인	사망률 (10만명당)	사망원인	사망률 (10만명당)	사망원인	사망률 (10만명당)
1위	악성신생물	23	악성신생물	28	악성신생물	17
2위	심장질환	10	폐렴	10	심장질환	11
3위	폐렴	10	심장질환	9	폐렴	9
4위	뇌혈관질환	7	뇌혈관질환	7	뇌혈관질환	8
5위	알츠하이머병	4	당뇨병	3	알츠하이머병	5
6위	당뇨병	3	만성하기도질환	3	고혈압성 질환	4
7위	고혈압성 질환	3	코로나 19	3	당뇨병	3
8위	패혈증	3	알츠하이머병	3	패혈증	3
9위	코로나 19	2	패혈증	2	코로나 19	2
10위	만성하기도질환	2	고의적 자해(자살)	2	만성하기도질환	1

자료: 통계청 (2023)

보건복지부와 한국보건사회연구원에서 발표한 '2023년 노인실태조사'에 따르면, 86.1%의 노인이 한 가지 이상 만성질병을 가지고 있었다. 이 중 두 가지 만성질병을 동시에 가진 노인이 28.0%였으며, 세 가지 이상 만성질병을 동시에 가진 노인은 35.9%였다.

유병률이 가장 높은 질환은 고혈압(59.5%)이었으며, 다음으로 고지혈증(28.9%), 당뇨병(27.7%), 골관절염 또는 류마티즘 관절염(16.2%), 골다공증(11.1%), 요통 또는 좌골신경통(10.0%) 등의 순이었다표 13-3. 남자 노인의 유병률은 고혈압(60.4%), 당뇨병(28.8%), 고지혈증(24.7%), 전립선비대증(11.7%) 등의 순으로 높았으며, 여자 노인의 유병률은 고혈압(58.8%), 고지혈증(32.3%), 당뇨병(26.8%), 골관절염 또는 류머티즘 관절염(22.4%), 골다공증(18.3%), 요통 또는 좌골신경통(12.6%) 등의 순으로 높았다. 노인의 만성질환 유병률이 높으므로, 노인 집단을 대상으로 하는 만성질환 보건관리가 중요하다.

표 13-3 65세 이상 노인의 만성질환 유병률(의사 진단 기준)

특성	65세 이상 전체 유병률	65세 이상 남자 유병률	65세 이상 여자 유병률	2020년 유병률
고혈압	59.5	60.4	58.8	56.8
뇌졸중(중풍, 뇌경색)	3.4	4.2	2.7	4.3
고지혈증(이상지질혈증)	28.9	24.7	32.3	17.1
협심증	3.3	3.6	3.1	4.4
심근경색증	3.1	4.1	2.3	
기타 심장질환	4.4	4.1	4.5	4.5
당뇨병	27.7	28.8	26.8	24.2
갑상선 질환	4.2	1.1	6.7	3.3
골관절염 또는 류머티즘 관절염	16.2	8.2	22.4	16.5
골다공증	11.1	2.0	18.3	8.5
요통, 좌골신경통	10.0	6.6	12.6	10.0
골절, 탈골 및 사고 후유증	1.9	1.5	2.3	1.5
만성폐질환(만성기관지염, 폐기종)	1.2	1.8	0.7	1.5
천식	2.3	2.8	1.9	2.0
폐결핵, 결핵	0.5	0.6	0.5	0.1
우울증	1.5	0.9	2.0	1.5
치매	1.8	1.4	2.1	2.1
파킨슨병	0.7	0.7	0.7	0.6
불면증	3.7	2.5	4.6	2.0
백내장	6.2	6.5	6.0	5.3
녹내장	1.3	1.1	1.5	1.1
만성중이염	0.5	0.6	0.4	0.7
노인성 난청	3.1	3.5	2.8	2.5
피부병	1.1	1.5	0.9	0.9
암(악성신생물)	1.9	2.5	1.4	1.8
위·십이지장궤양	4.3	4.3	4.2	5.0
간염	0.7	1.2	0.3	0.4
간경변증	0.3	0.4	0.2	0.3
만성신장질환	1.0	1.1	0.9	1.1
전립선비대증	5.2	11.7	0	4.1
요실금	3.6	0.3	6.1	3.9
빈혈	1.0	0.4	1.5	1.8
기타	1.6	1.7	1.6	1.6

자료: 보건복지부·한국보건사회연구원 (2023)

2) 건강상태, 기능상태 및 정신건강

노인의 건강상태는 협의의 의미로는 전반적인 건강수준으로 평가되나, 공중보건학 측면의 넓은 의미에서는 신체 기능상태와 정신건강 문제를 포함한다. 최근에 노인의 전반적 건강수준은 향상되었으나, 신체 기능상태, 정신건강 관련 문제들이 노인보건에서 주요한 사항으로 관리되고 있다. 노인 자신이 평소 건강상태가 좋다고 인식하는 비율은 43.2%, 나쁘다고 인식하는 비율은 22.1%로 조사되었다그림 13-4. 노인 인구의 주관적인 건강상태는 점차 향상되어왔다. 2008년 건강상태가 나쁘다고 인식하는 노인이 60.9%였으나 2014년 43.7%, 2020년 19.9%로 감소하였고, 2023년에는 22.1%로 2020년에 비해 약간 증가하였다.

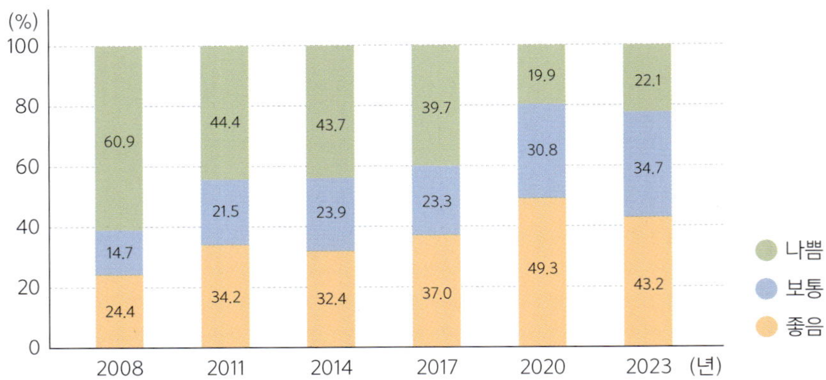

그림 13-4 노인의 주관적 건강상태의 변화(2008~2023)

자료: 보건복지부 · 한국보건사회연구원 (2023)

신체 기능상태는 일상생활수행능력activities of daily living, ADL과 수단적 일상생활수행능력instrumental activities of daily living, IADL 지표를 이용하여 평가할 수 있다. 일상생활수행능력은 노인이 자립적으로 생활을 유지하기 위해 필요한 기본적인 신체적 자립능력을 평가하기 위한 지표이다. 옷 입기, 세수·양치질·머리감기, 목욕 또는 샤워하기, 차려 놓은 음식 먹기, 누웠다 일어나 방 밖으로 나가기, 화장실 출입과 대소변 후 닦고 옷 입기, 대소변 조절하기의 7개 항목으로 구성된다. 노인의 일상생활수행능력 완전자립률은 7개 항목 모두에서 94% 이상으로 대부분 높았다표 13-4. 완전자립률이 가장 낮은 항목은 차려 놓은 음식 먹기(94.1%)였고, 완전도움 비율이 가장 높은 항목은 목욕 또는 샤워하기(0.9%)였다.

표 13-4 노인의 일상수행능력 세부 항목별 분포

[단위: %(명)]

특성	완전자립	부분도움	완전도움	계[1]	2020년 완전자립률
옷 입기(옷 꺼내기, 단추·지퍼, 벨트)	97.5	2.1	0.4	100.0(10,078)	97.0
세수, 양치질, 머리 감기	97.5	2.1	0.4	100.0(10,078)	96.9
목욕 또는 샤워하기(욕조 드나들기, 때밀기, 샤워)	94.6	4.5	0.9	100.0(10,078)	95.0
차려 놓은 음식 먹기	94.1	5.4	0.5	100.0(10,078)	97.8
누웠다 일어나 방 밖으로 나가기	97.7	2.0	0.3	100.0(10,078)	97.4
화장실 출입과 대소변 후 닦고 옷 입기	98.4	1.3	0.3	100.0(10,078)	97.8
대소변 조절하기	98.7	1.0	0.2	100.0(10,078)	98.1

[1]전체응답자를 대상으로 한 분석결과임

자료: 보건복지부·한국보건사회연구원 (2023)

수단적 일상생활수행능력은 노인이 자립적으로 생활을 유지하기 위해 필요한 사회적·인지적 자립능력을 평가하기 위한 지표이다. 몸단장, 집안일, 식사준비, 빨래, 제시간에 정해진 양의 약 챙겨먹기, 금전관리, 근거리 외출하기, 물건 구매 결정·돈 지불·거스름돈 받기, 전화 걸고 받기, 교통수단 이용하기의 10개 항목으로 구성된다. 노인의 수단적 일상생활수행능력 완전자립률은 식사준비(86.6%)를 제외한 9개 항목에서 90% 이상이었다**표 13-5**.

표 13-5 노인의 수단적 일상수행능력 세부항목별 분포

[단위: %(명)]

특성	완전 자립	부분도움		완전 도움	계[1]	2020년 완전자립률
		적은 부분도움	많은 부분도움			
몸단장(빗질, 화장, 면도, 손톱·발톱 깎기)	96.8	2.9		0.3	100.0(10,078)	96.6
집안일(실내청소, 설거지, 침구정리, 집안 정리 정돈 등)	91.3	6.9		1.8	100.0(10,078)	93.1
식사준비(음식재료준비, 요리, 상차리기)	86.6	10.9		2.4	100.0(10,078)	92.1
빨래(손이나 세탁기로 세탁 후 널어 말리기 포함)	90.8	6.9		2.3	100.0(10,078)	93.2
제시간에 정해진 양의 약 챙겨 먹기	96.8	2.6		0.5	100.0(10,078)	96.5
금전 관리(용돈, 통장관리, 재산관리)	92.9	5.7		1.4	100.0(10,078)	93.6
근거리 외출하기(가까운 거리 걸어서)	93.7	4.8		1.5	100.0(10,078)	94.6
물건 구매 결정, 돈 지불, 거스름돈 받기	95.0	3.3	1.0	0.7	100.0(10,078)	95.4
전화 걸고 받기	96.4	2.5	0.7	0.5	100.0(10,078)	96.0
교통수단 이용하 (대중교통, 개인 차)	90.3	5.9	2.3	1.5	100.0(10,078)	92.1

[1] 전체응답자를 대상으로 한 분석결과임

자료: 보건복지부·한국보건사회연구원 (2023)

노인의 종합적 기능상태 제한 현황을 살펴보면, 수단적 일상생활수행능력에만 제한이 있는 노인은 9.8%, 일상생활수행능력도 제한이 있는 노인은 8.7%로 전체 노인 중 18.5%가 수단적 일상생활수행능력과 일상생활수행능력에 있어 기능 제한이 있는 것으로 보고되었다표 13-6. 연령이 증가할수록 일상생활 수행의 자립도는 낮아지며, 90세 이상에서는 자립적인 생활을 할 수 있는 노인이 28.5%에 불과하였다.

표 13-6 노인의 연령별 기능상태 제한 현황

[단위: %(명)]

연령	기능제한 없음	수단적 일상생활수행능력(IADL)만 제한	일상생활수행능력(ADL)도 제한	계
전체	81.4	9.8	8.7	100.0(10,078)
65~69세	92.5	5.1	2.4	100.0(3,473)
70~74세	87.5	8.1	4.4	100.0(2,377)
75~79세	81.6	10.0	8.4	100.0(1,743)
80~84세	69.6	15.0	15.4	100.0(1,407)
85~89세	53.3	20.4	26.3	100.0(825)
90세 이상	28.5	27.2	44.3	100.0(253)
2020년 기능상태	87.8	6.6	5.6	100.0(10,097)

자료: 보건복지부 · 한국보건사회연구원 (2023)

우울 증상을 보이는 노인은 전체의 11.3%였다. 우울 증상을 보이는 여자 노인의 비율이 남자 노인보다 높은 것으로 보고되고 있다. 연령대가 증가할수록 우울 증상을 보이는 비율이 높아지며, 90세 이상에서는 30.4%에 이르는 것으로 나타났다그림 13-5. 우울 증상이 있는 노인의 비율은 2008년 30.8%에서 2014년 33.1%까지 증가하다가 2020년 13.5%, 2023년 11.3%로 감소하였다그림 13-6.

지난 1년간 자살을 생각해 본 적이 있는 노인은 1.0%였다. 남자 노인보다 여자 노인의 자살생각률이 더 높은 것으로 보고되었다. 또한, 연령이 증가할수록 자살생각률이 높아지는 것으로 나타났다. 65~69세에서 0.7%, 85~89세에서 1.4%, 90세 이상에서 3.9%의 노인이 자살을 생각해 본 적이 있다고 하였다. 자살을 생각한 주된 이유로는 신체적 질병으로 인한 고통이나 불편, 외로움, 경제적 어려움, 배우자 · 가족 · 지인의 사망, 정신적 질병으로 인한 고통이나 불편, 돌봄 부담 등이었다.

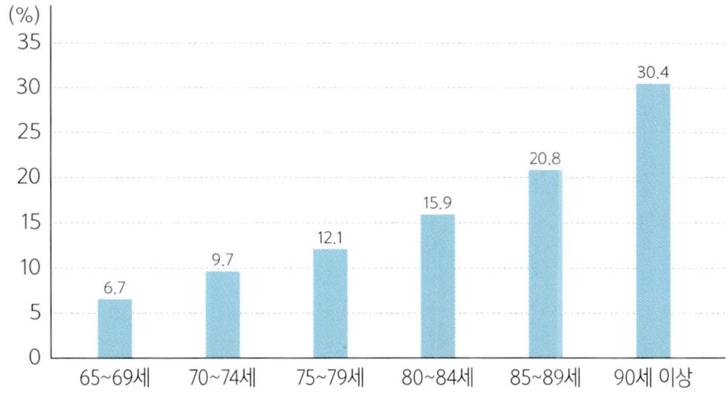

그림 13-5 노인의 연령대별 우울 위험군 비율(2023년)

자료: 보건복지부 · 한국보건사회연구원 (2023)

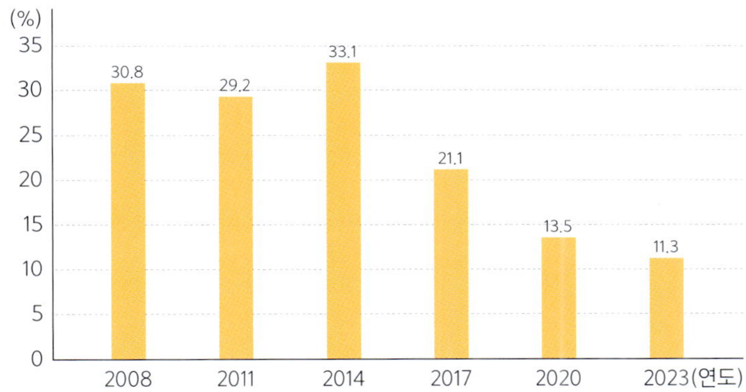

그림 13-6 노인의 우울 위험군 비율 변화(2008~2023)

자료: 보건복지부 · 한국보건사회연구원 (2023)

전체 노인의 24.6%가 인지 저하 상태인 것으로 나타났다그림 13-7. 노인의 인지저하율은 90세 이상 노인에서 전체의 32.4%, 80~84세에서 29.5%, 85~89세에서 25.1%였다. 또한, 독거가구에서 인지저하율이 27.7%로 가장 높았고, 자녀동거가구에서 24.4%, 부부가구에서 23.2%였다.

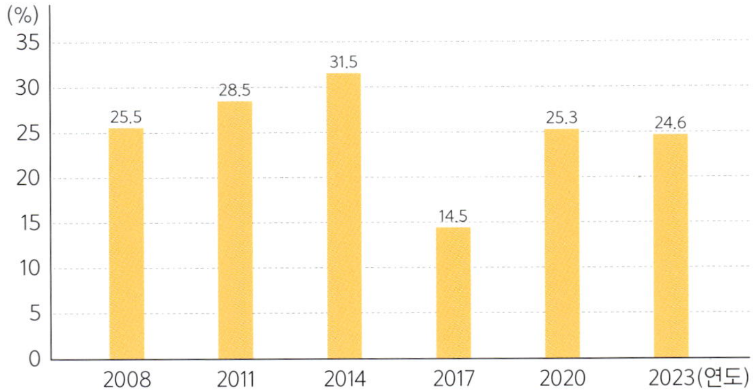

그림 13-7 노인의 인지기능 저하 비율 변화(2008~2023)

주: 연도별 인지기능 측정 도구의 차이가 있어 직접적인 비교에는 유의가 필요함
(2008년 및 2011년 MMSE-KC, 2014년, 2017년, 2020년 MMSE-DS, 2023년 K-MMSE~2)

자료: 보건복지부 · 한국보건사회연구원 (2023)

통합건강돌봄센터

부천시는 질병이나 장해로 인해 거동이 불편한 65세 이상 노인들에게 예방적으로 돌봄시스템을 지원하는 통합건강돌봄센터를 운영하고 있다. 통합건강돌봄센터는 가정에 방문하여 통합적인 건강서비스를 분야별로 제공하기 때문에, 대상자들이 거주하던 곳에서 건강하게 노후를 지속할 수 있다. 통합건강돌봄센터에서는 방문 진료, 간호, 건강, 운동, 영양 관리 서비스를 제공하고 있다.

통합건강돌봄센터는 대상자의 건강상태나 요구도를 조사하여 개별 사례에 대한 회의를 실시하고 대상자를 '일반 예방군'과 '중점 예방군'으로 분류하여 관리한다. 중점 예방군 대상자의 경우, 의료 지원이 필요한 것으로 판단되면 지역의료기관과 연계하여 방문 진료를 실시한다. 방문 진료에서는 약물복용, 건강관리 상태를 점검하고 의사 처방에 따라 운동, 영양, 구강, 치매, 정신건강 등 추가적인 관리를 진행한다. 또한 지속적인 관리가 필요한 대상자에게는 관리 점검 서비스를 제공하고 있다.

2024년부터는 통합건강돌봄센터에서 운영 중인 예방 · 간호 · 진료 연계 체계에 통합예방영역 서비스를 고도화하여 운영하고 있다. 건강 영역에서는 개인 맞춤형 정보 파일 제공, 영양 영역에서는 전문적인 식단 및 조리실습 교육, 운동 영역에서는 지속적인 실습 교육을 진행한다.

자료: 부천시 보건소 (2020)

3) 의료 이용

노인인구가 증가하고, 의료 기술 및 서비스가 다양화됨에 따라 노인의 의료 이용이 증가해왔다. 이에 노인 진료비도 지속적으로 증가하고 있다. 건강보험공단의 노인 진료비는 2022년에 45조 7,647억 원으로 전체 인구의 진료비 중 43.2%에 달하고 있었다그림 13-8. 2015년 노인 진료비는 22조 2,361억 원이었고, 2018년 31조 8,235억 원, 2021년 41조 3,829억 원, 2022년 45조 7,647억 원으로 급격한 증가를 보였다. 진료비뿐만 아니라 전체 의료비 중 노인 진료비 비율도 증가하였는데, 2015년 37.8%, 2018년 40.8%, 2021년 43.4%, 2022년 43.2%로 증가하는 경향이었다.

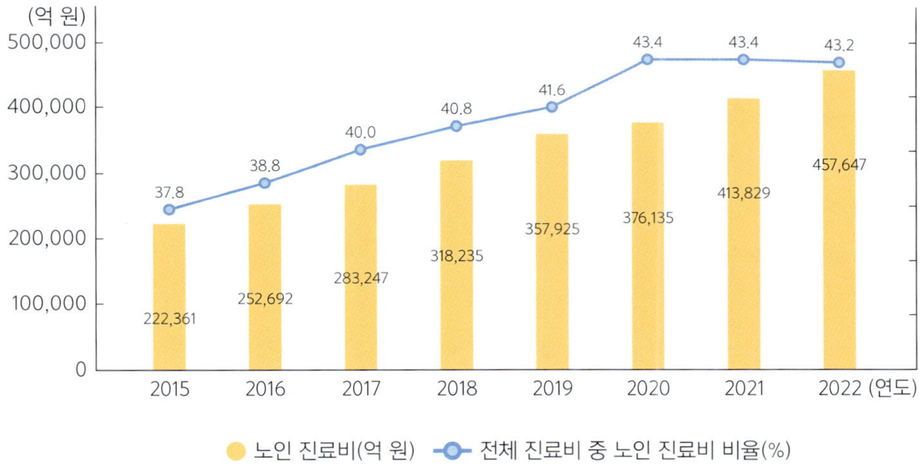

그림 13-8 노인 진료비 비율(2015~2022)

자료: 국민건강보험공단 · 건강보험심사평가원 (2024)

노인의 진료실 이용 인원수는 2015년 634만 명에서, 2018년 721만 명, 2021년 839만 명, 2022년 888만 명으로 급격한 증가를 보였다그림 13-9. 전체 진료실 이용 인원수 중 노인의 진료실 이용 인원수 비율도 증가하였는데, 2015년 13.4%, 2018년 15.0%, 2021년 17.6%, 2022년 18.1%로 증가하였다.

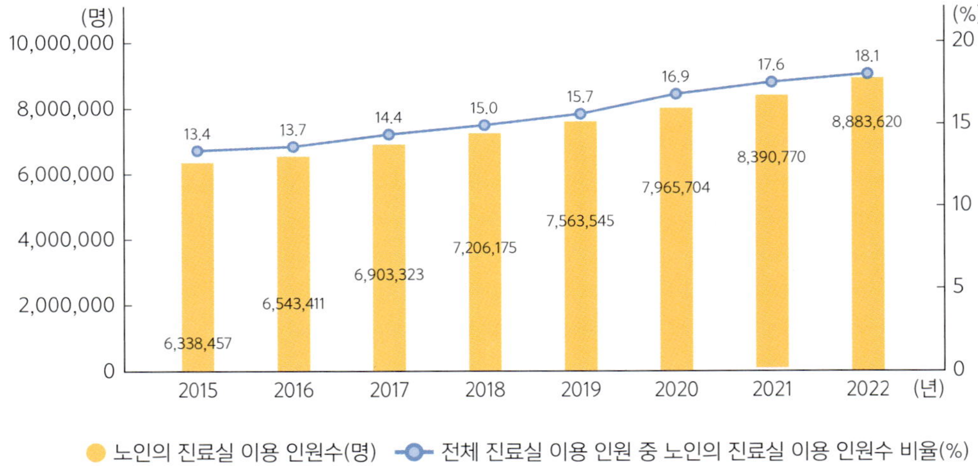

그림 13-9 **노인의 진료실 이용 인원수 비율(2015~2022)**
자료: 국민건강보험공단 · 건강보험심사평가원 (2024)

4. 노인보건관리

1) 식생활

(1) 노인 식사에서 고려해야 할 특징

노인은 기초대사량이 감소하고 활동량이 줄어들어 에너지 필요량이 감소하기 때문에 체중이 증가할 가능성이 높다. 따라서 체중 유지를 위해 적당량을 섭취해야 한다. 또한, 노인이 되면 소화액 분비가 저하된다. 한 번에 많은 양을 섭취하기 어렵기 때문에 조금씩 자주 섭취하는 것이 좋다. 소화가 잘 되는 식품과 조리법을 선택해야 한다.

노인은 치아의 손실로 음식을 잘 씹지 못하는 경우가 많다. 딱딱한 식재료를 부드럽게 조리하고 식품의 크기도 작게 해야 한다. 아삭하거나 바삭한 질감을 활용하여 다양한 질감을 내는 것도 좋다. 또한, 노인이 되면 침 분비가 감소하므로 약간의 국물이 있거나 재료가 촉촉하도록 조리하는 것이 좋다. 국물이 지나치게 많을 경우 나트륨 섭취가 증가될 수 있으므로 싱겁게 조리해야 한다.

노인이 되면 미각과 후각이 퇴화하므로 입맛을 돋울 수 있는 겨자, 식초 등의 다양한 향신료를 이용하여 조리하는 것이 좋다. 또한, 노인의 식욕 저하는 영양섭취 부족으로 이어질 수 있으므로 식재료의 향, 색, 모양을 다양하게 하는 것이 좋다.

노인 식사에서 고려해야 할 특징

① 에너지 필요량 감소
② 소화능력 감소
③ 저작 불편
④ 침 분비 감소
⑤ 감각기능 퇴화
⑥ 식욕 저하

(2) 영양관리

한국 노인은 대부분의 영양소 섭취가 부족한 인구 비율이 높다. 또한, 노인의 주요 영양 문제로 단백질 섭취 부족, 칼슘 섭취 부족, 나트륨 섭취 과다 등이 지적되었다. 균형 있는 식생활을 통해 영양소 섭취 부족이 발생하지 않도록 하고, 음식을 싱겁게 조리하여 나트륨을 과다 섭취하지 않도록 해야 한다.

① 에너지 및 다량영양소 에너지비율

노인 남성의 1일 에너지필요추정량은 연령대에 따라 1,900~2,000 kcal 범위이며, 노인 여성의 에너지필요추정량은 1,500~1,600 kcal 범위이다표 13-7. 과식은 비만을 초래하며, 당뇨병 등 만성질환을 유발할 수 있으므로 피하도록 한다.

만성질환 위험을 줄이기 위해서는 식사에서 단백질로 섭취하는 에너지비율을 7~20%로, 탄수화물로 섭취하는 에너지비율을 55~65%로, 지방으로 섭취하는 에너지비율을 15~30%로 구성하는 것이 좋다.

표 13-7 노인의 1일 에너지필요추정량 및 다량영양소 에너지적정비율

구분		에너지필요추정량 (kcal)	단백질 (% 에너지)	탄수화물 (% 에너지)	지방 (% 에너지)
남성	65~74세	2,000	7~20	55~65	15~30
	75세 이상	1,900			
여성	65~74세	1,600	7~20	55~65	15~30
	75세 이상	1,500			

자료: 보건복지부 · 한국영양학회 (2020)

② 단백질

단백질은 신체조직을 형성하는 데 사용된다. 노인 남성의 단백질 1일 권장섭취량은 60 g이며, 노인 여성의 단백질 권장섭취량은 50 g이다. 노인은 에너지 필요량 감소에 비해 단백질 필요량이 크게 변화되지 않기 때문에 단백질 함량이 높으면서 소화가 잘 되는 생선, 두부를 자주 섭취하는 것이 좋다. 또한, 끼니마다 단백질 급원식품을 섭취하는 것이 좋다. 저녁 식사에 단백질 급원식품을 많이 섭취하면 단백질의 특이동적 작용으로 신경이 흥분하여 수면을 잘 취하지 못할 수 있으므로 저녁 식사에서는 단백질 급원식품을 지나치게 많이 섭취하지 않도록 한다.

③ 탄수화물

노인 남성과 여성의 탄수화물 1일 권장섭취량은 130 g이다. 노인기에는 당 대응력이 저하되기 때문에 탄수화물 과다 섭취는 당뇨병 유발의 원인이 될 수 있으며, 만성질환의 위험인자를 증가시킬 수 있다. 가능하면 과일, 채소, 해조류, 두류를 많이 섭취하는 것이 좋다.

또한, 노인은 변비 발생 위험이 높다. 변비 예방을 위해 식이섬유가 풍부한 과일, 채소, 통곡물, 콩류 등의 식품을 섭취하도록 한다. 노인의 식이섬유 1일 충분섭취량은 남성이 25 g, 여성이 20 g이다.

④ 지방

노인기에는 지방에 대한 소화력이 50% 감소하기 때문에 기름진 음식을 많이 섭취하지 않는 것이 좋다. 식물성 기름에는 불포화지방산이 다량 함유되어 있어 조리 시 동물성 기름보다 식물성 기름을 사용하는 것이 동맥경화 예방에 도움이 된다. 콜레스테롤이나 동물성 포화지방 함량이 많은 식품은 제한한다.

⑤ 비타민

노인의 지용성 비타민 1일 섭취기준은 표 13-8과 같다. 비타민 D는 칼슘 흡수를 촉진한다. 따라서 비타민 D 부족 섭취는 골다공증을 유발할 수 있다. 노인의 수용성 비타민 1일 권장섭취량은 표 13-9와 같다. 노화가 진행되면서 비타민 B_{12}의 농도가 감소하므로, 노인기에 특히 문제가 될 수 있다.

표 13-8 노인의 지용성 비타민 1일 섭취기준

구분		비타민 A(㎍ RAE) 권장섭취량	비타민 D(㎍) 충분섭취량	비타민 E(mg α-TE) 충분섭취량	비타민 K(㎍) 충분섭취량
남성	65~74세	700	15	12	75
	75세 이상	700	15	12	75
여성	65~74세	600	15	12	65
	75세 이상	600	15	12	65

자료: 보건복지부·한국영양학회 (2020)

표 13-9 노인의 수용성 비타민 1일 권장섭취량

구분		티아민 (mg)	리보플라빈 (mg)	니아신 (NEmg)	비타민 B6(mg)	엽산 (㎍ DFE)	비타민 B_{12} (㎍)	비타민 C (mg)
남성	65~74세	1.1	1.4	14	1.5	400	2.4	100
	75세 이상	1.1	1.3	13	1.5	400	24	100
여성	65~74세	1.0	1.1	13	1.4	400	2.4	100
	75세 이상	0.8	1.0	12	1.4	400	2.4	100

자료: 보건복지부·한국영양학회 (2020)

⑥ 무기질

노인의 칼슘 1일 권장섭취량의 경우 남성은 700 mg, 여성은 800 mg이다표 13-10. 노인기에 발생하기 쉬운 골다공증을 예방하기 위해서는 매일 적정량을 섭취하도록 해야 한다. 특히 여성의 경우, 폐경기 전후에 발생한 칼슘 흡수율 저하, 급격한 골밀도 감소 상태가 노인기까지 지속되기 때문에 충분한 칼슘 섭취가 필요하다. 칼슘 급원 식품으로 우유, 요구르트 등 우유·유제품류가 있으며, 멸치, 뱅어포 등 뼈째 먹는 생선, 무청, 쑥 등 푸른 채소, 두부가 있다.

노인은 육류 섭취 부족과 식욕 감소에 의해 식사로부터 철 섭취가 부족하다. 노인 남성의 철 1일 권장섭취량은 9 mg, 노인 여성의 철 권장섭취량은 7~8 mg 범위이다. 또한, 노인기의 아연 결핍은 흔한 일로 아연 결핍은 식욕과 미각 감소를 유발한다. 노인 남성의 아연 1일 권장섭취량은 9 mg, 노인 여성의 아연 권장섭취량은 7 mg이다.

표 13-10 노인의 무기질 1일 권장섭취량

구분		칼슘(mg)	철(mg)	아연(mg)
남성	65~74세	700	9	9
	75세 이상	700	9	9
여성	65~74세	800	8	7
	75세 이상	800	7	7

자료: 보건복지부 · 한국영양학회 (2020)

노인에게 유병률이 가장 높은 질환은 고혈압이다. 나트륨 과다 섭취는 혈압을 상승시키고, 뇌졸중, 심근경색, 심부전 등의 심장질환 및 신장 질환의 발병과 진행을 증가시킨다. 나트륨을 과다 섭취하지 않도록 해야 한다. 65~74세 남녀 노인의 1일 나트륨 만성질환위험감소섭취량은 2,100 mg이며, 75세 이상 남녀 노인의 1일 나트륨 만성질환위험감소섭취량은 1,700 mg이다.

(3) 노인을 위한 권장 식사

① 남성

'2020 한국인 영양소 섭취기준' 활용편에는 노인 남성에 대한 권장 식사 예시를 제시하고 있다그림 13-10. 65~74세 남성은 국, 찌개, 장류, 장아찌류, 젓갈류, 김치류를 높은 빈도로 섭취하고 있었고, 우유 · 유제품류를 낮은 빈도로 섭취하고 있었다. 따라서 나트륨 함량이 높은 식품의 섭취를 줄이고, 찌개 대신 국 조리법을, 조림 대신 무침이나 볶음 조리법을 활용하는 식사를 권장한다.

75세 이상 남성의 권장 식사는 치아상태, 소화능력을 고려하여 부드럽고 따뜻한 음식 위주의 식단을 구성하였고, 색, 풍미, 형태가 다양한 식단으로 식욕을 돋구었다. 또한, 변비와 만성 질환의 유병률이 높으므로 미나리겉절이, 미역국, 단호박찜 등을 식단에 반영하였다.

② 여성

'2020 한국인 영양소 섭취기준' 활용편에서 제시한 노인 여성에 대한 권장 식사 예시는 그림 13-11과 같다. 65~74세 여성이 높은 빈도로 섭취하는 음식으로 채소류와 김치, 장아찌류가 있었으며, 낮은 빈도로 섭취하는 음식으로 고기 · 생선 · 달걀 · 콩류와 우유 · 유제품류가 있었다. 따라서 권장 식사에서는 변비의 예방을 위해 식이섬유가 풍부한 참나물새콤무침, 쑥갓나물 등을 식단에 적용하였다. 낮은 빈도로 섭취하는 고기·생선·달걀·콩류와 우유·유제품류를 적극 섭취해야 한다.

75세 이상 여성은 체내 칼슘 손실이 많아져 골다공증 등 골질환의 발생률이 높아지므로 칼슘 보충을 위해 우유·유제품류를 적극 섭취해야 한다. 또한 미각이 둔화되므로 짜게 먹지 않도록 찌개, 김치, 장류를 제한하고, 국, 동치미, 미역초무침과 같은 저나트륨 식단으로 구성하는 것을 추천한다.

65~74세 남성

구분	식단	식단사진	
		식사	간식
아침	잡곡밥 소고기무국 달걀말이 고구마줄기무침 배추김치	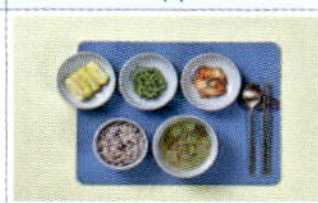	시루떡 찐감자 바나나 우유
점심	참치김치덮밥 콩나물국 느타리버섯볶음 나박김치 파인애플	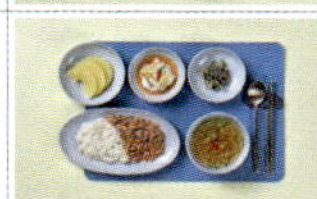	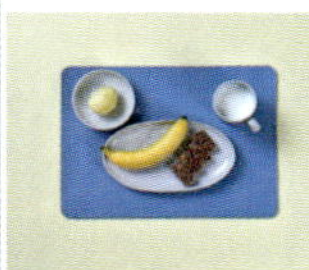
저녁	쌀밥 두부된장국 닭갈비 시금치나물 도라지생채 배추김치	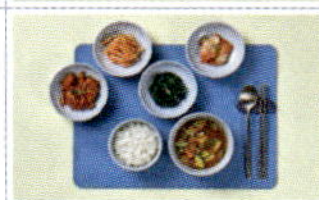	

75세 이상 남성

구분	식단	식단사진	
		식사	간식
아침	쌀밥 어묵국 달걀말이 감자조림 미나리겉절이 배추김치	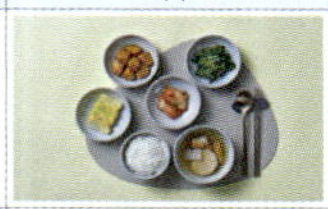	키위 블루베리 호상요구르트
점심	현미밥 미역국 돼지고기장조림 콩나물무침 단호박찜 열무김치	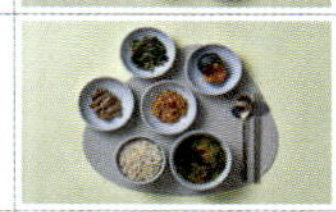	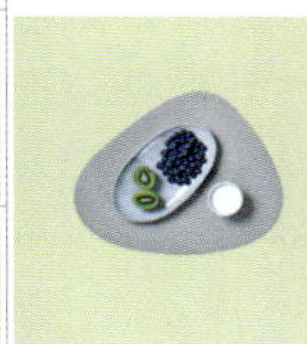
저녁	쌀밥 버섯된장국 가자미구이 깻잎나물 구운김 배추김치	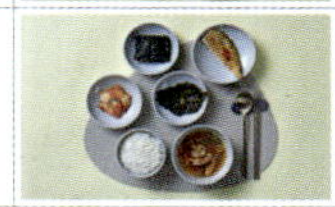	

그림 13-10 노인 남성의 권장 식사 예시

자료: 보건복지부·한국영양학회 (2022)

65~74세 여성

구분	식단	식단사진	
		식사	간식
아침	현미밥 무청된장국 오징어볶음 참나물새콤무침 백김치	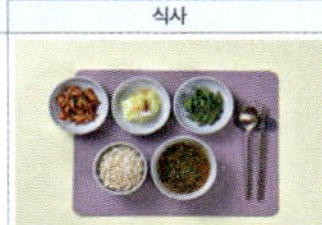	백설기 배 오렌지 우유
점심	쌀밥 김치국 돼지갈비찜 김구이 오이소박이	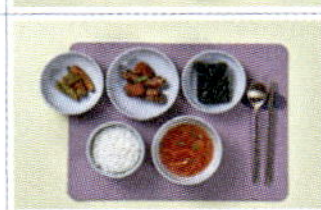	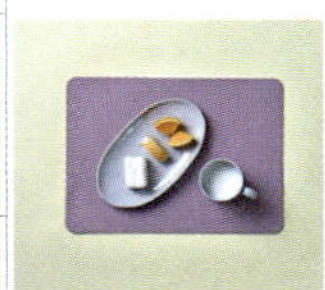
저녁	흑미밥 버섯고추장국 두부구이 쑥갓나물 배추김치	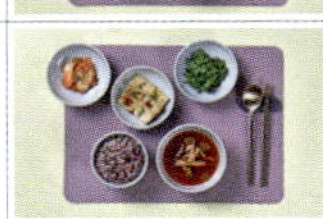	

75세 이상 여성

구분	식단	식단사진	
		식사	간식
아침	닭죽 마늘종볶음 브로콜리데침 동치미	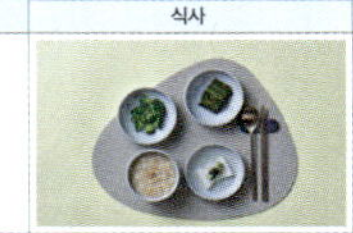	찐감자 바나나 우유
점심	잡곡밥 배추국 소고기장조림 시금치나물 열무김치	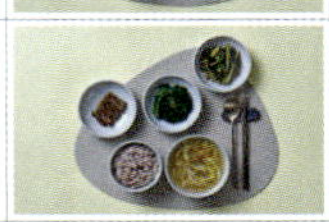	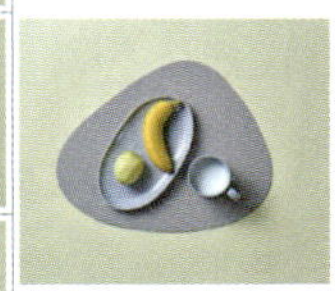
저녁	쌀밥 아욱된장국 고등어구이 미역초무침 배추김치	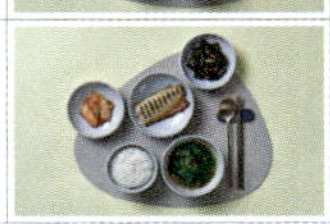	

그림 13-11 노인 여성의 권장 식사 예시

자료: 보건복지부·한국영양학회 (2022)

사회복지급식관리지원센터

노인 인구가 증가함에 따라 노인 및 장애인 복지시설이 급속도로 증가하고 있다. 이에 급식을 제공하는 복지시설도 증가하고 있으나 영양사가 없는 시설이 약 80%로 대부분이다. 2019년 식품의약품안전처에서는 영양사가 없는 소규모 복지시설을 지원하기 위해 사회복지급식관리지원센터 설치를 시작하였다. 사회복지급식관리지원센터는 영양사가 없는 소규모 노인 · 장애인 복지시설을 대상으로 안전하고 영양이 확보된 양질의 급식을 제공받을 수 있도록 급식 위생 · 영양관리를 지원하는 기관이다.

「노인 · 장애인 등 사회복지시설의 급식안전 지원에 관한 법률」 제5조에 의하면, 사회복지급식관리지원센터의 업무로 사회복지급식소에 대한 식단 제공 및 식단 관리, 사회복지급식소 종사자에 대한 급식 위생 · 영양관리 지도, 사회복지급식소 종사자 및 이용자에 대한 급식 위생 · 영양 등 식생활 교육 및 상담, 그 밖에 사회복지급식소의 위생향상 및 영양개선을 지원하기 위하여 총리령으로 정하는 업무를 명시하고 있다.

사회복지급식관리지원센터는 급식 위생 · 영양관리 등 식품안전에 대한 현장방문지도, 급식 종사자 및 이용자, 보호자 등을 대상으로 식생활교육, 이용자 건강상태, 시설 특성을 고려한 식단 및 식품안전정보를 제공하는 기능을 수행한다. 또한, 사회복지급식관리지원센터에서는 맞춤형 식단을 제공한다. 일반식 외에도 기저질환 및 씹거나 삼키는 능력에 따라 당뇨식, 고혈압식, 연하보조식 등 건강상태를 고려한 특수식 식단 및 조리법을 제공하고 있다.

출처: 국가법령정보센터 (2022); 식품의약품안전처 · 식생활안전관리원 (2023)

2) 신체활동

신체활동에 참여하는 것은 노인의 일상생활 능력 향상과 낙상, 치매, 인지기능 저하의 위험 감소에 도움이 된다. 또한, 이는 노인의 사회적 활동 증가, 우울 감소, 삶의 질 향상에도 도움이 된다.

(1) 노인 신체활동 지침

보건복지부와 한국건강증진개발원에서 2023년에 발표한 한국인을 위한 신체활동 지침서에 따르면 권장 수준의 신체활동이 어려운 노인의 경우 개인의 체력과 신체기능에 적합한 수준의 유산소 신체활동, 근력 운동, 평형성 운동이 필요하다표 13-11.

표 13-11 활동 유형별 신체활동 예시

활동 유형		활동 예시
유산소 신체활동	중강도	• 집안일(걸레질, 청소기 돌리기, 욕실 청소 등) • 아이나 반려동물 목욕시키기 • 반려동물과 활발하게 놀기 • 빠르게 걷기(6 km/h 미만) • 등산(낮은 경사) • 계단 오르기 • 자전거 타기(16 km/h 미만) • 골프, 게이트볼 • 테니스, 배드민턴, 탁구 등 라켓 스포츠 연습 • 가볍게 춤추기 • 수영 연습
유산소 신체활동	고강도	• 달리기 • 등산(높은 경사 또는 무거운 배낭) • 자전거 타기(16 km/h 이상) • 테니스, 배드민턴, 탁구 등 라켓 스포츠 시합 • 수영 시합 • 격하게 춤추기
근력 운동		• 계단 오르기 • 장보기 등의 짐 옮기기 • 팔굽혀 펴기, 턱걸이, 플랭크, 스쿼트, 런지 등 맨몸운동 • 탄력밴드 또는 근력 운동기구를 이용한 운동 • 요가, 필라테스
평형성 운동		• 외발서기 • 요가 • 태극권 • 기구(밸런스 패드, 반원 짐볼 등)를 이용한 균형 감각 향상 운동

자료: 보건복지부 · 한국건강증진개발원 (2023)

① 유산소 신체활동 실시

중강도 유산소 신체활동을 일주일에 150~300분 또는 고강도 유산소 신체활동을 일주일에 75~150분 해야 한다. 고강도 유산소 신체활동 1분은 중강도 유산소 신체활동 2분과 같다. 중강도 유산소 신체활동과 고강도 유산소 신체활동을 병행하여 각 활동에 해당하는 시간만큼의 유산소 신체활동을 수행할 수 있다. 300분 이상의 중강도 혹은 150분 이상의 고강도 유산소 신체활동은 건강상의 더 많은 이점을 가져올 수 있다.

② 근력 운동 실시

근력 운동을 일주일에 2일 이상 해야 한다. 신체 각 부위를 모두 포함하여 수행하고, 한 세트에 8~12회 반복한다. 근력 운동을 한 신체 부위는 하루 이상 휴식을 취한 후 다시 하는 것이 좋다. 해당 운동이 수월하게 느껴진다면 무게를 더하거나 세트 수를 2~3회까지 늘리도록 한다.

③ 평형성 운동 실시

평형성 운동을 일주일에 3일 이상 해야 한다. 평형감각 향상과 낙상 예방을 위해서 체력 수준에 맞게 평형성 운동을 하도록 한다. 평형성 운동은 가구 같은 고정된 지지물을 잡고 하는 운동방법에서 지지물 없이 하는 방법으로 난이도를 높여갈 수 있다.

④ 앉아 있는 시간 최소화

하루 동안 앉아 있는 시간을 가능한 한 최소화 해야 한다. 특히 TV 시청, 컴퓨터 및 스마트 기기 사용을 위해 앉아 있는 시간을 신체활동으로 대체하는 것이 좋다.

(2) 신체활동 시 주의사항

- 나에게 맞는 신체활동 실천하기
- 정해진 규칙 및 안전 주의사항 숙지하기
- 적절한 의류와 보호장비 착용하기
- 안전한 환경에서 신체활동 실천하기

3) 낙상 예방

노화가 진행됨에 따라 낙상의 위험이 증가한다. 낙상한 적이 있거나 낙상 경험으로 인해 낙상에 대한 두려움이 있는 노인은 일상생활수행에 자신감을 잃을 수 있다. 낙상은 골절과 같은 회복하기 힘든 상태를 발생시킬 수 있다. 낙상 위험을 줄이기 위한 방법으로 규칙적인 운동프로그램 실시, 낙상에 영향을 미칠 수 있는 정신에 작용하는 약물 확인, 시력 평가, 집안 위험요소 제거 등이 있다.

(1) 규칙적인 운동프로그램 실시

운동은 낙상의 위험을 감소시킬 수 있는 가장 좋은 방법이다. 낙상 예방 운동프로그램의 경우, 점진적으로 단계를 높여 나가는 난이도가 있는 운동프로그램을 규칙적으로 시행해야 한다. 균형과 조화를 증진시켜주는 운동이 낙상 예방에 중요하며 근력 강화 운동도 함께 병행한다.

(2) 정신 영향 약물 확인

1년에 한 번 이상은 복용하고 있는 모든 약을 검토해야 한다. 항우울제, 신경안정제, 수면유도제와 같은 정신에 영향을 미치는 약물들은 낙상의 위험성을 증가시킬 수 있다. 이와 같은 약품을 복용 중일 경우, 담당 의사와 복약을 중지할 수는 없는지에 대해 상의해야 한다.

(3) 시력 평가

1년에 한 번 이상은 안과 검진을 받아야 한다. 시력을 제한할 수 있는 녹내장이나 백내장과 같은 질환은 낙상 위험을 증가시킬 수 있다. 평지나 계단을 보행할 때는 다초점 렌즈를 착용하지 않는 것이 좋다.

(4) 집안 위험요소 제거

- 욕실 바닥이 미끄러워 잘 넘어질 수 있기 때문에 미끄럽지 않는 고무판을 바닥에 깐다. 세면대 옆이나 욕조 안에 지지봉을 설치한다.
- 밝은 전구를 사용하여 집안을 밝게 한다. 통로에 물건을 놓아두면 걸려 넘어질 수 있으므로 정리한다. 애완동물을 기르는 경우 걸려 넘어지지 않도록 주의한다. 문턱이나 작은 계단은 없애고 가능하면 평평하게 한다.
- 부엌에서 자주 사용하는 물건은 낮은 선반이나 캐비닛에 보관한다. 의자는 등받이가 있는 튼튼한 것을 이용한다.
- 계단의 양 끝에 전등을 달거나 계단을 내려가거나 올라갈 때 자동으로 켜지는 등을 설치한다. 계단의 손잡이를 양쪽에 설치하고, 흔들리거나 부러진 것이 있으면 새것으로 교체한다.

4) 구강 건강

(1) 노년기 구강 및 치아 건강 유지를 위한 권고 사항

노년기의 구강 및 치아 건강 유지를 위해서는 첫 번째로 구강을 위생적으로 관리해야 한다. 부드러운 칫솔과 불소 함유 치약을 사용하여 양치질을 하고, 치아 사이에 치간 칫솔, 치실과 같은 양치 부속품을 사용하는 것이 좋다. 거동이 불편한 경우에는 전동 칫솔을 활용한다. 두 번째는 의치를 청결하게 유지해야 한다. 의치는 매일 세척한다. 세척 시 전용 칫솔로 양치질하고, 의치 전용 세정액을 사용하는 것이 좋다. 야간에는 의치를 제거한다. 세 번째로 금연해야 한다. 금연은 잇몸이 악화되는 것을 예방할 수 있다. 또한, 구강암 위험 인자를 제거하는 효과도 있다. 네 번째로 알코올 섭취를 최소화해야 한다. 금주는 구강암 위험 인자를 제거하는 효과가 있다. 다섯 번째로 적절한 영양상태를 유지해야 한다. 신선한 채소와 과일이 풍부한 식단을 구성한다. 여섯 번째로 2주 이상 지속되는 구강 병변 또는 구강 건조증이 생겼을 경우나 진균에 감염되었을 경우 치과를 방문해야 한다. 일곱 번째로 1년에 1회 이상 치과의사에게 정기 검진을 받는 것이 좋다.

(2) 노인 구강관리 서비스

우리나라에서 실시되고 있는 노인 구강관리 서비스로 성인 국가 구강검진 서비스, 성인 치석제거 건강보험 적용 서비스, 노인 틀니 치료 건강보험 적용 서비스, 치과 임플란트 건강보험 적용 서비스가 있다표 13-12.

일반 구강검진은 일반 건강검진 대상자가 2년마다 서비스를 받을 수 있으며, 생애전환기 구강검진은 만 40세인 대상자가 서비스를 받을 수 있다. 대부분의 치과 병의원에서 실시하고 있는 성인 구강검진은 검진비용 전액이 지원되는 대표적인 국가 검진 서비스이다.

또한, 19세 이상 성인을 대상으로 연 1회 치석제거 치료에 대한 건강보험을 적용하고 있다. 치석 제거 이후 잇몸병 치료가 이어지는 경우에도 건강보험이 적용된다. 만 65세 이상 성인의 경우, 7년 마다 틀니 치료에 건강보험이 적용되며, 만 65세 이상 성인의 임플란트 치료에도 건강보험이 적용된다.

표 13-12 노인 구강관리 서비스

구분		대상	주기	항목 또는 조건/금액
성인 국가 구강검진 서비스	일반 구강검진	일반 건강검진 대상자	2년마다 (단, 비사무직 근로자는 매년)	문진: 의료 이용 및 주관적 상태, 구강건강 관련 습관, 만성질환 유무 등 검사: 치아(충치, 결손 치아 등), 잇몸(잇몸병, 치석 유무), 연조직(구강암 등), 치면세균막 검사 (생애전환기 구강검진)
	생애전환기 구강검진	40세	-	
성인 치석제거 건강보험 적용 서비스		19세 이상 성인	연(매년 1-12월) 1회	약 1만 5천 원의 본인부담금 발생
노인 틀니 치료 건강보험 적용 서비스		19세 이상 성인	7년	상악 또는 하악에 틀니가 필요한 경우/요양급여 비용 총액의 30% (건강보험 가입자 기준)
노인 임플란트 치료 건강보험 적용 서비스		65세 이상 성인	평생 2개	부분적으로 치아가 상실된 경우 (완전 무치악 제외)/요양급여비용 총액의 30% (건강보험 가입자 기준)

자료: 보건복지부·대한치의학회(2021)

5) 수면

노인들은 낮에 활동량이 적고, 낮잠을 자기도 하기 때문에 밤에 숙면이 어렵다. 또한, 밤에 소변을 자주 보기 때문에 깊은 수면에 들기가 어렵다. 낮에 몸을 움직이고, 낮잠을 피하여 가벼운 피로를 느끼게 하는 것은 야간 숙면에 도움이 된다. 잠 자기 전에 샤워를 하는 것도 깊은 수면을 취하는 데 도움을 준다.

5. 노인보건사업

1) 건강보장

우리나라에서 실시하고 있는 노인 대상 건강보장 사업으로 노인장기요양보험, 노인복지시설, 재가노인복지사업, 치매안심센터운영, 치매검진사업, 치매치료관리비 지원사업 등이 있다표 13-13.

표 13-13 우리나라에서 실시하고 있는 노인 대상 건강보장 사업 및 수혜자

사업명	수혜자 자격기준
노인장기요양보험	• 65세 이상 노인 또는 65세 미만 노인성 질병을 가진 자로서 요양보호를 필요로 하는 중등증 이상(1~5등급)의 자
노인의료복지시설	• 노인성 질환 등으로 요양을 필요로 하는 자로서 – 노인장기요양보험법 제15조에 따른 수급자 – 기초수급자(생계급여·의료급여) ※입소자로부터 입소비용의 전부를 수납하여 운영하는 시설의 경우 60세 이상의 자
재가노인복지사업 (방문요양서비스, 주간·단기보호 서비스, 방문목욕서비스)	• 장기요양급여수급자 • 심신이 허약하거나 장애가 있는 65세 이상의 자 ※이용자로부터 이용비용의 전부를 수납받아 운영하는시설의 경우 60세 이상의 자
치매안심센터	• 치매안심센터를 이용하려는 자
치매검진사업	• 60세 이상 치매환자 ※초로기 치매환자도 선정 가능
치매치료관리비 지원사업	• 60세 이상 치매환자 ※초로기 치매환자도 선정 가능

자료: 보건복지부 (2024)

2008년 7월 시작된 노인장기요양보험의 목적은 일상생활을 수행하기 어려운 노인들에게 신체활동이나 가사활동 등 장기요양급여를 제공하여 노후의 건강을 증진시키고, 생활안정을 도모하며, 가족의 부담을 감소시켜 국민의 삶의 질을 향상시키는데 있다. 수혜자는 65세 이상 또는 65세 미만 노인성 질병자로서 요양보호를 필요로 하는 중등증 이상(1~5등급)의 대상자이다.

노인의료복지시설은 노인성 질환 등으로 다른 사람으로부터 보호를 필요로 하는 노인이 이용하는 시설로서 「노인장기요양보험법」 제15조에 따른 수급자 또는 기초수급자(생계급여·의료급여)를 대상으로 하고 있다. 재가노인복지사업은 장기요양급여수급자 또는 심신이 허약하거나 장애가 있는 65세 이상의 노인을 대상으로 하고 있으며, 방문요양서비스, 주간·단기보호 서비스, 방문목욕 서비스, 재가노인지원서비스, 방문간호서비스, 복지용구서비스 등을 제공한다. 이외에도 치매안심센터의 운영, 치매검진사업, 치매치료관리비 지원사업 등이 실시되고 있다.

2) 소득보장

노인의 소득보장을 위해 보건복지부에서는 노인일자리 및 사회활동 지원사업을 실시하고 있다표 13-14. 노인일자리 및 사회활동 지원사업은 어르신이 활기차고 건강한 노후생활을 영위할 수 있도록 다양한 일자리·사회활동을 지원하여 노인복지 향상에 기여하는 것을 목적으로 한다. 이 사업의 수혜자는 노인일자리 및 사회활동 지원사업 참여가 가능한 노인이다. 사업내용에 따라 일부 사업은 60세 이상도 참여가능하다. 사업 유형으로는 공익활동, 사회서비스형, 시장형 사업단, 취업 알선형, 시니어 인턴십, 고령자 친화기업이 있다.

표 13-14 노인일자리 및 사회활동 지원사업의 사업 유형 및 주요 내용

사업 유형	주요 내용
공익활동	노인이 자기만족과 성취감 향상 및 지역사회 공익증진을 위해 참여하는 봉사활동
사회서비스형	노인의 경력과 활동역량을 활용하여 사회적 도움이 필요한 영역(지역사회 돌봄, 안전 관련 등)에 서비스를 제공하는 일자리
시장형 사업단	노인에게 적합한 업종 중 소규모 매장 및 전문 직종 사업단 등을 공동으로 운영하여 일자리를 창출하는 사업
취업 알선형	수요처의 요구에 따라 일정 교육을 수료하거나 관련된 업무능력이 있는 자를 해당 수요처로 연계하여 근무기간에 대한 일정 임금을 지급받을 수 있는 일자리
시니어 인턴십	만 60세 이상자의 고용촉진을 위해 기업에 인건비를 지원하여 계속 고용을 유도하는 사업
고령자 친화기업	고령자가 경쟁력을 가질 수 있는 적합한 직종에서 다수의 고령자를 고용하여 운영할 기업을 지원

자료: 보건복지부 (2024)

3) 주거보장

노인주거복지시설에는 노인을 입소시켜 급식과 그 밖에 일상생활에 필요한 편의를 제공함을 목적으로 하는 양로시설, 노인들에게 가정과 같은 주거여건과 급식, 그 밖에 일상생활에 필요한 편의를 제공함을 목적으로 하는 노인공동생활가정이 있으며, 노인에게 주거시설을 분양 또는 임대하여 주거의 편의·생활지도 상담 및 안전관리 등 일상생활에 필요한 편의를 제공함을 목적으로 하는 노인복지주택이 있다. 수혜자는 일상생활에 지장이 없는 자로서 기초수급자(생계급여·의료급여) 및 적절한 부양을 받지 못하는 자 또는 도시근로자 월

평균 소득 이하 가구 노인이다. 입소자로부터 입소비용의 전부를 수납하여 운영하는 시설의 경우에는 60세 이상인 사람도 가능하다.

4) 사회서비스 제공

사회서비스 제공 유형에는 노인맞춤돌봄 서비스, 독거노인·장애인 응급안전안심서비스, 경로당, 노인복지관 등 노인여가복지시설, 결식 우려 노인 무료급식 지원, 철도, 전철, 국·공립공원 등 경로우대제가 있다표 13-15.

표 13-15 우리나라에서 실시하고 있는 노인 대상 사회서비스 제공 사업 및 수혜자

사업명	수혜자 자격기준
노인맞춤돌봄 서비스	65세 이상 국민기초생활수급자 차상위계층 또는 기초연금수급자로서 유사 중복사업 자격에 해당하지 않는 자
독거노인·장애인 응급안전 안심 서비스	(노인) 65세 이상으로 안전·안부확인이 필요한 자 • (독거가구) 소득·재산 수준과 무관히 서비스가 필요한 자 • (2인 가구) 기초연금 수급 이하의 소득 중 거동이 불편하거나 모두 75세 이상인 경우 • (조손가구) 노인1인 및 손·자녀의 경우 독거가구의 기준을, 노인2인 및 손·자녀의 경우 2인가구 기준을 따름 • (장애인) 장애인활동지원수급자이면서 독거·취약가구, 비수급자는 기초지자체의 장의 승인이 있는 경우
노인여가복지시설 (경로당, 노인복지관 등)	경로당: 65세 이상 노인복지관: 60세 이상
결식 우려 노인 무료급식 지원	결식이 우려되는 노인
경로우대제 (철도, 전철, 국·공립공원 등)	65세 이상

자료: 보건복지부 (2024)

노인맞춤돌봄 서비스는 일상생활 영위가 어려운 취약노인에게 적절한 돌봄서비스를 제공하여 안정적인 노후생활 보장, 노인의 기능·건강 유지 및 악화 예방을 목적으로 한다. 만 65세 이상 국민기초생활수급자 차상위계층 또는 기초연금수급자로서 유사 중복사업 자격에 해당하지 않는 자가 수혜자이다. 대상자를 중점돌봄군, 일반돌봄군으로 나누어 방문형, 통원형(집단 프로그램) 등의 직접 서비스 및 연계 서비스를 제공한다. 독거노인·장애인 응급안전안심서비스는 독거노인과 장애인의 가정에 화재감지기, 응급호출기 등 댁내장비를 설치하여 화재사고 등의 응급상황이 발생했을 때 독거노인과 장애인이 신속하게 대처할 수 있도록 응급상황을 알리고 119에 신고하는 체계이다. 이 외에도 경로당, 노인복지관 등 노인여가복지시설이나 결식 우려 노인 무료급식 지원, 철도, 전철, 국·공립공원 등의 경로우대제 등이 있다.

디지털 헬스케어

디지털 헬스는 보건의료와 정보통신 및 디지털 기술이 융합한 것을 의미한다. 디지털 헬스에는 정보통신기술을 이용하여 원격으로 의료서비스를 지원 및 보조하는 원격의료, 모바일 애플리케이션을 활용한 모바일 헬스, 소프트웨어 솔루션과 빅데이터를 이해하는 데 필요한 보건의료 분석학, 디지털로 환자의 의료 기록을 저장하고 교환하는 디지털화된 보건의료시스템이 포함된다.

세계 각국에서는 다양한 디지털 헬스케어 정책을 시행하고 있다. 미국에서는 의료비 지출이 증가하고 있는 문제, 의료수급이 불균형한 문제를 디지털 헬스 기술로 해결하려는 정책을 시행하고 있다. 독일은 2016년 전자 건강법을 통과시키면서 의료를 디지털화하는 기반을 마련하였다. 일본은 코로나19 감염과 의료붕괴에 대한 대책으로 원격진료의 초진을 허용하고 있다. 국내에서도 2002년 의사, 치과의사, 한의사가 원격지의 의료인에게 의료지식이나 기술을 지원하는 원격의료제도를 도입하였다.

보건복지부는 한국건강증진개발원, 한국사회보장정보원과 함께 AI · IoT 기반 어르신 건강관리 사업을 진행중이다. AI · IoT 기반 어르신 건강관리 사업은 보건소 방문건강관리사업 운영 노하우와 AI · IoT 기술을 활용하여 건강증진서비스의 접근성이 떨어지는 어르신을 대상으로 지속 가능한 건강관리서비스 모형을 개발 및 적용하는 사업이다. 어르신의 허약정도 및 건강행태에 따른 비대면 건강관리 서비스를 구성하고, 담당 간호사 배정 및 영양사 · 운동전문가 · 물리/작업치료사를 투입하여 어르신 맞춤형 건강관리서비스를 실시하고 있다. 어르신 친화적인 건강관리 앱을 개발 및 적용하고 다양한 디바이스 활용하여 모바일 현장 행정 업무환경을 구축한다. 또한, 악력측정 등 객관적 성과측정 도구를 적용하여 사업을 수행하고 있다.

자료: 한국건강증진개발원 (2020); 보건복지부 · 한국건강증진개발원 · 한국사회보장정보원 (2023)

생각해 보기

1. 노인기의 주요 변화를 3가지 영역으로 구분하여 설명하시오.

2. 노인 식사에서 고려해야 할 특징을 찾아보고 식사관리 방법을 설명하시오.

3. 노인보건사업의 4가지 분야별 사업의 종류를 설명하시오.

참고문헌

강공언, 김남송, 이상복 (2008). 환경보건학, 고려의학.

강병우 (2022). 공중보건학, 청구문화사.

경향신문 (1965). 정양의 뱃속에서 나온 1천63마리의 회충.

고용노동부 (2021). 산업재해 예방을 위한 안전보건관리체계 가이드북.

고용노동부 (2023). 산업현장에 꼭 맞는 안전기준으로 합리화하다.

고용노동부 (2023). 새로운 위험성평가 안내서.

고용노동부 (2024). 2024 중대재해 사고백서(우연히 일어난 사고는 없다).

곽동경 · 강영재 · 류경 · 장혜자 · 문혜경 · 이경은 · 최정화 (2020). 식품위생학 원리와 실제, 교문사.

교육부 · 국가교육위원회 · 기획재정부 · 국토교통부 · 고용노동부 · 과학기술부 · 경찰청 · 농림축산식품부 · 보건복지부 · 문화체육부 · 방송통신위원회 · 방송통신심의위원회 · 소방청 · 식품의약품안전처 · 여성가족부 · 질병관리청 · 행정안전부 · 환경부 (2023). 제2차 학생건강증진 기본계획(2024–2028).

교육부 (2021). 학교보건급식 70년사.

교육부 (2024). 2024년 학생건강증진 분야 주요업무 추진방향.

구난숙 · 김완수 · 이경애 · 김미정 · 고은미 (2023). 공중보건학, 파워북.

국립정신건강센터 (2022). 2022 전국정신건강관련 기관 현황집.

국민건강보험공단 · 건강보험심사평가원 (2024). 건강보험통계.

권정란 · 이호성 · 이지연 · 김향선 · 신인숙 · 황경원 · 유지연 · 고윤진 · 전세기 · 박재성 (2022). 원헬스: 개념을 실현할 리더십이 필요하다. 주간 건강과 질병.

권창오 · 류덕선 · 신숙희 · 전진현 · 강현 · 곽민규 · 박신영 · 박창은 · 서민영 · 서진혁 · 서충원 · 성필석 · 신환호 · 양만길 · 이동하 · 장재현 · 정한나 · 최세묵 (2022). 공중보건학, 범문에듀케이션.

김경희 · 김창열 · 손규목 · 오명석 · 이해정 (2021). 알기쉬운 공중보건학, 지구문화사.

김서현·유경옥·김정미·박수진 (2022). 생애주기 영양학, 효일.

김연옥·박진식·이종혁 (2022). 인구와 사회: 한국사회의 인구 변화와 과제, 한울아카데미.

김영옥·정효지·윤충식·김경원·이수경 (2013). 식품영양전공자를 위한 공중보건학, 양서원.

김정순 (2000). 역학원론, 신광출판사.

김한해 (2023). 일본의 차기 국민건강증진계획:『건강일본 21(제2차)』의 최종 평가 결과 및『건강일본 21(제3차)』의 주요내용. 보건교육건강증진학회지, 40(5), 93-111.

남철현·박재원·남용옥·김민경 (2021). 에센스 보건교육학(보건교육사 국가고시), 메디시언.

남철현·하태욱 (2011). 환경보건학, 계축문화사.

대한예방의학회 (2021). 예방의학과 공중보건학, 계축문화사.

대한예방의학회·한국역학회 (2023). 예방의학, 역학, 공중보건학 용어집, 계축문화사.

대한직업환경의학회 (2014). 직업환경의학, 계축문화사.

박윤주 (2018). 학교건강증진의 새로운 방향 모색. 한국학교보건학회지 31(3).

박윤주 (2024). 국제기구의 건강과 웰빙 패러다임 최근 변화의 학교건강 함의: WHO, OECD, UNESCO 를 중심으로. 대한보건연구, 50(1), 61-73.

박윤형 (2020). 보건행정학 개론, 광문출판사.

배우근·홍종철·정진욱·김종호 (2002). 유류 및 유해화학물질 저장시설에서의 토양오염 방지대책. 한국지하수토양환경학회지, 7(4), 40-47.

보건복지부 (2022). 지역보건의료기관 설치·운영현황.

보건복지부 (2024). 2024년 노인 보건복지 사업안내.

보건복지부·국립정신건강센터 (2024). 2024년 국민 정신건강 지식 및 태도 조사.

보건복지부·농림수산식품부·식품의품안전처 (2021). 한국인을 위한 식생활지침.

보건복지부·대한치의학회 (2021). 노인 구강건강 관리 지침서.

보건복지부·한국건강증진개발원 (2023). 한국인을 위한 신체활동 지침서.

보건복지부·한국건강증진개발원·한국사회보장정보원 (2023). AI·IoT 기반 어르신 건강관리 사업 안내서.

보건복지부·한국보건사회연구원 (2023). 2023년도 노인실태조사.

보건복지부·한국영양학회 (2020). 한국인 영양소 섭취기준.

서광석 (2016). 환경보건학, 화수목.

서울복지재단 (2019). 서울시 어르신 식사배달 사업 개선방안 연구.

서지영·김기철·김상범·조정환·이미영 (2019). 학교 기반의 건강교육 개선 방안, 한국교육과정평가원.

시대고시 (2024). 2024 시대에듀 위생사 한권으로 끝내기.

식품의약품안전처 (2015). 어르신을 위한 함께하는 건강식사 길라잡이.

양승남 · 김태곤 · 김리나 · 류주석 · 박근영 · 복수경 · 신용일 · 유승돈 · 한지아 · 김동휘 · 김미정 · 김준성 · 이양균 · 한태륜 (2011). 노인, 가족 및 도우미들을 위한 노인 낙상 예방 가이드라인. 대한노인재활의학회지, 1(2), 106-110.

양원석 · 강성수 · 김기인 · 홍순달 (2006). 시설재배 토양의 유효인산 측정방법 비교. 한국토양비료학회지, 39(3), 163-172.

이규식 · 강정규 · 권이승 · 김미정 · 김채봉 · 박남수 · 오지영 · 이세윤 · 전상남 · 정민수 · 현숙정 · 황성완 (2023). 공중보건학, 계축문화사.

이명숙 · 김유리 · 임윤숙 · 이승민 · 강금지 · 강영희 · 김선여 · 김애정 · 나혜경 · 박용순 · 박유경 · 박은주 · 송영선 · 양수진 · 양윤정 · 오명숙 · 조여원 · 차연수 · 강은희 · 김우정 · 김은미 · 백희준 · 이금주 · 이송미 · 이은 · 이호선 · 조영연 · 최경. (2012). 임상영양사를 위한 영양치료 임상영양학, 양서원.

이무식 · 강경희 · 김광환 · 김도우 · 박정희 · 배석환 · 서두원 · 유세종 · 이보우 · 임남구 · 장민영 · 장주동 · 한송이 (2019). 보건학, 계축문화사.

이승욱 · 백도명 · 조병희 (2015). 보건학개론, 서울대학교출판문화원.

이연숙 · 임현숙 · 장남수 · 안홍석 · 김창임 · 김기남 · 신동미 (2021). 생애주기영양학, 교문사.

이현옥 · 오세인 · 최미경 · 김미현 · 연지영 · 배윤정 (2023). 생애주기영양학, 교문사.

이형수 · 김경태 · 김성영 · 김인섭 · 김진영 · 김현주 · 류재관 · 문현주 · 박상여 · 박수경 · 박창식 · 양경희 · 유진호 · 이건철 · 이대환 · 이재홍 · 이창렬 · 이형수 · 장철 · 정찬주 · 정태은 · 조현설 · 차영 · 허재원 · 황원정 (2022). 공중보건학, 범문에듀케이션.

장영욱 · 전병목 (2023). 인구와 사회경제: 저출산 고령화의 이해, 박영사.

정준호 · 박영진 · 김옥주 (2016). 1960년대 한국의 회충 감염의 사회사 : 사람과 함께 하는 인룡에서 수치스러운 질병으로. 의사학, 25(2), 167-204.

정현정 · 배현주 · 이경은 · 김미현 · 부소영 · 최정화 · 배윤정 (2022). 공중보건학, 교문사.

정혜선 · 김숙영 · 백은미 · 이복임 · 이성숙 · 이윤정 · 정명희 · 최은숙 · 최은희 (2019). 직업건강간호학, 수문사.

질병관리본부 국립보건연구원 유전체역학과 (2015). 한국인유전체역학조사사업 코호트 우수성과 50선.

질병관리청 (2024). 2024년도 기생충감염병 관리지침.

질병관리청 (2024). 2024년도 인수공통감염병 관리지침.

질병관리청 (2024). 약물중독.

질병관리청 · 대한감염학회 (2021). 감염병의 역학과 관리.

천희란 · 박은자 (2023). 여성의 건강리터러시와 건강행동. 보건복지포럼, 321, 41-56.

최해연 · 강희순 · 이혜경 · 전희경 · 최진희 (2023). 이해하기 쉬운 공중보건학, 파워북.

통계청 (2023). KOSTAT 통계플러스 2023년 여름호.

한국건강증진개발원 (2019). 음주폐해예방 홍보, 교육자료.

한국건강증진개발원 (2020). 공공형 디지털 헬스케어 서비스 현황 및 발전방향.

한국건강증진개발원 (2024). HP2030 팩트시트, 국외 건강정책, 세계건강증진대회.

한국대기환경학회 (2011). 대기오염에 대한 올바른 이해.

한국보건사회연구원 (2020). 캐나다의 보건·복지·사회보장 행정 데이터 및 공공 데이터 연계.

한국보건의료연구원 (2022). 노인 건강생활을 위한 가이드라인 개발.

한국산업안전보건공단 (2015). 하절기 폭염 노출시 건강 유해위험 요인.

한국약학대학협의회 위생약학분과회 (2001). 위생약학. 신일상사.

한국지질·동맥경화학회 진료지침위원회 (2022). 이상지질혈증 진료지침.

한국환경보건학회 (2022). 환경보건학, 에피스테메.

한국환경산업기술원 (2018). 유해 화학물질의 토양지하수환경 누출 및 오염확산 감시를 위한 다매체 모델링 기반 위해성평가 및 초기대응지침 개발 (TRKO201800036848). 과학기술정보통신부.

American Psychiatric Association (2022). Diagnostic and statistical manual of mental disorders (5th ed., text rev.). American Psychiatric Publishing.

Bauer, J. E. (2004). Health Behavior and Health Education: Theory, Research, and Practice (3rd ed.).

Birch, D. A., & Auld, M. E. (2019). Public health and school health education: aligning forces for change. Health promotion practice, 20(6), 818-823.

Crane, P. S., Pak, Y. H., & Lee, H. K. (1965). Surgical Complication of Massive Infestations with Ascaris lumbricoides. Annals of Surgery, 162(1), 34.

Heaney, C. A., & Israel, B. A. (2008). Social networks and social support. Health behavior and health education: Theory, research, and practice, 4(1), 189-210.

Hou, S. I. (2014). Health education: theoretical concepts, effective strategies and core competencies. Health promotion practice, 15(5), 619-621.

Hunter, G. I., Ritchie, L. S., Chang, I. C., Rolph, W. J., Mason, H. C., & Szewczak, J. (1949). Parasitological studies in the Far East. VII. An epidemiological survey in southern Korea.

International Labour Organization (ILO) & World Health Organization (WHO). (1950). Definition of Occupational Health. Joint ILO/WHO Committee on Occupational Health, First Session, Geneva.

Kandel, E (2013). 통찰의 시대: 비엔나 1900부터 현재까지 예술, 마음, 뇌를 이해하기 위한 탐구

[The age of insight: The quest to understand the unconscious in art, mind, and brain from Vienna 1900 to the present]. 아카넷.

Kang SH, Yoo H, Cheon BK, Park YH, Kim SJ, Ham H, Seo SW. (2023). Distinct effects of cholesterol profile components on amyloid and vascular burdens. Alzheimer's Research and Therapy, 15(1), 197.

Leavell, H. R., & Clark, E. G. (1965). Preventive medicine for the doctor in his community, an epidemiologic approac. 3rd ed. Toronto: McGraw-Hill.

Lindström, B., & Eriksson, M. (2011). From health education to healthy learning: implementing salutogenesis in educational science. Scandinavian journal of public health, 39(6_suppl), 85-92.

Ministry of Health and Welfare, Korea (2020). Comprehensive mental health promotion plan 2020-2025. Ministry of Health and Welfare.

National Restaurant Association Educational Foundation (2017). ServSafe Coursebook.

Organisation for Economic Cooperation and Development Statistics(OECD Statistics) (2021). Proportion of the population aged 65 and over.

Otis Historical Archives Nat'l Museum of Health & Medicine

Pulimeno, M., Piscitelli, P., Colazzo, S., Colao, A., & Miani, A. (2020). School as ideal setting to promote health and wellbeing among young people. Health promotion perspectives, 10(4), 316.

Shorter, E (2000). 정신의학의 역사: 요양소 시대부터 프로작의 시대까지 [A history of psychiatry: From the era of the asylum to the age of Prozac]. 시그마프레스.

State of Israel Ministry of Health (2022). Oral and Dental Health of Older Adults.

World Health Organization (2024). Noncommunicable diseases Noncommunicable diseases.

Yazachew, M., & Alem, Y. (2004). Introduction to health education.

웹 자료

고용노동부 (2022). 「도·소매업」과 「음식점업」 안전보건관리체계 자율점검표 제작·배포. https://www.moel.go.kr/news/enews/report/enewsView.do?news_seq=13144

고용노동부 보령지청 (2023). 2023년 폭염에 의한 근로자 온열질환(열사병 등) 자율점검 실시 및 예방 활동 철저 당부. https://www.moel.go.kr/local/boryeong/info/dataroom/view.do?bbs_seq=20230600262

관세청 (2024). 신종마약. Retrieved December 12, 2024. https://www.customs.go.kr/kcs/cm/cntnts/cntntsView.do?mi=3076&cntntsId=812

구로구청 (2024). 수질오염의 원인과 대책. https://www.guro.go.kr/www/contents.do?key=2829

국가물관리위원회 공식 유튜브(2023). 수질 오염을 막는 생활 속 실천 키워드 [W.A.T.E.R].
https://youtu.be/6s7vo55ekFA

국가법령정보센터 (1949). 세계보건기구헌장(Constitution of the World Health Organization(WHO)), 제2조. https://www.law.go.kr/LSW/trtyInfoP.do?trtySeq=3258

국가법령정보센터 (2020). 특정토양오염관리대상시설 관리지침.
https://www.law.go.kr/%ED%96%89%EC%A0%95%EA%B7%9C%EC%B9%99/%ED%8A%B9%EC%A0%95%ED%86%A0%EC%96%91%EC%98%A4%EC%97%BC%EA%B4%80%EB%A6%AC%EB%8C%80%EC%83%81%EC%8B%9C%EC%84%A4%EA%B4%80%EB%A6%AC%EC%A7%80%EC%B9%A8

국가법령정보센터 (2022). 노인·장애인 등 사회복지시설의 급식안전 지원에 관한 법률, 제5조 사회복지급식관리지원센터의 설치·운영.
https://www.law.go.kr/lsInfoP.do?lsiSeq=253665&efYd=20240209#0000

국가법령정보센터 (2023). 지역보건법, 제3장 지역보건의료기관의 설치·운영.
https://www.law.go.kr/%EB%B2%95%EB%A0%B9/%EC%A7%80%EC%97%AD%EB%B3%B4%EA%B1%B4%EB%B2%95

국가법령정보센터 (2024). 노인복지법, 제2조 기본이념.
https://www.law.go.kr/%EB%B2%95%EB%A0%B9/%EB%85%B8%EC%9D%B8%EB%B3%B5%EC%A7%80%EB%B2%95

국가법령정보센터 (2024). 산업안전보건법.
https://law.go.kr/%EB%B2%95%EB%A0%B9/%EC%82%B0%EC%97%85%EC%95%88%EC%A0%84%EB%B3%B4%EA%B1%B4%EB%B2%95

국가법령정보센터 (2024). 식품위생법.
https://www.law.go.kr/%EB%B2%95%EB%A0%B9/%EC%8B%9D%ED%92%88%EC%9C%84%EC%83%9D%EB%B2%95

국가법령정보센터 (2024). 정신건강증진 및 정신질환자 복지서비스 지원에 관한 법률, 제1조.
https://www.law.go.kr/%EB%B2%95%EB%A0%B9/%EC%A0%95%EC%8B%A0%EA%B1%B4%EA%B0%95%EC%A6%9D%EC%A7%84%EB%B0%8F%EC%A0%95%EC%8B%A0%EC%A7%88%ED%99%98%EC%9E%90%EB%B3%B5%EC%A7%80%EC%84%9C%EB%B9%84%EC%8A%A4%EC%A7%80%EC%9B%90%EC%97%90%EA%B4%80%ED%95%9C%EB%B2%95%EB%A5%A0

국가법령정보센터 (2025). 산업안전보건기준에 관한 규칙.
https://www.law.go.kr/%EB%B2%95%EB%A0%B9/%EC%82%B0%EC%97%85%EC%95%88%EC%A0%84%EB%B3%B4%EA%B1%B4%EA%B8%B0%EC%A4%80%EC%97%90%EA%B4%80%ED%95%9C%EA%B7%9C%EC%B9%99

국가법령정보센터 (2025). 특정토양오염관리대상시설의 토양오염방지시설 및 오염토양의 정화방법 등에 관한 고시.

https://www.law.go.kr/admRulInfoP.do?admRulSeq=2100000168973

국가트라우마센터 (2024). 외상후스트레스장애.
https://nct.go.kr/distMental/rating/rating01_1_3.do

국립기상과학원 (2020). 한반도 기후변화 전망보고서 2020. http://www.nims.go.kr/?sub_num=855

국립보건연구원 (2023). https://www.nih.go.kr/ko/main/contents.do?menuNo=300563

국립보건연구원 (2024). One Health 항생제 내성.
https://nih.go.kr/nohas/aboutOH/OHimportanceOfaccess.do

국립정신건강센터 (2021). 질환별 정보.
https://www.mentalhealth.go.kr/portal/disease/diseaseList.do

국립정신건강센터 (2024). 심리적 위기상황에서 누구나 할 수 있는 심리적 응급처치(PFA).
https://www.ncmh.go.kr/ncmh/board/commonView.do?no=4698&fno=112&depart=&menu_cd=04_01_00_01&bn=newsView&search_item=&search_ontent=&pageIndex=1

국제의료정보포털 (2025). 국가별 보건산업현황.
https://www.medicalkorea.or.kr/ghip/report?ctgryNo=2

국토교통부 국토지리정보원 (2021). 대한민국 국가지도집: 인구 구조와 인구 추계.
http://nationalatlas.ngii.go.kr/pages/page_344.php

그린뉴스360 (2024). 수질 오염 해결 방안 10가지 알아보기!
https://greennews360.com/solution-to-water-pollution/

기상청 (2024). 기온 통계분석. https://data.kma.go.kr/stcs/grnd/grndTaList.do

기초과학연구원 (2020). 코로나19, 공기(에어로졸)로 전염될 수 있는가.
https://www.ibs.re.kr/cop/bbs/BBSMSTR_000000000971/selectBoardArticle.do?nttId=18391

네이버백과사전 (2024). 에너지대사율.
https://terms.naver.com/entry.naver?docId=1583811&cid=50298&categoryId=50298

농림축산식품부 홈페이지. https://www.mafra.go.kr/sites/home/index.do

대검찰청 보도자료 (2023). 갈수록 심각해지는 청소년 마약범죄, 사회적 안전망을 구축하겠습니다.
https://www.spo.go.kr/board/Download

대한급식신문 (2023). 체육, 영양, 보건 통합 지원하는 학교 나온다. 박준재 기자.
https://www.fsnews.co.kr/news/articleView.html?idxno=49510

대한비만학회 (2024). 비만의 진단과 평가.
https://general.kosso.or.kr/html/?pmode=obesityDiagnosis

대한화장품협회 (2025). 자외선 차단제에서 SPF의 의미.
https://kcia.or.kr/pedia/sub02/sub02_03.php?m=14&no=44

디스카브리뉴스 (2021). 곰팡이 독소 OOOO 1개월 제조정지.

머니투데이 (2023). 살모넬라균 검출 '이 과일' 먹고 2명 숨졌다. 김미루 기자. https://n.news.naver.com/article/008/0004966454?sid=104

매일경제 (2022). 금융사들이 '디지털 헬스케어'에 꽂힌 이유. 박지훈 기자. https://www.mk.co.kr/news/business/10403469

문화체육관광부 (2020). 대한민국 정책브리핑. https://www.korea.kr/news/cultureColumnView.do?newsId=148870076

문화체육관광부 (2024). 대한민국 정책브리핑. https://www.korea.kr/news/policyNewsView.do?newsId=148928706

보건복지부 (2025). 조직도. https://www.mohw.go.kr/menu.es?mid=a10604010000

부천시 보건소 (2020). 통합건강돌봄센터. https://pubhealth.bucheon.go.kr/site/homepage/menu/viewMenu?menuid=161004015

서울 중구 보건소 (2024) https://www.junggu.seoul.kr/health/content.do?cmsid=15865

서울경제 (2020). 팬데믹, 에피데믹… '엔데믹'은 또 무슨 뜻?, 정영현 기자. https://www.sedaily.com/NewsView/1Z3UVW19DE

서초구 보건소 (2025). 조직도. https://www.seocho.go.kr/site/sh/main.do

서울특별시 시민건강국 (2025). 조직도. https://org.seoul.go.kr/org/orgChart.do

세계보건기구 (2022). Health financing systems. https://www.who.int

시사저널 (2025). 트라우마의 시대 '심리적 응급처치' 이런 행동이 필요하다. 노진섭 기자. https://www.sisajournal.com/news/articleView.html?idxno=320765

식품의약품안전처 홈페이지. https://www.mfds.go.kr

식품의약품안전처 (2023). 겨울철 노로바이러스 식중독 주의하세요. https://impfood.mfds.go.kr/CFBBB02F02/getCntntsDetail?cntntsSn=547977

식품의약품안전처 (2023). 벌써 여름? 세균성 식중독에 주의하세요! https://www.mfds.go.kr/brd/m_99/view.do?seq=47295

식품의약품안전처 (2023). 식중독 예방법. https://www.foodsafetykorea.go.kr/portal/board/boardDetail.do

식품의약품안전처 (2024). 성인 100명 중 3명은 마약류 불법 사용경험 응답 보도자료.

식품의약품안전처 (2024). 식중독 예측지도. http://poisonmap.mfds.go.kr/#nolink

식품의약품안전처 (2024). 식중독 통계. https://kosis.kr/statHtml/statHtml.do?sso=ok&returnurl=https%3A%2F%2Fkosis.kr%3A443%2FstatHtml%2FstatHtml.do%3Fconn_path%3DI2%26tblId%3DDT_145012_A009%26orgId%3D145%26

식품의약품안전처 (2025). 조직도. https://www.mfds.go.kr/wpge/m_271/de010705l0001.do

식품의약품안전처 · 식생활안전관리원 (2023). 어린이 · 사회복지급식관리지원센터.

https://dietary4u.mfds.go.kr/nifns/

식품의약품안전평가원 (2024). 독성정보제공시스템. https://www.nifds.go.kr/toxininfo/

신풍제약 (2025).
https://shinpoong.co.kr/sub2/2_search.php?p_idx=90&cate=0067_0096_&mode=view

에어코리아 (2025). 고농도 미세먼지 7가지 대응요령.
https://www.airkorea.or.kr/web/contents/contentView/?pMENU_NO=176&cntnts_no=23

연합뉴스 (2023). 포항서 도시락 먹고 식중독 의심증세 보였던 50대 사망. 김선형 기자.
https://www.yna.co.kr/view/AKR20231114066900053

울산광역시교육청 365울산교육안전 (2024). 산업재해처리절차.
https://use.go.kr/edusafe/indust/process/process_1.jsp

원주시 보건소 (2025). 조직도. https://www.wonju.go.kr/health/contents.do?key=5463&

일양약품 (2025).
https://home.ilyang.co.kr/product/information/detail/48?searchText=%EC%95%8C%EB%B0%94%EC%BD%A4&pageNo=1&categorySubId=&functionalityId=

중앙일보 (2024). 공부만 가르치는 학교에서 '마음건강'도 배우는 학교. 이정민 기자.
https://www.joongang.co.kr/article/25280135

질병관리청 (2024). 2023 질병관리청 백서 www.kdca.go.kr

질병관리청 (2024). 만성 코로나19증후군 진료지침.
https://www.kdca.go.kr/gallery.es?mid=a20503010000&bid=0002&act=view&list_no=146735

질병관리청 (2024). 실내 환기, 꼭! 이것만 기억하세요. "2시간마다 10분 환기!".
https://www.kdca.go.kr/board/board.es?mid=a20501010000&bid=0015&act=view&list_no=724754

질병관리청 (2024). 장내기생충 실태 조사 결과 전년 대비 소폭 증가, 전반적 감소추세는 지속.
https://www.kdca.go.kr/board/board.es?mid=a20501010000&bid=0015&act=view&list_no=726606

질병관리청 (2025). 조직도. https://www.kdca.go.kr/contents.es?mid=a20813010000

질병관리청 감염병포털. https://dportal.kdca.go.kr/pot/index.do

질병관리청 국가건강정보포털. https://health.kdca.go.kr/healthinfo/

질병관리청 국가건강정보포털 (2022). 대변 및 잠혈검사(기생충 검사).
https://health.kdca.go.kr/healthinfo/biz/health/gnrlzHealthInfo/gnrlzHealthInfo/gnrlzHealthInfoView.do?cntnts_sn=3434

질병관리청 국가건강정보포털 (2024). 결핵. https://health.kdca.go.kr/healthinfo/biz/health/gnrlzHealthInfo/gnrlzHealthInfo/gnrlzHealthInfoView.do?cntnts_sn=6561

질병관리청 국가건강정보포털 (2024). 공기 오염.
https://health.kdca.go.kr/healthinfo/biz/health/gnrlzHealthInfo/gnrlzHealthInfo/gnrlzHealthInfoView.do?cntnts_sn=5506

질병관리청 국가건강정보포털. (2024). 수질오염.
https://health.kdca.go.kr/healthinfo/biz/health/gnrlzHealthInfo/gnrlzHealthInfo/gnrlzHealthInfoView.do?cntnts_sn=5838

통계청 (2023). 2023년 연령대별 사망원인 순위.
https://kosis.kr/statHtml/statHtml.do?sso=ok&returnurl=https%3A%2F%2Fkosis.kr%3A443%2FstatHtml%2FstatHtml.do%3Fconn_path%3DMT_ZTITLE%26list_id%3DF_27%26obj_var_id%3D%26seqNo%3D%26tblId%3DDT_1B34E20%26vw_cd%3DMT_ZTITLE%26itm_id%3D%26language%3Dkor%26lang_mode%3Dko%26orgId%3D101%26

통계청 (2023). 2023 출생통계. 국가승인통계 제10103호 출생통계.
https://www.index.go.kr/unity/potal/main/EachDtlPageDetail.do?idx_cd=1428

통계청 (2023). 생명표.
https://www.kostat.go.kr/board.es?mid=a10301060900&bid=208&act=view&list_no=434042

통계청 (2023). 인구증가율.
https://kosis.kr/visual/eRegionJipyo/themaJipyo/eRegionJipyoThemaJipyoView.do?themaId=A_01_01&menuThemaId=A_01_01_02&jipyoId=5671_7118&jipyoNm=&graphTypeGbn=THEMA&statId=&regionChkVal=00%40&chartGbn=DTypeChart&selectPrdDe=&themaGbn=&detailJipyoId=&themaGbnMenu=&chooseYm=&jipyo1PrdDe=&AreaChoiceCombo=A_01_01

통계청 (2023). 장래인구추계 2022~2070.
https://kostat.go.kr/board.es?mid=a10301020600&bid=207&act=view&list_no=428476

통계청 (2023). 주요 인구 지표.
https://kosis.kr/statHtml/statHtml.do?sso=ok&returnurl=https%3A%2F%2Fkosis.kr%3A443%2FstatHtml%2FstatHtml.do%3FtblId%3DDT_1BPA002%26orgId%3D101%26

통계청 (2024). 합계출산율. https://www.index.go.kr/unify/idx-info.do?idxCd=5061

한겨레 (2024). 출산율 0.72명 역대 최저...신생아 첫 23만명대로 추락. 안태호 기자.
https://health.chosun.com/site/data/html_dir/2020/02/21/2020022102881.html

한국건강증진개발원 (2020). 제5차 국민건강증진종합계획(2021-2030년).
https://www.khepi.or.kr/board?menuId=MENU01287&siteId=SITE00012

한국산업안전보건공단 (2024). 작업환경개선: 화학물질 유해성 정보.
https://www.kosha.or.kr/kosha/business/improvement_a.do

한국일보 (2020). 세계보건기구는 어떤 곳...Who is WHO, 이한호 기자.
https://www.hankookilbo.com/News/Read/202003131799042432

한국토양정보시스템 (2024). http://asis.rda.go.kr

한림대학교성심병원 웰니스건강증진센터 (2024). http://icaan.co.kr/

행정안전부국가기록원. 기관기본정보.
https://theme.archives.go.kr/next/organ/organBasicInfo.do?code=OG0077504

행정안전부 (2024). 국내 거주 외국인주민 수 246만 명, 총인구 대비 4.8%, '역대 최다'.
https://www.mois.go.kr/frt/bbs/type010/commonSelectBoardArticle.do?bbsId=BBSMSTR_000000000008&nttId=113228

헬스조선 (2020). 비말감염vs공기감염, 뭐가 다를까. 김수진 기자.
https://health.chosun.com/site/data/html_dir/2020/02/21/2020022102881.html

헬스조선 (2024). 구충제, 먹으나 마나한 옛날 약? 사실은...[이게뭐약]. 신은진 기자.
https://health.chosun.com/site/data/html_dir/2024/03/15/2024031501154.html

현대건강신문 (2024). 불평등한 보건의료 디지털 전환. 박현진 기자.
https://www.hnews.kr/m/page/view.php?no=63734

환경부 홈페이지. https://www.me.go.kr/home/web/main.do

환경부 (2015). 수질오염총량관리제도 해설집.
https://me.go.kr/home/web/policy_data/read.do?menuId=10263&seq=4690

환경부 (2019). [알쏭달쏭 미세먼지] 미세먼지 예보 등급은 어떻게 나누나요?.
https://www.me.go.kr/mamo/web/board/read.do?pagerOffset=72&maxPageItems=6&maxIndexPages=6&searchKey=&searchValue=&menuId=16212&orgCd=&boardId=1066490&boardMasterId=751&boardCategoryId=&rn=78

환경부 (2023). 미세먼지 상대적 크기와 인체영향.
https://www.me.go.kr/mamo/web/index.do?menuId=16201

Barry, M. M., Clarke, A. M., & Petersen, I (2019). Promotion of mental health and prevention of mental disorders: Priorities for implementation. International Journal of Mental Health Promotion, 21(3), 93-108. https://doi.org/10.1108/IJMP-03-2019-0005

CDC, *Anisakiasis*. https://www.cdc.gov/dpdx/anisakiasis/index.html

CDC, *Ascariasis*. https://www.cdc.gov/dpdx/ascariasis/index.html

CDC, *Clonorchiasis*. https://www.cdc.gov/dpdx/clonorchiasis/index.html

CDC, *Enterobiasis*. https://www.cdc.gov/dpdx/enterobiasis/index.html

CDC, *Gnathostomiasis*. https://www.cdc.gov/dpdx/gnathostomiasis/index.html

CDC, *Hookworm*(Intestinal). https://www.cdc.gov/dpdx/hookworm/index.html

CDC, *Metagonimiasis*. https://www.cdc.gov/dpdx/metagonimiasis/index.html

CDC, *Paragonimiasis*. https://www.cdc.gov/dpdx/paragonimiasis/index.html

CDC, *Taeniasis*. https://www.cdc.gov/dpdx/taeniasis/index.html

CDC, *Toxoplasmosis*. https://www.cdc.gov/dpdx/toxoplasmosis/index.html

CDC, *Trichinellosis*. https://www.cdc.gov/dpdx/trichinellosis/index.html

CDC, *Trichostrongylosis*. https://www.cdc.gov/dpdx/trichostrongylosis/index.html

CDC, *Trichuriasis*. https://www.cdc.gov/dpdx/trichuriasis/index.html

CDC. *Diphyllobothriasis*. https://www.cdc.gov/dpdx/diphyllobothriasis/index.html

GOV.UK (2025). Fit for the future: 10 Year Health Plan for England-executive summary. https://www.gov.uk/government/publications/10-year-health-plan-for-england-fit-for-the-future/fit-for-the-future-10-year-health-plan-for-england-executive-summary

KBS (2024). 노인 장애인 거주시설에서 항생제 내성균 검출, 식중독균 감염도 확인. 구경하 기자. https://n.news.naver.com/article/056/0011687898

Kessler, R. C., Berglund, P., Demler, O., Jin, R., Merikangas, K. R., & Walters, E. E (2005). Lifetime prevalence and age-of-onset distributions of DSM-IV disorders in the National Comorbidity Survey Replication. Archives of General Psychiatry, 62(6), 593-602. https://doi.org/10.1001/archpsyc.62.6.593

K공감. (2016). 미세먼지 농도가 높은 날, 실시간 예보 확인. https://gonggam.korea.kr/newsContentView.es?mid=a10226000000&section_id=NCCD_CULTURE&content=NC002&code_cd=0123000000&nPage=203&b_list=9&news_id=EBC6D4010AD64203E0540021F662AC5F

Lee, J., & Lee, J (2021). Regional disparities in mental health service accessibility in Korea. Journal of Korean Public Health, 38(2), 45-57. https://doi.org/10.xxxxx/jkph2021.38.2.45

Patel, V., Saxena, S., Lund, C., Thornicroft, G., Baingana, F., Bolton, P., & Unützer, J (2018). The Lancet Commission on global mental health and sustainable development. The Lancet, 392(10157), 1553-1598. https://doi.org/10.1016/S0140-6736(18)31612-X

SBS (2017). 고래 회충 피하는 간단한 방법은? 김성준 앵커. https://news.sbs.co.kr/news/endPage.do?news_id=N1004446010&plink=ORI&cooper=NAVER&plink=COPYPASTE&cooper=SBSNEWSEND

U.S. Department of Health and Human Services (2024). Healthy People. https://health.gov/healthypeople

Washington State Department of Health (2024). 2024 E coli multi-state outbreak linked to McDonald's Quarter Pounders. https:/doh.wa.gov

World Health Organization (2019). Life expectancy at birth. https://www.who.int/data/gho/data/indicators/indicator-details/GHO/life-expectancy-at-birth-(years)

World Health Organization (2021). Mental health and COVID-19: Early evidence of the pandemic's impact. Retrieved from https://www.who.int/publications/i/item/WHO-2019-nCoV-Sci_Brief-Mental_health-2021.1

찾아보기

ㅈ

ㅊ

ㅋ

ㅌ

저자 소개

장혜자 연세대학교 대학원 식품영양학과 이학박사
현재 단국대학교 식품영양학과 교수

박윤주 한양대학교 대학원 보건학 박사
현재 한국교원대학교 교육정책전문대학원 교수

김미영 서울대학교 대학원 식품영양학과 생활과학박사
현재 국립공주대학교 식품영양학과 부교수

백은미 가톨릭대학교 대학원 보건학 박사
현재 가톨릭대학교 의과대학 예방의학교실 연구교수

이호진 연세대학교 대학원 식품영양학과 이학박사
현재 국립한국교통대학교 식품영양학전공 부교수

공중보건학

2025년 9월 5일 초판 인쇄
2025년 9월 10일 초판 발행

지은이 | 장혜자 · 박윤주 · 김미영 · 백은미 · 이호진
발행인 | 유제구
발행처 | 파워북
주 소 | 경기도 고양시 일산동구 호수로 358-25
동문타워 2차 529호
전 화 | (02) 730-1412
팩 스 | (031) 908-1410
등 록 | 1997. 1. 31. 제2014-000067호

정 가 26,000원
ISBN 978-89-8160-533-9 (93590)